卫生职业教育数字化创新教材

供高等职业教育护理、助产、临床医学、中医学、口腔医学、医学检验技术、医学影像技术、康复治疗技术等医学相关专业使用

病 理 学

（第 3 版）

主　编　周　洁
副主编　崔茂香　金　雯
编　者　（以姓氏拼音为序）

　　　　崔　莹　郑州卫生健康职业学院
　　　　崔茂香　沧州医学高等专科学校
　　　　金　雯　铜陵职业技术学院
　　　　刘晓岚　山东中医药高等专科学校
　　　　毛　丽　长沙卫生职业学院
　　　　王晓蔚　运城护理职业学院
　　　　向程窈　毕节医学高等专科学校
　　　　余莎莎　南昌医学院
　　　　袁云川　重庆三峡医药高等专科学校
　　　　张　慧　乐山职业技术学院
　　　　张　婷　南阳医学高等专科学校
　　　　周　洁　南昌医学院

科学出版社

北　京

内 容 简 介

本教材是卫生职业教育数字化创新教材之一。其涵盖病理学与病理生理学的内容，揭示疾病发生、发展、转归规律和机制，将病理学和病理生理学内容根据知识的衔接性进行有机整合。全书共分18章，包括总论和各论两部分，总论为第1～11章，主要讲述各种疾病的共同规律；各论为第12～18章，讲述不同系统常见疾病的特殊规律。

本教材内容精练、层次分明、通俗易懂、图文并茂，可供高等职业教育护理、助产、临床医学、中医学、口腔医学、医学检验技术、医学影像技术、康复治疗技术等医学相关专业使用。

图书在版编目（CIP）数据

病理学 / 周洁主编 . —3 版 . —北京：科学出版社，2023.6
卫生职业教育数字化创新教材
ISBN 978-7-03-075341-0

Ⅰ.①病… Ⅱ.①周… Ⅲ.①病理学 – 职业教育 – 教材 Ⅳ.① R36

中国国家版本馆 CIP 数据核字（2023）第 058656 号

责任编辑：王昊敏 / 责任校对：周思梦
责任印制：霍　兵 / 封面设计：涿州锦晖

版权所有，违者必究。未经本社许可，数字图书馆不得使用

科 学 出 版 社 出版
北京东黄城根北街16号
邮政编码：100717
http://www.sciencep.com

北京汇瑞嘉合文化发展有限公司 印刷
科学出版社发行　各地新华书店经销

*

2013年12月第 一 版　　开本：850×1168 1/16
2023年 6 月第 三 版　　印张：15 1/2
2024年 1 月第十六次印刷　字数：447 000
定价：79.80元
（如有印装质量问题，我社负责调换）

前 言

党的二十大报告对新时代新征程上推进健康中国建设作出了新的战略部署，提出"把保障人民健康放在优先发展的战略位置"。这凸显了以人民为中心的发展思想，是推进中国式现代化的重要内涵。这对医药卫生事业提出了更高要求。贯彻落实党的二十大决策部署，积极推动健康事业发展，离不开人才队伍建设。"培养造就大批德才兼备的高素质人才，是国家和民族长远发展大计。"教材是教学内容的重要载体，是教学的重要依据、培养人才的重要保障。本次教材修订旨在贯彻党的二十大报告精神，坚持为党育人、为国育才。

根据《国家中长期教育改革和发展规划纲要（2010-2020年）》《教育部关于推进高等职业教育改革创新引领职业教育科学发展的若干意见》《"十四五"职业教育规划教材建设实施方案》等文件精神，为切实推进课程思政、教育创新，深化教学改革，科学出版社策划组织卫生职业教育数字化创新教材的第3轮修订。

本教材涵盖病理学与病理生理学的内容，揭示疾病发生、发展、转归规律和机制，在章节编排中将病理学和病理生理学内容根据知识的衔接性进行有机整合。全书共分18章，包括总论和各论两部分，总论为第1～11章，主要讲述各种疾病的共同规律；各论为第12～18章，讲述不同系统常见疾病的特殊规律。

本教材以"三基"（基础理论、基本知识、基本技能）和"五性"（思想性、科学性、启发性、先进性、实用性）为原则，以"必需、够用"为度，以专业岗位技能培养所需的病理学及病理生理学知识为主线，紧扣后续临床专业课程所需相关知识，兼顾国家护士执业资格考试暨临床执业助理医师资格考试大纲，全面覆盖知识点和考点。教材编写过程中突出课程的综合性，对章节设计进行了适当的调整融合，力争内容精练、层次分明、通俗易懂，着力构建能满足高职层次学生学习特点的病理学知识体系。更新了大量典型图片，图文并茂，生动直观。本教材设置了医者仁心模块，将课程思政与学习内容有机结合，介绍相关领域优秀的医务工作者和科学家，培养学生的家国情怀和责任心。链接帮助学生拓宽视野。为了便于学生的学习，我们将数字化资源和临床案例融入教材，通过案例引导学习，并将学习的难点、重点通过多种数字化形式展现，学生可登录"中科云教育"平台，免费获取数字化资源，实现线上学习。每章末附有自测题，方便学生检测知识要点掌握情况。

本教材在编写过程中参考多个新的卫生标准、临床指南和新近出版的同类教材，得到了各参编单位院校的大力支持，本教材是在全体编者辛勤努力下共同完成，在此一并致谢。由于水平有限，虽经多次修改，教材中存在的疏漏在所难免，不足之处敬请读者批评指正，以便及时修正。

周 洁

2023年3月

配 套 资 源

欢迎登录"中科云教育"平台，**免费**数字化课程等你来！

"中科云教育"平台数字化课程登录路径

电脑端

▶ 第一步：打开网址 http://www.coursegate.cn/short/CQ6XO.action
▶ 第二步：注册、登录
▶ 第三步：点击上方导航栏"课程"，在右侧搜索栏搜索对应课程，开始学习

手机端

▶ 第一步：打开微信"扫一扫"，扫描下方二维码

▶ 第二步：注册、登录
▶ 第三步：用微信扫描上方二维码，进入课程，开始学习

PPT 课件，请在数字化课程中各章节里下载！

目 录

绪论 ……………………………………… 1
第1章　疾病概论 ………………………… 5
第2章　细胞、组织的适应、损伤与修复 … 11
　　第1节　细胞、组织的适应 …………… 11
　　第2节　细胞和组织的损伤 …………… 14
　　第3节　损伤的修复 …………………… 21
第3章　局部血液循环障碍 ……………… 29
　　第1节　充血和淤血 …………………… 29
　　第2节　出血 …………………………… 31
　　第3节　血栓形成 ……………………… 33
　　第4节　栓塞 …………………………… 36
　　第5节　梗死 …………………………… 39
第4章　炎症 ……………………………… 43
　　第1节　概述 …………………………… 43
　　第2节　炎症的基本病理变化 ………… 44
　　第3节　炎症的临床表现 ……………… 48
　　第4节　炎症的类型 …………………… 49
　　第5节　炎症的结局 …………………… 52
第5章　肿瘤 ……………………………… 54
　　第1节　肿瘤的概述 …………………… 54
　　第2节　肿瘤的特性 …………………… 56
　　第3节　肿瘤的命名与分类 …………… 62
　　第4节　癌前疾病、异型增生和原位癌 … 64
　　第5节　常见肿瘤举例 ………………… 65
第6章　水、电解质代谢紊乱 …………… 72
　　第1节　水、钠代谢紊乱 ……………… 72
　　第2节　钾代谢紊乱 …………………… 80
第7章　酸碱平衡紊乱 …………………… 84
　　第1节　酸碱平衡 ……………………… 84
　　第2节　单纯型酸碱平衡紊乱 ………… 87
　　第3节　混合型酸碱紊乱 ……………… 93
第8章　缺氧 ……………………………… 95
　　第1节　常用的血氧指标及意义 ……… 95
　　第2节　缺氧的分类 …………………… 96
　　第3节　缺氧时机体功能与代谢的变化 … 100
　　第4节　缺氧治疗的病理生理学基础 … 102
第9章　发热 ……………………………… 104
第10章　弥散性血管内凝血 …………… 109
第11章　休克 …………………………… 114
　　第1节　休克的病因与分类 ………… 114
　　第2节　休克的发生机制 …………… 115
　　第3节　机体的代谢与功能变化 …… 120
　　第4节　休克防治的病理生理学基础 … 122
第12章　心血管系统疾病 ……………… 124
　　第1节　动脉粥样硬化 ……………… 124
　　第2节　原发性高血压 ……………… 129
　　第3节　风湿病 ……………………… 133
　　第4节　感染性心内膜炎 …………… 135
　　第5节　心瓣膜病 …………………… 136
　　第6节　心功能不全 ………………… 137
第13章　呼吸系统疾病 ………………… 143
　　第1节　肺炎 ………………………… 143
　　第2节　慢性阻塞性肺疾病 ………… 148
　　第3节　支气管哮喘和支气管扩张 … 151
　　第4节　慢性肺源性心脏病 ………… 153
　　第5节　硅沉着病 …………………… 154
　　第6节　呼吸系统常见肿瘤 ………… 156
　　第7节　呼吸衰竭 …………………… 159

第14章 消化系统疾病 ······ 165
第1节 胃炎 ······ 165
第2节 消化性溃疡 ······ 167
第3节 病毒性肝炎 ······ 169
第4节 肝硬化 ······ 173
第5节 消化系统常见肿瘤 ······ 177
第6节 肝性脑病 ······ 183

第15章 泌尿系统疾病 ······ 188
第1节 肾小球疾病 ······ 188
第2节 肾盂肾炎 ······ 193
第3节 肾细胞癌 ······ 194
第4节 肾衰竭 ······ 195

第16章 内分泌系统疾病 ······ 202
第1节 糖尿病 ······ 202
第2节 甲状腺疾病 ······ 203

第17章 生殖系统和乳腺疾病 ······ 206
第1节 子宫颈疾病 ······ 206
第2节 子宫体病 ······ 208
第3节 葡萄胎 ······ 209
第4节 乳腺癌 ······ 211

第18章 传染病 ······ 213
第1节 结核病 ······ 213
第2节 流行性脑脊髓膜炎 ······ 218
第3节 流行性乙型脑炎 ······ 220
第4节 伤寒 ······ 222
第5节 细菌性痢疾 ······ 223
第6节 性传播疾病 ······ 224
第7节 血吸虫病 ······ 227

实验指导 ······ 230
实验一 细胞、组织的适应、损伤与修复 ······ 230
实验二 局部血液循环障碍 ······ 230
实验三 炎症 ······ 231
实验四 肿瘤 ······ 233
实验五 家兔失血性休克 ······ 233
实验六 心血管系统疾病 ······ 235
实验七 呼吸系统疾病 ······ 236
实验八 消化系统疾病 ······ 237
实验九 泌尿系统疾病 ······ 238
实验十 生殖系统和乳腺疾病 ······ 239
实验十一 传染病 ······ 239

主要参考文献 ······ 241

参考答案 ······ 242

绪 论

病理学（pathology）是研究疾病发生、发展、转归规律的科学，涵盖了病理解剖学和病理生理学。病理解剖学，简称病理学，侧重从形态角度研究疾病的病因、发病机制、病理变化、结局和转归；病理生理学（pathophysiology）侧重研究疾病中功能和代谢的变化。学习病理学可以认识和掌握疾病的本质及其发生发展的规律，为疾病的预防、诊断、治疗提供科学的理论基础。

一、病理学的内容和任务

在疾病的发生发展过程中，机体形态、功能和代谢的变化相互联系，相互影响。疾病既有共性又有个性，共性决定疾病的基本性质，个性揭示疾病之间的差异性。因此病理学和病理生理学、总论和各论之间有着十分密切的内在联系，学习过程中不可偏废。根据知识前后的衔接性和连贯性，为了学生学习便利，本教材将病理学和病理生理学内容有机联系，互为融合。

本教材共分18章。第1～11章为病理学和病理生理学总论，研究各种疾病的基本病理变化，即疾病共同规律（共性），重点叙述疾病的基本形态、功能、代谢变化。其中细胞、组织的适应、损伤与修复，局部血液循环障碍，炎症，肿瘤属于病理学总论范畴，而水、电解质代谢紊乱，酸碱平衡紊乱，缺氧，发热，弥散性血管内凝血，休克等基本病理过程属于病理生理学总论范畴。第12～18章为病理学和病理生理学各论（个性），各论是在总论学习基础上，研究和阐述不同系统疾病的特殊规律，主要叙述常见病和多发病的病因、发病机制、病理变化、病理临床联系及结局等，包括心血管系统疾病、呼吸系统疾病、消化系统疾病、泌尿系统疾病、内分泌系统疾病、生殖系统和乳腺疾病、传染病等内容，同时将各系统器官病理生理学内容如呼吸衰竭、心力衰竭、肝性脑病和肾衰竭融入相应各系统疾病章节。

二、病理学在医学中的地位

病理学是联系基础医学与临床医学的桥梁学科，起着承前启后的作用。病理学的学习必须以人体解剖学、组织胚胎学、生物化学、生理学以及病原生物学和免疫学等基础医学课程为基础，而病理学所揭示的疾病发生、发展规律，又是学习后续临床专业课程的基础，为临床工作过程中正确认识疾病的本质、解释临床表现和判断患者预后提供理论依据。

病理学是临床医学的重要基础。虽然现代医学实验室检测、影像学诊断、内镜检查等技术突飞猛进，在疾病的早期发现和诊断上起着重要作用，但临床疾病诊断最可靠的方法仍然是病理诊断，常常起着最后确诊的作用。病理学揭示疾病的规律和本质，是医学研究中非常重要的基础和平台。新病种的发现和预防以及敏感药物的筛选、新药物的研制和毒副作用等都离不开病理学的鉴定和解释。

三、病理学的研究方法

案例 0-1

张女士，50岁，在宫颈癌普查中初步诊断为宫颈癌，行手术切除，将手术标本送往病理科检查，病理诊断为宫颈癌。

问题：1. 宫颈癌普查用什么病理学诊断方法？
2. 手术标本的病理学诊断方法是什么？
3. 简述这两种方法的优缺点。

（一）人体病理学的诊断和研究方法

1. 尸体剖检（autopsy） 简称尸检，即对死者遗体进行病理解剖和后续的病理学观察，是病理学的基本研究方法之一。

尸检可全面观察病死者各器官的病理变化，找出其主要病症，确定疾病诊断，查明死亡原因，帮助判断临床检查各项诊断及治疗措施是否正确合理，并为医疗事故和医疗纠纷的鉴定提供证据；能及时发现和确诊某些传染病、地方病和流行病，为防病治病提供依据；能广泛收集人体病理学标本，深入进行疾病研究和医学教育。

2. 活体组织检查（biopsy） 简称活检，即用局部切除、钳取、穿刺针吸、搔刮和摘除等方式，从患者活体取得病变组织并进行病理诊断的检查方法，是目前被临床广泛采用的检查诊断方法。

该方法能对疾病做出准确、及时的诊断，并可用作疗效判断及预后分析，对临床选择治疗方案有重要的指导意义。必要时可在手术过程中做冰冻切片快速诊断，帮助临床医生选择最佳的手术方法。在疾病治疗过程中定期活检可动态了解疾病的发展及预后。还可采用免疫组织化学、特殊染色对疾病做深入了解，帮助疾病的诊断，特别是对良、恶性肿瘤的鉴别具有重要意义。

 链 接　活检标本的送检

病理标本送检是影响病理切片质量的重要因素。根据手术标本的大小，选择合适的标本容器，避免出现小标本大容器（易导致标本丢失）或大标本小容器（易使固定液量不足）。手术标本离体后应立即（＜30分钟）用10%甲醛（福尔马林）固定（特殊要求除外），固定液一般为标本体积的5倍以上，加盖或封闭袋口，以免污染和液体挥发。送检标本之前，护士应仔细核对送检单与标本瓶上的患者姓名、年龄、性别、病历号或住院号、取材部位、送检标本内容、送检组织块数、瓶内有无标本及固定液，确保信息准确无误。随后由专人送往病理科。

3. 细胞学检查（cytology） 即通过各种方法采集病变组织的细胞，涂片染色后进行显微镜观察，做出细胞学诊断。临床采集的细胞可以是病变部位的脱落细胞、分泌物、体液及排泄物中的细胞，内镜采集或刷取的细胞，用空针穿刺吸取的病变部位细胞等。主要用于疾病诊断和健康普查、对激素水平测定（阴道脱落细胞涂片）及为细胞培养提供标本等。优点是方法简单，患者痛苦小，可重复，但可能会出现假阴性结果。

（二）实验病理学的研究方法

1. 动物实验（animal experiment） 即运用在实验动物身上复制人类某些疾病或病理过程的模型，并对其进行疾病发生发展及治疗方法的研究，可弥补人体病理学研究过程中受到的制约。但应注意动物与人体之间存在差异，不能将动物实验的结果不加分析地直接套用于人体，只可作为研究人类疾病的参考。

2. 组织与细胞培养（tissue and cell culture） 即自人体或动物体内取出某种组织或细胞，在体外适宜的培养基上进行培养，动态观察在各种疾病因素作用下，细胞、组织病变的发生和发展。如抗恶性肿瘤药物对肿瘤细胞生长的影响，哪些因素可以加强或阻断细胞恶变等。这种方法可操作性强，体外条件容易控制，周期短、见效快。但孤立的体外环境与人体复杂、有机的整体环境不同，故不能将研究结果与体内的疾病过程等同看待。

随着科学技术的进步，新的研究技术层出不穷，如放射自显影技术、吸收分光光度法、分析电镜技术、流式细胞仪（FCM）技术、聚合酶链反应（PCR）技术、DNA凝胶电泳、免疫印迹（Western blot）以及分子原位杂交技术等新技术的应用，使病理学和病理生理学观察从器官、组织、细胞和亚细胞水平深入到分子水平，使观察结果从定位、定性发展到定量，极大地推动了病理学和病理生理学的发展。

（三）病理学的观察方法

1. 大体观察 是病理诊断的第一步，主要用肉眼或借助放大镜、量尺、磅秤等辅助工具，对病变组织的性状（大小、形状、色泽、重量、质地、表面及切面以及与周围组织和器官的关系等）进行细致观察、取材和检测，又称肉眼观察。

2. 组织学观察 又称镜下观察，将病变组织制成厚数微米的切片，经不同方法染色[常用苏木精-伊红染色（HE染色）]，用光学显微镜观察其细微病变，是病理学诊断和疾病研究中最常用的观察方法。

3. 超微结构观察 运用透射及扫描电子显微镜对组织、细胞的内部和表面超微结构进行更细微的观察，即从亚细胞（细胞器）或大分子水平上认识和了解细胞的病变。

4. 组织化学和细胞化学观察 应用某些能与组织细胞化学成分发生特异反应的显色试剂，对病变组织进行特殊染色，以观察组织细胞内各种蛋白质、酶类、核酸、糖原等化学成分的状况，如应用苏丹Ⅲ染色细胞内的脂质成分。

5. 免疫组织化学观察 用特定的酶或荧光物质等标记抗原或抗体，再通过抗原抗体特异性反应来原位识别病变组织细胞中的某些特定成分。

四、病理学的学习方法

疾病的发生发展是一个动态过程，学习中要以辩证唯物主义的观点，动态地去观察分析问题，辨别疾病过程中的各种矛盾。应注意以下几点。

1. 用发展的观点认识疾病 同一疾病的不同时期，其病理变化及临床表现各不相同，观察大体标本和病理切片只是疾病某一时刻的表现，因此，在认识疾病时，应动态认识病理变化。

2. 重视功能、代谢与形态三者之间的联系 疾病过程中，机体的功能、代谢、形态变化之间互相联系、互相影响。代谢变化是功能和形态变化的基础，功能改变可导致形态变化，而形态改变必然影响功能及代谢变化。如高血压引起心肌肥大，而心肌肥大失代偿又可能引起心力衰竭。

3. 注意局部和整体的关系 人体是一个有机的整体，通过神经-体液调节，全身各个器官之间相互联系、相互影响。局部病变常影响全身，但又受整体制约。

4. 注意理论与实践的联系 在注重理论学习时，也要注重病理的大体标本、组织切片的观察，并学会运用病理学知识解释疾病的临床表现，为学习后续临床专业课程奠定基础。

五、病理学的发展简史

病理学的起源可追溯至公元18世纪，意大利的莫尔加尼（Morgagni）医生通过700多例尸体解剖，详细记录病变器官的肉眼变化，并将病例的临床表现、死亡原因和尸解发现进行比较、整理，以充分的事实证明疾病的症状与器官病变有密切的关系，认为疾病的位置是在某个或某些器官上，创立了器官病理学。19世纪中叶，德国病理学家魏尔啸（Virchow）利用显微镜研究正常细胞和病变细胞的形态变化，创立细胞病理学；法国生理学家伯纳德（Bernard）等利用动物复制人类疾病模型，研究疾病发生、发展过程中功能、代谢和结构的变化，创立实验病理学。随着新技术的使用和医学科学的发展，病理学出现了一些新的分支，如遗传病理学、免疫病理学、分子病理学和定量病理学等。

我国病理学始建于20世纪初，通过几代病理学、病理生理学工作者的不懈努力，在教学、科研、人才培养等方面取得了丰硕的成果，涌现了胡正祥、徐诵明、谷镜研、武忠弼、杨光华等病理学家，他们的名家风范、人格魅力激励着后辈人的茁壮成长。在重大传染病发生时，最可爱的逆行者中都活跃着病理人的身影，为传染病的预防、治疗等提出科学的建议。

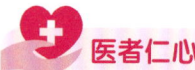

伍连德——中国病理解剖第一人

伍连德（1879—1960），爱国华侨，公共卫生学家，医学博士，中国检疫、防疫事业的先驱，中华医学会首任会长，北京协和医学院及北京协和医院的主要筹办者，1935年诺贝尔生理学或医学奖候选人。

1910年末，肺鼠疫在东北大流行，伍连德不避艰险，深入疫区调查研究，为研究鼠疫的病因病理，亲手实施中国医学历史上第一例病理解剖，成为世界上提出"肺鼠疫"概念的第一人，让中国人第一次使用口罩预防传染病，并第一次大规模焚烧瘟疫死者尸体。通过科学防鼠疫，伍连德和他的同事在不到四个月时间消灭了这场烈性传染病。

自测题

单选题

1. 下列哪项不是病理学的研究范畴（　　）
   A. 病因　　　　　　B. 发病机制
   C. 病理变化　　　　D. 疾病的治疗
   E. 转归

2. 对肿瘤普查和早期发现具有重要价值，简单易行，便于推广的检查方法是（　　）
   A. 活体组织检查
   B. 细胞学检查
   C. 免疫组织化学检查
   D. 细胞培养
   E. 组织培养

3. 临床上最常用的病理学研究方法是（　　）
   A. 活体组织检查
   B. 尸体解剖
   C. 动物实验
   D. 脱落细胞学检查
   E. 免疫组织化学检查

4. 病理学最基本的研究方法是（　　）
   A. 活体组织检查
   B. 尸体解剖
   C. 动物实验
   D. 脱落细胞学检查
   E. 免疫组织化学检查

（周　洁）

第1章 疾病概论

一、疾病、健康、亚健康

> **案例 1-1**
>
> 张先生，35岁，经常加班至深夜，近日来逐渐感觉全身疲乏无力、肌肉关节酸痛，食欲缺乏，到医院进行体检，但检验结果未见异常，也未发现阳性体征。
>
> 问题：张先生的身体状况处于何种状态？是否需要治疗？

健康与疾病属于生命现象中的对立统一体，在健康与疾病之间还存在亚健康的过渡状态。

（一）疾病

疾病（disease）是相对于健康的一种异常生命状态，是机体在一定病因作用下，自稳调节紊乱而发生的异常生命活动的过程。

疾病的特征表现为：①任何疾病都是由病因引起的，没有病因的疾病是不存在的。②病因的强度和机体自身调节稳态的能力决定了机体稳态是否被打破，疾病发生的基础是机体自稳调节紊乱而引起的生命活动障碍。③疾病的发生是损伤与抗损伤斗争的过程，机体的生理功能、物质代谢和形态结构发生改变，出现各种临床症状、体征和社会行为异常。症状是指患者自己或他人对其机体功能所感知的各种异常表现，如疼痛、心悸等；体征是指患者自己发现的或用临床检查方法所获得的患者体格上的异常现象，如心脏杂音、体温升高等；社会行为异常可表现为对环境的适应能力下降和劳动能力减弱甚至丧失。④疾病是包括发生、发展和转归三个阶段的动态过程，具有自身的一般规律。

（二）健康

医学模式是人类在与疾病抗争和认识自身生命过程的实践中得出的对医学的总体认识，是医学整体的思维方法和解释、处理医学问题的方式。随着生物医学模式向生物-心理-社会医学模式的转变，健康的内涵也随之发生改变。世界卫生组织（World Health Organization，WHO）提出：健康（health）不仅是没有疾病和衰弱，而且是躯体上、精神上和社会适应上处于完好状态。因此，健康不仅仅是健壮的体魄，还要有健全的心理精神状态以及良好社会适应能力。

（三）亚健康

亚健康（subhealth）是介于健康与疾病之间的一种生理功能低下的状态，此时机体处于非病、非健康且有可能趋向疾病的状态。

亚健康可表现为躯体状态、心理状态和社会适应能力等方面的不适应状态。躯体亚健康状态可出现疲乏无力、精神不振、工作效率降低等；心理亚健康状态可表现为焦虑、易怒、注意力不集中、失眠等；社会适应亚健康状态常表现为对工作、生活和学习等环境难以适应，与社会成员的关系不和谐等。

亚健康状态处于动态变化之中，可以向健康或疾病转化。因此从加强自我保健和体育锻炼、调节心理活动等多方面进行综合防治，可以促进亚健康状态向健康状态发展，防止向疾病方向转化。

二、病 因 学

病因学（etiology）主要研究疾病发生的原因与条件。

（一）疾病发生的原因

疾病发生的原因简称病因，又称为致病因素。病因是指能引起疾病必不可少的，赋予疾病特征或决定疾病特异性的因素。病因种类很多，大致可归纳为以下几大类。

1. 生物因素　是最常见的一类致病因素。包括各种病原微生物（如细菌、病毒、立克次体、支原体、螺旋体、真菌等）和寄生虫。此外，由于生态环境的改变，某些原本存在于野生动物体内的病原体也可以感染人类。

病原体的致病力强弱不仅与侵入机体的数量、侵袭力、毒力以及它逃避或抵抗宿主攻击的能力有关，还与机体的防御功能有关。其特点是：①病原体有一定的入侵门户和定位。②病原体与机体相互作用才能发挥致病作用。③病原体作用于机体后可引起机体免疫反应，而有些致病微生物自身也发生变异，产生抗药性。

2. 物理因素　包括异常温度、机械力、电离辐射、大气压、电流、噪声等，其致病性与致病因素的强弱、作用部位和持续时间有关。特点是：①大多数物理性因素只引起疾病发生，在疾病发展过程中不再继续起作用。②除电离辐射和紫外线外，一般潜伏期较短或无潜伏期。③致病作用与机体的反应性关系不大。④对机体组织损伤大都无明显的选择性。

3. 化学因素　包括强酸、强碱、各种化学毒物（如汞、有机磷农药等）和生物性毒物等。其特点是：①大多数化学因素对机体组织、器官有一定的选择性损伤，如汞及其化合物对机体造成以神经毒性和肾脏毒性为主的多系统损害。②致病作用与化学物质本身的性质、剂量、作用部位和整体功能状态有关。③在整个发病过程中都起一定作用，其致病性常发生改变，可被中和、稀释或解毒等。④除慢性中毒外，潜伏期一般较短。

4. 营养因素　机体必需营养物质、某些微量元素的缺乏或过剩，均会引起疾病。如维生素A缺乏引起夜盲症；维生素D和钙缺乏可引起小儿佝偻病和老年骨质疏松症；碘缺乏可引起地方性甲状腺肿，而碘过多可引起甲状腺功能亢进症等。

5. 遗传因素　指基因突变或染色体畸变等遗传物质的异常，且异常的遗传物质可按一定方式传给后代。如血友病、21-三体综合征等。此外，某些遗传因素可提高个体对病因的敏感性，即在相同环境下，遗传基础决定不同个体的患病风险，其家族成员具有易患某种疾病的倾向，称遗传易感性。

6. 先天因素　指能够损害胎儿发育的有害因素。母亲在妊娠期间接触环境有害因素，或缺乏某些营养成分如叶酸等，引起的胎儿先天异常，称为先天性疾病。先天性疾病一般不会遗传，如先天性心脏病；但也有存在遗传性的先天性疾病，如唇裂、多指（趾）等。

7. 免疫因素　机体免疫反应低下、缺陷或免疫反应过强、自身免疫反应等免疫功能异常可导致免疫性疾病，包括：①变态反应或超敏反应：在某些机体中免疫系统对一些抗原刺激发生异常强烈的反应并引起组织损伤和生理功能障碍，如支气管哮喘、青霉素过敏等。②自身免疫性疾病：有些个体能对自身抗原发生免疫反应并引起自身组织的损伤，如类风湿关节炎、系统性红斑狼疮等。③免疫缺陷病：如人类免疫缺陷病毒（HIV）感染后，选择性破坏T淋巴细胞，出现获得性免疫缺陷综合征（AIDS）。

8. 精神、心理和社会因素　随着医学模式转变，精神、心理和社会因素引起的疾病日益受到人们的重视，长期的紧张工作、不良的心理状态（紧张、恐惧、焦虑等）、重大自然灾害和生活事件的打击等，可导致机体不同器官或系统功能失调，从而引起心身疾病（偏头痛、高血压、冠状动脉粥样硬化性心脏病等）。社会因素包括社会环境和生活、劳动、卫生条件等，与人类健康和疾病发生也有着密切关系。

引起疾病的病因多种多样，可以主要由一种病因引起，也可由多种病因同时作用或先后参与。在疾病发生、发展过程中，病因的作用机制错综复杂，对疾病的病因预防需要具体分析和个性化防治。

（二）疾病发生的条件

疾病发生的条件是指病因作用于机体的前提下，能够影响疾病发生、发展的各种机体内外因素。条件本身不直接引起疾病，但可以促进或阻碍疾病的发生。如营养不良、过度疲劳等条件下，少量结核杆菌进入机体便可引起结核病。

在疾病的条件中，能加强病因作用或促进疾病发生、发展的因素称为诱因（precipitating factor）。如肝硬化患者大量高蛋白饮食可诱发肝性脑病。机体免疫力、劳累、营养、过度运动等能加强病因作用或促进疾病发生的因素，如心脏病时剧烈运动或输液过快即为诱因，可引发心力衰竭。

疾病发生、发展过程中原因与条件是相对的，对于不同的疾病，同一因素可以是某种疾病发生的原因，也可以是另一种疾病发生的条件。如寒冷是冻伤的原因，但也是上呼吸道感染发生的条件，在实际工作中应根据疾病的具体情况加以分析。

三、发 病 学

发病学（pathogenesis）主要研究疾病发生、发展过程中的一般规律和共同机制。

（一）疾病发生发展的一般规律

1. 损伤与抗损伤 致病因素作用于机体时引起机体损伤，同时机体调动各种防御、代偿功能对抗致病因素。损伤与抗损伤的斗争贯穿于疾病的始终，是推动疾病发展的基本动力，常常影响疾病的发展方向和转归。当抗损伤占优势时，疾病好转或痊愈；损伤强于抗损伤时，疾病发生并恶化。

损伤与抗损伤反应在一定条件下可相互转化，要辩证认识，才能进行正确的判断和治疗。如失血性休克患者早期，小动脉、微动脉痉挛有助于止血和维持血压，但长时间的血管收缩，会加重组织缺血、缺氧，甚至引起组织坏死和器官功能障碍（图1-1）。

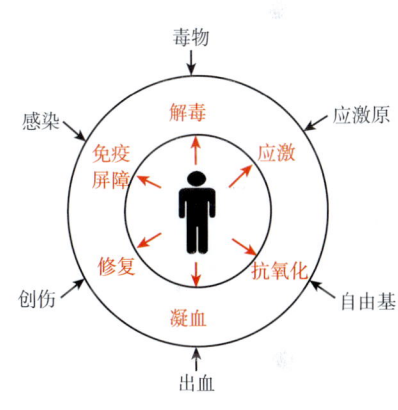

图1-1 机体常见的损伤与抗损伤因素

2. 因果交替 是指在疾病发生发展过程中，原始病因（因）作用于机体，产生一定的损害（果），这种损害（果）又在一定条件下作为病因而引起新的结果。原因和结果之间可以相互交替和相互转化，促进疾病不断发展。当因果交替规律的发展使病情更加恶化，甚至死亡，形成因果交替的恶性循环（vicious cycle）。采取医学干预打断因果转化，也可形成良性循环，促进机体康复。

如外伤大出血时，引起心排血量减少和血压下降。血压下降可反射性引起交感神经兴奋，微血管收缩，组织缺血缺氧；持续性组织缺血缺氧引起酸中毒，导致毛细血管大量开放，微循环淤血缺氧，加重组织缺血缺氧，并造成回心血量进一步减少，形成恶性循环，使病情进一步恶化，甚至死亡。但如果及时采取止血、输血等措施可阻断恶性循环，使病情形成良性循环，促进机体康复。因此，正确认识疾病发生发展中的因果转化，对预防和治疗疾病具有重要意义。

3. 局部和整体 机体作为一个有机整体，全身各个系统和器官相互关联，通过神经-体液调节，以维持正常的生命活动。任何疾病都可表现为局部病变或全身反应，局部病变可通过神经-体液调节影响整体，机体的整体功能状态也可影响局部病变的发展和经过。如大叶性肺炎是发生在肺的纤维素性炎，也可引起发热、白细胞计数增多等全身反应。因此，辩证理解疾病发生中的局部和整体关系，有利于抓住疾病的本质，正确地采取有效措施。

(二)疾病发生的基本机制

疾病的发生机制错综复杂,其中,神经机制、体液机制、细胞机制和分子机制是参与疾病发生发展过程中存在的共同机制。

1. 神经机制　神经系统在维持和调控人体生命活动中起重要作用。有些致病因素可直接损伤神经系统的功能,如乙型脑炎病毒可直接破坏神经细胞;有些致病因素可通过神经反射影响相应组织器官功能代谢的变化,如大出血引起休克时,交感神经反射性兴奋,调节心血管系统的功能。

2. 体液机制　体液是维持机体内环境的重要因素。致病因素直接或间接引起体液的质和量的变化,造成内环境紊乱而引起疾病发生。体液因子通过内分泌、旁分泌、自分泌、神经分泌的方式作用于局部或全身,影响细胞的代谢与功能。

在许多疾病发生、发展过程中,神经机制和体液机制是密不可分、共同参与的,称为神经-体液机制。如长期精神紧张是引起高血压的危险因素,长期精神或心理的刺激下,大脑皮质和皮质下中枢(主要是下丘脑)功能紊乱,血管运动中枢反应性增强,交感神经兴奋,可引起去甲肾上腺素释放增多,导致小动脉紧张性收缩;还可刺激肾上腺髓质兴奋释放肾上腺素,使心率加快,心排血量增加;还可引起肾小动脉收缩,肾素-血管紧张素-醛固酮系统激活,全身血容量增加,上述神经-体液机制共同作用引起血压升高。

3. 细胞机制　致病因素作用于机体后可以直接或间接作用于组织、细胞,造成细胞的结构、功能、代谢改变,从而引起细胞的自稳调节紊乱。致病因素除直接破坏细胞外,主要引起细胞膜和细胞器功能障碍。如细胞膜的各种离子泵功能障碍时,造成细胞内、外离子失衡;细胞器功能异常主要表现为线粒体功能障碍,造成腺苷三磷酸(ATP)生成不足,引起细胞功能障碍。

4. 分子机制　细胞的结构、功能和生命活动都依赖于细胞内的分子,任何致病因素引起疾病,最终都会表现为分子水平上的异常。分子水平的异常变化同时也会在不同程度上影响正常生命活动。从分子医学角度看,疾病的本质是基因及其表达调控的改变。疾病时某些特定蛋白质的结构或功能异常,而这些蛋白质是相应基因对细胞受体和受体后信号转导做出应答反应的产物。

四、疾病的经过与结局

(一)疾病的经过

疾病的经过是一个发生、发展的过程,一般可分为4期。

1. 潜伏期　指从致病因素作用于机体到最初出现临床症状的一段时期。不同疾病潜伏期长短不一,通常传染病的潜伏期比较明显,但有些疾病无潜伏期,如创伤等。正确认识疾病的潜伏期,及早采取隔离预防措施,对传染病的预防具有重要意义。

2. 前驱期　指起病到典型症状出现的一段时期。主要表现为非特异症状,如全身不适、乏力、食欲缺乏、低热等。前驱期及时就诊,有利于疾病的早期诊断和早期治疗。

3. 症状明显期　指疾病典型症状出现的时期。所出现的典型症状和体征往往是疾病诊断的重要依据,易于诊断、治疗和护理。

4. 转归期　是疾病的最后阶段,是疾病过程的发展趋向和结局。主要取决于致病因素作用于机体后所发生的损伤和抗损伤反应,以及是否及时有效的治疗。

(二)疾病的结局

1. 康复(rehabilitation)　分为完全康复和不完全康复。完全康复是指疾病引起的损伤完全消失,机体各系统形态结构和功能、代谢完全恢复正常;不完全康复是指疾病引起的损伤得到控制,疾病主要症状已消失,但机体各系统的功能、代谢和形态结构变化并未完全恢复正常,通过代偿反应来维持相对正常的生命活动,可遗留某些后遗症。

2. 死亡（death） 是指机体生命活动停止。长期以来，传统观点一直把呼吸和心跳永久性停止作为死亡标志，认为死亡是一个过程，分为以下3个阶段：①濒死期：又称临终状态，主要是脑干以上中枢功能深度抑制，主要表现为意识模糊或消失、各种反射迟钝、血压下降、心跳减弱、呼吸微弱或出现不规则呼吸等。②临床死亡期：主要标志是呼吸、心跳停止和反射消失。主要是延髓以上中枢神经处于深度抑制，但组织细胞内仍进行微弱的代谢活动，持续时间较短，一般为5~6分钟。濒死期和临床死亡期都属于死亡的可逆阶段，如积极抢救患者可复苏。③生物学死亡期：死亡过程最后阶段。死亡从大脑皮质开始，机体各重要器官新陈代谢相继停止，并出现尸冷、尸斑、尸僵，最后尸体腐败。

随着医学的发展、复苏技术的普及提高和器官移植的广泛开展，人们对死亡的概念和判定标准提出了新的认识。脑死亡（brain death）成为现代医学判断死亡的标准。脑死亡指脑部神经元全面坏死导致的包括脑干在内的全脑活动的不可逆性丧失，机体作为一个整体功能的永久性停止。

脑死亡的判断标准：①自主呼吸停止，作为临床脑死亡的首要指标。②不可逆性深昏迷，对外界刺激毫无反应。③脑干神经反射消失。④瞳孔散大或固定。⑤脑电波消失，呈平直线，体感诱发电位、视觉诱发电位、脑干听觉诱发电位均呈平坦型静息电状态。⑥脑血液循环完全停止。经颅多普勒超声示颅内血流完全停止，脑血管造影示颅内动脉无造影剂进入等。

脑死亡的提出，有助于医务人员判断死亡时间、适时终止复苏抢救，同时也为器官移植创造了良好的时机。

 链 接　植物状态

植物状态和脑死亡的关键区别在于植物状态的脑干是存活状态，但认知能力（包括对自己存在的认知力）已完全丧失，无任何主动活动。植物状态是与植物生存状态相似的特殊的人体状态，有自主呼吸、心搏等，向其体内输送营养时，还能消化与吸收，并可利用这些能量维持身体的代谢；植物人对外界刺激也能产生一些本能的反射，如咳嗽、喷嚏等，但机体已没有意识、知觉、思维等人类特有的高级神经活动。脑电图呈杂散的波形。

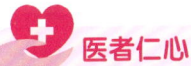 医者仁心

夏穗生——中国器官移植之父

夏穗生（1924—2019），我国杰出的外科学家、器官移植学的主要奠基者和创始人、华中科技大学同济医学院附属同济医院器官移植教授、主任医师。

从发表中国第一篇关于肝切除的文章，到实施130次犬的原位肝移植手术，再到为肝癌晚期的患者成功施行肝移植手术；从建立第一个中国器官移植研究所，到培养中国器官移植第一批研究生……夏穗生和他的同事们在器官移植界创造了一个又一个世界纪录。数十年来，夏穗生的科研几乎涉及器官移植领域的各个方面，同时，他培养的不少学生已经成为我国器官移植和外科学界的领军人才。他曾说："我们这一代是中国器官移植的拓荒者，目的是为后来人开辟一条通往顶峰的道路，这条路拓得越宽阔越有利于后来者攀登。"

自 测 题

单选题

1. 疾病的概念是指（　　）
   A. 机体与外界环境间的协调发生障碍的异常生命活动
   B. 在致病因子的作用下出现的共同的、成套的功能、代谢和结构的变化
   C. 在致病因子的作用下，躯体上、精神上及社会上的

不良状态

D. 在病因作用下,因机体自稳调节紊乱而发生的异常生命活动过程

E. 生命活动中的表现形式,体内各种功能活动进行性下降的过程

2. 有关健康的最准确概念是（　　）

　　A. 不生病即健康

　　B. 体格健全

　　C. 精神上完全良好状态

　　D. 社会适应能力完全良好

　　E. 没有疾病或病痛,躯体上、精神上和社会上完全良好状态

3. 最常见的致病因素是（　　）

　　A. 生物因素　　　　B. 物理因素

　　C. 化学因素　　　　D. 免疫因素

　　E. 遗传因素

4. 某孕妇孕早期曾患病毒感染性疾病,产前检查发现胎儿畸形,该病因属于（　　）

　　A. 遗传因素　　　　B. 生物因素

　　C. 先天因素　　　　D. 营养因素

　　E. 免疫因素

5. 下列对疾病发生的条件的叙述哪一项是错误的（　　）

　　A. 条件是影响疾病发生的各种体内外因素

　　B. 条件是疾病发生必不可少的因素

　　C. 条件在病因作用于机体的前提下影响疾病

　　D. 某些条件可以促进疾病的发生

　　E. 某些条件可以延缓疾病的发生

6. 不完全康复的标准是（　　）

　　A. 致病因素已经完全消除

　　B. 疾病时发生的损伤性变化完全消失

　　C. 劳动能力完全恢复

　　D. 机体的自稳调节恢复正常

　　E. 遗留有基本病理变化、通过机体代偿维持内环境相对稳定

7. 对传染病预防有重要意义的阶段是（　　）

　　A. 潜伏期　　　　　B. 前驱期

　　C. 症状明显期　　　D. 转归期

　　E. 濒死期

8. 现代医学判断死亡的标志是（　　）

　　A. 出现尸冷、尸斑、尸僵等变化

　　B. 血压为零

　　C. 脑死亡

　　D. 生物学死亡期

　　E. 处于深昏迷状态

9. 下列哪项是脑死亡的首要标准（　　）

　　A. 心脏停搏　　　　B. 自主呼吸停止

　　C. 脑神经反射消失　D. 不可逆的昏迷

　　E. 瞳孔散大固定

（崔　莹）

第2章 细胞、组织的适应、损伤与修复

正常细胞和组织可以对体内、外环境变化等刺激做出代谢、功能和形态的反应性调整，产生适应性变化。若刺激超过了细胞和组织的耐受与适应能力时，则可能引起细胞和组织损伤，表现为形态结构和功能代谢的改变。轻度损伤是可逆的，在损伤消除后细胞可恢复正常。但严重者可导致细胞不可逆性损伤——细胞死亡（表2-1）。然而，正常细胞、适应细胞、可逆性损伤细胞和不可逆性损伤细胞在形态学上是一个连续变化的过程，在一定条件下可以相互转化，其界限有时不甚清楚。

表2-1 细胞对损伤的应答反应

损伤因子	细胞应答
可耐受的刺激	适应
负荷增加、营养增加	增生、肥大
负荷减少、营养缺乏、失用等	萎缩
慢性刺激	化生
不可耐受的刺激	细胞损伤
相对轻微	可逆性损伤：变性
损伤因子进行性加重	不可逆性损伤：坏死、凋亡

第1节 细胞、组织的适应

案例2-1

李先生，55岁，体形消瘦，面色蜡黄，多年来时感腹胀、嗳气以及上腹部不适，吃油腻食物容易腹泻，持续4～5天，近半年偶有不规律腹痛。胃镜检查示：胃窦部黏膜皱襞消失，灰白色，黏膜下可见血管；取病变处黏膜组织送病理检查，镜下见黏膜变薄，固有腺体减少，上皮间见大量杯状细胞，间质淋巴细胞浸润。

问题：1. 患者的初步诊断是什么？依据是什么？
2. 患者今后是否可能癌变？

细胞和由其构成的组织、器官对内、外环境中的持续性刺激和各种有害因子产生的非损伤性应答反应，称为适应（adaptation），其目的在于避免细胞和组织受损，在一定程度上反映了机体的调整应答能力。

适应在形态学上一般表现为萎缩、肥大、增生和化生，适应实质上是细胞生长和分化受到调整的结果，可以认为它们是细胞介于正常与损伤之间的一种状态。病因消除后，大部分适应细胞可逐步恢复正常。

一、萎 缩

萎缩（atrophy）是指已发育正常的细胞、组织或器官的体积缩小。萎缩时细胞合成代谢降低，能

量需求减少，原有功能下降。组织与器官的萎缩，除了实质细胞内物质丧失而致体积缩小外，还可以伴有实质细胞数量的减少。组织器官未曾发育或发育不全不属于萎缩范畴。根据病因萎缩可分为生理性萎缩和病理性萎缩两类。

（一）生理性萎缩

生理性萎缩见于胸腺青春期萎缩和生殖系统中卵巢、子宫及睾丸的更年期后萎缩等。大部分生理性萎缩时，细胞数量减少是通过细胞凋亡实现的。

（二）病理性萎缩

病理性萎缩按其发生原因分为以下几种类型。

1. 营养不良性萎缩　按其波及范围可分为全身性营养不良性萎缩和局部性营养不良性萎缩。全身性营养不良性萎缩常见于机体不能摄入足够的营养物质或患有消耗营养物质过多的疾病，如糖尿病、结核病及肿瘤等慢性消耗性疾病，由于长期营养不良引起全身肌肉萎缩，疾病晚期食欲缺乏、极度消瘦、乏力、贫血和全身衰竭的状态称为恶病质；局部性营养不良性萎缩是由局部因素导致的局部组织、器官的萎缩，如脑动脉粥样硬化时脑供血不足可引起脑萎缩。

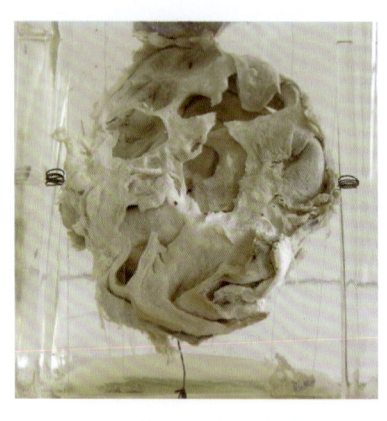

图2-1　肾盂积水（肉眼观）

2. 压迫性萎缩　器官、组织长期受压可导致受压组织、细胞缺氧、缺血而发生萎缩。如脑、肺等器官的肿瘤可压迫周围的正常组织引起萎缩，肾盂积水时引起肾实质萎缩（图2-1）。

3. 失用性萎缩　可因器官、组织长期工作负荷减少和功能低下所致，如骨折后肢体长期固定，活动受限所致的肌肉萎缩。

4. 去神经性萎缩　因运动神经元或轴突损害引起效应器萎缩，如脊髓灰质炎（小儿麻痹症）所致的下肢萎缩。

5. 内分泌性萎缩　内分泌功能紊乱可引起相应靶器官的萎缩。例如，垂体前叶功能减退症时，垂体前叶功能减退，引起肾上腺、甲状腺、性腺等器官的萎缩。

6. 老化和损伤性萎缩　神经细胞和心肌细胞的萎缩，是大脑和心脏发生老化的常见原因。此外，病毒和细菌引起的慢性炎症也是细胞、组织或器官萎缩的常见原因，如慢性胃炎时胃黏膜萎缩和慢性肠炎时小肠黏膜绒毛萎缩。细胞凋亡也可引起组织器官萎缩，如阿尔茨海默病的大脑萎缩，就是因大量神经细胞凋亡所致。

临床上，某种萎缩可由多种因素所致。如骨折后肌肉的萎缩，可能是神经性、营养性、失用性，或是压迫性（在用石膏固定过紧时）等诸因素共同作用的结果；而心、脑等的老年性萎缩，则兼有生理性萎缩和病理性萎缩性质。

肉眼观，萎缩的组织、器官体积缩小，重量减轻，质地变硬，色泽呈深褐色。镜下观，实质细胞体积缩小或伴有数量减少，细胞核较正常（图2-2）。萎缩的心肌细胞和肝细胞胞质内可出现脂褐素颗粒。脂褐素是细胞内未被彻底消化的、富含磷脂的膜包被的细胞器残体。轻度萎缩去除病因后可恢复正常，如病变持续过久或继续加重，则萎缩的细胞可死亡。

二、肥大和增生

（一）肥大

细胞、组织和器官的体积增大称为肥大（hypertrophy）。组织、器官的肥大一般是由于实质细胞的体积增大所致，也可同时伴有细胞数量的增加。肥大的细胞较正常细胞的细胞器数量和DNA含量均增多。肥大按性质可分为生理性肥大和病理性肥大两种，按原因可分为代偿性肥大与内分泌性肥大两类。

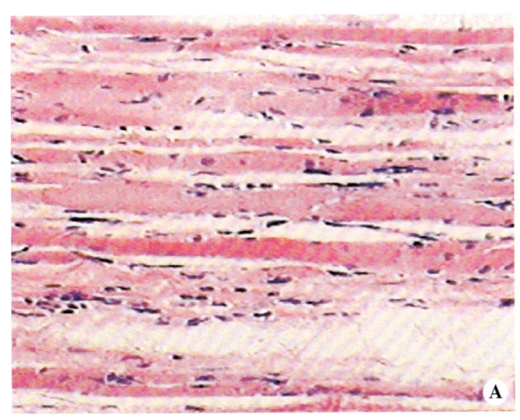
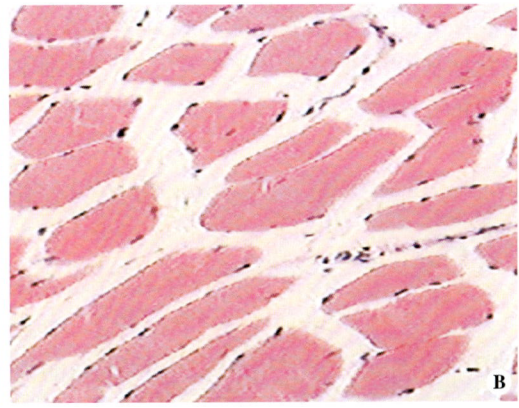

图 2-2　横纹肌萎缩（镜下观，高倍镜，HE 染色）

1. 代偿性肥大　通常由相应器官的功能负荷加重引起，如生理状态下，举重运动员上肢骨骼肌的肥大；病理状态下，高血压患者由于心脏后负荷增加引起的左心室心肌肥大（图 2-3）；一侧肾摘除后另一侧肾的肥大。

2. 内分泌性肥大　是由内分泌激素作用于效应器引起的肥大。如生理状态下，妊娠期子宫和乳腺的肥大；病理状态下，甲状腺功能亢进时分泌过多的甲状腺素，导致甲状腺滤泡上皮细胞肥大。

某些病理情况下，在实质细胞萎缩的同时，间质脂肪细胞却可以增生，以维持组织、器官的原有体积，甚至造成组织和器官的体积增大，此时称为假性肥大。

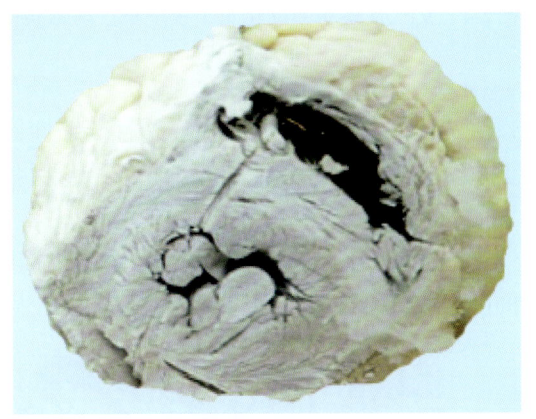

图 2-3　左心室心肌肥大（肉眼观）
心室壁增厚，乳头肌增粗，心室无扩张

（二）增生

组织或器官内实质细胞数量增多称为增生（hyperplasia），常导致组织、器官的体积增大。增生按性质可分为生理性增生和病理性增生两种；按原因可分为代偿性增生（功能性增生）与内分泌性增生（激素性增生）两类。

1. 代偿性增生　生理状态下，高海拔地区空气氧含量低，机体外周血红细胞代偿增多。病理状态下，如部分肝脏被切除后残存肝细胞的增生。

2. 内分泌性增生　如生理状态下，青春期女性乳腺的发育、妊娠期子宫和乳腺的增生均属生理性增生，也是内分泌性肥大。病理状态下，雌激素水平远远高于正常水平时导致子宫内膜和乳腺的异常增生。

（三）肥大与增生的关系

肥大与增生是两种不同的病理过程，但引起肥大与增生的原因非常类似，细胞、组织是单纯性肥大还是与增生相伴发生取决于细胞的增殖特性，即与其属于不稳定细胞、稳定细胞、永久性细胞相关。子宫、乳腺等细胞分裂增殖能力活跃的器官，其体积增大是肥大和增生的共同结果；而心肌、骨骼肌等细胞分裂增殖能力较低的器官，其体积增大仅由肥大所致。

三、化　生

一种分化成熟的细胞类型被另一种分化成熟的细胞类型所取代的过程称为化生（metaplasia）。这种转化过程不是由已分化成熟的细胞直接转变为另一种细胞,而是由具有分裂能力的未分化细胞向另一方向分化而成,一般情况下化生发生在同源细胞之间。

较常见的化生叙述如下。

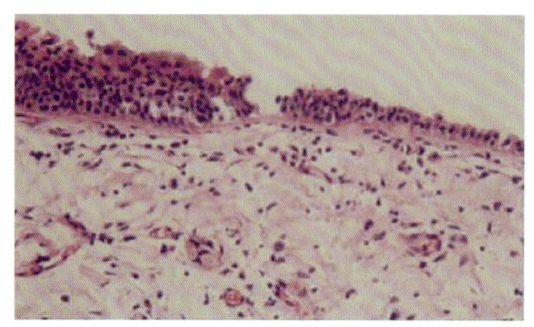

图2-4 支气管鳞状上皮化生(镜下观,高倍镜,HE染色)

1. 鳞状上皮化生 常发生于慢性支气管炎患者的气管和支气管黏膜。当此处黏膜由于刺激因子的作用而反复再生时,可发生鳞状上皮化生,即由原来的假复层纤毛柱状上皮转化为复层扁平上皮(鳞状上皮,图2-4)。鳞状上皮化生后,细胞层数增多,增强了局部抵御损伤的能力,但同时由于纤毛结构的消失,也降低了黏膜的自净能力。这是一种适应性表现,通常损伤因子消除后可恢复正常。但若损伤因子持续存在,则可发展为支气管鳞状细胞癌。鳞状上皮化生尚可见于其他器官,如慢性胆囊炎、胆石症、慢性子宫颈炎时均可发生黏膜上皮的鳞状上皮化生。

2. 肠上皮化生 常发生于慢性萎缩性胃炎或胃溃疡患者。此时,胃体和(或)胃窦部黏膜的胃腺上皮分化成含有杯状细胞的小肠或结肠型黏膜上皮(图2-5)。但若损伤因子持续存在,肠上皮化生可发展为肠型胃癌。

3. 间叶组织化生 常发生于纤维结缔组织化生为骨、软骨。如骨化性肌炎时,由于创伤引起血肿,间叶中成纤维细胞受损,发生骨或软骨化生(图2-6)。

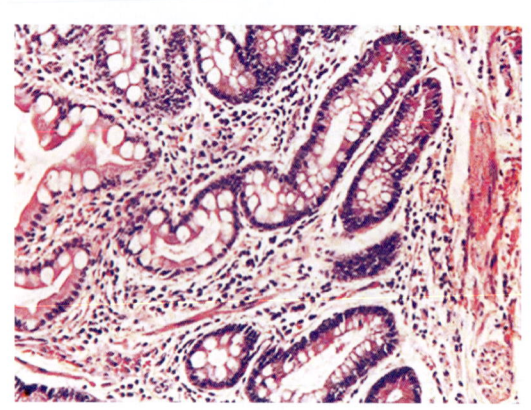

图2-5 肠上皮化生(镜下观,高倍镜,HE染色)

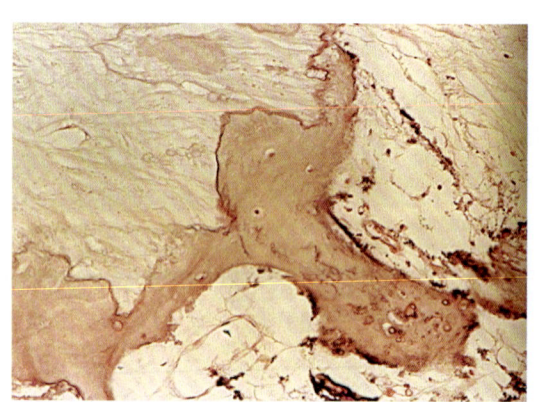

图2-6 纤维结缔组织中骨或软骨化生(镜下观,高倍镜)

第2节 细胞和组织的损伤

案例2-2

许先生,70岁。体形较胖,近3年来常有心前区不适和疼痛,确诊患有冠状动脉粥样硬化性心脏病。3天前突发急性心力衰竭入院,经抢救无效死亡。尸体剖检见:左心室前壁心肌呈土黄色、干燥、失去正常光泽,镜检见该处心肌胞质红染,细胞核消失,呈片状红染的颗粒状物质结构;肝脏体积轻度增大,呈淡黄色,边缘稍圆钝,镜检见大量肝细胞内出现大小不等的圆形空泡,苏丹Ⅲ染色空泡呈橘红色。

问题:1. 根据病史和尸体剖检病理检查所见,死者出现哪些损伤性变化?
2. 哪种损伤是主要致死因素?为什么?

一、损伤的原因

引起细胞和组织损伤的原因多种多样,损伤的方式和结果不仅取决于引起损伤因素的性质、持续时间和强度,也取决于受损细胞的种类、所处状态、适应性和遗传性等。

损伤的原因可分为以下几类。

1. 缺氧 氧是细胞维持生命活动和功能必不可少的因素。缺氧破坏细胞的有氧呼吸,损害线粒体的氧化磷酸化过程,使ATP的生成减少,从而引起一系列的改变。缺氧可为全身性和局部性,前者主要见于呼吸系统疾病、红细胞携氧能力降低或丧失;后者主要见于局部血液循环障碍。

2. 物理性因素 当环境中各种物理性因素超过机体生理耐受时,便可致细胞损伤。例如,高温、高辐射可导致中暑、烫伤或辐射损伤,寒冷导致冻伤,强大电流冲击造成电击伤,机械力破坏可引起创伤、骨折等。

3. 化学性因素 导致细胞损伤的化学性因素有强酸、强碱、乙醇、四氯化碳、氰化物、有机磷农药及某些药物等。

4. 生物性因素 是引起细胞损伤最常见的因素,如细菌、病毒、真菌、寄生虫、立克次体、支原体、螺旋体等。

5. 免疫因素 机体组织细胞对某些抗原刺激反应过度时,可引起变态反应或超敏反应,如支气管哮喘和过敏性休克;自身抗原可引起组织损伤,如系统性红斑狼疮、类风湿关节炎等;免疫缺陷病如艾滋病,可引起淋巴细胞破坏和免疫功能受损。

6. 其他因素 心理、社会、年龄、营养、遗传、神经内分泌等因素在损伤的发生过程中也发挥了一定的作用。

二、损伤的形态学变化

细胞和组织损伤的表现形式和轻重程度不一。当引起损伤的原因消除后,轻者可恢复正常,称为可逆性损伤(reversible injury),常表现为变性;重者则不能恢复正常,称为不可逆性损伤(irreversible injury),最常表现为细胞和组织的死亡。

(一)可逆性损伤——变性

可逆性损伤又称为变性(degeneration),是指细胞内或细胞间质内出现异常物质或正常物质的异常蓄积的现象。多数情况下,变性的组织、细胞功能降低,病因去除后功能可恢复正常。但如果病因持续存在或变性过于严重,往往导致细胞死亡。

1. 细胞水肿(cellular swelling) 又称水样变性(hydropic degeneration),是由于细胞内水、钠潴留导致细胞肿胀,同时引起细胞功能下降。是细胞损伤中最早出现的改变,常见于心、肝、肾等线粒体丰富、代谢活跃的器官。

(1)原因和发生机制 一些刺激因素如缺氧、缺血、电离辐射以及冷、热、微生物毒素等,可直接导致细胞膜受损,引起细胞膜通透性升高;或可引起ATP生成减少,相应细胞的能量供应减少,导致细胞膜Na^+-K^+泵功能障碍,细胞内的钠运转到细胞外受阻,引起细胞内钠、水增多。

(2)病理变化 肉眼观,病变器官体积增大,重量增加,包膜紧张,边缘变钝,切面隆起,颜色苍白、浑浊(图2-7)。镜下观,细胞体积增大,细胞内出现红染的细颗粒状物(图2-8),电镜显示为肿大的线粒体和扩张断裂的内质网。例如,急性病毒性肝炎时,早期肝细胞肿大,细胞质疏松呈网状、半透明,称为胞质疏松化,进一步发展,肝细胞胀大呈球形,细胞质清亮、透明,称为气球样变。

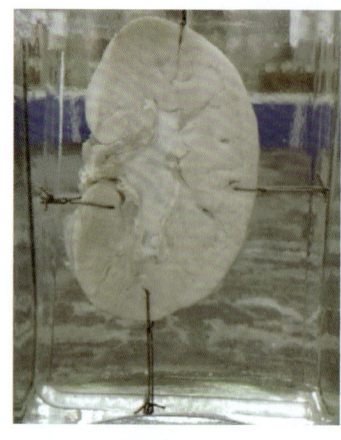
图2-7 肾细胞水肿（肉眼观）

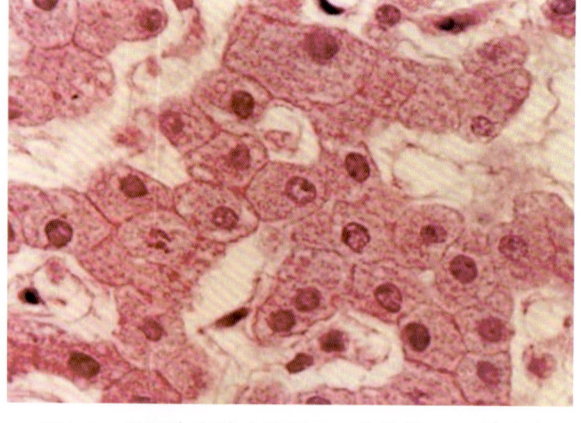
图2-8 肝细胞水肿（镜下观，高倍镜，HE染色）

2. 脂肪变性 三酰甘油蓄积于非脂肪细胞的胞质中，称为脂肪变性（fatty degeneration）。脂肪变性多发生于肝细胞、心肌细胞、肾小管上皮细胞和骨骼肌细胞等。与感染、酗酒、中毒、缺氧、营养不良、糖尿病及肥胖等有关。

（1）肝细胞脂肪变性 肝细胞最常发生脂肪变性。

发病机制：①肝细胞质内脂肪酸增多：如高脂饮食或营养不良时，体内脂肪组织分解，过多的游离脂肪酸经血液入肝；或因缺氧致肝细胞乳酸大量转化为脂肪酸；或因氧化障碍使脂肪酸利用下降，脂肪酸相对增多。②三酰甘油合成过多：如大量饮酒可改变线粒体和滑面内质网的功能，促进α-磷酸甘油合成新的三酰甘油。③脂蛋白、载脂蛋白减少：缺血、缺氧、中毒或营养不良时，肝细胞中脂蛋白、载脂蛋白合成减少，细胞输出脂肪受阻而堆积于细胞内。

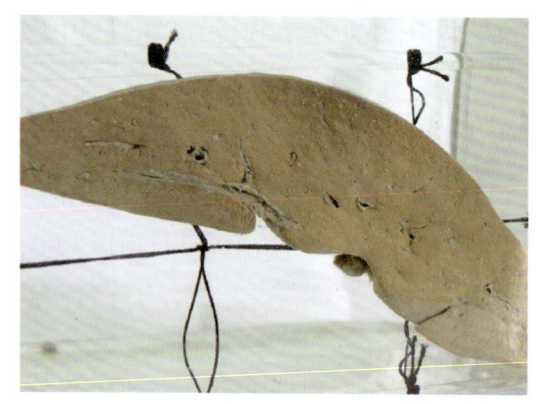
图2-9 肝脂肪变性（肉眼观）

肉眼观，轻度肝细胞脂肪变性时可无显著改变。脂肪变性比较严重时，则表现为肝脏体积增大，质地变软，颜色变黄，触之有油腻感（图2-9）。

镜下观，石蜡切片时，脂滴被乙醇、二甲苯等有机溶剂溶解，故脂肪变性的肝细胞胞质中出现大小不等的圆形空泡（脂滴），大者将细胞核挤向细胞一侧（图2-10）；特殊染色法可将其与其他物质区别开来，如苏丹Ⅲ将脂肪染成橘黄色，锇酸将其染成黑色。

（2）心肌脂肪变性 最常受累的部位为左心室心内膜下和乳头肌处心肌。肉眼观，正常心肌呈红色，心肌发生脂肪变性后呈黄色，呈红黄相间的虎皮样外观，称为虎斑心（图2-11）。

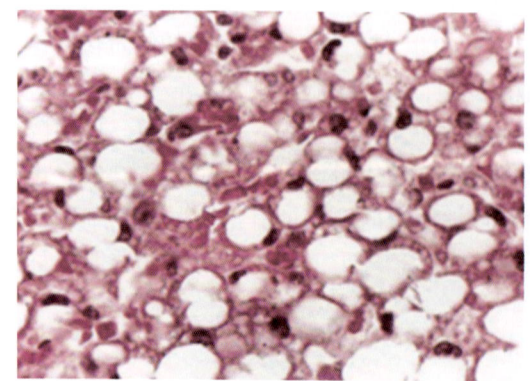
图2-10 肝细胞脂肪变性（镜下观，高倍镜，HE染色）

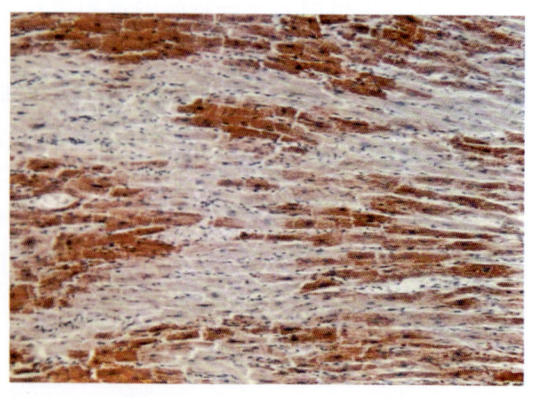
图2-11 心肌脂肪变性（镜下观，低倍镜，苏丹Ⅲ染色）

3. 玻璃样变性　细胞内或间质中出现半透明状蛋白质蓄积，称为玻璃样变性（hyaline degeneration），或透明变性，常发生于结缔组织、血管壁，有时也可见于细胞内。

（1）纤维结缔组织玻璃样变性　见于生理性和病理性结缔组织增生，为纤维组织老化的表现。其特点是胶原蛋白交联、变性、融合，胶原纤维增粗变宽，其间少有血管和纤维细胞。肉眼呈灰白色，质韧、半透明。见于萎缩的子宫和乳腺间质、瘢痕组织、动脉粥样硬化纤维斑块及各种坏死组织的机化等（图2-12）。

（2）细小动脉壁玻璃样变性　又称细小动脉硬化，常见于缓进型高血压和糖尿病的肾、脑、脾等脏器的细小动脉壁，因血浆蛋白质渗入和基膜代谢物质沉积，在内膜下形成匀质红染的玻璃样物质（图2-13）。这些改变使细小动脉的管壁增厚，管腔狭窄，血压升高，受累脏器局部缺血。玻璃样变性的细小动脉壁弹性减弱，脆性增加，易继发扩张、破裂和出血。

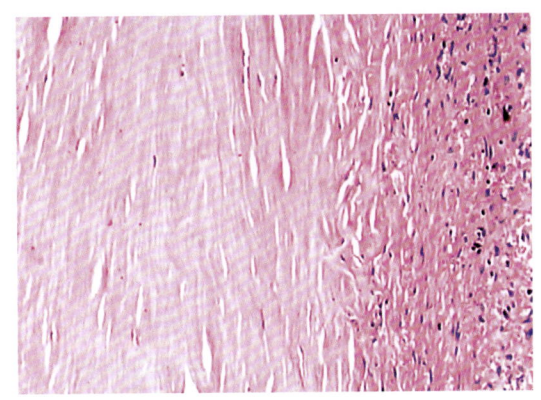

图2-12　结缔组织玻璃样变性（镜下观，低倍镜，HE染色）

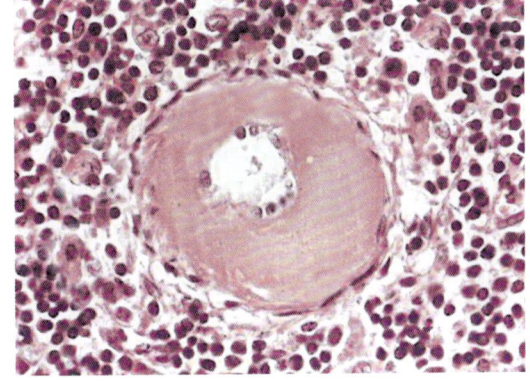

图2-13　脾中央动脉玻璃样变性（镜下观，高倍镜，HE染色）

（3）细胞内玻璃样变性　通常为均质红染的圆形小体，位于细胞质内。如肾小管上皮细胞具有吞饮作用的小泡，重吸收原尿中的蛋白质，与溶酶体融合，形成玻璃样小滴（图2-14）；浆细胞胞质粗面内质网中免疫球蛋白蓄积，形成拉塞尔（Russell）小体；酒精性肝病时，肝细胞胞质中细胞中间丝前角蛋白变性，形成马洛里（Mallory）小体。

4. 黏液样变性（mucoid degeneration）　细胞间质内出现糖胺聚糖（黏多糖）和蛋白质的蓄积称为黏液样变性。结缔组织黏液样变性常见于间叶性肿瘤、动脉粥样硬化的血管壁、急性风湿病

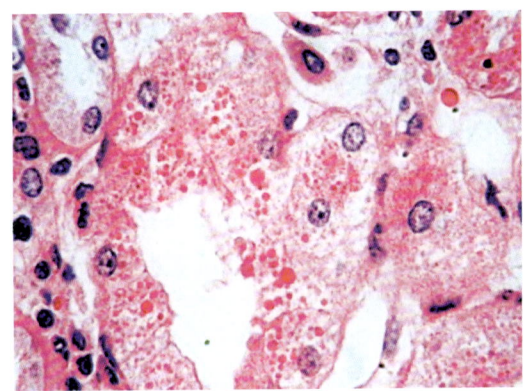

图2-14　肾小管上皮细胞内玻璃样变性（镜下观，高倍镜，HE染色）

的心血管壁。镜下特点是在疏松的间质内，有多突起的星芒状纤维细胞，散在于灰蓝色黏液基质中。甲状腺功能低下时，透明质酸酶活性受抑，含有透明质酸的黏液样物质及水分在皮肤及皮下蓄积，形成特征性的黏液水肿。

5. 淀粉样变性（amyloidosis）　是细胞间质内淀粉样蛋白质和糖胺聚糖复合物蓄积，因具有淀粉染色特征而得名。淀粉样变性物质主要沉积于细胞间质、小血管基膜下或沿网状纤维支架分布。HE染色其镜下特点为淡红色均质状物，并显示淀粉样呈色反应；刚果红染色为橘红色；遇碘则为棕褐色，再加稀硫酸便呈蓝色。

6. 病理性色素沉积　常见的病理性色素沉积有以下几种。

（1）含铁血黄素（hemosiderin）　是巨噬细胞吞噬、降解红细胞血红蛋白所产生的铁蛋白微粒聚集

体，系 Fe^{3+} 与蛋白质结合而成。镜下呈金黄色或褐色颗粒。含铁血黄素的存在，表明有红细胞的破坏。例如，溶血性贫血时有大量红细胞被破坏，含铁血黄素可沉积于全身。左心衰竭时，若肺淤血时有红细胞漏出肺泡中，被巨噬细胞吞噬后形成含铁血黄素，此种细胞又称为心衰细胞。

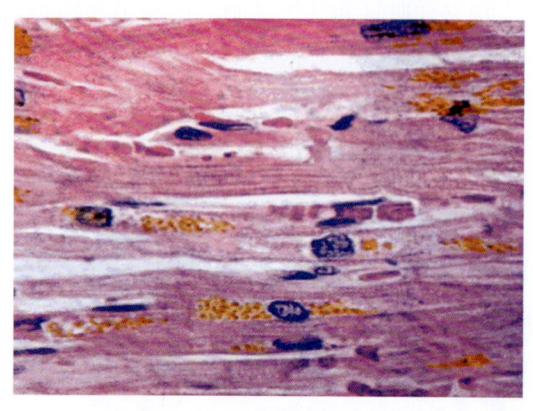

（2）胆红素（bilirubin） 是胆管中的主要色素，主要为血液中红细胞衰老破坏后的产物，它也来源于血红蛋白，但不含铁。此色素在胞质中呈粗糙、金色的颗粒状。血中胆红素增高时，患者出现皮肤黏膜黄染。

（3）脂褐素（lipofuscin） 是细胞自噬溶酶体内未被消化的细胞器残体，为一种黄褐色细颗粒状色素，其成分是磷脂和蛋白质的混合物。脂褐素可于老年人及消耗性疾病患者萎缩的心肌细胞及肝细胞胞核周围出现（图2-15），故又有消耗性色素之称。

（4）黑色素（melanin） 为黑色素细胞质中大小、形状不一的棕褐色或深褐色颗粒。可存在于正常人的皮肤、毛发、虹膜及脉络膜等部位。黑色素增多可分为全身性和局限性。肾上腺功能低下时可导致全身性黑色素增多，如艾迪生（Addison）病；黑色素痣及黑色素瘤导致局限性黑色素增多。

图2-15 心肌细胞内脂褐素沉积（镜下观，高倍镜，HE染色）

7. 病理性钙化 除骨和牙齿之外的其他组织内出现了固态钙盐沉积，称为病理性钙化。沉积的钙盐主要成分是磷酸钙，其次为碳酸钙。病理性钙化有营养不良性钙化和转移性钙化两种类型。营养不良性钙化较多见，钙盐沉积于变性、坏死组织或异物中，此时体内钙磷代谢正常。常见于陈旧性结核病、血栓、瘢痕组织等。转移性钙化较少见，由于全身性钙、磷代谢失调（高血钙）而致钙盐沉积于正常组织。如甲状旁腺功能亢进时，大量骨钙进入血液，血钙升高，并沉积于肾小管、胃黏膜和肺泡等处，形成转移性钙化。

（二）不可逆性损伤——细胞死亡

案例 2-3

张先生，45岁，双下肢间歇性疼痛5年，近半年来双下肢末端坏死，呈黑色，较干燥。
问题：试说明该患者下肢所发生的病变并分析其原因。

当细胞发生致死性的结构、功能、代谢障碍时，可引起细胞的不可逆性损伤，即细胞死亡。细胞死亡有坏死和凋亡两种形式，坏死主要见于细胞的病理性死亡，凋亡大多见于细胞的生理性死亡，少数见于病理过程中。

1. 坏死（necrosis） 是发生于活体内以酶溶性变化为特点的局部组织、细胞的死亡。坏死多数是由可逆性损伤发展而来的，也可因强烈的损伤因子直接作用引起。其基本表现是细胞肿胀、细胞器崩溃和蛋白质变性。坏死发生于活体内，故坏死周围可发生炎症反应，将进一步促进坏死的发生和溶解。坏死组织、细胞代谢停止，功能丧失，出现一系列特征性的形态学改变。

（1）基本病理变化 包括细胞核，细胞质及间质三部分变化。在细胞死亡几小时后才能在光镜下见到死亡的病理变化。

1）细胞核的改变：是细胞坏死的主要形态学标志，表现为：①核固缩：细胞核染色质DNA浓聚、皱缩，使核体积减小，嗜碱性增强，提示DNA转录合成停止。②核碎裂：核膜破裂，核染色质崩解为小碎片并分散于细胞质中。③核溶解：非特异性DNA酶和蛋白酶激活，分解核DNA和核蛋白，核染色质嗜碱性下降，死亡细胞核在1～2天内将会完全消失（图2-16）。

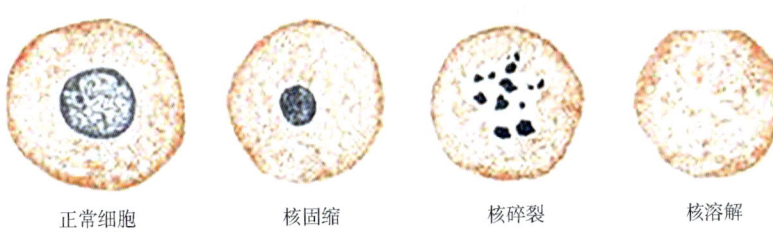

| 正常细胞 | 核固缩 | 核碎裂 | 核溶解 |

图 2-16　细胞坏死模式图

2）细胞质的改变：由于细胞质嗜碱性物质核糖体减少或丧失，细胞质降低了与碱性染料苏木精的结合而增强了与酸性染料伊红的结合，致使坏死细胞的细胞质嗜酸性增强，胞质红染，同时由于细胞质结构崩解，致使细胞质呈颗粒状。有时实质细胞坏死后，整个细胞迅速溶解、吸收和消失（溶解性坏死）。有时实质细胞脱水，体积缩小，胞质嗜酸性增强，形成嗜酸性小体。

3）间质的改变：间质细胞对于损伤的耐受性大于实质细胞，因此间质细胞出现损伤的时间要迟于实质细胞。间质细胞坏死后细胞外基质也逐渐崩解液化，最后融合成片状模糊的无结构红染物质。

已失去生存能力的坏死组织称为失活组织。其特点是：①与正常组织相比，颜色变浑浊、苍白。②与正常组织相比弹性下降，捏起或切断后组织不能正常回缩。③血液供应停止，摸不到血管搏动，切开时无新鲜血液流出。④感觉和运动等功能消失。

（2）坏死的类型　根据坏死的形态变化可分为以下4种。

1）凝固性坏死：蛋白质变性凝固且溶酶体酶水解作用较弱时，坏死区呈灰黄、干燥、质实状态称为凝固性坏死（coagulation necrosis）。特点是坏死细胞微细结构消失，而组织结构轮廓仍可保存，坏死区与正常组织之间出现充血、出血、炎症反应带（图2-17）。凝固性坏死常发生在心、肝、肾、脾等实质器官。

干酪样坏死（caseous necrosis）是一种特殊类型的凝固性坏死，主要见于结核杆菌引起的坏死，如结核病灶的坏死。这种坏死与凝固性坏死的区别是更为彻底，坏死初期即不见组织的轮廓，只见一些无结构颗粒状红染物，同时由于坏死组织富含脂质，故肉眼观略带黄色，质软、细腻，状似奶酪，因而得名（图2-18）。

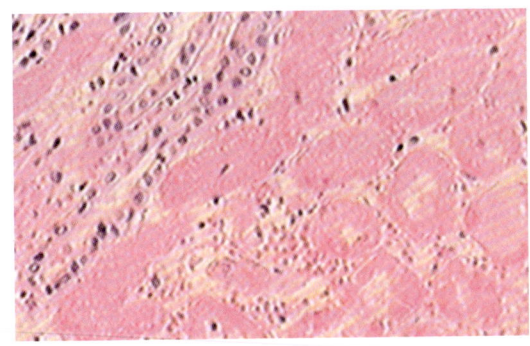
图2-17　肾凝固性坏死（镜下观，高倍镜，HE染色）

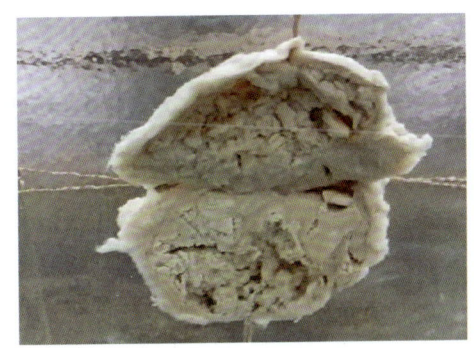
图2-18　干酪样坏死（肉眼观）

2）液化性坏死：由于坏死组织中可凝固的蛋白质少；或坏死细胞自身及浸润的中性粒细胞等释放大量水解酶；或组织富含水分和磷脂，细胞组织坏死后易发生溶解液化，称为液化性坏死（liquefactive necrosis）。见于细菌或某些真菌感染引起的脓肿、缺血缺氧引起的脑软化，以及由细胞水肿发展而来的溶解性坏死（lytic necrosis）等。镜下特点为死亡细胞完全被消化，局部组织快速被溶解。

脂肪坏死是液化性坏死的一种特殊类型，急性胰腺炎时细胞释放胰酶分解脂肪酸，乳房创伤时脂肪细胞破裂，可分别引起酶解性或创伤性脂肪坏死，也属液化性坏死范畴。脂肪坏死后，释出的脂肪酸和钙离子结合，形成肉眼可见的灰白色钙皂。

3）坏疽：大块组织坏死后，伴有不同程度的腐败菌感染而呈现黑色、污绿色等特殊形态改变，称为坏疽（gangrene）。坏死组织经腐败菌分解，产生硫化氢，后者与血红蛋白中分解出来的铁结合，形成黑色的硫化铁，使坏死组织呈黑色。常见的腐败菌为产气荚膜杆菌、梭形杆菌等。

坏疽可分为以下3种类型。①干性坏疽：大多见于四肢末端，如动脉粥样硬化、血栓闭塞性脉管炎和冻伤等。此时动脉受阻而静脉通畅，故坏死组织的水分含量少，再加上在空气中蒸发，故病变部位干燥皱缩，呈黑褐色，与周围正常组织之间界限分明。同时，由于坏死组织比较干燥，可防止细菌的入侵，故干性坏疽的腐败菌感染一般较轻（图2-19）。②湿性坏疽：多发生于与外界相通的内脏，如肺、肠、子宫、阑尾等；也可见于四肢，当其动脉闭塞且静脉回流受阻时产生淤血水肿，导致湿性坏疽。坏死组织中含水分较多，有利于腐败菌生长繁殖，故腐败菌感染严重，局部肿胀明显，呈暗绿或污黑色；腐败菌分解蛋白质，产生吲哚、粪臭素等，造成恶臭；由于病变发展较快，坏死组织与正常组织的界限不清；同时毒性产物及细菌毒素被机体吸收后，可引起严重的全身中毒症状（图2-20）。③气性坏疽：也属湿性坏疽，系深达肌肉的开放性创伤，合并产气荚膜杆菌等厌氧菌感染。除发生坏死外，还产生大量气体，使坏死区按之有捻发感。气性坏疽发展迅速，患者常有严重的全身中毒症状，可因迅速中毒而死亡。

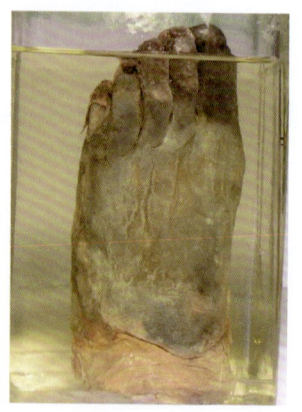
图2-19　干性坏疽（肉眼观）

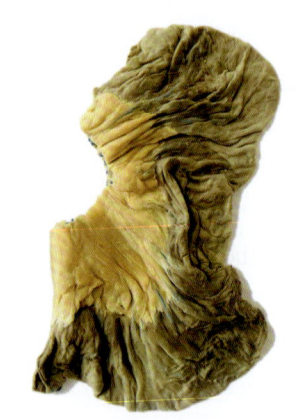
图2-20　肠湿性坏疽（肉眼观）

4）纤维蛋白样坏死：为结缔组织及小血管壁常见的坏死形式。病变部位的组织结构逐渐消失，形成境界不清晰的颗粒状、小条或小块状无结构的红染物质，状似纤维素，故称为纤维蛋白样坏死，也曾称为纤维素样变性、纤维素样坏死。多见于风湿病、肾小球肾炎等变态反应性疾病，以及急进型高血压等。

（3）坏死的结局

1）溶解吸收：来自坏死组织和中性粒细胞的蛋白溶解酶将坏死物质溶解液化，然后由淋巴管或血管吸收，不能吸收的组织碎片则由巨噬细胞进行吞噬消化。小范围的坏死组织可完全溶解吸收，大范围的坏死组织不易被完全溶解吸收，可形成囊腔。

2）分离排出：坏死灶较大，不易被完全溶解吸收时，表皮黏膜的坏死物可被分离，形成组织缺损。皮肤、黏膜浅表的组织缺损称为糜烂（erosion），较深的组织缺损称为溃疡（ulcer）。组织坏死后形成的只开口于皮肤黏膜表面的深在性盲管，称为窦道（sinus）。连接两个内脏器官或从内脏器官通向体表的通道样缺损，称为瘘管（fistula）。肺、肾等内脏坏死物液化后，经支气管、输尿管等自然管道排出，所残留的空腔称为空洞（cavity）。

3）机化和包裹：坏死组织如不能完全被溶解吸收或分离排出，则由肉芽组织长入坏死灶，逐渐将坏死组织溶解、吸收和取代，最后成为瘢痕组织。这种由肉芽组织取代坏死组织（或异物等）的过程称为机化（organization）。如坏死组织太大，肉芽组织难以向中心部完全长入或吸收，则由周围增生的肉芽组织将其包围，称为包裹（encapsulation）。机化和包裹的肉芽组织最终都可形成纤维瘢痕。

4）钙化：坏死细胞和细胞碎片若未被及时清除，则日后易吸引钙盐和其他矿物质沉积，引起营养不良性钙化。

2. 细胞凋亡　活体内局部组织由于基因调控导致的个别细胞发生的自主有序的死亡称为细胞凋亡（apoptosis）。细胞凋亡是由基因调控，有目的、有选择性的自我消亡过程，在生物胚胎发生发育、成熟细胞新旧交替、激素依赖性生物退化、萎缩和老化以及自身免疫性疾病和肿瘤发生发展中都发挥重要作用。

凋亡细胞的形态特征表现为细胞的固缩，且不伴有炎症反应。镜下观，凋亡细胞多为单个或小团细胞，先有细胞浓缩，与相邻细胞分离，细胞核、细胞质浓缩，包膜一直完整，并内陷包被细胞内容物，呈囊状小泡，称为凋亡小体（apoptotic body）。

凋亡的意义主要有：①有选择性地清除细胞，如清除多余、衰老的细胞（见于血细胞、上皮细胞的更新）。②炎症时，渗出的中性粒细胞完成抗感染功能后，发生凋亡，炎症终止。③细胞凋亡不足时，与瘤细胞的过度增生共同促进了肿瘤的形成。

细胞坏死与凋亡的比较见表2-2。

表2-2　细胞坏死与凋亡的比较

项目	细胞坏死	细胞凋亡
性质	病理性	生理性、病理性
机制	被动性（他杀性）	基因调控、程序性死亡，主动性（自杀性）
细胞核	核膜破裂	核致密、裂解
细胞膜	破裂、崩解、自溶	细胞膜完整、形成凋亡小体
炎症反应	有	无

链　接　细胞衰老

细胞衰老是细胞随生物体年龄增长而发生的退行性变化，是生物个体衰老的基础。它具有普遍性、进行性、内因性和有害性等特点，造成细胞代谢、适应和代偿等多种功能低下，进而导致老年病的发生，同时机体其他疾病的患病率和病死率也逐渐增加。细胞衰老是由遗传因素决定的。

第3节　损伤的修复

组织、细胞损伤后，机体对所形成的缺损进行修补恢复的过程，称为修复（repair）。修复包括两种不同的形式，分别是再生和纤维性修复。

一、再　生

细胞、组织损伤后，由损伤周围的同种细胞进行修复，称为再生。可分为生理性再生及病理性再生。

生理性再生是指在生理过程中，部分细胞、组织不断老化、消耗，同种细胞不断新生补充，以保持机体原有的结构和功能。例如，表皮的表层角质细胞不断老化、脱落，由表皮的基底细胞不断地增生、分化，予以补充；消化道黏膜上皮1～2天就更新一次；子宫内膜周期性脱落，又由基底部细胞增生加以恢复；红细胞平均寿命为120天，白细胞的寿命长短不一，短的如中性粒细胞，只存活1～3天，因此需不断地从淋巴造血器官输出大量新生的细胞进行补充。现在理论认为再生需要一定数量自我更新的干细胞（stem cell）或具有分化和复制潜能的前体细胞。其中，成体干细胞在再生过程中发挥重要作用。

病理状态下，细胞、组织损伤后所发生的再生，称为病理性再生。

 链 接　干细胞

干细胞是一类具有高度自我更新和多向分化潜能的细胞，可分为胚胎干细胞和成体干细胞两类。胚胎干细胞是胚胎发育早期的囊胚中未分化的细胞，具有全向分化的能力，可以分化为体内所有类型的成熟细胞。成体干细胞存在于体内多种分化成熟的组织之中，如造血干细胞、间充质干细胞、表皮干细胞、肝脏干细胞及神经干细胞等，这些干细胞不但可以向自身组织进行分化，还具有横向分化（转型性分化）为其他类型成熟细胞的能力。

（一）各种细胞的再生能力

细胞周期（cell cycle）由间期、分裂期组成。间期又可分为DNA合成前期（G_1期）、DNA合成期（S期）、分裂前期（G_2期）。不同种类的细胞细胞周期时间长短不一，单位时间内进入细胞周期进行增殖分裂的细胞数不同，故不同的组织、细胞其再生能力不同。一般而言，幼稚组织的再生能力比高分化组织的再生能力强，平时易遭受损伤的组织及生理情况下经常更新的细胞、组织具有较强的再生能力。按再生能力强弱，人体细胞可分以下3类。

1. 不稳定细胞（labile cell）　又称持续分裂细胞，这类细胞总在不断地增殖，以代替衰亡或破坏的细胞，如表皮细胞、呼吸道和消化道黏膜被覆细胞、男性及女性生殖器官管腔的被覆细胞、淋巴及造血细胞、间皮细胞等。

2. 稳定细胞（stable cell）　又称静止细胞，在生理情况下，这类细胞在细胞增殖周期中处于静止期（G_0），一旦受到刺激时，则进入DNA合成前期（G_1），表现出较强的再生能力。这类细胞包括各种腺体或腺样器官的实质细胞，如胰、涎腺、内分泌腺、汗腺、皮脂腺和肾小管的上皮细胞等。

3. 永久性细胞（permanent cell）　又称非分裂细胞，这类细胞包括神经细胞、骨骼肌细胞、心肌细胞。不管是中枢神经细胞还是周围神经的神经节细胞，在出生后都不能分裂增生，它们一旦遭受破坏则成为永久性缺失。在神经细胞存活的前提下，受损的神经纤维有着活跃的再生能力。心肌和横纹肌细胞损伤后一般通过瘢痕组织进行修复。

（二）各种组织的再生过程

1. 被覆上皮的再生　鳞状上皮创伤后，由创缘或底部的基底层细胞分裂、增生，向缺损中心迁移，先形成单层上皮将缺损覆盖，进一步增生分化为鳞状上皮。黏膜（如胃、肠黏膜）的上皮创伤后，新生的黏膜细胞先为立方形，以后增生分化为柱状上皮。

2. 腺上皮的再生　腺上皮虽有较强的再生能力，但再生的情况依损伤的状态而异，如果有腺上皮的缺损而腺体的基膜未被破坏，可由残存细胞分裂补充，完全恢复原来腺体结构；如腺体构造（包括基膜）完全被破坏，则难以再生。如病毒性肝炎时，肝细胞坏死较广泛、肝小叶网状支架塌陷，网状纤维转化为胶原纤维；或者由于肝细胞反复坏死及炎症刺激，纤维组织大量增生，形成肝小叶内间隔，此时再生肝细胞难以恢复原来小叶结构，成为结构紊乱的肝细胞团，如肝硬化时的再生结节。

3. 血管的再生 小血管多以生芽方式再生（图2-21），首先是基膜在蛋白分解酶的作用下溶解，该处内皮细胞分裂增生形成向外突起的实心内皮细胞条索，在血流的冲击作用下形成管腔，并相互吻合构成毛细血管网。为适应功能需要，这些毛细血管还会不断改建，有些管壁增厚发展为小动脉或小静脉。

大血管离断后需手术吻合；内膜结构的修复由吻合两端的内皮细胞分裂、增生，并互相连接完成；而离断的肌层则难以再生，通过瘢痕组织进行修复。

4. 纤维组织的再生 由损伤处的成纤维细胞分裂、增生完成。成纤维细胞可来源于静止状态的纤维细胞或未分化的间叶细胞。幼稚的成纤维细胞体积大、细胞核呈圆形、胞质两端突起。当成纤维细胞停止分裂后，可合成并分泌前胶原蛋白，在细胞周围形成大量胶原纤维，细胞逐渐成熟，变成长梭形，胞质越来越少，核越来越深染，成为纤维细胞（图2-22）。

5. 神经组织的再生 脑和脊髓的神经细胞破坏后不能通过再生进行修复，而由神经胶质细胞及其纤维修补，形成胶质瘢痕。外周神经受损时，在与其相连的神经细胞存活的前提下，则可完全再生（图2-23）。若断离的两端相隔太远（超过2.5cm时）或因截肢失去远端，再生的轴索均不能到达远端，而与增生的结缔组织混合在一起，卷曲成团并形成创伤性神经瘤，可发生顽固性疼痛。

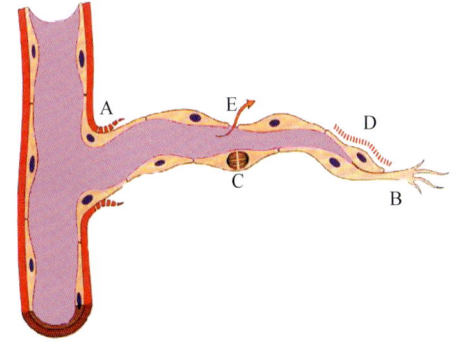

图2-21 小血管再生模式图

A. 基膜溶解；B. 内皮细胞增生形成实心内皮细胞条索；C. 细胞增生；D. 实心细胞索形成管腔；E. 细胞间通透性增加

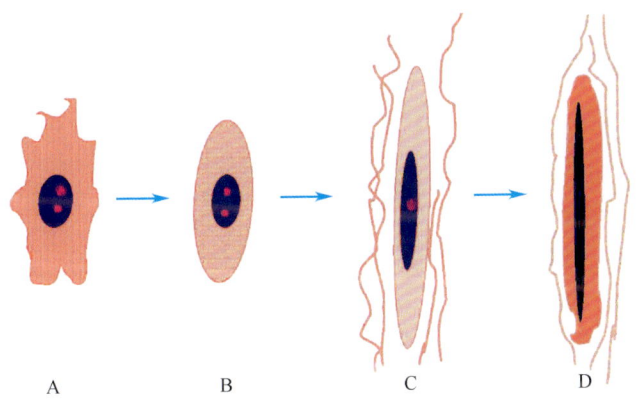

图2-22 纤维组织的再生示意图

A. 幼稚的成纤维细胞；B. 细胞分化；C. 分泌前胶原蛋白，形成胶原纤维；D. 纤维细胞

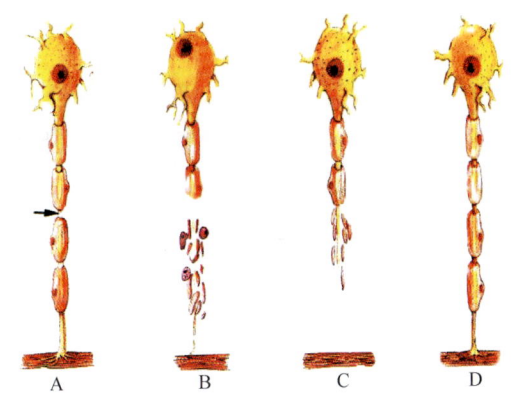

图2-23 神经纤维再生模式图

A. 神经纤维于箭头处断裂；B. 近端的部分及远端全部髓鞘及轴突崩解；C. 施万细胞增生，轴突生长；D. 轴突到达末端，多余部分消失

6. 肌组织的再生 肌组织仅具有很弱的再生能力。横纹肌的再生取决于两个因素，分别是肌膜是否存在及肌纤维是否完全断裂。轻度损伤、肌膜完整且肌原纤维仅部分发生坏死时，中性粒细胞及巨噬细胞进入将坏死物质吞噬清除，残留肌细胞分裂，产生肌浆，分化出肌原纤维，从而恢复正常横纹肌的结构；若肌纤维完全断开，断端肌浆增多，也可有肌原纤维的新生，此时断端不能直接连接，而是通过瘢痕组织进行愈合。愈合后的肌纤维具有收缩功能，加强锻炼后可以恢复功能；如果整个肌纤维连同肌膜均受损，则难以再生，只能通过瘢痕修复。平滑肌也具有一定的分裂再生能力，如小动脉再生中的平滑肌的再生，但是离断大血管或肠管经吻合术后，断端的平滑肌主要通过纤维瘢痕进行连接。心肌因其仅具有极弱的再生能力，受损后几乎都是通过瘢痕修复。

7. 软骨组织和骨组织的再生 软骨组织再生首先开始于软骨膜的增生，这些增生的幼稚细胞形似成纤维细胞，然后逐渐变为软骨母细胞，并形成软骨基质，细胞被埋在软骨陷窝内而变为静止的软骨细胞。软骨组织的再生力弱，软骨组织损伤严重时由瘢痕组织参与修补。骨组织再生力强，骨折后可完全修复。

二、纤维性修复

组织结构的破坏，既有实质细胞的损伤也有间质细胞的损伤，即使是损伤器官的实质细胞具有再生能力，其修复也不能单独由实质细胞的再生来完成。这种修复一般是通过肉芽组织增生，对坏死组织或异物进行溶解、吸收、填补缺损，最后转化成以胶原纤维为主的瘢痕组织，修复完成。

（一）肉芽组织

肉芽组织（granulation tissue）由新生薄壁的毛细血管以及增生的成纤维细胞构成，并伴有炎症细胞浸润。肉眼观，鲜红色，颗粒状，柔软湿润，形似鲜嫩的肉芽故而得名，易出血，无痛觉（图2-24）。镜下观，大量由内皮细胞增生形成的新生毛细血管，向创面垂直生长，并以小动脉为轴心，在周围形成袢状弯曲的毛细血管网；新生毛细血管的内皮细胞细胞核呈椭圆形，体积大，向腔内突出；在毛细血管周围有许多新生的成纤维细胞，还有大量渗出液及炎症细胞（图2-25）；炎症细胞中巨噬细胞最常见，其次还有多少不等的淋巴细胞及中性粒细胞，故肉芽组织具有抗感染功能。

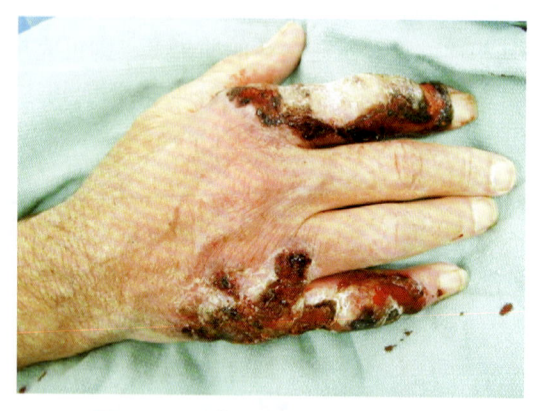
图2-24　手外伤肉芽组织（肉眼观）

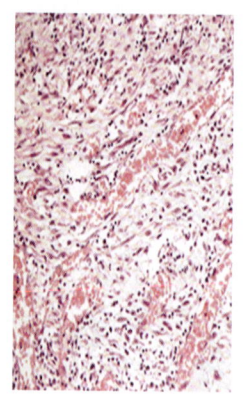
图2-25　肉芽组织（镜下观，低倍镜，HE染色）

在修复过程中肉芽组织的作用如下：抗感染，保护创面；填补创口及其他组织缺损；机化或包裹坏死组织、血栓及其他异物等。

肉芽组织完成修复基本任务后将逐渐成熟为瘢痕组织（scar tissue），实质是肉芽组织逐渐发生纤维化的过程。此过程中部分毛细血管闭合、退化、消失，或根据功能需要改建为小动脉或小静脉；纤维母细胞分泌大量胶原纤维后，转化成胞核细长而深染的纤维细胞；间质中液体逐渐被吸收；炎症细胞逐渐消失。这样，肉芽组织成熟为纤维结缔组织，并逐渐老化为瘢痕组织。

（二）瘢痕组织

瘢痕（scar）组织是肉芽组织老化形成的纤维结缔组织。

肉眼观，瘢痕组织呈收缩状态，弹性差，质韧，颜色苍白或灰白，半透明。镜下观，瘢痕组织由大量胶原纤维束组成，呈平行或交错排列，呈匀质红染状（玻璃样变性）。纤维细胞少见，核细长、深染。毛细血管少见。

瘢痕组织对机体的影响有利有弊，有利方面：①填补组织缺损，保持组织、器官的完整性。②含有大量的胶原纤维，保持组织、器官的坚固性。不利方面：①瘢痕收缩导致活动受限，如十二指肠溃疡瘢痕引起幽门梗阻。②瘢痕可引起器官与器官或体腔壁之间发生纤维性粘连。③瘢痕组织过度增生引起瘢痕疙瘩，又称为蟹足肿。机制尚不明，可能与体质有关。

瘢痕组织在成纤维细胞、中性粒细胞、巨噬细胞等分泌的胶原酶的作用下，逐渐分解、吸收，使瘢痕缩小、软化。

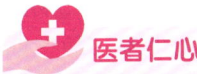

医者仁心

陈中伟院士——世界断肢再植之父

陈中伟院士是复旦大学附属中山医院的教授，生于1929年，浙江天台人。1963年，陈中伟和同事在上海第六人民医院为被完全切断右手的工人王存柏成功实施了世界首例断手再植术，在当时被称为人类医学史上的奇迹。这一手术惊动了全世界，周恩来总理和陈毅副总理接见了他们，第一届国际手外科学会联合会主席勃纳奥勃兰则称誉他为"世界断肢再植之父"。陈中伟一共主持发明了6项断肢再植技术，他所提出的断肢再植功能恢复标准，被国际显微重建外科学术界公认为"陈氏标准"。

三、创伤愈合

（一）皮肤创伤愈合

创伤愈合（wound healing）是指机体在外力的作用下，皮肤等组织被离断或发生缺损后的修复过程，表现出各种过程的协同作用，如组织的再生、肉芽组织增生及瘢痕形成等。

以皮肤伤口为例叙述创伤愈合的基本过程。

1. 早期炎症反应 在创伤局部出现不同程度的血管断裂出血和组织坏死，数小时便出现充血、白细胞游出、浆液渗出等炎症改变，局部红肿。2～3天后，炎症消退，伤口结痂保护伤口。

2. 伤口收缩 2～3天后，由于伤口边缘新生的肌成纤维细胞的牵拉作用导致伤口边缘的整层皮肤及皮下组织向伤口中心移动，伤口缩小。

3. 肉芽组织增生、瘢痕形成 大约从第3天开始，肉芽组织从伤口边缘和底部长入，逐渐填平伤口。从5～6天开始，成纤维细胞分泌胶原纤维，胶原纤维越来越多，肉芽组织成熟为瘢痕组织。大约在伤后1个月瘢痕完全形成。

4. 表皮及其他组织的修复 伤口边缘的基底细胞在创伤发生24小时内即开始增生，从血凝块下面向伤口中心迁移，慢慢覆盖创面，上皮细胞由单层上皮逐渐分化为鳞状上皮。若伤口直径太大（≥20cm），则难以通过再生覆盖创面，需要植皮修复。毛囊、汗腺等皮肤附属器一旦完全破坏，则需通过纤维性修复。肌腱断裂后，初期为纤维性修复，随着功能锻炼可达到完全再生。

根据损伤程度及有无感染，创伤愈合分为以下两种类型。

1. 一期愈合（primary healing） 常见于无感染的外科手术切口。这种伤口一般具备以下特点：组织缺损小、创缘整齐、无感染、经黏合或缝合创面对合严密，只形成少量血凝块，炎症反应轻微。24～48小时内表皮再生将伤口覆盖，第3天肉芽组织从伤口边缘长入将伤口填满，5～7天伤口出现胶原纤维连接，达临床愈合标准。一期愈合的愈合时间短，形成的瘢痕少（图2-26）。

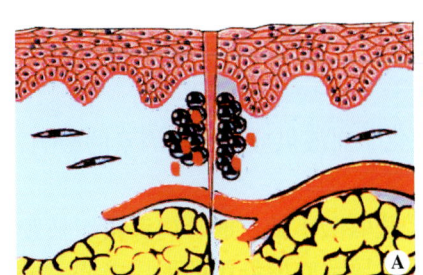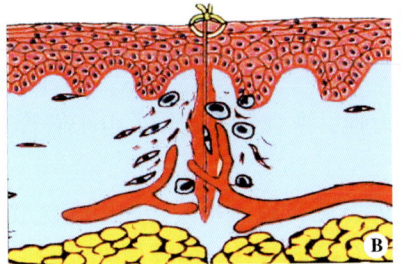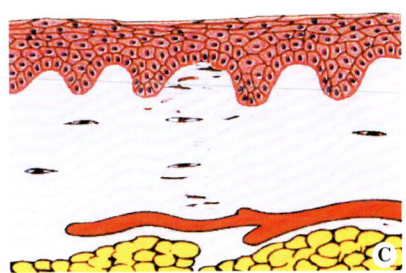

图2-26 创伤一期愈合模式图

A.组织缺损小，创缘整齐；B.经缝合创面对合严密；C.胶原纤维连接，愈合后形成瘢痕少

2. 二期愈合（secondary healing） 二期愈合的伤口一般具有以下特点：组织缺损大、创缘不整齐并且无法整齐对合，伴有不同程度的感染或异物。二期愈合与一期愈合的不同点在于：①发生二期愈合的伤口坏死组织范围大或继发感染，进一步加重局部组织变性、坏死，并且炎症反应明显。故二期愈合伤口只有感染被控制，坏死组织或异物被清除后，再生才能开始。②二期愈合的伤口大，伤口收缩明显，从伤口底部及边缘长出多量的肉芽组织将伤口填平，随后表皮修复。③二期愈合的愈合时间长，形成的瘢痕大（图2-27）。

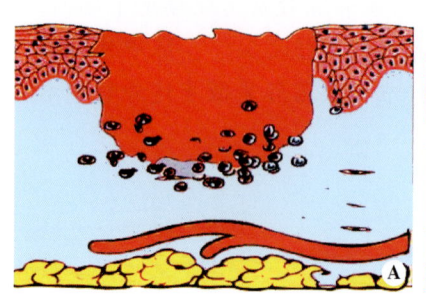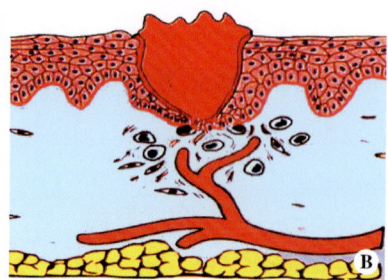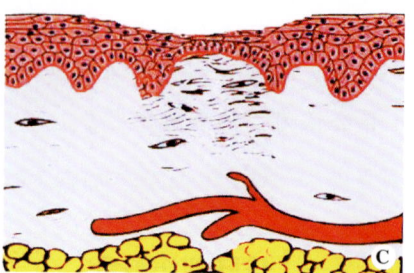

图2-27　创伤二期愈合模式图
A.组织缺损大，创缘不整齐；B.伤口收缩明显，炎症反应重；C.愈合后形成的瘢痕大

（二）骨折愈合

骨的再生能力很强。骨折愈合的好坏，所需的时间与骨折的部位、性质、错位的程度、患者年龄以及引起骨折的原因等因素有关。一般而言，经过良好复位后的单纯性外伤性骨折，几个月内，便可完全愈合，恢复正常结构和功能。骨折愈合过程可分为4个阶段。

1. 血肿形成期　骨组织和骨髓都有丰富的血管，在骨折的两端及其周围伴有大量出血，形成血肿，数小时后血肿发生凝固，为肉芽组织的长入、机化创造了条件。

2. 纤维性骨痂形成期　骨折后第2~3天开始，血肿开始由肉芽组织取代而机化，继而发生纤维化形成纤维性骨痂，对骨折两断端起到紧密连接作用，但无负重能力。后期纤维组织可进一步分化，形成透明软骨。

3. 骨性骨痂形成期　上述纤维性骨痂逐渐分化出骨母细胞，并形成类骨组织，以后出现钙盐沉积，类骨组织转变为编织骨（woven bone）。纤维性骨痂中的软骨组织也经软骨化骨过程演变为骨组织，至此形成骨性骨痂。

4. 骨性骨痂改建期　编织骨由于结构不够致密，骨小梁排列紊乱，故仍达不到正常功能需要。为了适应骨活动时所受应力，编织骨经过进一步改建成为成熟的板层骨，皮质骨和髓腔的正常关系以及骨小梁正常的排列结构也重新恢复。改建是在破骨细胞的骨质吸收及骨母细胞的新骨质形成的协调作用下完成的。

四、影响修复的因素

（一）全身因素

1. 年龄　青少年的组织再生能力强，愈合快；老年人由于血管硬化、血液供应减少等因素的影响，组织再生能力差，愈合慢。

2. 营养　严重的蛋白质缺乏，尤其是含硫氨基酸（如甲硫氨酸、胱氨酸）缺乏时，肉芽组织及胶原形成不良，伤口愈合延缓。维生素C缺乏时影响前胶原分子的形成，导致胶原纤维的形成障碍。微量元素锌是细胞内一些氧化酶的成分，若其缺乏可导致手术伤口愈合迟缓。

（二）局部因素

1. 局部血液循环　除可保证组织再生所需的氧和营养外，对坏死物质的吸收及控制局部感染也具有重要作用。因此，只有局部血液循环供应良好，才能保证再生修复好。反之，局部血液循环不良时，如下肢血管发生了动脉粥样硬化或静脉曲张等病变，必将迟缓该处伤口愈合。临床上改善局部血液循环的方法有：用药物湿敷、热敷及贴敷和服用活血化瘀中药等。

2. 感染与异物感染　对再生修复的影响很大。许多化脓性球菌可加重局部组织损伤，妨碍伤口愈合，是因其产生了一些能引起组织坏死、基质或胶原纤维溶解的毒素和酶。伤口感染时，常使正在愈合的伤口或已缝合的伤口裂开，或者导致感染扩散，加重损伤，这是因为伤口感染时渗出物明显增多，使局部伤口的张力增加的缘故。因此，伤口感染时，应及早引流，控制感染，促进修复。此外，坏死组织及其他异物，也易引发感染，妨碍伤口愈合。

3. 神经支配　正常的神经支配对组织再生有一定的作用。神经受损不利于组织的修复，如麻风引起的溃疡不易愈合，是神经受累致使局部神经性营养不良的缘故。

4. 电离辐射　能破坏细胞、损伤小血管、抑制组织再生，因此影响创伤的愈合。

骨折的愈合除与上述全身因素、局部因素相关外，以下因素对骨折的愈合也至关重要。①骨折的类型、数量。②软组织损伤的程度。③骨折断端是否及时、正确复位。④骨折断端是否及时、牢固固定。⑤患者是否进行及时、恰当的功能锻炼。

自测题

单选题

1. 下列不属于病理性萎缩的是（　　）
   A. 慢性消耗性疾病时全身肌肉萎缩
   B. 久病卧床者的肌肉萎缩
   C. 胸腺青春期萎缩
   D. 尿路梗阻时引起的肾皮质萎缩
   E. 脑垂体缺血坏死引起的肾上腺萎缩
2. 下列选项中不属于可逆性损伤的改变是（　　）
   A. 脂肪变性　　B. 玻璃样变性
   C. 淀粉样变性　D. 病理性色素沉着
   E. 凋亡
3. 关于干性坏疽的叙述，错误的是（　　）
   A. 有腐败菌感染　B. 局部干燥
   C. 边界清楚　　　D. 产生气体
   E. 颜色发黑
4. 玻璃样变性的好发部位不包括（　　）
   A. 肝细胞
   B. 肾小管上皮细胞
   C. 结缔组织
   D. 纤毛柱状上皮细胞
   E. 浆细胞
5. 发生脂肪变性的细胞最常见于（　　）
   A. 肝　　B. 心　　C. 肺
   D. 脑　　E. 肾
6. 代偿性肥大见于（　　）
   A. 妊娠子宫
   B. 一侧肾摘除，对侧肾体积增大
   C. 甲亢患者的甲状腺肿大
   D. 哺乳期乳腺
   E. 运动员的骨骼肌肉
7. 不属于化生的为（　　）
   A. 成纤维细胞变为骨母细胞
   B. 纤毛柱状上皮变为鳞状上皮
   C. 移行上皮变为鳞状上皮
   D. 成纤维细胞变为纤维细胞
   E. 胃黏膜上皮变为肠上皮
8. 干酪样坏死属于（　　）
   A. 凝固性坏死
   B. 液化性坏死
   C. 坏疽
   D. 纤维蛋白样坏死
   E. 变性
9. 液化性坏死好发生于（　　）
   A. 蛋白多，脂质多的器官
   B. 蛋白酶少的器官
   C. 蛋白少，脂质少的器官
   D. 蛋白少，蛋白酶少的器官
   E. 蛋白酶多的器官
10. "虎斑心"是心肌细胞发生的哪种病变（　　）
    A. 细胞水肿　　B. 黏液样变性
    C. 病理性钙化　D. 脂肪变性
    E. 淀粉样变性

11. 不稳定细胞是指（　　）
    A. 损伤后易完全再生的细胞
    B. 损伤后不能再生的细胞
    C. 不易受损伤的细胞
    D. 损伤后细胞变化很大
    E. 损伤后不易完全再生的细胞
12. 下列各种细胞再生能力最强的是（　　）
    A. 表皮细胞　　　　B. 平滑肌细胞
    C. 肾小管上皮细胞　D. 血管内皮细胞
    E. 软骨母细胞
13. 易发生干性坏疽的器官是（　　）
    A. 脑　　　B. 肝　　　C. 小肠
    D. 肺　　　E. 四肢末端
14. 肉芽组织的组成是（　　）
    A. 新生毛细血管和单核细胞
    B. 单核细胞、巨细胞和淋巴细胞
    C. 巨噬细胞和成纤维细胞
    D. 新生毛细血管和成纤维细胞
    E. 实质细胞和单核细胞
15. 下列关于肉芽组织的描述错误的是（　　）
    A. 肉芽组织可填补创口缺损
    B. 肉芽组织可抗感染，保护创面
    C. 常有渗出液及炎症细胞
    D. 肉芽组织由新生的毛细血管及成纤维细胞构成
    E. 肉芽组织呈暗红色颗粒状

（余莎莎）

第3章 局部血液循环障碍

机体内环境的稳定及新陈代谢功能活动的进行有赖于正常的血液循环。一旦血液循环障碍发生，并且超过了神经体液调节范围，可引起相应组织器官的代谢障碍、功能失调和形态改变，并出现各种临床表现，严重者可导致机体死亡。

血液循环障碍分为全身性和局部性两种类型。全身血液循环障碍是指整个心血管系统紊乱，如心功能不全、休克、弥散性血管内凝血。局部血液循环障碍是指局部组织器官血液循环的异常。局部血液循环障碍可由局部因素引起，也可以是全身血液循环障碍的局部表现。局部血液循环障碍表现：①局部组织血管内血液含量异常，如充血、淤血、缺血。②血管内成分逸出到血管外，如水肿、积液、出血。③血液内出现异常物质，如血栓形成、栓塞，血栓形成、栓塞又可引起局部组织的缺血性坏死，称梗死。局部血液循环障碍及其所引起的病变是疾病的基本病理改变，常出现在许多疾病过程中。

第1节 充血和淤血

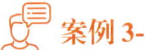

案例3-1

王女士，60岁，劳累后心悸、气短、咳嗽7年，呼吸困难、下肢水肿1年。经常出现咽痛及游走性疼痛。近日心悸、呼吸困难、咳嗽加重，咳泡沫样痰，水肿加重，不能平卧。体格检查：口唇发绀，心尖部可闻及湿啰音。最终抗心衰治疗无效死亡。

问题：1. 患者出现咳嗽、咳泡沫样痰的病理基础是什么？
2. 患者肺可能的显微镜下病变特点是什么？

一、充 血

器官或组织因动脉输入血量的增多，称动脉性充血（arterial hyperemia），一般简称充血（hyperemia），是一种主动过程，表现为局部组织或器官小动脉和毛细血管扩张，血液输入量增加。

各种因素在神经体液调节的作用下使血管舒张神经兴奋性增高或血管收缩神经兴奋性降低，导致细动脉扩张、血流加快，微循环动脉血液灌注量增多。

（一）类型

1. 生理性充血 指局部组织或器官因生理需要和代谢增强而发生的充血。如情绪激动时的头面部充血，进食后的胃肠道黏膜充血，运动时骨骼肌充血，妊娠时子宫充血等。

2. 病理性充血 指各种病理状态局部组织或器官发生的充血。常见的有以下两种。

（1）炎症性充血 指炎症反应早期，由于致炎因子的作用，通过神经轴突反射和炎症介质（如组胺、缓激肽等）释放，炎症局部组织的细动脉扩张而发生的充血。

（2）减压后充血 当局部器官或组织长期受压，而压力突然解除时，受压组织内的细动脉发生反射性扩张，导致局部充血。如大量胸腹水，如果一次性快速大量抽取胸腹水，受压组织内细动脉迅速扩张充血，此时较多血液流入胸腹腔器官，导致脑缺血而发生晕厥。

（二）病理变化

肉眼观，由于微循环内血液灌注量增多，充血的组织或器官体积轻度增大；动脉血液氧合血红蛋白增多，局部组织呈鲜红色；代谢增强，局部温度升高。镜下观，局部细动脉及毛细血管扩张，充满红细胞等血液成分。

（三）后果

动脉性充血是短暂的血管反应，原因消除后，局部血量即恢复正常，通常对机体无不良影响。但在血管有病变的情况下，充血可造成已有病变血管的破裂。例如，动脉粥样硬化、脑血管畸形等，可由于情绪激动等原因而造成脑血管充血、破裂，导致脑出血，严重者危及生命。

二、淤　血

局部组织或器官静脉血液回流受阻，血液淤积于小静脉和毛细血管内，导致血量增加，称静脉性充血（venous hyperemia），一般简称淤血（congestion），属于被动性充血，可发生于局部或全身。

（一）原因

1. 静脉受压　使管腔狭窄或闭塞，血液回流受阻，导致局部组织或器官淤血。常见于肿瘤压迫局部静脉；妊娠增大的子宫压迫髂总静脉；肠疝嵌顿、肠套叠和肠扭转时压迫肠系膜静脉；肝硬化时假小叶压迫肝窦和小叶下静脉。

2. 静脉腔阻塞　静脉血管内形成的血栓、侵入静脉内的肿瘤细胞形成的瘤栓，可阻塞静脉血液回流，在侧支循环不能有效建立的情况下，局部出现淤血。

3. 心力衰竭　心力衰竭时心脏泵血功能障碍，心腔内血液滞留，压力增高，静脉血回流受阻而造成淤血。二尖瓣或主动脉瓣狭窄和关闭不全、高血压后期或心肌梗死等引起左心衰竭，造成肺淤血；肺源性心脏病时引起右心衰竭，导致体循环淤血。

（二）病理变化

肉眼观，淤血的局部组织和器官体积增大，重量增加。体表淤血时，由于血液内氧合血红蛋白减少而还原血红蛋白含量增加，局部皮肤呈紫蓝色，称为发绀（cyanosis）。由于局部血流缓慢，毛细血管扩张，散热增加，体表温度下降。镜下观，各种组织和器官的细静脉及毛细血管扩张充血，可伴有水肿和出血。

（三）后果

淤血的后果，取决于淤血发生的程度、部位、时间长短、范围及侧支循环建立的情况等。短时间淤血的后果轻微，长期慢性淤血的后果主要表现为①淤血性水肿：主要由细静脉和毛细血管内流体静压升高、通透性增加所致。液体积聚在浆膜腔可形成积液。②淤血性出血：由红细胞漏出所致。③实质细胞的损伤：由缺氧、营养物质供应不足、代谢产物堆积所致，表现为实质细胞的萎缩、变性以及坏死。④淤血性硬化：因间质纤维组织增生，网状纤维胶原化，使器官逐渐变硬，最终形成淤血性硬化。

（四）重要器官的淤血

1. 肺淤血　常见于左心衰竭时，由于左心腔内压力升高，肺静脉回流受阻，引起肺淤血。

（1）急性肺淤血　以急性肺水肿为主要改变。肉眼观，肺体积增大、呈暗红色，切面可见泡沫状红色血性液体流出。镜下观，肺泡壁毛细血管扩张充血，肺泡壁变厚，可伴肺泡间隔水肿，部分肺泡腔内充满水肿液及多少不等的红细胞。

（2）慢性肺淤血　肉眼观，肺质地变硬，呈棕褐色，称为肺褐色硬化。镜下观，肺泡壁毛细血管高度扩张充血，肺泡壁增厚和纤维化，肺泡腔内有水肿液和红细胞。此外，巨噬细胞吞噬红细胞，血红蛋白被溶酶体酶分解，析出棕黄色颗粒状的含铁血黄素，这种吞噬含铁血黄素的巨噬细胞称为心衰细胞（图3-1）。

2. **肝淤血**　常见于右心衰竭，肝静脉血液回流受阻而淤积在肝内。肉眼观，肝脏体积增大，包膜紧张，呈暗红色，切面可见红黄相间形似槟榔切面的条纹，称为槟榔肝（红色为淤血区，黄色为脂肪变性区，图3-2）。镜下观，肝小叶中央静脉及附近肝血窦高度扩张充血，淤血区的肝细胞因缺氧和受压而发生萎缩、变性、坏死甚至消失，小叶周边肝细胞因缺氧而发生脂肪变性（图3-3）。长期淤血，小叶中央肝细胞萎缩消失，网状纤维胶原化，门管区纤维结缔组织增生，形成淤血性肝硬化。

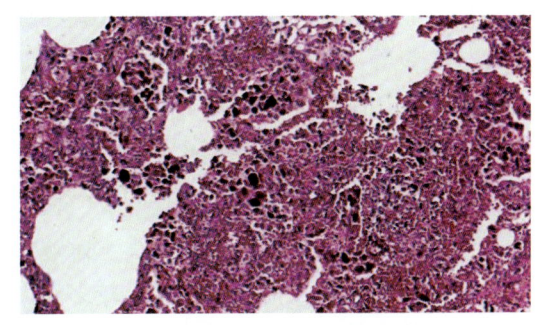

图3-1　慢性肺淤血（镜下观，低倍镜，HE染色）

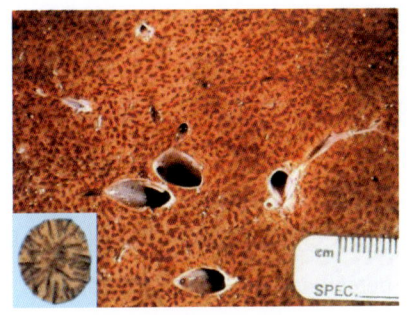

图3-2　槟榔肝（肉眼观）

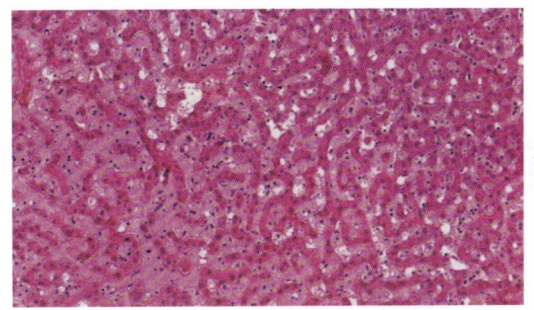

图3-3　慢性肝淤血（镜下观，低倍镜，HE染色）

第2节　出　血

案例3-2

李女士，26岁，下午5时骑电动车时被汽车撞伤，伤后感右季肋部疼痛，头晕、无力，由汽车司机送往医院途中，李某突然出现烦躁不安、面色苍白、出冷汗、四肢发凉、意识模糊等症状。40分钟后到达医院李某血压已测不到，腹部移动性浊音阳性，未及时输血，患者呼吸、心跳停止，抢救无效，死亡。

问题：1. 患者死亡原因是什么？
　　　2. 请用病理学知识解释患者的临床表现。

出血（hemorrhage）是指血液从血管或心腔溢出。血液流至体外者称为外出血，血液溢入体腔、器官或组织内称为内出血。

一、出血的病因和发病机制

出血分为生理性出血（如正常月经的子宫内膜出血）和病理性出血。依据血液溢出的机制分为破裂性出血和漏出性出血。

（一）破裂性出血

由心脏或血管壁破裂引起的出血称为破裂性出血，出血量一般较多。原因有①血管机械性损伤：

如割伤、刺伤、枪弹伤等。②血管壁或心脏病变：如心肌梗死后形成的室壁瘤、动脉瘤或动脉粥样硬化斑块破裂等。③血管壁周围病变侵蚀：如消化性溃疡侵蚀溃疡底部的血管，恶性肿瘤侵及周围的血管，结核性病变侵蚀肺空洞壁的血管等。④静脉破裂：如肝硬化时食管下段静脉曲张破裂。⑤毛细血管破裂：多发生于局部软组织损伤。

（二）漏出性出血

因微循环的血管壁通透性增高，血液从扩大的内皮细胞间隙和受损的基膜漏出到血管外，称为漏出性出血。原因有①血管壁损害：较多见，如缺氧、感染、中毒等使血管壁通透性增加；维生素C缺乏时，毛细血管壁脆性和通透性增加。②血小板减少或功能障碍：如再生障碍性贫血、白血病、血小板减少性紫癜、弥散性血管内凝血、脾功能亢进、应用某些药物等。当血小板少于$5×10^9/L$时，即有出血倾向。③凝血因子缺乏：如凝血因子Ⅷ（血友病A）、凝血因子Ⅸ（血友病B）等因子的先天性缺乏；肝脏疾病致凝血因子Ⅶ、Ⅸ、Ⅹ合成减少；弥散性血管内凝血时凝血因子消耗过多。

二、出血的病理变化

1. 内出血 很多部位可以发生内出血。肉眼观，常形成局限性的出血灶。血液积聚于体腔内称体腔积血，如心包积血、胸腔积血、关节腔积血等。组织内局限性大量出血称为血肿，如皮下血肿、硬脑膜下血肿、腹膜后血肿等。镜下观，少量出血时组织内可见红细胞或含铁血黄素；较大血肿吸收不全可发生机化或纤维包裹。

2. 外出血 临床上鼻黏膜出血排出体外称为鼻出血；呼吸道出血经口排出体外称为咯血；消化道出血经口排出体外称为呕血；消化道出血经肛门排出称为便血；泌尿道出血随尿排出称为尿血；皮肤、黏膜、浆膜的小点状出血灶（直径1~2mm）称为瘀点（petechiae）；而稍大的出血（直径3~5mm）称为紫癜（purpura）；较大斑片状皮下出血灶（直径超过1~2cm）称为瘀斑（ecchymosis）。肉眼观，新鲜的出血呈红色，以后随红细胞裂解形成含铁血黄素而带棕黄色，体表伤口处可见血凝块。

三、出血的后果

出血对机体的影响取决于出血的类型、速度、部位和出血量。小量缓慢的出血，可不引起严重的后果，但慢性反复性出血可引起缺铁性贫血。破裂性出血，在短时间内丧失循环血量的20%~25%，可发生失血性休克。漏出性出血若出血广泛时，如肝硬化门静脉高压时发生的广泛性胃肠道黏膜出血，亦可导致失血性休克。重要器官的出血即使出血量少，也可引起严重后果，如脑干出血时重要的神经中枢受压、心脏破裂时由于心包内积血导致心脏压塞，都可危及生命。局部组织或器官的出血，可导致相应的功能障碍，如视网膜出血引起视力减退或失明。

医者仁心

白 求 恩

亨利·诺尔曼·白求恩（Henry Norman Bethune，1890—1939），医学博士，加拿大医师、医疗创新者、人道主义者。1938年初，白求恩为支援中国的抗日战争，率领一个由加拿大人和美国人组成的医疗队来到中国。

输血在当时是一个比较新鲜的技术，在野战医疗条件下输血，是人们连想也不敢想的事情。1938年6月，白求恩在五台县松岩口军区后方医院讲授输血技术。他当场演示了如何为一名患者输血，32岁的卫生部部长叶青山挽起袖子首次尝试输血给患者。当血液流入患者体内，大家热烈鼓掌，战地输血在中国军队野战外科史上第一次取得成功。第二个患者推来了，白求恩说："我是O型血，抽我的。"白求恩因此被群众称赞为"群众血库"。白求恩精神是中国乃至全世界卫生工作者的宝贵精神财富。

第3节 血栓形成

> **案例3-3**
>
> 赖先生，45岁，大面积烧伤，住院期间输液时曾行大隐静脉切开插管。患者后因感染性休克而死亡，死后尸检发现髂外静脉内有血栓形成。
>
> 问题：1. 该患者血栓形成的原因是什么？
> 　　　2. 血栓是何种类型？描述其肉眼及镜下特点。

血栓形成（thrombosis）指在活体的心脏和血管内血液发生凝固或血液中某些有形成分凝集形成固体质块的过程，所形成的固体质块称为血栓（thrombus）。

生理情况下，机体的凝血系统和抗凝血系统、纤维蛋白溶解系统保持着动态平衡，使血液既存在潜在的可凝固性，又处于流体状态。若某些因素破坏动态平衡，触发凝血过程，便可引起血栓形成。

一、血栓形成的条件和机制

血栓形成是因血小板的活化和凝血因子被激活使血液发生凝固，血液由流动状态转变为固体状态。血栓形成的条件有以下三个方面。

（一）心血管内皮细胞损伤

正常心血管内膜的内皮细胞为单层细胞薄膜屏障，具有抗凝和促凝两种功能，在生理情况下，以抗凝作用为主。心血管内皮细胞损伤是血栓形成的最重要和最常见的原因。内皮细胞损伤后，导致内皮下胶原暴露，血小板和凝血因子Ⅻ被激活，启动内源性凝血系统。损伤的内皮细胞还可释放组织因子，激活凝血因子Ⅶ，启动外源性凝血系统。

在凝血过程中起关键作用的是血小板的活化，其主要表现为下述三个连锁反应：①黏附反应，血小板黏附于内皮下胶原的过程需要起桥梁连接作用的vWF因子的参与。此外，血小板也可直接通过胶原受体与胶原结合。②释放反应，黏附后的血小板被激活，出现释放反应。释放的α颗粒含纤维蛋白原、纤维连接蛋白、凝血Ⅴ因子、vWF因子、血小板第Ⅳ因子、血小板源性生长因子和转化生长因子等；释放的δ颗粒内含腺苷二磷酸（ADP）、Ca^{2+}、组胺、5-羟色胺（5-HT）、肾上腺素等，其中Ca^{2+}参与血液凝固的连锁反应过程，而ADP是血小板与血小板间黏集的强有力介质。③黏集反应，血小板在ADP、Ca^{2+}和血小板合成的血栓素A_2（thromboxane，TXA_2）的作用下，彼此之间不断黏集、成堆，称为血小板黏集堆。初期的黏集是可逆的，随着外源性凝血过程的激活，凝血酶产生并与血小板表面的受体结合，使血小板之间连接更加紧密，变为不可逆性血小板融合团块，成为血栓形成的起始点。凝血酶是血栓形成的核心成分，常成为临床治疗血栓的靶点。

心血管内皮细胞损伤常见于反复静脉穿刺的血管壁、严重动脉粥样硬化的斑块溃疡、风湿性和感染性心内膜炎、心肌梗死区的心内膜、创伤性或炎症性血管损伤部位，以及缺氧、休克、败血症和细菌内毒素等引起的全身广泛内皮细胞损伤。

（二）血流状态的改变

血流减慢和血流产生涡流时，有利于血栓形成。在正常流速和流向的血液中，其有形成分如红细胞和白细胞在血流的中轴流动（轴流），其外是血小板，最外是一层血浆带（边流）。血浆将血液的有形成分与血管壁隔开，阻止血小板与内膜接触和激活。某些病理情况下，血流减慢或产生涡流，一方面血小板得以进入边流，增加了与血管内皮接触、黏附和被激活的机会；另一方面，被激活的凝血因子和凝血酶不易被缓慢流动的血液冲走或稀释，易在局部聚集而浓度增高，激发凝血过程。

血栓多形成于血流缓慢的静脉内。静脉血栓比动脉血栓多4倍,常发生于心力衰竭、久病和术后卧床及静脉曲张患者。由于心脏和动脉内的血流较快,一般不易形成血栓,但二尖瓣狭窄时的左心房、动脉瘤内、血管分支处,由于血流缓慢及涡流形成,则可形成血栓。

> **链接** 为什么静脉更容易形成血栓?
>
> 临床上静脉血栓比动脉血栓更容易形成,其原因有:①静脉内有静脉瓣,瓣膜处的血流不但缓慢,而且出现漩涡,因而静脉血栓形成常以瓣膜处为起始点。②静脉不随心脏收缩而被动扩张,其血流有时可出现短暂的停滞。③静脉壁较薄,容易受压。④血流通过毛细血管到达静脉后,血液的黏滞性有所增加。临床上,为了预防静脉血栓的形成,应帮助和鼓励久病和术后卧床患者,尽早下床活动;对瘫痪卧床患者要勤翻身、勤按摩。

(三)血液凝固性增高

血液凝固性增高常由血液中血小板和凝血因子增多,或纤维蛋白溶解系统的活性降低所引起,可分为原发性(遗传性)和继发性(获得性)高凝状态。遗传性高凝状态,以第V因子基因突变最为常见。获得性高凝状态是继发于某些疾病或创伤、术后所形成的高凝状态。严重创伤、大面积烧伤、大手术后或产后大失血时,血液浓缩、纤维蛋白原及其他凝血因子含量增加、新生大量幼稚的血小板,使血液处于高凝状态;晚期恶性肿瘤,如胰腺癌、肺癌和胃癌等,癌细胞释放出促凝因子而使血液处于高凝状态;妊娠中毒症、高脂血症、冠状动脉粥样硬化、吸烟及肥胖症等也可引起血小板增多及黏性增加。

上述血栓形成的条件往往同时存在,并常以某一条件为主,其中心血管内皮损伤最为重要,但在不同的状态下,血流缓慢及血液凝固性的增高也可能是重要的因素。

二、血栓形成的过程和血栓的类型

(一)形成过程

血栓形成的基本过程包括血小板凝集和血液凝固。血小板黏附于内膜裸露的胶原是心血管各部位血栓形成的开始,之后血栓形成的过程及血栓的组成、形态、大小则取决于血栓发生的部位和局部血流速度。以典型的体静脉血栓形成为例说明其形成过程(图3-4)。

(二)类型

血栓类型可分为以下四种。

1. 白色血栓(white thrombus) 多发生于血流较快的心瓣膜、心腔内、动脉内及静脉血栓的起始部。例如,急性风湿性心内膜炎时在二尖瓣闭锁缘上形成的单行串珠状排列的赘生物。肉眼观,灰白色、质实,小结节或赘生物状,表面粗糙,与发生部位紧密黏着。镜下观,呈无结构淡红色,主要成分为血小板和少量纤维蛋白。

2. 混合血栓(mixed thrombus) 静脉血栓在形成血栓头部后,其下游血流速度进一步减慢和出现涡流,继而在血管壁上形成多个新血小板黏集堆,并逐渐堆积延伸,形成不规则的

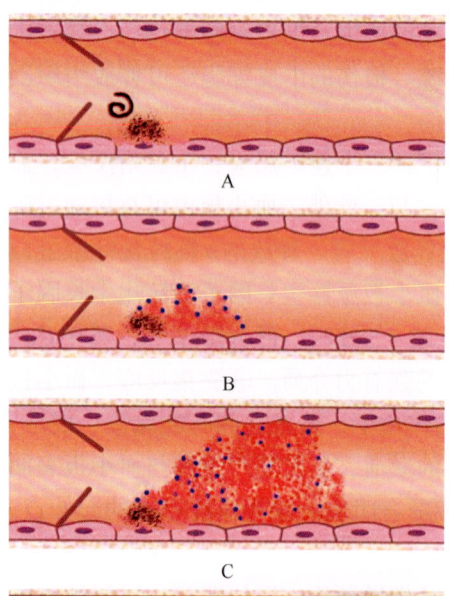

图 3-4 静脉内血栓形成过程模式图

A. 静脉瓣膜内形成涡流,血小板沉积,形成血栓头部;B. 血小板沉积形成小梁,周围白细胞黏附;C. 血小板小梁间纤维蛋白网内充满红细胞,形成混合血栓;D. 血管腔阻塞,血液凝固,形成血栓尾部

珊瑚状突起，称为血小板小梁。在血小板小梁之间的血液发生凝固，纤维蛋白形成网状结构，网内充满大量的红细胞。肉眼观，表面粗糙，较干燥，呈圆柱状，切面呈灰白色和红褐色层状交替结构，又称层状血栓。混合血栓主要见于静脉，构成延续性血栓的体部；发生于心腔内、动脉粥样硬化斑块部或动脉瘤内的称为附壁血栓；二尖瓣狭窄时左心房内常形成球形血栓。镜下观，血小板小梁呈淡红色无结构的分支状或不规则珊瑚状（肉眼呈灰白色），小梁间是充满红细胞的纤维蛋白网（肉眼呈红色），小梁边缘有较多的中性粒细胞黏附，这是由纤维蛋白崩解对白细胞有趋化作用所致（图3-5）。

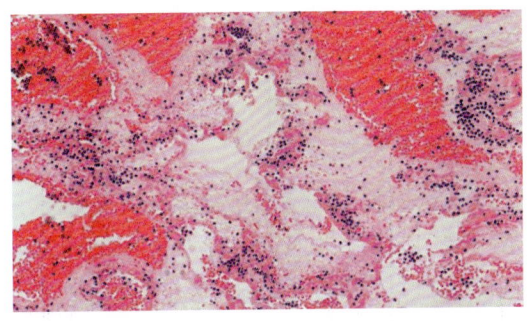

图 3-5　混合血栓（镜下观，低倍镜，HE 染色）

3. 红色血栓（red thrombus）　主要见于静脉内。随着混合血栓逐渐增大阻塞血管腔，下游局部血流停止、血液凝固，形成延续性血栓的尾部。肉眼观，红色血栓呈暗红色、新鲜时湿润、有弹性、与血管壁无粘连。早期与死后血凝块相似，一段时间后因水分被吸收，变得干燥、无弹性、质脆易碎，易脱落形成栓塞。镜下观，在纤维蛋白网眼内充满血细胞，其细胞比例与正常血液相似，绝大多数为红细胞和呈均匀分布的少量白细胞。

4. 透明血栓（hyaline thrombus）　主要发生在微循环的毛细血管内，只能在显微镜下观察到，又称为微血栓（microthrombus），主要由嗜酸性同质性的纤维蛋白构成，也称为纤维蛋白性血栓（fibrinous thrombus），常见于弥散性血管内凝血。

三、血栓的结局

（一）软化、溶解、吸收

新形成的血栓，由于纤维蛋白溶解系统的激活和白细胞崩解释放的溶蛋白酶的作用，可使血栓软化并逐渐溶解。小而新鲜的血栓可快速完全溶解吸收；较大的血栓可部分溶解软化，当其被血流冲击形成碎块脱落后，可形成血栓栓子，易造成栓塞。

（二）机化与再通

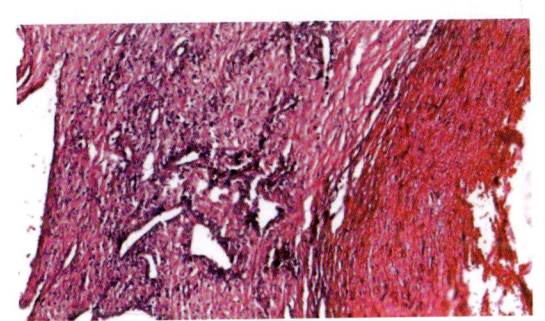

图 3-6　血栓机化（镜下观，低倍镜，HE 染色）

如果纤维蛋白溶解系统活性不足，血栓存在时间较长时则发生机化。在血栓形成后1~2天，血栓附着处的内膜下，由新生的毛细血管和成纤维细胞等形成的肉芽组织可向血栓内生长，并逐渐取代血栓，这一过程称为血栓机化（图3-6）。较大的血栓约2周便可完全机化，此时血栓与血管壁紧密黏着不易脱落。如在血栓机化的过程中，血栓逐渐干燥、收缩，其内部或与血管壁间出现裂隙，新生的内皮细胞长入并覆盖其表面，形成新的管腔，并相互吻合沟通，可使被阻塞的血管部分地重建血流，这一过程称为再通（recanalization）。

> **链　接**　临床常用溶血栓药物
>
> 第一代溶栓药物无纤维蛋白特异性，典型代表为链激酶（SK）、尿激酶（UK）等，作用是使纤维蛋白溶酶原转化为纤维蛋白水解酶。但此类药物易导致出血等严重不良事件的发生。第二代溶栓药物以组织型纤溶酶原激活剂（t-PA）为代表，主要特点为具有一定程度的纤维蛋白特异性，能高效特异地溶解血栓而不易出现系统性纤溶状态，出血风险较第一代溶栓药低，但治疗所需剂量高。第三代溶栓药物是利用现代分子生物学和生物工程技术对 t-PA 进行结构改进，在纤维蛋白特异性、半衰期

及溶栓效果方面较 t-PA 均有较大提高的新型溶栓药物。其代表主要有重组组织型纤溶酶原激活剂（rt-PA）、替奈普酶、瑞替普酶等，均可直接激活纤维蛋白溶酶原。未来直接溶栓药物备受期待，其作用不依赖于纤维蛋白溶酶原的激活，并可以降低出血风险，为进一步临床评估提供了依据。

（三）钙化

如果血栓未能溶解吸收又未完全机化，可继发钙盐沉着，称为血栓钙化，此时血栓部分或全部变成坚硬的质块。血栓钙化后在相应的血管腔形成静脉石或动脉石。机化的血栓，在纤维组织玻璃样变性的基础上也可发生钙化。

四、血栓形成对机体的影响

（一）血栓形成的有利作用

血栓形成可对破裂的血管起到止血作用，在血管损伤处形成的血栓可堵塞伤口阻止出血；血栓形成还可防止出血，如肺结核空洞或胃、十二指肠溃疡时，血栓形成可以防止血管被侵蚀而破裂出血；炎症病灶小血管内有血栓形成，可防止细菌及其毒素的蔓延扩散。

（二）血栓形成的不利影响

血栓形成对机体的不利影响取决于血栓的部位、大小、类型和血管腔阻塞的程度，以及有效侧支循环的建立情况。主要表现为以下几点。

1. 阻塞血管　动脉阻塞可引起局部的器官或组织缺血缺氧，实质细胞萎缩、变性，甚至坏死，如冠状动脉血栓引起心肌梗死，脑动脉血栓引起脑梗死，血栓性闭塞性脉管炎时引起患肢的坏疽等。静脉阻塞而侧支循环未能有效建立时，则引起局部淤血、水肿、出血，甚至坏死。例如，肠系膜静脉血栓可引起肠的出血性梗死。肢体浅表静脉血栓，由于存在丰富的侧支循环，通常不引起明显的症状。

2. 栓塞　当血栓与血管壁黏着不牢固时，或在血栓软化、碎裂过程中，血栓整体或部分脱落可成为栓子，随血流运行引起栓塞。深部静脉和心室内的血栓，以及感染性心内膜炎时心瓣膜上的赘生物容易脱落成为栓子。内含细菌的栓子，可引起栓塞组织的败血性梗死或脓肿形成。下肢深静脉较大血栓脱落可造成肺栓塞，常导致猝死的发生。

3. 心瓣膜变形　风湿性心内膜炎时，心瓣膜的赘生物发生机化，使瓣膜增厚变硬、瓣叶之间粘连，造成瓣膜口狭窄；瓣膜增厚、卷缩，腱索增粗缩短，引起瓣膜关闭不全。

4. 广泛性出血　弥散性血管内凝血时，微循环内广泛的透明血栓形成，大量消耗凝血物质，再加上纤维蛋白溶解系统激活、微血管损伤等，引起全身广泛性出血和休克。

第 4 节　栓　塞

案例 3-4

王先生，40 岁，3 个月前因车祸导致右股骨干骨折，住院后经复位、石膏固定，行骨牵引，骨折愈合良好。今拆除石膏后自行下床活动，突发呼吸困难，面部发绀，昏迷，抽搐，心跳、呼吸停止，抢救无效，死亡。尸检见：右股静脉大部分变粗变硬，从腘窝至卵圆孔一段股静脉内完全被凝固的血液成分堵塞，该血液凝固物长约 40 厘米，与血管壁连接不紧密，大部分呈暗红色，表面粗糙，质较脆，有处呈灰白色与血管连接紧密。肺动脉的主干及两大分支内均被凝血块样的团块堵塞，该团块呈暗红色无光泽，表面粗糙、质脆，与肺动脉壁无粘连。左肺内较小的动脉分支内也有血凝块样物质堵塞。

问题：1. 分析患者的发病机制和死亡原因。
　　　2. 右股静脉和肺动脉主干及分支内的血凝块有何关系？

栓塞（embolism）是指在循环血液中出现的不溶于血液的异常物质，随血流运行阻塞血管腔的现象。阻塞血管的异常物质称为栓子（embolus）。栓子可以是固体、液体或气体。临床上以脱落的血栓栓子引起栓塞最常见，其他的栓子包括脂肪滴、空气、羊水和肿瘤细胞团等。

一、栓子运行途径

一般情况下，栓子的运行途径与血流方向一致，最终停留在口径与其相当的血管并阻断血流。

1. 静脉系统及右心栓子　来源于体静脉系统及右心的栓子，随血流运行，栓塞于肺动脉主干及其分支。某些体积小而又富于弹性的栓子（如脂肪栓子）可通过肺泡壁毛细血管经左心进入体循环系统，阻塞动脉小分支。

2. 主动脉系统及左心栓子　来源于主动脉系统及左心的栓子，随动脉血流运行，阻塞于各器官口径相当的小动脉内。左心栓子常见于脑、脾、肾等器官及四肢的指、趾等部位。

3. 门静脉系统的栓子　来自门静脉系统（如肠系膜静脉）的栓子，常栓塞于肝内门静脉分支。

4. 交叉性栓塞　少见，又称反常性栓塞。来自右心或腔静脉系统的栓子，在右心压力升高的情况下，通过先天性房（室）间隔缺损到达左心，即动静脉系统栓子交叉运行，引起体循环系统栓塞。罕见有静脉脱落的小血栓经肺动脉未闭的动脉导管进入体循环而引起栓塞。

5. 逆行性栓塞　极罕见于下腔静脉内血栓，在胸、腹压突然升高（如咳嗽或深呼吸）时，使血栓一时性逆流至肝、肾、髂静脉分支并引起栓塞。

二、栓塞的类型和对机体的影响

（一）血栓栓塞

由血栓或血栓的一部分脱落引起的栓塞称为血栓栓塞（thromboembolism），是栓塞中最常见的一种，占所有栓塞的99%以上。由于血栓栓子的来源、大小和栓塞部位的不同，对机体的影响也有所不同。

1. 肺动脉栓塞

（1）栓子来源　形成肺动脉栓塞的栓子绝大多数（＞95%）来自下肢膝以上的深部静脉，特别是腘静脉、股静脉和髂静脉；少数来自盆腔静脉和右心附壁血栓。

（2）栓塞后果　栓塞的后果取决于栓子的大小和数量，以及心、肺功能状态等。中、小栓子多栓塞于肺动脉的小分支，常发生于肺下叶，由于肺动脉和支气管动脉间有丰富的吻合支，一般不引起严重后果，这些栓子可被溶解而消失或机化；但发生于严重肺淤血时，由于微循环内压力升高，使支气管动脉供血受阻，则可引起肺出血性梗死，患者出现胸痛、咯血等。大的血栓栓子栓塞肺动脉主干或大分支（图3-7），较长的栓子可同时阻塞于肺动脉主干分叉处，称为骑跨性栓塞，常引起严重后果，患者可突然出现呼吸困难、发绀、休克，甚至

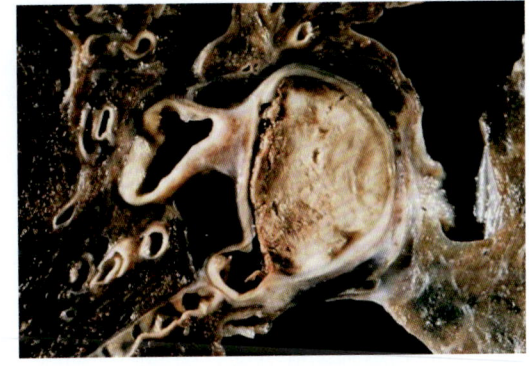

图3-7　肺动脉血栓栓塞（肉眼观）

因急性呼吸和循环衰竭而猝死；若栓子小但数目多，广泛地栓塞肺动脉小分支时，患者可因右心衰竭而猝死；若中、小栓子多发性或短期内多次栓塞于肺动脉小分支，亦可引起右心衰竭猝死。

（3）肺动脉栓塞引起猝死的可能机制　肺动脉主干或大分支栓塞时，肺动脉内阻力急剧升高，导致急性右心衰竭。肺缺血缺氧，左心回心血量减少，冠状动脉灌流量不足导致心肌缺血。肺栓塞刺激迷走神经，通过神经反射引起肺动脉、冠状动脉、支气管动脉和支气管平滑肌的痉挛，致急性右心衰竭和窒息。血栓栓子内血小板释出5-羟色胺及血栓素A_2，也可引起肺血管的痉挛，促使急性右

心衰竭。

2. 体循环动脉栓塞

（1）栓子来源　大多数栓子（80%）来自左心腔，如心肌梗死的附壁血栓、亚急性感染性心内膜炎时心瓣膜上的赘生物，其余来自于动脉粥样硬化溃疡或动脉瘤的附壁血栓，罕见有来自腔静脉的栓子，通过房间隔缺损进入左心，发生交叉性栓塞。

（2）栓塞部位　常发生在下肢、脑、肠、肾、脾等。

（3）栓塞后果　栓塞的后果取决于栓塞的部位、局部的侧支循环情况及组织对缺血的耐受性。当栓塞的动脉缺乏有效的侧支循环时，可引起局部组织的梗死。由于上肢动脉吻合支丰富，肝脏有肝动脉和门静脉双重血液供应，故很少发生梗死。

（二）脂肪栓塞

循环的血流中出现较大脂肪滴阻塞于小血管，称为脂肪栓塞（fat embolism）。

（1）栓子来源　常见于长骨骨折、严重的脂肪组织挫伤和烧伤，此时脂肪细胞破裂，释出脂滴，由破裂的骨髓血管窦状隙或静脉进入血液循环。

（2）栓塞部位　直径＞20μm的脂肪栓子通过体循环静脉经右心到达肺，引起肺动脉分支、小动脉或毛细血管的栓塞；直径＜20μm的脂肪栓子通过肺泡壁毛细血管经肺静脉至左心达体循环的分支，引起全身多器官的栓塞。镜下观，血管腔内脂滴大小不等，圆形或卵圆形，HE切片上呈空泡状。

（3）栓塞后果　脂肪栓塞的后果取决于脂滴的大小、数量及全身受累情况。少量脂滴入血，可被巨噬细胞吞噬或被血中脂酶分解清除，无不良后果。脂滴释出的游离脂肪酸引起局部中毒，损伤内皮细胞，出现特征性的瘀斑皮疹。脑脂肪栓塞引起的神经症状有兴奋、烦躁不安、谵妄和昏迷等。大量脂滴（9～20g）短期内进入肺循环，使肺循环大面积（75%）受阻时，引起窒息和急性右心衰竭而死亡。

（三）气体栓塞

大量空气迅速进入血液循环或原溶于血液内的气体迅速游离，形成气泡阻塞心血管腔，称为气体栓塞（gas embolism）。

1. 空气栓塞

（1）栓子来源　以静脉损伤破裂，外界空气由破损处进入血流最为常见。临床上见于头颈、胸壁和肺手术或创伤时损伤静脉、使用正压静脉输液以及人工气胸或气腹误伤静脉时，空气经破裂口进入处于负压状态的静脉内；分娩或流产时，子宫强烈收缩，空气被挤入破裂的子宫壁静脉窦；正压静脉输液时输液系统内残留的空气进入静脉。

（2）栓塞的部位及后果　空气栓塞的后果取决于进入气体的速度和气体量。少量进入静脉的气体可溶解于血液内，不会发生气体栓塞。但若超过100ml的空气迅速进入静脉，随血流到达右心后，由于心脏持续搏动，气体与血液搅拌形成泡沫。当心脏收缩时，泡沫被压缩，血液排出受阻，心脏舒张时泡沫变大，妨碍血液回流，使整个血液循环趋于停止，最终导致严重的循环衰竭而猝死。部分气泡进入右心到达肺动脉分支，引起肺小动脉气体栓塞。小气泡也可经过肺动脉小分支和毛细血管到达左心，引起体循环小动脉（脑、心等）的栓塞。

2. 氮气栓塞　又称减压病、潜水员病或沉箱病，是气体栓塞的一种。

（1）栓子来源　人体从高气压环境迅速进入常压或低气压的环境，如潜水员从深水迅速上升到水面常压环境，原来溶于血液、组织液和脂肪组织的氧气、二氧化碳和氮气迅速游离形成气泡，氧气和二氧化碳可再溶于体液内被吸收，而氮气在体液内溶解缓慢，可在血液组织内形成很多微气泡或融合成大气泡，阻塞血流或直接损伤细胞。

（2）栓塞的部位及后果　因气体栓塞部位不同，引起的后果也不同。例如，气体位于皮下时引起皮下气肿；位于局部血管内引起局部缺血和梗死；位于肌肉、肌腱、韧带内引起关节和肌肉疼痛；短期内大量气泡形成，阻塞于冠状动脉时可导致患者猝死。

（四）羊水栓塞

在分娩过程中，羊水成分进入母体血液循环造成的栓塞称为羊水栓塞（amniotic fluid embolism）。羊水栓塞是一种罕见的严重并发症（发生率约 1/50 000），病死率极高（＞80%）。

（1）栓子来源　分娩过程中，在羊膜破裂、早破或胎盘早期剥离时，又逢胎儿阻塞产道，由于子宫强烈收缩，宫内压力升高，将羊水压入子宫内膜静脉窦，经血液循环栓塞至肺。

（2）栓塞的部位及后果　主要栓塞于肺动脉分支、小动脉及毛细血管；少量羊水可通过肺的毛细血管经肺静脉到达左心，引起体循环器官的小血管栓塞。临床上起病急骤，后果严重，产妇常在分娩时或分娩后突然发生呼吸困难、发绀、抽搐、休克和昏迷，多数于数分钟内死亡。羊水栓塞猝死的机制主要是因为羊水中胎儿代谢产物入血，引起过敏性休克和反射性血管痉挛，同时羊水具有凝血活酶的作用引起弥散性血管内凝血，而导致患者死亡。羊水栓塞病理诊断的重要依据是镜下观，可在母体肺的小动脉和毛细血管内或血液涂片中见到角化鳞状上皮、胎毛、胎脂、胎粪和黏液等羊水成分（图3-8）。

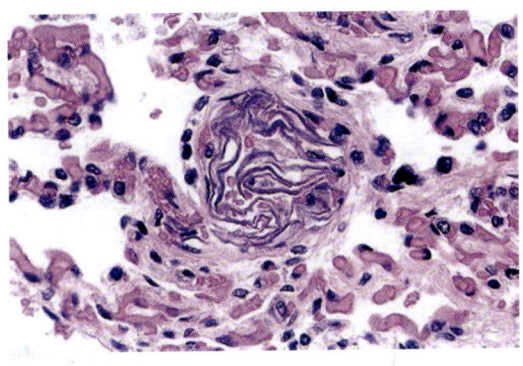

图 3-8　羊水栓塞（镜下观，高倍镜，HE 染色）

（五）其他栓塞

恶性肿瘤细胞侵入血管后，随血流运行导致相应的血管阻塞，形成肿瘤细胞栓塞并导致血行转移；动脉粥样硬化灶中的胆固醇结晶脱落引起动脉系统的栓塞；寄生虫虫卵、细菌或真菌团等也可进入血液循环成为栓子，引起栓塞。

第 5 节　梗　死

器官或局部组织由于血管阻塞、血流停滞导致缺氧而发生的坏死，称为梗死（infarction）。梗死一般是由于动脉的阻塞而引起，若静脉阻塞使局部血流停滞造成组织缺氧，也可引起梗死。

> **案例 3-5**
>
> 王先生，68 岁，高血压病史 20 余年。5 小时前干活中突然出现剧烈胸痛，呈压榨性，有濒死感，休息与口含硝酸甘油均不能缓解，伴大汗，无恶心、呕吐等症状。心电图提示急性心肌梗死。
>
> 问题：1. 该患者的诊断是什么？
> 　　　2. 请用所学知识解释患者为何出现心肌梗死。

一、梗死形成的原因和条件

（一）梗死的原因

任何引起血管管腔阻塞，导致局部组织血液循环中断和缺血的原因均可引起梗死。

1. 血栓形成　是梗死最常见的原因。常见于冠状动脉或脑动脉粥样硬化继发血栓形成而引起的心肌梗死或脑梗死；伴有血栓形成的足背动脉闭塞性脉管炎可引起足部梗死；肠系膜静脉血栓形成引起所属静脉引流肠段的梗死。

2. 动脉栓塞 多见于血栓栓塞，亦可见于气体、羊水、脂肪栓塞，栓子随血流运行常引起脾、肾、肺和脑的梗死。

3. 动脉痉挛 在严重的冠状动脉粥样硬化的基础上，冠状动脉强烈、持续的痉挛，可引起心肌梗死。

4. 血管受压闭塞 血管外肿瘤、肠扭转、肠套叠、卵巢囊肿蒂扭转等可致血管受压，甚至血流中断，局部组织因缺血而坏死。

（二）梗死的条件

1. 器官血供特性 具有双重血液循环的肝（肝动脉和门静脉）、肺（肺动脉和支气管动脉）等器官，当一条血管阻塞时，另一条血管仍可供血，通常不易发生梗死。有丰富吻合支的前臂和手极少发生梗死。吻合支少的器官（肾、脾、脑等），动脉阻塞时，不易建立有效的侧支循环，常易发生梗死。

2. 局部组织对缺血的耐受性 组织对缺血的耐受性也影响着血管阻塞的结局。大脑的少突胶质细胞和神经细胞对缺血缺氧最为敏感，3~4分钟的缺血即引起梗死。心肌细胞对缺血也很敏感，缺血20~30分钟就会死亡。骨骼肌、纤维结缔组织对缺血耐受性最强。严重的贫血或心功能不全，血氧含量降低，可促进梗死的发生。

二、梗死的类型及病理特点

（一）梗死的一般形态特征

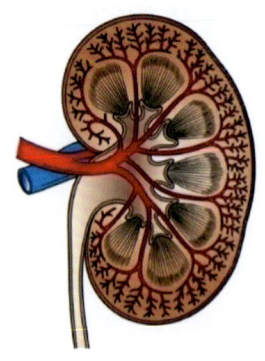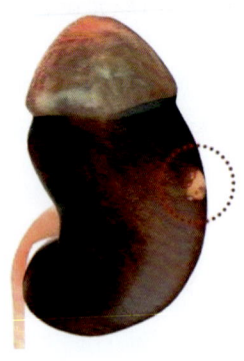

图3-9 肾动脉分支栓塞及贫血性梗死

1. 梗死灶的形状 取决于梗死器官血管的分布方式。多数器官的血管呈锥形分支，如脾、肾、肺等，故梗死灶也呈锥形，切面呈扇面形或三角形，其尖端位于血管阻塞处，常指向脾门、肾门、肺门，底部为器官的表面（图3-9）。冠状动脉的分支不规则，梗死灶呈地图状。肠系膜血管呈扇形分支，支配某一肠段，故肠梗死灶呈节段形。

2. 梗死灶的质地 取决于坏死的类型。实质器官如心、肾、脾梗死为凝固性坏死，新鲜时由于组织崩解，局部胶体渗透压升高而吸收水分，局部肿胀，表面和切面微隆起；陈旧性梗死时因含水分较少而略呈干燥、质地变硬、表面下陷；脑梗死为液化性坏死，新鲜时质软疏松，日久可液化成囊状。

3. 梗死灶的颜色 取决于梗死灶内组织含血量的多少。梗死灶内含血量少时呈灰白色，称为贫血性梗死或白色梗死；含血量多时，呈暗红色，称为出血性梗死或红色梗死。

（二）梗死类型

根据梗死灶内含血量的多少和有无合并细菌感染，将梗死分为以下三种类型。

1. 贫血性梗死 常发生于组织结构较致密、侧支循环不丰富的实质器官，如脾、肾、心肌和脑组织。由于组织结构致密，梗死灶内出血量较少，呈灰白色，故称为贫血性梗死（又称为白色梗死）。肉眼观，早期梗死灶的周围有暗红色充血出血带，梗死灶呈灰白色，与周围组织分界清；随后，出血带变成黄褐色；晚期，病灶表面下陷，质地坚实，出血带消失，梗死灶机化，最后形成瘢痕。镜下观，早期梗死灶内可见细胞核呈核固缩、核碎裂和核溶解等坏死改变，细胞质呈均匀一致的红色，组织结构轮廓尚保存，如肾梗死时，仍能辨认肾小球、肾小管和血管的轮廓（图3-10）；晚期病灶呈红染的均质性结构，边缘有肉芽组织长入和瘢痕组织形成。脑梗死时，梗死灶的脑组织坏死、变软、液化，以后形成囊状。

2. 出血性梗死

（1）发生条件

1）严重淤血：这是出血性梗死形成的重要先决条件。严重肺淤血时，肺静脉和毛细血管内压升高，影响了肺动脉和支气管动脉侧支循环的建立，如果此时肺动脉分支阻塞，易发生梗死；肠扭转或肿瘤在蒂部扭转时，动脉和静脉同时受压，静脉回流受阻，动脉血供减少甚至中断，导致相应组织梗死。

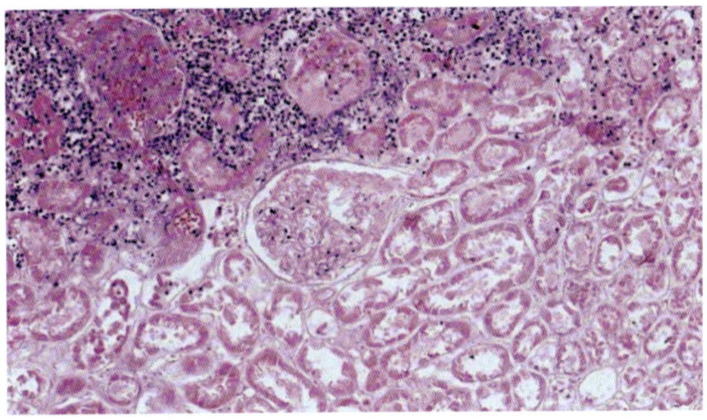

图 3-10　肾贫血性梗死（镜下观，低倍镜，HE 染色）

可见肾小球、肾小管凝固性坏死，细胞核消失，但组织轮廓尚保存

2）组织疏松：梗死初期疏松的组织间隙内可容纳大量漏出的血液，当组织坏死吸收水分而膨胀时，也不能把漏出的血液挤出梗死灶以外，故梗死灶为出血性。例如，肠和肺组织较疏松，其梗死灶均为出血性，若肺因有炎症而实变时，所发生的肺梗死一般为贫血性梗死。

（2）常见类型

1）肺出血性梗死：常位于肺下叶肋膈缘。肉眼观，病灶大小不等，质地坚实，暗红色，略向表面隆起，呈锥形，尖端朝向肺门，底部紧靠肺膜，肺膜表面有纤维素性渗出物（图 3-11）。后期，由于红细胞崩解颜色变浅，梗死灶机化，逐渐形成瘢痕，病灶表面下陷，呈灰白色。镜下观，梗死灶呈凝固性坏死，可见肺泡轮廓，肺泡腔、小支气管腔及肺间质充满红细胞（图 3-12）。早期（4 小时内）红细胞轮廓尚保存，以后崩解。梗死灶边缘与正常肺组织交界处的肺组织充血、水肿及出血。临床上可出现胸痛、咳嗽、咯血、发热及白细胞总数升高等症状。

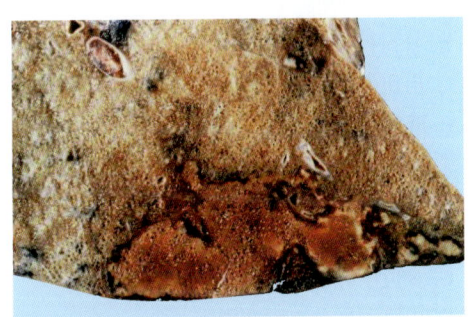

图 3-11　肺出血性梗死（肉眼观）

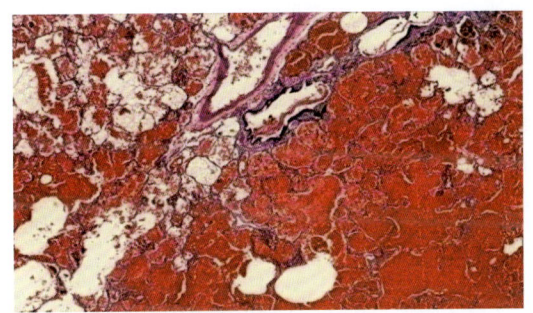

图 3-12　肺出血性梗死（镜下观，低倍镜，HE 染色）

2）肠出血性梗死：多见于肠系膜动脉栓塞和静脉血栓形成、肠套叠、肠扭转、嵌顿疝、肿瘤压迫等情况。其多发生于小肠，通常只累及某一段肠管。肉眼观，肠梗死灶呈节段性，暗红色，肠壁因淤血、水肿和出血明显增厚，肠壁坏死后质脆易破裂。镜下观，肠壁各层组织坏死及弥漫性出血。临床上，由于肠平滑肌缺氧引起持续性痉挛导致剧烈腹痛；由于肠蠕动加强产生逆蠕动导致呕吐；若肠壁坏死累及肌层及神经可导致麻痹性肠梗阻；若肠壁全层坏死可导致穿孔及腹膜炎等。

3. 败血性梗死　由含有细菌的栓子阻塞血管引起。例如，急性感染性心内膜炎，含细菌的栓子从心内膜脱落，顺血流运行而引起相应组织器官动脉栓塞所致。梗死灶内可见有细菌团及大量炎症细胞浸润，若有化脓性细菌感染时，可形成脓肿。

三、梗死对机体的影响和结局

（一）梗死对机体的影响

梗死对机体影响的大小取决于发生梗死的器官、梗死灶的大小、发生的部位和有无感染等因素。重要器官的大面积梗死，后果严重，如心肌梗死可导致心力衰竭甚至死亡；脑梗死可导致瘫痪或死亡。

肾、脾的梗死一般影响较小，仅引起局部症状，如肾梗死导致腰痛和血尿；肺梗死可有胸痛和咯血；肠梗死常出现剧烈腹痛、血便和腹膜炎症状。四肢、肺、肠梗死若继发腐败菌感染，不但可引起坏疽，还可因继发病变，如败血症、弥漫性腹膜炎等而产生严重后果。

（二）梗死的结局

梗死灶形成后，病灶周围出现炎症反应，血管扩张、充血，中性粒细胞和巨噬细胞渗出，之后形成肉芽组织并长入病灶内。小梗死灶可被肉芽组织完全取代机化，最终转变为纤维瘢痕；大梗死灶不能完全机化，由周围肉芽组织和后来形成的瘢痕组织包裹，病灶内可发生钙化。脑梗死小病灶由胶质瘢痕修复，大的病灶液化成囊腔，由增生的胶质瘢痕包裹。

自测题

单选题

1. 透明血栓最常见于（　　）
   A. 小动脉　　B. 小静脉　　C. 毛细血管
   D. 中静脉　　E. 中动脉

2. 栓子运行一般（　　）
   A. 顺压力运行　　B. 顺血流运行
   C. 逆压力运行　　D. 逆血流运行
   E. 交叉运行

3. 血栓被溶解称为（　　）
   A. 血栓再通　　B. 溶解吸收
   C. 血栓机化　　D. 血栓钙化
   E. 血栓栓塞

4. 血栓对机体的不利影响不包括（　　）
   A. 阻塞血管
   B. 引起组织和器官的梗死
   C. 堵塞血管破口，阻止出血
   D. 心瓣膜变形
   E. 弥散性血管内凝血，并引起广泛出血和休克

5. 肺动脉栓塞患者常见的死亡原因是（　　）
   A. 急性右心衰竭　　B. 急性左心衰竭
   C. 脓毒症休克　　　D. 大片肺出血
   E. 急性肾衰竭

6. 在机化的血栓中形成与原血管腔相沟通的毛细血管，使部分血流得以恢复，这种现象称为（　　）
   A. 血栓脱落　　B. 侧支循环形成
   C. 血栓机化　　D. 血栓硬化
   E. 再通

7. 骨折后脂肪栓塞的部位通常是（　　）
   A. 肺　　B. 脑　　C. 心
   D. 肝　　E. 肾

8. 静脉血栓的尾部是（　　）
   A. 白色血栓　　B. 混合血栓　　C. 红色血栓
   D. 透明血栓　　E. 层状血栓

9. 白色血栓主要由下列哪些成分构成（　　）
   A. 白细胞和纤维素　　B. 血小板和纤维素
   C. 红细胞和白细胞　　D. 红细胞和纤维素
   E. 血小板和红细胞

10. 贫血性梗死发生于（　　）
    A. 组织疏松的器官　　B. 有双重血液供给的器官
    C. 严重淤血的器官　　D. 组织结构致密的器官
    E. 细菌感染

11. 肠扭转可引起肠（　　）
    A. 贫血性梗死　　B. 白色梗死
    C. 出血性梗死　　D. 凝固性坏死
    E. 液化性坏死

12. 下列对肺出血性梗死的叙述，哪项是错的（　　）
    A. 多由支气管动脉阻塞引起
    B. 梗死灶呈锥形
    C. 多位于肺下叶
    D. 由肺动脉分支阻塞引起
    E. 多发生在严重肺淤血的基础上

13. 慢性肺淤血的特点不包括（　　）
    A. 切面流出淡红色泡沫状液体
    B. 肺泡腔内有心衰细胞
    C. 肺泡壁毛细血管扩张充血
    D. 肺内支气管扩张
    E. 肺泡间隔增宽

14. 右上肢静脉血栓脱落主要栓塞于（　　）
    A. 肺动脉主干及其分支　B. 脑动脉
    C. 肝动脉　　　　　　　D. 冠状动脉
    E. 脾动脉

15. 关于淤血组织器官的病变，哪项描述是错误的（　　）
    A. 常伴有水肿　　B. 呈暗红色
    C. 温度增加　　　D. 可引起出血
    E. 可发生萎缩

（张　婷）

第4章 炎症

第1节 概述

一、炎症的概念

炎症（inflammation）是指具有血管系统的活体组织对各种致炎因子引起的损伤所发生的一种以防御为主的基本病理过程，主要表现为局部组织发生变质、渗出和增生改变。临床上常有红、肿、热、痛、功能障碍等局部症状和发热、白细胞增多等全身反应。单细胞动物和某些多细胞动物也能对局部损伤发生反应，如吞噬损伤因子、通过细胞或细胞器肥大来中和有害刺激物等，但仅仅有这些反应还不能称为炎症。只有当生物进化到具有血管，发生以血管反应为主要特征的，同时又保留了上述吞噬和清除等复杂而完善的反应时，才能称为炎症现象。血管反应是炎症过程的中心环节。

在炎症过程中，一方面损伤因子可直接或间接损伤机体的细胞和组织，另一方面巨噬细胞识别损伤因子及坏死物质，产生炎症介质，激活机体发生血管和白细胞反应，通过炎症充血、渗出，可稀释、中和、包围和杀伤损伤因子，同时机体通过实质和间质细胞的增生使受损伤的组织得以修复和愈合。可以说炎症是机体损伤、抗损伤和修复的动态过程。

炎症过程的一系列变化，不仅能动员各种力量对抗和消灭致炎因子、清除异物和自身伤亡细胞，防止损伤扩大，并能促进受损组织修复，具有自卫和抗损伤的意义。

炎症在医学上占有重要地位，是许多常见病如疖、痈、风湿病、肺炎、阑尾炎、盆腔炎、牙髓炎、外伤感染及各种传染病等的主要病理过程。

二、炎症的原因

任何能引起组织损害的因素，都可成为炎症的原因（即致炎因子），种类很多，可归纳为以下几类。

1. 生物性因子 包括各种病原微生物和寄生虫，是炎症最常见而重要的原因。生物病原体引起的炎症，又称感染。其致炎机制很复杂，如病毒可通过在细胞内复制致感染细胞坏死；细菌可释放内毒素和外毒素激发炎症；某些病原体（如寄生虫、结核）通过其抗原性诱发变态反应性炎症。

2. 物理性因子 如高温、低温、射线、电击伤、切割、挤压等。

3. 化学性因子 包括外源性和内源性化学物质。外源性化学物质有强酸、强碱和强氧化剂，以及芥子气等。内源性化学物质包括坏死组织的分解产物和在某些病理情况下堆积于体内的代谢产物，如尿素可引起尿素性皮炎、尿酸可引起尿酸性关节炎等。

4. 免疫应答 异常免疫反应所造成的组织损害可引起各种类型的免疫反应性炎症，例如，链球菌感染后的免疫复合物性肾炎；自身免疫反应引起的系统性红斑狼疮等。

5. 组织坏死 缺血或缺氧等原因可引起组织坏死，坏死组织是潜在的致炎因子，在新鲜梗死灶的边缘所出现的出血充血带即是炎症反应。

6. 异物 手术缝线或物质碎片等残留在机体组织内也可导致炎症。

致炎因子能否引起炎症以及炎症反应的强弱，除与致炎因子的性质、强度和作用时间等有关外，还与机体对致炎因子的敏感性有关。新生儿由于从母体获得了抗体而不易感染麻疹和百日咳；老年人免疫功能低下，易患肺炎，病情也较重；免疫缺陷病患者常继发细菌或真菌感染等。因此，炎症反应的发生和发展，取决于致炎因子和机体反应两方面的综合作用。

第 2 节　炎症的基本病理变化

任何炎症，不论其发生原因和部位如何，在局部均可见不同程度的组织变质、渗出和增生等基本改变，其中以血管反应为中心的渗出性变化是炎症的重要标志。通常在炎症反应初期和急性期，以变质和渗出反应为主，而炎症愈复期和慢性炎症，以增生反应为主。一般来说，变质是损伤性过程，渗出和增生则是抗损伤和修复过程。

一、变　　质

炎症局部组织发生的变性和坏死，统称为变质。变质是由于致炎因子的直接损害作用和局部血液循环障碍引起的，此时局部组织的代谢和功能也发生不同程度的障碍。变质性反应常较早出现，而且以炎症灶中心最为明显。

1. 形态变化　变质性改变既可发生于实质细胞，也可发生于间质。炎症灶内的实质细胞常发生细胞水肿、脂肪变性以及凝固性坏死等。间质可发生黏液样变性、纤维素样坏死等。

2. 代谢变化　主要表现为：①分解代谢增强。糖、脂肪和蛋白质的分解代谢均增强，耗氧量增加，但由于细胞酶系统受损和血液循环障碍，氧化过程迅速降低，导致无氧酵解增强，因而局部乳酸、脂肪酸、酮体等各种氧化不全代谢产物堆积，使氢离子浓度增高，出现局部酸中毒。②组织渗透压升高。组织的坏死崩解使大分子物质分解为小分子物质，以及盐类解离增强导致局部 H^+、K^+ 浓度增加等使局部组织胶体和晶体渗透压升高。以上代谢变化为局部血液循环障碍和炎症渗出等提供了重要的条件。

二、渗　　出

炎症时随着微循环的变化，血管通透性升高，炎症局部组织血管内的液体、纤维素原和各种炎症细胞等通过血管壁进入组织间隙、体表、体腔和黏膜表面的过程称为渗出（exudation）。所渗出的液体和细胞统称为渗出物或渗出液。渗出是炎症最重要的病理改变，具有重要的防御作用。渗出反应十分复杂，是在一系列血管和血流改变的基础上发生的，与炎症代谢和炎症介质密切有关。

（一）炎症介质在炎症过程中的作用

在致炎因子作用下，局部组织或血浆可产生和释放炎症介质，这是一类参与或引起炎症反应的化学活性物质。炎症介质的作用涉及整个炎症过程，尤其与急性炎症反应关系最为密切。炎症介质的种类很多，根据来源可划分为细胞源性（如组胺、5-羟色胺、前列腺素、白三烯、溶酶体成分和淋巴因子等）和血浆源性（缓激肽、补体类、纤维蛋白多肽、纤维蛋白降解产物等）两大类，其主要作用是促使血管扩张、血管壁通透性升高，导致炎性充血和渗出，并具有对炎症细胞的趋化作用，某些炎症介质还能引起发热、疼痛、组织损伤和参与免疫反应等。不同炎症介质的作用是交织在一起的，相互间关系密切。主要炎症介质的作用见表4-1。

表4-1　主要炎症介质的作用

作用	炎症介质
血管扩张	组胺、5-HT、缓激肽、前列腺素（PG）、NO等
血管壁通透性增高	组胺、5-HT、缓激肽、C3a、C5a、白三烯（LT）等
趋化作用	LT、C5a、细菌产物、IL-8、TNF等
发热	PG、IL-1、IL-6、TNF等
疼痛	PG、缓激肽等
组织损伤	溶酶体酶、氧自由基、NO等

（二）急性炎症过程中血管反应

1. 血流动力学改变——炎性充血 组织受损害后，微循环很快发生血流动力学改变，血管口径和血流发生一系列变化。首先是通过反射，使肾上腺素能神经纤维兴奋，细动脉短暂收缩，持续数秒钟至数分钟；随即细动脉和原来闭合的毛细血管床扩张，形成动脉性充血（即炎性充血），局部血容量明显增加，血流加速；与此同时，由于炎症介质的作用以及 H^+、K^+ 的堆积，引起毛细血管和细静脉扩张，发展为静脉性充血（淤血）；又因血管通透性升高，富含蛋白的液体向血管外渗出，使血管内血液浓缩，黏稠性增加，血流变慢。由此，轴流增宽，白细胞靠边，血流速度进一步缓慢，甚至发生淤滞和血栓形成，见图4-1。以上血流动力学变化和血管通透性升高是炎性渗出的重要基础。炎症局部渗出的物质构成渗出物，包括液体成分和细胞成分。渗出是炎症过程最重要的反应。

2. 液体渗出——炎性水肿 炎症时渗出的液体称为渗出液，是血管通透性增加、血管内流体静压增高和局部组织渗透压升高等因素综合作用的结果。其中最重要的因素是血管壁的通透性增加，其机制是：①内皮细胞收缩：在组胺、缓激肽等炎症介质作用下内皮细胞收缩，导致细胞间隙增加。②内皮细胞穿胞作用增强：在血管内皮生长因子作用下穿胞通道增多，穿胞作用增强。

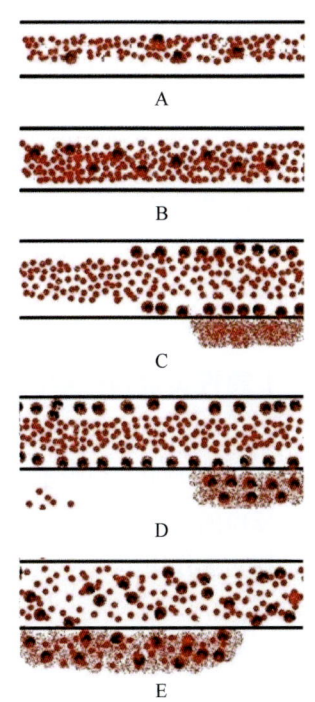

图4-1 炎症时血流动力学变化模式图

A.正常血流；B.血管扩张，血流加快；C.血管进一步扩张，血流缓慢，血浆渗出；D.血流缓慢，白细胞游出血管；E.血流显著缓慢，白细胞游出增多，红细胞漏出

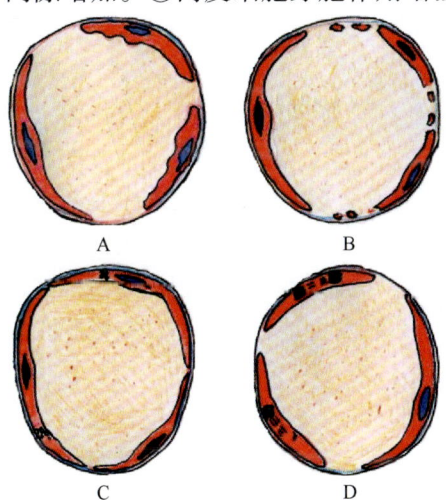

图4-2 血管通透性增加的四种模式图
A.内皮细胞收缩；B.内皮细胞损伤；C.穿胞作用增强；D.新生毛细血管通透性增高

③内皮细胞损伤：感染等严重损伤可直接损伤内皮细胞，或白细胞释放毒性代谢产物和蛋白水解酶也可引起内皮细胞损伤。④新生毛细血管高通透性：在炎症修复过程中，内皮细胞增生形成新生毛细血管，这种新生的毛细血管具有较高的通透性（图4-2）。

渗出液体的量、成分与致炎因子、炎症部位和血管壁损伤程度有关。急性炎症早期及血管壁轻度损伤时，以盐类物质和分子量较小的白蛋白渗出为主；血管损伤严重时，分子量较大的球蛋白，甚至纤维蛋白原也可渗出。液体渗出引起组织间隙含液量增多，即为炎性水肿；如渗出到浆膜腔（胸膜腔、腹膜腔、心包腔）或关节腔，则引起体腔或关节腔积液。炎症性渗出液与单纯由于血管内流体静压升高引起的漏出液不同。区别渗出液和漏出液，对于某些疾病的诊断与鉴别有一定的价值（表4-2）。

表4-2 渗出液与漏出液的鉴别

鉴别点	渗出液	漏出液
原因	炎症	非炎症
蛋白量	>30g/L	<30g/L
细胞数	>500×10^6/L	<100×10^6/L
比重	>1.018	<1.018
凝固性	易自凝	不自凝
外观	浑浊	清亮

通常情况下渗出液对机体具有重要的防御作用：①稀释和中和毒素，减轻毒素对局部组织的损伤作用。②为局部浸润的白细胞带来营养物质和运走代谢产物。③渗出液中所含的抗体和补体有利于消灭病原体和中和毒素。④渗出液中的纤维素交织成网，不仅可限制病原微生物的扩散，还有利于白细胞吞噬消灭病原体，炎症后期的纤维素网架可成为修复的支架，有利于修复。⑤渗出液中的病原微生物和毒素，随淋巴液到达局部淋巴结，可刺激机体产生细胞免疫和体液免疫。

然而，渗出液过多，也会对机体造成不利的影响，引起压迫和阻塞，例如，心包积液压迫心脏，喉头水肿阻塞呼吸道。此外，渗出物中纤维素吸收不良，可引起组织器官机化、粘连，如大叶性肺炎引起肺肉质变，胸膜粘连影响肺的呼吸功能。

（三）急性炎症过程中的白细胞反应

炎症时血管内的各种白细胞通过血管壁游出到血管外的过程，称为白细胞渗出。渗出于血管外的白细胞称为炎症细胞，炎症细胞聚集在炎症灶的现象，称为炎细胞浸润。白细胞的渗出和炎症细胞浸润是炎症反应的重要形态学特征。渗出的炎症细胞可以吞噬和降解细菌、免疫复合物及坏死组织碎片，在局部发挥防御作用。

1. 白细胞的渗出过程　白细胞的渗出是一个主动过程，是炎症反应的主要防御环节，主要经过边集、滚动、黏附和游出、趋化作用等阶段到达炎症病灶，在局部发挥防御作用（图4-3）。

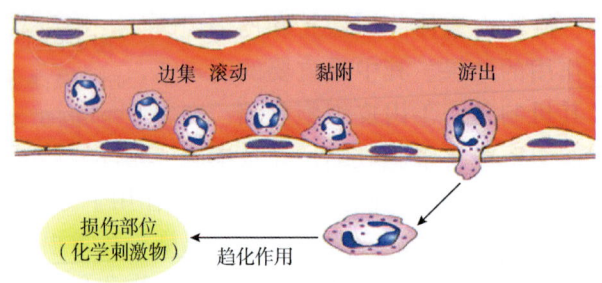

图4-3　中性粒细胞的游出和趋化作用模式图

（1）白细胞边集和滚动　生理情况下，血液中的白细胞、红细胞等有形成分在血流的中心部流动（轴流），血浆在血流的边缘部流动（边流），维持血流的这种状态，需要一定的血流速度。炎症时，由于淤血，使血流速度减慢甚至停滞，导致轴流变宽，白细胞从轴流进入边流，这个过程称为白细胞边集。边集的白细胞在炎症介质介导下，与内皮细胞表面的黏附分子不断发生结合和分离，白细胞在内皮细胞表面翻滚，称为白细胞滚动。

（2）白细胞黏附　白细胞与血管内皮细胞的黏附是白细胞游出的前提。炎症损伤部位释放的炎症介质，刺激白细胞表面的整合素与内皮细胞表达的配体结合，白细胞骨架发生改变，使其紧密黏附于内皮细胞。

（3）白细胞游出　白细胞穿过血管壁进入周围组织的过程，称为白细胞游出。在炎症病灶产生的化学趋化因子介导下，黏附于内皮细胞表面的白细胞伸出伪足，以阿米巴样运动方式，穿过内皮细胞连接处和基膜，进入周围组织。炎症的不同阶段游出的白细胞也不同，在急性炎症和炎症的早期，首先是中性粒细胞游出，48小时后单核细胞游出。化脓菌感染以中性粒细胞渗出为主，病毒感染以淋巴细胞渗出为主，过敏则以嗜酸性粒细胞渗出为主。血管壁受损严重时可有红细胞漏出，但红细胞无运动能力，属被动过程。

（4）趋化作用　白细胞一旦游出，就不能再回到血管内，通过趋化作用聚集至炎症病灶。白细胞沿化学物质浓度梯度向着化学刺激物作定向移动，称为趋化作用。吸引白细胞定向移动的化学刺激物，称为趋化因子。趋化因子种类较多，大多数来源于血浆（内源性）或细菌（外源性），如白三烯、细胞因子、细菌产物等。白细胞表面有各种趋化因子的特异性受体，不同白细胞表面受体结构不同，故趋化因子具有特异性，中性粒细胞对趋化因子反应敏捷，单核细胞次之，淋巴细胞则反应迟缓。

2. 白细胞在局部的作用 渗出的白细胞在炎症灶局部可发挥吞噬作用和免疫作用，是炎症防御反应中最重要的一环，同时，对局部组织也有损伤作用。

（1）吞噬作用 白细胞到炎症灶内对病原体、组织崩解碎片和异物进行吞噬与消化的过程，称为吞噬作用，是炎症过程中重要的防御反应。吞噬细胞主要有两种，即中性粒细胞和巨噬细胞。吞噬过程包括识别和黏附、吞入、杀伤和降解三个阶段（图4-4）。

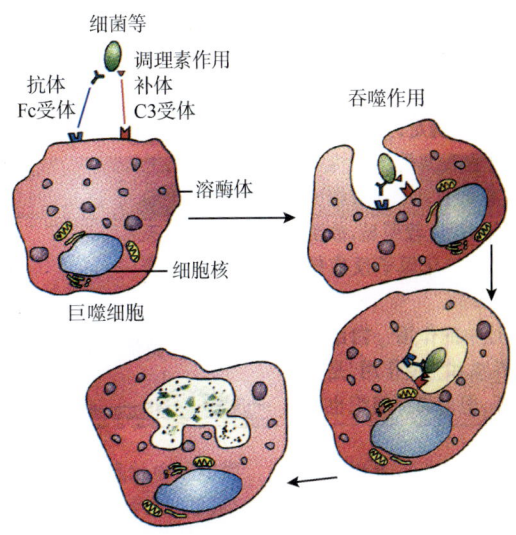

图4-4 白细胞吞噬过程

通过吞噬作用，大多数病原微生物被消灭，一些组织和细胞碎片被清除。但有些细菌（如结核杆菌）被吞噬后在白细胞内处于静止状态，虽然不再繁殖，但仍具有生命力，且不易受到抗菌药物和机体防御功能的影响。一旦机体免疫力下降，这些病原体又能繁殖，并可随着巨噬细胞的游走而在体内播散。

（2）免疫作用 游出的白细胞在炎症灶局部还可发挥免疫作用，这也是炎症防御反应中重要的一方面。发挥免疫作用的细胞主要有巨噬细胞、淋巴细胞和浆细胞。当抗原进入机体后，首先被巨噬细胞吞噬处理，再把抗原信息传递给T淋巴细胞（T细胞）或B淋巴细胞（B细胞），活化的T淋巴细胞产生淋巴因子，引起细胞免疫；活化的B淋巴细胞则变成浆细胞，产生抗体，引起体液免疫。

（3）组织损伤作用 白细胞在化学趋化、吞噬过程中或细胞坏死崩解后，可向细胞外释放溶酶体酶、活性氧自由基、前列腺素、白三烯等产物，引起组织损伤。

3. 常见炎症细胞的种类、功能及临床意义 见图4-5和表4-3。

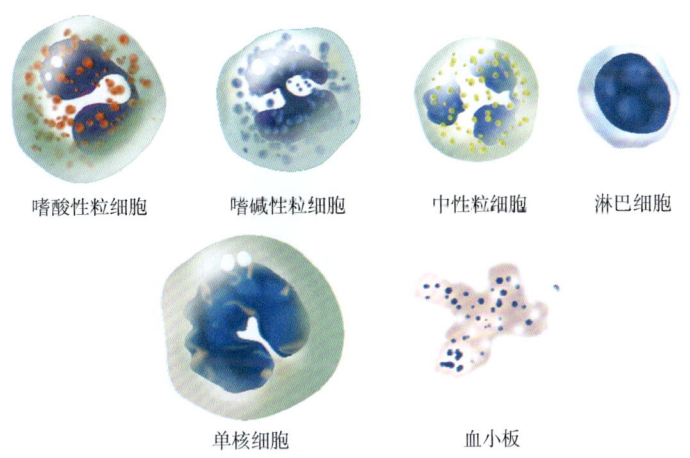

图4-5 各种炎症细胞

表4-3 常见炎症细胞种类、功能及临床意义

类别	来源及形态特征	功能	临床意义
中性粒细胞	血液；核分叶状，2～5叶，胞质内有中性颗粒	运动活跃，吞噬力较强；崩解后释放各种酶和内源性致热原	多见于急性炎症、炎症早期和化脓性炎
单核细胞及巨噬细胞	血液和组织；体积大，胞质丰富，核椭圆或肾形	运动及吞噬力很强；能吞噬中性粒细胞不易吞噬的非化脓菌、较大组织碎片、异物，可演变为类上皮细胞、多核巨细胞、泡沫细胞	常见于急性炎症后期、慢性炎症、非化脓性炎（结核、伤寒）、病毒和寄生虫感染等

类别	来源及形态特征	功能	临床意义
嗜酸性粒细胞	血液；核分叶少或杆状，胞质内有酸性颗粒	运动能力弱，具有一定吞噬力；吞噬免疫复合物	常见于寄生虫感染、变态反应性疾病
淋巴细胞	血液及淋巴组织；体积小，圆形，胞质很少	T细胞参与细胞免疫，致敏后产生淋巴因子，杀伤靶细胞；B细胞在抗原刺激下转变为浆细胞，产生抗体参与体液免疫反应	多见于慢性炎症；亦见于病毒、立克次体和某些细菌感染等
浆细胞	由B细胞转变而来；椭圆形，核圆、偏细胞一侧	参与免疫反应	见于慢性炎症
嗜碱性粒细胞	血液及结缔组织；胞质内含嗜碱颗粒	受炎症刺激时细胞脱颗粒，释放肝素、组胺、5-羟色胺	见于变态反应性疾病

三、增 生

增生（hyperplasia）是在致炎因子、组织崩解产物或某些理化因子的刺激下，炎症区的巨噬细胞、血管内皮细胞和成纤维细胞增生，有时尚见附近上皮细胞或实质细胞的增生。通常增生反应在急性炎症后期或慢性炎症较明显，但少数疾病在炎症初期即见明显增生，如伤寒初期有大量巨噬细胞增生；急性肾小球肾炎可见肾小球毛细血管内皮细胞和系膜细胞明显肿胀与增生。增生也是一种重要的防御反应，毛细血管和成纤维细胞增生构成肉芽组织，能促使炎症局限化和损伤组织修复。巨噬细胞增生能增强吞噬病原体和清除异物的功能，并把抗原信息传递给T和（或）B细胞，使其致敏成为免疫活性细胞。但过度的纤维组织增生，又对机体产生不利影响，造成原有组织的破坏，影响器官的功能（如肝硬化）。

第3节 炎症的临床表现

任何炎症均有程度不等的局部临床表现和全身反应，了解这些表现有利于对炎症性疾病的诊断。

一、局部表现

1. 红 炎症初期由于动脉性充血，局部血液内氧合血红蛋白增多，组织呈鲜红色；以后因静脉性充血，血液内还原血红蛋白增多，组织变为暗红色。

2. 肿 急性炎症时因液体渗出，局部明显肿胀；慢性炎症时因组织和细胞增生也可引起肿胀。

3. 热 体表的炎症，局部温度较周围组织高，是因为动脉性充血及组织代谢增强产热增多。

4. 痛 疼痛的原因：①局部组织分解代谢增强，造成H^+、K^+等增多，刺激神经末梢。②炎症时组织内产生的炎症介质（前列腺素、缓激肽、5-羟色胺等）的致痛作用。③局部肿胀，组织张力增高，压迫或牵拉神经末梢，引起疼痛，如肝炎时因肝肿大，肝包膜紧张，而有肝区疼痛；牙髓炎时牙髓充血，小脓肿形成，可引起持续性剧痛。

5. 功能障碍 细胞变性坏死，代谢异常；渗出造成的机械性阻塞、压迫及局部疼痛，均能导致炎症区或受累器官功能障碍。

二、全身反应

1. 发热 多见于病原微生物所致的炎症，是因外源性致热原刺激机体吞噬细胞产生内源性致热原，使体温调节中枢的体温调定点上移，产热增多所致。一定程度的发热，可增强单核吞噬细胞系统的功能促进抗体形成，并能增强肝的解毒功能，所以炎症时的发热是机体重要的防御反应。但体温过高，会影响机体代谢过程，引起各系统尤其是神经系统的代谢和功能紊乱。

2. 白细胞增多 炎症时，外周血液中白细胞计数常升高，白细胞增多具有重要的防御意义。但不同类型、不同阶段的炎症，增多的白细胞种类不同，一般急性炎症、化脓性炎和炎症早期，以中性粒细胞增多为主；寄生虫感染和超敏反应以嗜酸性粒细胞增多为主；肉芽肿性炎症以巨噬细胞增多为主；一些病毒感染以淋巴细胞增多为主。因此，在临床上，及时检查患者血液中的白细胞计数和分类计数，对炎症的诊断以及对病情、病程和病原体种类的判断具有重要意义。

但有些致炎因子引起的炎症，外周血液中白细胞总数不升高反而降低，这与感染的病原体种类有关，如伤寒沙门菌、流行性感冒病毒、肝炎病毒、立克次体等引起的炎症，血液中的中性粒细胞减少。一般来说，感染不严重，机体抵抗力强时，白细胞增多明显；反之，若感染严重，机体抵抗力差时，白细胞增多不明显，甚至减少，预后则较差。

3. 单核吞噬细胞系统和淋巴组织增生 表现为脾、肝、骨髓淋巴结的巨噬细胞增生，吞噬能力增强；脾及淋巴结等处的T、B细胞增生，能释放淋巴因子和形成抗体。

4. 实质器官病变 重度炎症，心、肝、肾、脑等实质细胞可发生变性、坏死，出现相应临床表现，甚至引起严重后果。如白喉患者常伴发心肌坏死。

第4节 炎症的类型

> **案例4-1**
>
> 李女士，34岁。7天前左臀部出现一小结。3天前出现高热，局部疼痛、肿胀，经当地卫生所治疗不见好转。体检：T 39℃，P 95次/分，R 22次/分，BP130/80mmHg①。患者发育正常，营养良好，精神欠佳。左臀部有一3.0cm×4.5cm的红肿区，略隆起，触之剧痛，有波动感，体表发热，揭去病灶处所敷药膏，可见中央破溃，有绿豆大小的孔向外溢出黄色、黏稠液体。
>
> 问题：患者患何种疾病？其基本病理变化有哪些？

一、急性炎症

急性炎症是机体对致炎因子的即刻和早期反应，病程短，一般数天至一个月。渗出反应明显，表现为血管扩张充血、水肿、中性粒细胞浸润，可有轻重不等的组织、细胞坏死，增生反应较轻。

（一）渗出性炎症

这类炎症最常见，按渗出物成分和炎症发生部位，可分为以下几类。

1. 浆液性炎（serous inflammation） 以大量浆液渗出为特点，渗出物主要是血浆成分，含有3%～5%的蛋白质，以白蛋白为主，混有少量中性粒细胞和纤维素等。常发生于黏膜、浆膜、肺、关节滑膜及皮肤等组织疏松部位。如感冒初期的鼻黏膜炎、毒蛇咬伤和皮肤二度烧伤形成的水疱等（图4-6）。临床上表现为局部明显肿胀，发生在浆膜可引起浆膜腔积液，如胸膜腔积液、腹膜腔积液。

浆液性炎的病变程度一般较轻，渗出的浆液易于吸收，受损的细胞可完全再生，因而结局较好，但若渗出液过多也会造成不利影响，甚至

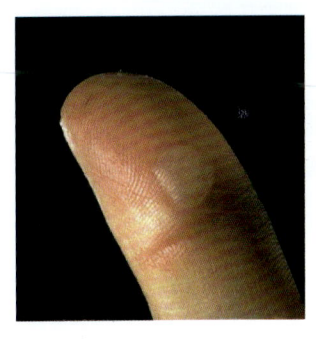

图4-6 皮肤的浆液性炎（水疱）

---

① 1mmHg=0.133kPa

导致严重后果，如喉头浆液性炎造成的喉头水肿可引起窒息；胸膜和心包腔大量浆液渗出可影响心、肺功能等。

2. 纤维蛋白性炎（fibrinous inflammation） 以大量纤维蛋白原渗出为主要特征，继而形成纤维蛋白，即纤维素，是血管壁损害严重，通透性明显增加的结果。病变常发生于黏膜、浆膜和肺等部位。

（1）黏膜的纤维素性炎 常见于肠、咽、喉、气管表面，如细菌性痢疾、白喉等。渗出的纤维素、白细胞和坏死的黏膜组织及病原菌共同形成灰白色的膜状物（假膜），故又称为假膜性炎（pseudomembranous inflammation）。有的假膜与黏膜连接松散，容易脱落（如气管白喉），脱落的假膜可阻塞支气管引起窒息；而有的假膜牢固附于黏膜面不易脱落（如咽白喉，图4-7）；细菌性痢疾时，肠黏膜表面的假膜脱落，局部易形成溃疡。

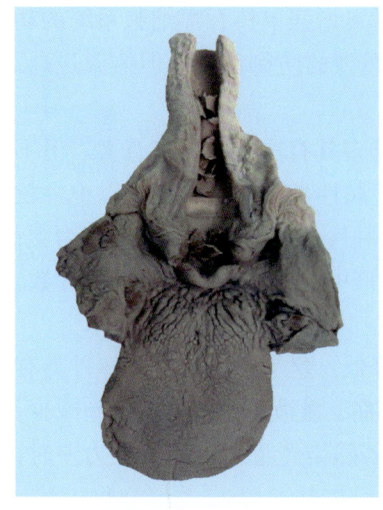

图4-7 咽喉及气管和支气管表面有假膜覆盖（肉眼观）

（2）浆膜的纤维素性炎 常见于胸膜、腹膜和心包膜等。发生在心包膜的纤维素性炎，由于心脏的搏动，心包脏、壁两层相互摩擦，使渗出在心包脏层和壁层腔面的纤维素呈绒毛状，称为绒毛心（图4-8）。

（3）肺的纤维素性炎 常见于大叶性肺炎时，大量的纤维素渗出到肺泡形成肺实变。渗出少量纤维素可被中性粒细胞释放的蛋白溶解酶溶解吸收，渗出过多时，不能被完全吸收，可发生机化粘连，影响器官功能。

3. 化脓性炎 最为常见，以大量中性粒细胞渗出，伴有不同程度的组织坏死和脓液形成为特点。多由化脓性球菌、大肠埃希菌、铜绿假单胞菌等感染引起。可发生于全身各器官组织，临床上常见的化脓性炎有皮肤的疖、痈、化脓性阑尾炎、化脓性胆囊炎、化脓性脑膜炎、肾盂肾炎等。渗出的中性粒细胞变性、坏死崩解后，释放出蛋白溶解酶，将坏死组织溶解液化，形成灰黄或黄绿色浑浊的凝乳状液体（脓液），此即组织的化脓过程，其中变性、坏死的中性粒细胞为脓细胞。脓液中除脓细胞外，还含有细菌、被溶解的坏死组织碎屑和少量浆液。根据化脓性炎发生的原因和部位的不同，可分为三类。

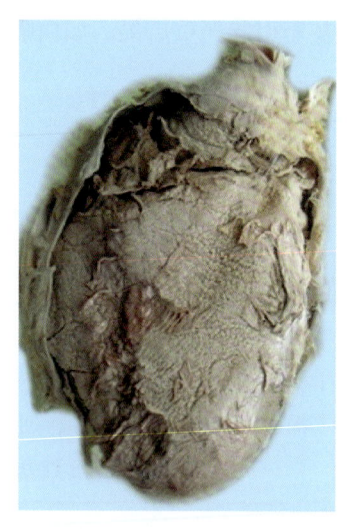

图4-8 绒毛心（肉眼观）

（1）表面化脓和积脓 指发生在黏膜或浆膜表面的化脓性炎，其特点为黏膜或浆膜表面有脓液覆盖，深部组织没有明显的炎症细胞浸润。脓性渗出物覆盖于器官表面称为表面化脓，此时渗出的脓液可随自然管道排出体外，如化脓性支气管炎、化脓性尿道炎等黏膜表面渗出的脓液，可通过支气管、尿道等自然管道排出体外。若脓性渗出物不能排出，在浆膜腔或管腔内蓄积，称为积脓，如胆囊积脓、输卵管积脓等。

（2）蜂窝织炎 指发生在疏松组织的弥漫性化脓性炎。常发生于皮肤、肌肉和阑尾等部位，多由溶血性链球菌感染引起。该菌能产生透明质酸酶和链激酶，降解结缔组织基质中的透明质酸和纤维素，使细菌容易扩散，炎症波及范围广泛。镜下观，中性粒细胞弥漫地浸润在组织间隙，病灶和正常组织分界不清（图4-9）。患者常有发热、外周血白细胞增多等全身感染中毒症状。

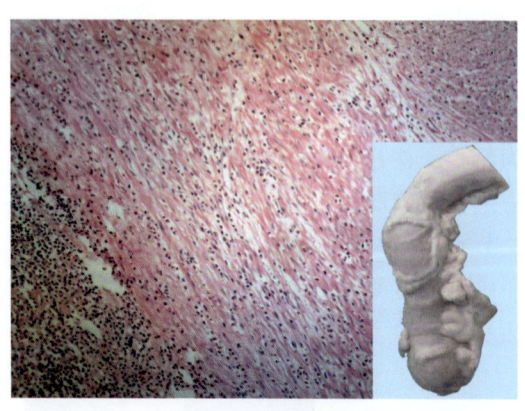

图4-9 阑尾蜂窝织炎
组织内大量中性粒细胞弥漫性浸润
大图示镜下观，低倍镜，HE染色；小图示肉眼观

（3）脓肿 指器官或组织内局限性化脓性炎，常发

生于皮下和内脏（图4-10），多由金黄色葡萄球菌感染引起。因其能产生血浆凝固酶，使渗出的纤维蛋白原转变为纤维素，纤维素交织成网而使炎症局限。其主要特点是大量中性粒细胞崩解后释放出蛋白溶解酶，使坏死组织溶解、液化，形成充满脓液的腔（脓腔）；随后脓肿周围形成肉芽组织（脓肿膜），可吸收脓液和限制炎症扩散。小的脓肿可被吸收消散，较大的脓肿则由于脓液过多，吸收困难，需要切开排脓或穿刺抽脓，最后由肉芽组织修复，形成瘢痕。皮肤脓肿常由疖、痈发展而来。疖（furuncle）是由化脓性球菌引起的单个毛囊及其周围皮脂腺、汗腺的急性化脓性炎。痈（carbuncle）是相邻的多个毛囊及其周围皮脂腺、汗腺的急性化脓性炎。皮肤脓肿触诊时有波动感，穿刺可抽出脓液。

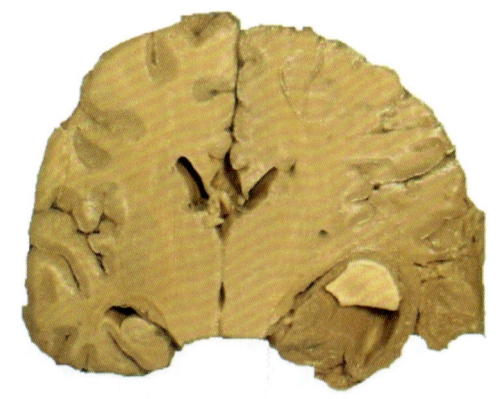

图4-10 脑脓肿（肉眼观）

4. 出血性炎 是指炎症局部组织血管壁损伤严重，渗出物中含有大量红细胞的炎症。由血管壁严重损伤，通透性明显升高引起。常见于钩端螺旋体病、流行性出血热或炭疽、鼠疫等传染病。

5. 卡他性炎 卡他是希腊语，意为"向下流"，卡他性炎是黏膜组织发生的一种较轻的渗出性炎。渗出液沿黏膜表面排出，一般不伴有组织的明显破坏，炎症易于消散愈复。因渗出物成分的不同，卡他性炎又可分为浆液性卡他，如感冒初期的鼻黏膜炎；黏液性卡他，如细菌性痢疾结肠炎；脓性卡他，如化脓性支气管炎。

（二）变质性炎症

变质性炎症以组织、细胞发生明显变性、坏死为特点。见于某些病毒感染、严重中毒或变态反应。主要累及肝、心、脑、肾等实质器官，如急性病毒性肝炎、流行性乙型脑炎、白喉中毒性心肌炎以及阿米巴性肝脓肿等。病变轻时可再生修复，严重时常损害器官功能，甚至发生功能衰竭，如急性重型病毒性肝炎，由于大片肝细胞坏死，肝功能严重受损，可引起肝性脑病，甚至死亡。

二、慢性炎症

慢性炎症的病程较长，可持续数月至数年。有明显组织和细胞增生，而渗出和变质病变较轻。慢性炎症的发生除由急性炎症转化而来外，亦可以是开始就无明显急性表现，而呈潜隐性缓慢经过；有的是因长期受潜在毒性物质刺激或自身免疫应答引起。可有以下表现形式。

（一）一般慢性炎症

其重要的特点是炎症区有多量巨噬细胞、淋巴细胞和浆细胞浸润；成纤维细胞和血管增生；可伴有局部被覆上皮、腺上皮或实质细胞增生。炎症后期因纤维组织大量增生，器官体积常缩小，如慢性肾小球肾炎出现肾固缩；但亦有局部体积明显增大的，如慢性扁桃体炎时，扁桃体因淋巴组织和纤维组织增生而肿大、硬度增加。有的一般慢性炎症可在局部形成肿块，表现为炎性息肉或炎性假瘤。

1. 炎性息肉 在致炎因子长期刺激作用下，局部黏膜上皮、腺体和肉芽组织局限性增生，形成突出于黏膜表面的带蒂的肿物称为炎性息肉。可见于上呼吸道、消化道和泌尿生殖道黏膜的慢性炎症，常见的有鼻息肉、子宫颈息肉、肠息肉等。

2. 炎性假瘤 慢性炎症时由于局部组织的炎性增生，形成一个界限清楚的肿瘤样团块，肉眼及X线观察均与肿瘤相似，称为炎性假瘤。常发生于肺和眼眶，其本质是炎性增生，临床上需与真性肿瘤相区别。

（二）肉芽肿性炎症

肉芽肿性炎症指炎症局部由巨噬细胞及其衍生细胞（上皮样细胞和多核巨细胞）增生而形成界限

清楚的结节状病灶，又称为炎性肉芽肿。肉芽肿的主要细胞成分是上皮样细胞和多核巨细胞，具有诊断意义。根据致炎因子的不同，肉芽肿性炎症可分为以下两类。

1. 感染性肉芽肿 常见于结核、伤寒、麻风、梅毒及真菌、寄生虫感染等疾病。增生的巨噬细胞聚集成具有特殊结构的结节状病症，在临床上具有诊断价值。如结核性肉芽肿是由许多上皮样细胞和少量朗汉斯巨细胞组成。伤寒性肉芽肿主要由伤寒细胞组成等。

2. 异物性肉芽肿 由各种异物引起，如由滑石粉、外科缝线、矽尘、寄生虫卵等引起，病变以异物为中心，周围有数量不等巨噬细胞、异物巨噬细胞、成纤维细胞和淋巴细胞等形成的结节状病灶（图4-11）。

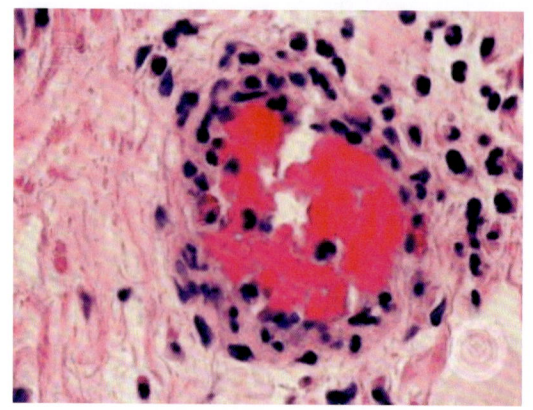

图4-11 异物性肉芽肿（镜下观，高倍镜，HE染色）

第5节 炎症的结局

因致炎因子的强弱，机体免疫防御功能以及治疗情况的不同，炎症可有以下结局。

（一）痊愈

大多数炎症能够痊愈，又分完全痊愈和不完全痊愈。组织损伤小，机体抵抗力较强，经及时治疗，清除病因，组织崩解，产物及炎性渗出物溶解吸收或排出，通过周围健康细胞的再生修复，最终完全恢复原来的结构和功能，即为完全痊愈。如大叶性肺炎的吸收消散和急性病毒性肝炎的愈复。当组织损伤重、范围大，坏死组织及渗出物溶解吸收不良，则由肉芽组织进行修复形成瘢痕，即为不完全痊愈，如化脓性关节炎脓性渗出物机化，可引起关节强直，影响功能。

（二）迁延不愈转为慢性

当机体抵抗力较低，致炎因子持续存在，且不断损害组织或因自身免疫应答，可使炎症迁延不愈，转为慢性。如急性病毒性肝炎可演变为慢性病毒性肝炎和肝硬化。

（三）蔓延扩散

在抵抗力低下或病原微生物毒力强，数量多的情况下，炎症可向周围组织器官蔓延或向全身扩散。

1. 局部蔓延 病原菌可沿组织间隙或器官的自然管道向邻近组织器官蔓延，使感染扩大。如肺结核病灶的扩大，小儿急性支气管炎发展为支气管肺炎等。

2. 淋巴道扩散 病原微生物及其毒素可随淋巴道扩散，引起继发性淋巴管炎及所属淋巴结炎。如急性扁桃体炎，可经淋巴道扩散引起颌下或颈部淋巴结炎，表现为局部淋巴结肿大、压痛。

3. 血道扩散 病原微生物或其毒性产物可侵入或吸收入血液循环，感染严重时，可通过淋巴入血，引起菌血症、毒血症、败血症或脓毒血症，表现明显全身中毒症状，甚至可发生休克或死亡。

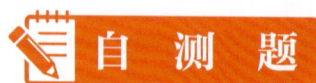

单选题

1. 炎症的基本病变是（　　）
　A. 组织细胞的变性坏死
　B. 组织的炎性充血和水肿
　C. 变质、渗出、增生
　D. 红、肿、热、痛、功能障碍

E. 组织的化脓
2. 关于炎症的本质，较恰当的说法是（ ）
   A. 白细胞对细菌的一种作用
   B. 由损伤引起的细胞变化
   C. 组织对损伤的一种防御为主的反应
   D. 充血、水肿的一种形式
   E. 以增生为主的病变
3. 以中性粒细胞渗出为主的炎症称为（ ）
   A. 假膜性炎 B. 浆液性炎
   C. 化脓性炎 D. 卡他性炎
   E. 出血性炎
4. 炎症灶中吸引炎症细胞定向集中的现象称为（ ）
   A. 白细胞游出
   B. 白细胞吞噬
   C. 白细胞阿米巴运动
   D. 趋化作用
   E. 白细胞边集、附壁
5. 溶血性链球菌最常引起（ ）
   A. 蜂窝织炎 B. 假膜性炎
   C. 坏死性炎 D. 脓肿
   E. 出血性炎
6. 金黄色葡萄球菌感染最常引起（ ）
   A. 蜂窝织炎 B. 脓肿
   C. 纤维素性炎 D. 假膜性炎
   E. 出血性炎
7. 哪一项不属于渗出性炎症（ ）
   A. 浆液性炎 B. 假膜性炎
   C. 化脓性炎 D. 感染性肉芽肿性炎
   E. 出血性炎
8. 下列哪一种炎症属于变质性炎症（ ）
   A. 皮肤二度烧伤 B. 病毒性肝炎
   C. 大叶性肺炎 D. 肉芽肿
   E. 肾小球肾炎
9. 下列哪一种炎症属于纤维素性炎（ ）
   A. 皮肤二度烧伤 B. 病毒性肝炎
   C. 大叶性肺炎 D. 肉芽肿性炎
   E. 肾小球肾炎
10. 下列哪一种炎症属于浆液性炎（ ）
    A. 皮肤二度烧伤 B. 病毒性肝炎
    C. 大叶性肺炎 D. 肉芽肿性炎
    E. 肾小球肾炎
11. 以淋巴细胞、单核细胞渗出为主的病变是（ ）
    A. 化脓性炎 B. 慢性炎症
    C. 浆液性炎 D. 变态反应性炎症
    E. 大叶性肺炎
12. "绒毛心"见于（ ）
    A. 浆液性炎
    B. 纤维素性炎
    C. 出血性炎
    D. 疏松结缔组织弥漫性化脓性炎
    E. 化脓性炎
13. 流行性出血热属于（ ）
    A. 浆液性炎
    B. 纤维素性炎
    C. 出血性炎
    D. 疏松结缔组织弥漫性化脓性炎
    E. 化脓性炎
14. 常见结核杆菌、伤寒杆菌等引起，形成的肉芽肿性结节称（ ）
    A. 炎性息肉 B. 炎性假瘤
    C. 感染性肉芽肿 D. 异物肉芽肿
    E. 增生的肉芽组织

（王晓蔚）

第5章 肿瘤

肿瘤（tumor，neoplasm）是由一系列基因改变等因素导致的细胞单克隆性增生形成的新生物，根据其生物学特性分为良性肿瘤和恶性肿瘤，其中恶性肿瘤就是通常所说的癌症（cancer）。根据近年统计资料显示，我国已经成为了名副其实的癌症大国，2020年我国新发癌症病例457万例，占全球新发癌症病例23.7%；死亡病例300万例，占全球癌症死亡总人数30%。重点关注癌症预防和治疗干预，才能更好地降低癌症负担，护卫人民健康。

第1节 肿瘤的概述

案例 5-1

李先生，50岁。因痰中带血丝1周入院。X线检查可见肺上叶一孤立的5cm×5cm结节，随后行肺结节切除手术，经病理学检查确诊为肺癌。

问题：病理医生诊断肺癌的可能依据是什么？肺癌与结核球如何区别？

一、肿瘤的概念

肿瘤是机体在各种致瘤因素作用下，局部组织细胞在基因水平上失去对其生长的正常调控，导致其异常增生（细胞生长）而形成的新生物，常表现为局部肿块。但白血病并不一定形成肿块。

导致肿瘤形成的细胞增殖称为肿瘤性增殖；正常细胞更新、损伤引起的防御反应和修复时的细胞增殖称为非肿瘤性增殖。区分这两种增殖，具有重要的临床意义，肿瘤性增殖与非肿瘤性增殖特征归纳如下，见表5-1。

表5-1 肿瘤性增殖与非肿瘤性增殖的鉴别

鉴别点	肿瘤性增殖	非肿瘤性增殖
原因	致瘤因素	生理学更新、炎症或组织损伤
克隆	单克隆	多克隆
遗传物质	基因异常，传递给子代	基因正常
分化能力	失去分化成熟能力	分化成熟
增殖	失控性增殖，生长旺盛，致瘤因素消除仍然继续生长	控制性增殖，引起细胞增殖的原因消除后不再继续生长
机体影响	与机体不协调，有害	符合机体需要，有利

二、肿瘤的发生原因

目前，肿瘤的发生原因尚不完全清楚。但大量的临床观察和实验研究资料表明，肿瘤一般是环境致瘤因素和机体内在因素等多种病因综合作用引起的。

（一）环境致瘤因素

1. 化学因素 动物研究发现对动物有肯定和可疑致癌的化学物质很多，其中有些可能和人类肿瘤有关。重要的化学致癌物质介绍如下。

（1）多环芳烃类化合物 致癌性特别强的有3，4-苯并芘、1，2，5，6-双苯并蒽等，广泛存在于煤焦油、沥青、烟草燃烧的烟雾及烟熏和烧烤的鱼、肉等食物中。

（2）芳香胺类及氨基偶氮染料 如乙萘胺、联苯胺等芳香胺类物质与印染厂和橡胶厂工人的膀胱癌发生率较高有关；用过去食品工业中使用的奶油黄、猩红等氨基偶氮染料长期饲养大鼠可诱发肝癌。

（3）亚硝胺类 被国际癌症研究组织判定为2A类致癌物，动物致癌证据明确，但对人体作用尚不明确，可能引起人胃肠道癌。亚硝胺前体物质亚硝酸盐广泛存在于自然界环境中，尤其食物中，每天都会随着粮食、蔬菜、鱼肉、蛋奶进入人体，在胃内与来自食物的二级胺合成亚硝胺，通过尿液排出体外。长期食用亚硝酸盐含量高的食品（如咸菜），或直接摄入含有亚硝胺的食品（如腌制的咸鱼），可能诱发癌症。我国河南林县的食管癌发病率高，与食物中亚硝酸盐含量高有关。

（4）黄曲霉毒素 主要存在于霉变的花生、玉米及谷类中，其中黄曲霉毒素B_1致癌性最强，可诱发肝癌。

2. 物理因素

（1）电离辐射 长期接触X线及镭、铀等放射性同位素可以引起皮肤癌、白血病及肺癌等。所以，对于长期接触X线及放射性同位素的工作人员不能忽视职业性肿瘤的发生。

（2）紫外线 在阳光下紫外线长期过量照射可以引起皮肤癌，尤对易感性个体（着色性干皮病）作用明显。

3. 生物因素 主要为病毒，如EB病毒与鼻咽癌、伯基特淋巴瘤相关；人乳头状瘤病毒与宫颈癌有关；乙型肝炎病毒与肝癌有关。近年研究发现幽门螺杆菌与胃癌、胃黏膜相关淋巴组织淋巴瘤有关。

（二）机体内在因素

1. 遗传因素 遗传性或家族性肿瘤综合征患者具有特定的染色体和基因异常，比一般人群患某些肿瘤的机会显著增强，具有遗传易感性。如家族性视网膜母细胞瘤患者有异常RB等位基因；乳腺癌、胃肠癌与多因素遗传有关。

2. 免疫因素 机体的免疫功能状态与肿瘤的发生、发展密切相关。免疫功能低下者，恶性肿瘤的发病率明显增加。如艾滋病患者易患卡波西肉瘤；肾移植长期使用免疫抑制剂的患者，肿瘤发生率较高。

3. 内分泌因素 内分泌功能紊乱与某些肿瘤的发生、发展有关。如乳腺癌、子宫内膜癌与雌激素有关；前列腺癌与雄激素有关。

三、肿瘤的发生机制

医者仁心

吴旻院士

吴旻院士（1925—2017）肿瘤遗传学家、细胞生物学家。他通过研究中国北方食管癌的遗传病因，提出了通过遗传学分析对食管癌高发区进行规模预防以降低发病率的策略；并分离出中国食管癌的易感基因（抑癌基因），试用视黄酸（维甲酸）等促使癌细胞分化成熟，应用抑癌基因和分化基因进行癌症基因治疗，分析食管上皮癌变过程各阶段基因表达的动态变化等，是我国肿瘤遗传学的奠基人之一。

目前，肿瘤发生的分子机制未完全阐明。肿瘤形成是一个十分复杂的过程，是细胞生长与增殖调控发生严重紊乱的结果，而细胞的生长和增殖受多种调节因子的控制，肿瘤形成与这些调节因子的基因发生异常有关。下面简单介绍肿瘤分子生物学研究的主流认识。

（一）癌基因的活化

研究发现：反转录病毒基因组中含有的某些RNA序列，是病毒致瘤或者导致细胞恶性转化所必需的，称为病毒癌基因；在正常细胞基因组中发现与病毒癌基因十分相似的DNA序列，称为原癌基因，其编码产物（如生长因子、生长因子受体、信号转导蛋白和转录因子等）促进细胞生长增殖。原癌基因正常时并不导致肿瘤；发生某些异常时，能使细胞发生恶性转化，这些异常的原癌基因称为细胞癌基因（如 c-ras、c-myc 等）。原癌基因转变为细胞癌基因的过程，称为原癌基因的激活。激活方式有点突变、基因扩增、染色体重排。

（二）肿瘤抑制基因灭活

肿瘤抑制基因本身也是在细胞生长与增殖的调控中起重要作用的基因，如 RB 和 p53 基因。这些基因的产物能限制细胞生长。当肿瘤抑制基因的两个等位基因都发生突变或丢失的时候，其功能丧失，可导致细胞发生肿瘤性转化。

（三）凋亡调节基因和DNA修复基因功能紊乱

肿瘤的生长取决于细胞增殖与细胞死亡的比例。除了原癌基因和肿瘤抑制基因的作用，调节细胞凋亡的基因在某些肿瘤的发生上也起着重要的作用。

正常细胞内DNA的轻微损害，可通过DNA修复机制予以修复，这对维持基因组稳定性很重要。DNA修复机制有异常时，DNA的损伤被保留下来，并可能在肿瘤发生中起作用。遗传性DNA修复基因异常者，如着色性干皮病患者，不能修复紫外线导致的DNA损伤，其皮肤癌的发生率极高。

（四）其他

肿瘤细胞获得无限增殖能力与端粒酶再激活、控制细胞老化基因失常、癌症干细胞等相关。肿瘤细胞和间质细胞产生释放的血管生成因子和抗血管生成因子共同调控肿瘤的血管生成。肿瘤的浸润和转移与细胞黏附分子、细胞外基质、上皮-间质转化、形成高侵袭性的肿瘤细胞亚克隆以及肿瘤血管生成密切相关。肿瘤细胞可引起机体的免疫反应、慢性炎症反应等，影响肿瘤微环境，躲避免疫摧毁，促进肿瘤细胞生长扩散。

（五）肿瘤发生的基本模式

肿瘤发生是一个多步骤的过程，需要多个基因的突变，需要较长时间。简要步骤如下：致瘤因素引起基因突变，包括原癌基因活化、抑制基因灭活，以及凋亡调节基因、DNA修复基因及其他重要调控基因功能紊乱，使细胞出现多克隆性增殖；在进一步发生基因突变的基础上，其中一个细胞反复分裂繁殖产生子代细胞，发生克隆性增殖；通过不断演进，形成具有不同生物学特性的亚克隆，从而获得浸润和转移的能力，形成恶性肿瘤。

第2节　肿瘤的特性

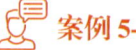
案例 5-2

李女士，42岁，无意中发现乳房外上象限有一肿块，触之较硬，与周围组织界限不清，推之活动不佳。

问题：1. 初步判断该肿块是良性肿瘤还是恶性肿瘤？如需确诊，还需做何种检查？
2. 良性肿瘤和恶性肿瘤有何区别？

一、肿瘤的形态

（一）肿瘤的大体形态

肿瘤的大体形态与肿瘤的性质、生长时间、发生部位等因素有关，在一定程度上可以反映出肿瘤的类型和良恶性质。

1. 形状 肿瘤的形状可以说是千姿百态，与其组织来源、发生部位、生长方式、肿瘤良恶性等有密切关系（图5-1）。生长于皮肤、空腔器官的肿瘤常突出于皮肤或黏膜表面，可呈息肉状、乳头状、菜花状、绒毛状、蕈伞状等；生长于深部组织或实质器官的良性肿瘤，常呈结节状、分叶状或囊状等；恶性肿瘤因其浸润性生长，常呈不规则状，与周围组织分界不清，切面呈树根状或蟹足状，表面坏死脱落可呈弥漫性肥厚状、溃疡状、浸润性包块状等。

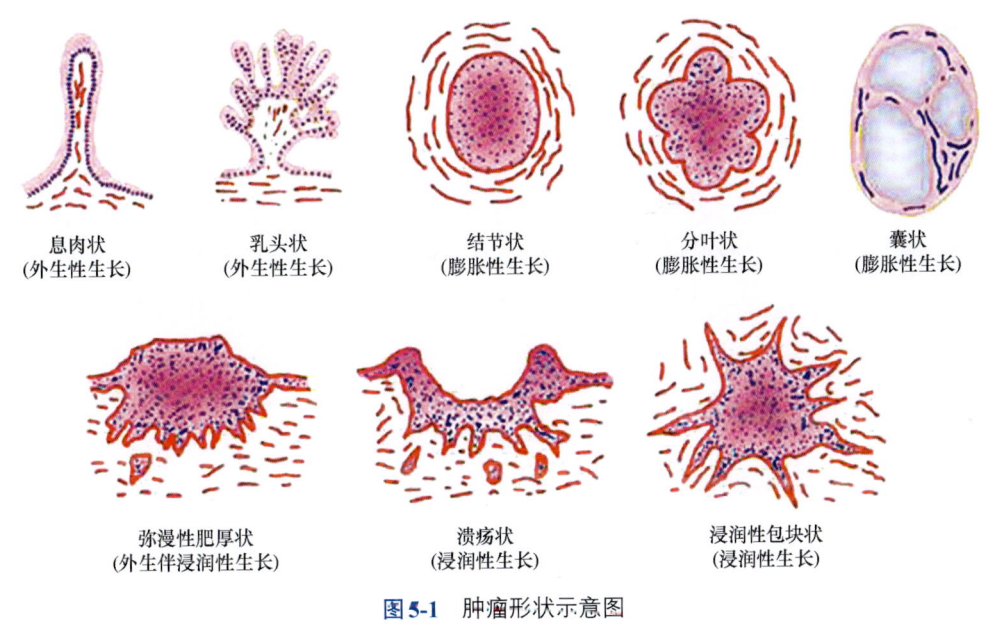

图 5-1 肿瘤形状示意图

2. 大小 肿瘤的体积差别很大，与肿瘤的良恶性、生长时间、发生部位有一定关系。极小的肿瘤肉眼很难看到，仅在显微镜下才能发现，如原位癌；大的肿瘤重量可达数千克或数十千克，如卵巢浆液性囊腺瘤。发生于体表或腹腔的良性肿瘤，生长空间充足，体积可很大；发生在深部组织或狭小腔隙（如颅腔）内的肿瘤，生长受一定限制，体积常较小。一般恶性肿瘤生长迅速，短期内可出现转移和致死，故体积相对较小，但体积越大发生转移的机会也越大。

3. 数目 多数肿瘤表现为单个肿物，呈单发瘤，如食管癌；也可同时或先后发生多个原发肿瘤（多发瘤），如子宫多发性平滑肌瘤、神经纤维瘤病等。

4. 颜色 肿瘤的颜色与肿瘤组成的组织、细胞及产物的颜色有关。如脂肪瘤呈黄色；血管瘤呈暗红色；纤维瘤呈灰白色；黑色素瘤产生黑色素，呈黑褐色；有的肿瘤继发坏死和出血等，使肿瘤原来颜色发生改变，呈多种颜色混杂。

5. 质地 肿瘤的质地取决于肿瘤的组织来源、肿瘤细胞与间质成分的比例及有无变性坏死等。如骨瘤质地坚硬；脂肪瘤一般较软。一般来说，肿瘤细胞丰富而间质较少的肿瘤较软，反之则质地较硬。

瘤组织发生坏死、液化或囊性变时变软，有钙盐沉着（钙化）或骨质形成（骨化）时变硬。

（二）肿瘤的组织形态

肿瘤的组织形态多种多样，对肿瘤组织结构的观察是肿瘤病理诊断的基础。肿瘤组织分为实质和间质两部分。肿瘤细胞组成肿瘤的实质，反映了肿瘤的组织来源、性质和分化程度，决定了肿瘤的生物学特性及对机体的影响，也是病理学诊断的主要依据；肿瘤间质主要由结缔组织、血管和淋巴细胞等构成，其成分不具特异性，对肿瘤实质细胞起支持和营养作用，参与肿瘤免疫反应。

二、肿瘤的分化与异型性

机体组织细胞从原始或幼稚阶段生长发育到成熟阶段的过程称为分化。肿瘤的分化是指肿瘤组织在形态和功能上与起源正常组织的相似之处；相似的程度称为肿瘤的分化程度。肿瘤组织在细胞形态和组织结构上，都与其起源的正常组织有不同程度的差异，这种差异称为异型性（atypia）。肿瘤的异型性包括肿瘤细胞的异型性和组织结构的异型性。

（一）肿瘤细胞的异型性

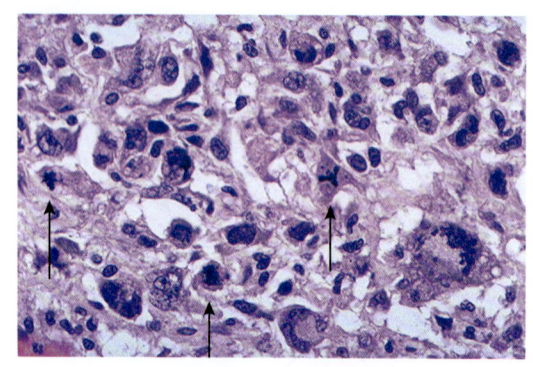

图 5-2 病理性核分裂象（如箭头所示，镜下观，高倍镜，HE染色）

良性肿瘤细胞异型性小；恶性肿瘤细胞异型性大，常表现为肿瘤细胞的形态、大小不一致（多形性），甚至出现瘤巨细胞。细胞核的体积增大，细胞核与细胞质的比例（核质比）增高。如正常细胞的核质比多为 1:6～1:4，而恶性肿瘤细胞则可为 1:1；核的大小、形状和染色不一，可出现双核、多核、巨核或奇异形核。核内DNA常增多，核染色质深，染色质呈粗颗粒状，分布不均匀，常堆积在核膜下；核仁肥大，数目也可增多；核分裂象增多，出现异常的核分裂象（病理性核分裂象），如不对称核分裂、多极性核分裂等，对诊断恶性肿瘤有重要意义（图5-2）。

（二）肿瘤组织结构的异型性

肿瘤组织在空间排列方式上与其起源正常组织的差异，称为肿瘤组织结构的异型性。无论是良性肿瘤还是恶性肿瘤，在组织结构上均有不同程度的异型性。

分化程度和异型性是区别良恶性肿瘤，以及判断肿瘤恶性程度高低的重要组织学依据。良性肿瘤的细胞异型性一般较小，主要表现出不同程度的组织结构异型性，与其起源的正常组织细胞相似，分化程度高，异型性小；恶性肿瘤的细胞异型性和组织结构异型性都比较明显，与其起源的正常组织相似性越小，分化程度越低，异型性越大，恶性程度越高（图5-3）。分化极差，以致无法判断其分化方向的肿瘤称为未分化肿瘤，恶性程度最高。

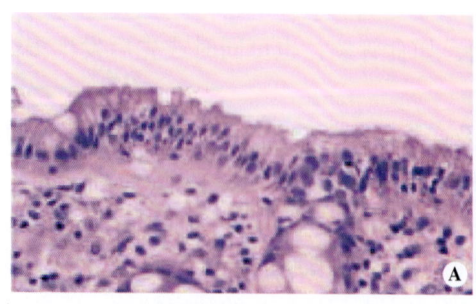
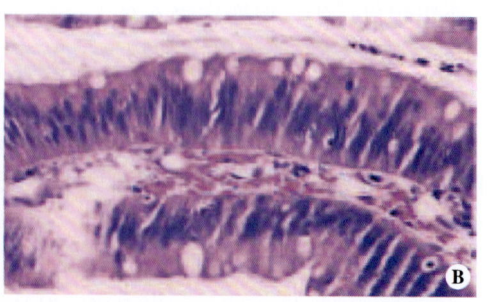

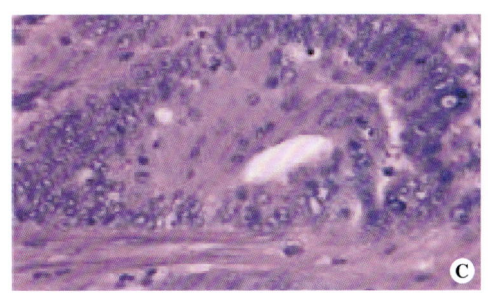
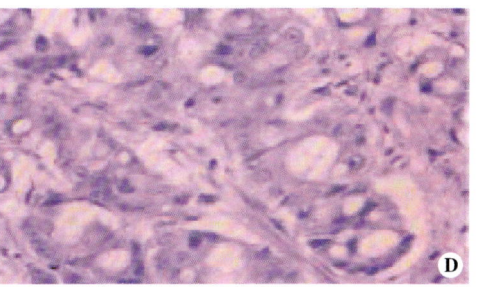

图 5-3　肿瘤细胞的分化与异型性（镜下观，高倍镜，HE 染色）

A. 正常黏膜；B. 黏膜良性增生；C. 高分化恶性增生；D. 低分化恶性增生

三、肿瘤的生长

（一）肿瘤的生长方式

肿瘤的生长方式与肿瘤的性质、发生部位有关，主要有膨胀性生长、浸润性生长和外生性生长三种方式（图 5-4）。

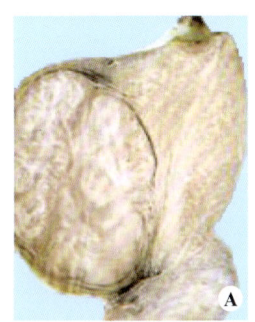
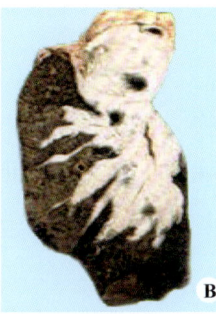
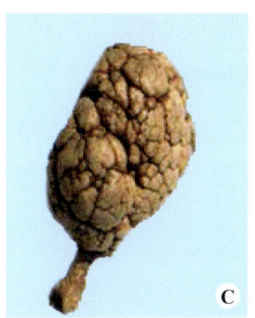

图 5-4　肿瘤的生长方式（肉眼观）

A. 膨胀性生长（子宫平滑肌瘤）；B. 浸润性生长（肺癌）；C. 外生性生长（皮肤乳头状瘤）

1. 膨胀性生长　实质器官的良性肿瘤多呈膨胀性生长。其生长速度较慢，随着体积不断增大，肿瘤推开或挤压周围正常组织，常在周围形成完整的包膜，与周围组织分界清楚，多呈结节状或分叶状。临床医生触诊时常常可以推动，手术容易摘除，不易复发。肿瘤的复发是指肿瘤经过治疗后，残余瘤细胞又生长繁殖，在原发部位重新生长出与原发瘤性质相同的肿瘤。这种生长方式的肿瘤对局部器官、组织的影响主要是挤压或阻塞，一般不明显破坏器官的结构和功能。

2. 浸润性生长　恶性肿瘤多呈浸润性生长，是诊断恶性肿瘤的重要指征之一，也是造成肿瘤转移的基础。浸润性生长的肿瘤组织像树根长入泥土一样，侵入并破坏周围正常组织，与周围组织无明显界限，没有包膜。临床医生触诊时，肿瘤比较固定，活动度小，手术时，切除范围要远远大于肉眼所见肿瘤范围，并且术后容易复发。

3. 外生性生长　发生在体表和体腔（如胸腔、腹腔）内的肿瘤，或管道器官（如消化道）腔面的肿瘤，常突向于表面，呈乳头状、息肉状、蕈伞状或菜花状，这种生长方式称为外生性生长。良性和恶性肿瘤都可呈外生性生长，但恶性肿瘤在外生性生长的同时，其基底部也往往呈浸润性生长。外生性生长的恶性肿瘤由于生长迅速，血液供应相对不足，极易发生坏死，坏死组织脱落后形成底部高低不平、边缘隆起的溃疡（火山口溃疡）。

（二）肿瘤的生长速度

不同肿瘤的生长速度差别很大，与肿瘤的性质、血液供应情况及机体免疫反应有关。恶性肿瘤生长较快，特别是分化差的恶性肿瘤，可在短期内形成明显的肿块；良性肿瘤一般生长较缓慢，生长的时间可达数年甚至数十年，如果其生长速度突然加快，则要考虑其恶变、出血或囊性变等继发改变的可能。

> **链接** 肿瘤细胞的生长分数与化疗
>
> 肿瘤细胞的生长分数是指肿瘤细胞群体中处于增殖状态细胞的比例。大多数抗肿瘤的化学药物是通过干扰肿瘤细胞增殖起作用，靶点是增殖期的肿瘤细胞。肿瘤早期细胞分裂活跃，生长分数高，对化疗敏感；随着肿瘤的生长，部分肿瘤进入静止期（G_0），停止分裂增殖，生长分数低，治疗出现相对的耐药性，效果差。此时，临床治疗一般先用放疗或手术将肿瘤缩小，使残留的癌细胞从静止期进入增殖期后再进行化疗，增加化疗的敏感性。

四、肿瘤的扩散

恶性肿瘤不仅可以在原发部位继续呈浸润性生长，蔓延到邻近器官和组织，而且还可以通过多种途径扩散到身体其他部位继续生长。肿瘤的扩散是恶性肿瘤最重要的生物学特征，良性肿瘤一般不发生扩散。恶性肿瘤扩散方式有以下两种。

（一）局部浸润和直接蔓延

恶性肿瘤细胞可沿着组织间隙、淋巴管、血管或神经束衣连续地浸润性生长，破坏邻近正常组织或器官，称为直接蔓延。例如，宫颈癌晚期可蔓延至阴道、膀胱、直肠、宫旁和盆腔壁等邻近组织器官。

（二）转移

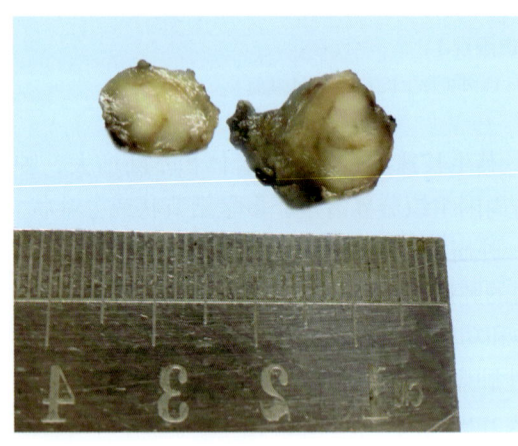

图5-5 恶性肿瘤转移的淋巴结（肉眼观）

恶性肿瘤细胞从原发部位侵入血管、淋巴管或体腔，迁徙到其他部位，继续生长，形成与原发瘤相同类型的肿瘤，称为转移。转移所形成的肿瘤称为转移瘤。恶性肿瘤的转移途径包括以下三种。

1. 淋巴道转移 是恶性肿瘤最常见转移途径。癌细胞侵入淋巴管后，随淋巴液流动到达局部区域的第一个或第一组淋巴结，即前哨淋巴结；前哨淋巴结发生转移后，还可继续向远处的淋巴结转移；最后可经胸导管进入血流，继发血行转移。如前哨淋巴结无转移，其他淋巴结出现转移癌的概率很低。恶性肿瘤转移的淋巴结肿大、变硬，切面呈灰白色（图5-5），相邻的淋巴结还可融合成团。

需注意，局部淋巴结肿大并非均为转移，也可能是局部淋巴结反应性增生而肿大。所以，确诊有无淋巴道转移需活体组织检查。

2. 血行转移 是肉瘤的常见转移途径。肿瘤细胞侵入血管后，随着血流运行到达远处器官，继续生长并形成转移瘤。由于静脉壁薄且管内压力较低，瘤细胞多经静脉入血，肿瘤细胞在血液中运行的途径与栓子的运行途径相似；瘤细胞也可通过淋巴管进入血液。即侵入体循环静脉的恶性肿瘤细胞经右心转移到肺，如乳腺癌、骨肉瘤的肺转移等；侵入门静脉系统的恶性肿瘤细胞转移至肝，如直肠癌的肝转移；肺内的原发性肿瘤和转移瘤的瘤细胞侵入肺静脉经左心可转移至全身各器官，如脑、肾、骨等处。恶性肿瘤细胞在血行转移中可以累及很多器官，但最常见的是肺，其次是肝（图5-6）。转移瘤肉眼见多个、散在分布，边界清楚的结节状病灶，多接近器官表面，临床上可通过影像学检查判断有无血行转移。

3. 种植性转移 发生于体腔内器官的恶性肿瘤蔓延到器官表面时，部分肿瘤细胞可脱落，并像播种一样种植到体腔或体腔内其他器官的表面，形成多个转移瘤，称为种植性转移。种植性转移常见于腹腔器官的恶性肿瘤。例如，胃癌细胞穿透浆膜层，可种植到腹膜、大网膜或卵巢等处，常伴血性积液和癌性粘连，可抽取体腔积液做细胞学检查，以发现恶性肿瘤细胞。在卵巢形成的转移瘤称为克鲁肯贝格（Krukenberg）瘤，但注意也可通过血行和淋巴道转移形成。临床上某些涉及肿瘤的手术、检查等操作不当也可引起医源性种植性转移，我们应当避免这种情况的发生。

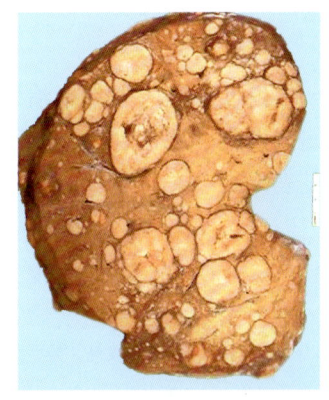

图5-6 肝血行转移癌（肉眼观）

五、恶性肿瘤的分级与分期

（一）分级

病理学上根据分化程度、异型性及核分裂象的数目等对恶性肿瘤进行分级，是判断肿瘤恶性程度的重要指标，对肿瘤治疗及预后具有重要的意义。目前，一般采用三级分法。Ⅰ级：肿瘤细胞的分化较好（高分化），为低度恶性；Ⅱ级：肿瘤细胞的分化中等（中分化），异型性较明显，为中度恶性；Ⅲ级：肿瘤细胞的分化差（低分化），异型性显著，为高度恶性。

（二）分期

肿瘤分期是指恶性肿瘤的生长范围和扩散程度。通常是根据原发肿瘤的大小、浸润的深度和范围、是否累及邻近器官、是否有淋巴结转移、是否有血行或种植性等远处转移而定。目前国际上广泛使用TNM分期法。

T是指肿瘤原发灶，随着肿瘤体积的增大和邻近组织受累范围的增加依次用T_1~T_4来表示；N是指区域淋巴结受累情况，淋巴结未受累时用N_0表示，随着淋巴结受累的程度及范围增大，依次用N_1~N_3表示；M是指有无血行转移，无血行转移者用M_0表示，有血行转移者用M_1表示。

六、肿瘤对机体影响

肿瘤对机体的影响与肿瘤的良恶性程度、发生的部位及发展程度有一定关系。一般早期多无明显影响。

（一）良性肿瘤对机体的影响

良性肿瘤由于生长速度缓慢，无浸润和转移，因而对机体影响较小，只有局部压迫、阻塞的作用，但若生长在重要部位，也可引起严重后果。如肠腔的腺瘤，可阻塞肠腔，引起肠梗阻或肠套叠；颅内的良性肿瘤，压迫脑组织，可引起颅内压升高及相应的神经系统症状，甚至危及生命；垂体生长激素腺瘤分泌过多生长激素，可引起巨人症和肢端肥大症。

（二）恶性肿瘤对机体的影响

恶性肿瘤由于生长速度快，浸润周围组织，并可发生转移，因而对机体的影响较大，除对周围组织器官有压迫和阻塞作用外，还破坏周围组织器官，引起坏死、出血、感染和发热；累及局部神经引起顽固性疼痛；某些内分泌系统的恶性肿瘤，可产生相应的激素，引起内分泌紊乱，如类癌和神经内分泌癌等；还可见副肿瘤综合征，以癌居多，如肺癌、胃癌和肝癌。由肿瘤的产物（如异位激素）或异常免疫反应等引起，表现为内分泌、神经、消化、造血、骨关节、肾脏、皮肤等系统的异常；晚期恶性肿瘤患者可发生恶病质，表现为机体严重消瘦、贫血、虚弱和全身衰竭。

七、良性肿瘤和恶性肿瘤区别

良性肿瘤一般易于治疗，治疗效果较好；恶性肿瘤危害大，治疗措施复杂，效果不理想。因此正确区别良、恶性肿瘤，对于肿瘤的诊断、治疗及判断预后具有重要的意义。良性与恶性肿瘤的区别详见表5-2。

表5-2　良性肿瘤与恶性肿瘤的鉴别

鉴别点	良性肿瘤	恶性肿瘤
分化程度	分化程度高，异型性小，与起源组织形态相似	分化程度低，异型性大，与起源组织形态差别大
核分裂象	无或少，不见病理性核分裂象	多见，可见病理性核分裂象
生长速度	缓慢	较快
生长方式	膨胀性和外生性生长，常有包膜形成，与周围组织分界清楚，活动性大	浸润性和外生性生长，无包膜，一般与周围组织分界不清，活动性小
继发性改变	少见	常发生出血、坏死、溃疡及感染等
转移	不转移	可有转移
复发	很少复发	易复发
对机体影响	较小，主要是局部压迫或阻塞作用	较大，除压迫、阻塞外，还可破坏原发处及转移处的组织，引起坏死、出血，合并感染，恶病质

判断良恶性肿瘤的依据是多方面的，但并不是绝对的。如血管瘤为良性肿瘤，但呈浸润性生长，无包膜、术后易复发；基底细胞癌为恶性肿瘤，但在局部生长缓慢，很少转移和复发。某些组织类型的肿瘤，除了有典型的良性肿瘤和恶性肿瘤之分外，还存在一些组织形态和生物学特性介于两者之间的肿瘤，称为交界性肿瘤，如卵巢交界性浆液性乳头状囊腺瘤。有些交界性肿瘤有发展为恶性的可能，有些恶变潜能目前还不清楚，有待通过长时间随访进一步了解其生物学特性。此外肿瘤的良、恶性也不是一成不变的，有些良性肿瘤不及时治疗就有可能转变为恶性，但恶性肿瘤一般不会转变为良性。

第3节　肿瘤的命名与分类

一、肿瘤的命名原则

人体肿瘤种类繁多，命名复杂。一般根据其组织来源、性质、发生部位和形态特点等来命名。

（一）良性肿瘤的命名

良性肿瘤的命名方式为组织或细胞类型+"瘤"。如纤维组织的良性肿瘤，称为纤维瘤；腺组织的良性肿瘤，称为腺瘤。

（二）恶性肿瘤的命名

一般所说的"癌症"，习惯上泛指所有的恶性肿瘤。恶性肿瘤的命名较复杂，根据组织来源不同，分为癌和肉瘤。

1. 癌　来源于上皮组织的恶性肿瘤统称为癌。命名方式为上皮组织类型+"癌"。如来源于鳞状上皮的恶性肿瘤称为鳞状细胞癌；来源于腺上皮的恶性肿瘤称为腺癌；同时具有腺癌和鳞状细胞癌成分，可称为腺鳞癌。未分化癌是指形态或免疫表型可以确定为癌，但缺乏特定上皮分化特征的癌。

2. 肉瘤　来源于间叶组织的恶性肿瘤统称为肉瘤。间叶组织包括纤维结缔组织、脂肪、肌肉、脉管、骨、软骨及滑膜组织等。命名原则为间叶组织类型+"肉瘤"。如来源于纤维组织的恶性肿瘤称为纤维肉瘤，来源于骨的恶性肿瘤称为骨肉瘤。

有些肿瘤既有癌的成分也有肉瘤的成分，称为癌肉瘤。

癌和肉瘤都属于恶性肿瘤，区分癌与肉瘤对肿瘤的病理诊断和治疗均有实际意义。区别见表5-3。

表5-3　癌与肉瘤的区别

区别点	癌	肉瘤
组织来源	上皮组织	间叶组织
发病率	较常见，约为肉瘤的9倍，多见于40岁以上成人	较少见，大多见于青少年
大体特点	质较硬、色灰白、较干燥	质软、色灰红、湿润、鱼肉状
组织学特点	多形成癌巢，实质与间质分界清楚，纤维组织常有增生	肉瘤细胞多弥漫分布，实质与间质分界不清，间质内血管丰富，纤维组织少
网状纤维	癌细胞间多无网状纤维	肉瘤细胞间多有网状纤维
转移	多经淋巴道转移	多经血行转移

（三）肿瘤的特殊命名

1. 母细胞瘤的形态类似于发育过程中的某种幼稚组织或细胞，大多数为恶性，如神经母细胞瘤、视网膜母细胞瘤、肾母细胞瘤；也有良性如骨母细胞瘤。
2. 以"病"或"瘤"命名的恶性肿瘤如白血病、精原细胞瘤、无性细胞瘤等。
3. 在肿瘤名称前冠以"恶性"二字如恶性黑色素瘤、恶性畸胎瘤等。
4. 以"人名"来命名的恶性肿瘤如尤因肉瘤、霍奇金淋巴瘤等。
5. 以"瘤病"来命名，指肿瘤多发的状态，如神经纤维瘤病、脂肪瘤病等。
6. 畸胎瘤指来源于性腺或胚胎剩件中的全能细胞发生的肿瘤，一般含有两个或两个以上胚层的多种成分，结构较混乱，分成熟畸胎瘤和不成熟畸胎瘤两类。
7. 结合形态特点命名，如乳头状瘤、息肉状腺瘤、囊腺癌、印戒细胞癌、燕麦细胞癌等。

（四）转移瘤的命名

转移瘤命名原则：转移部位+转移性+原发瘤名称。如肺转移性肝癌，指患者的肝癌转移到肺所形成的转移瘤。

二、肿瘤的分类

肿瘤的分类在医学实践中具有重要的作用，正确的分类是拟定治疗计划、判断患者预后的重要依据，也是诊断和研究工作的基础。肿瘤的分类常以肿瘤的组织来源和生物学特性为依据，常见肿瘤的简单分类见表5-4。

表5-4　常见肿瘤的分类

组织来源		良性肿瘤	恶性肿瘤
上皮组织	鳞状细胞	乳头状瘤	鳞状细胞癌
	基底细胞	—	基底细胞癌
	腺上皮	腺瘤	腺癌
	尿路上皮	乳头状瘤	尿路上皮癌

续表

组织来源		良性肿瘤	恶性肿瘤
间叶组织	纤维组织	纤维瘤	纤维肉瘤
	脂肪	脂肪瘤	脂肪肉瘤
	平滑肌	平滑肌瘤	平滑肌肉瘤
	横纹肌	横纹肌瘤	横纹肌肉瘤
	血管	血管瘤	血管肉瘤
	淋巴管组织	淋巴管瘤	淋巴管肉瘤
	骨和软骨	骨瘤	骨肉瘤
	软骨组织	软骨瘤、骨软骨瘤	软骨肉瘤
淋巴造血组织	淋巴细胞	—	淋巴瘤
	造血细胞	—	白血病
神经组织和脑脊膜	神经鞘细胞	神经鞘瘤	恶性外周神经鞘瘤
	胶质细胞	胶质细胞瘤	恶性胶质细胞瘤
	神经细胞	神经节细胞瘤	神经母细胞瘤、髓母细胞瘤
	脑脊膜	脑膜瘤、脊膜瘤	恶性脑膜瘤、恶性脊膜瘤
其他肿瘤	黑色素细胞		恶性黑色素瘤
	胎盘滋养叶细胞	葡萄胎	绒毛膜上皮癌
	生殖细胞	—	精原细胞瘤、无性细胞瘤、胚胎性癌
	性腺或胚胎剩件中的全能细胞	成熟畸胎瘤	不成熟畸胎瘤

第4节 癌前疾病、异型增生和原位癌

（一）癌前疾病

癌前疾病（precancerous disease）又称癌前病变，是指某些具有癌变潜在可能性的良性病变（疾病），如长期存在有可能转变为癌。但应注意，癌前疾病并不是一定会发展为癌，也不是所有的癌都有癌前疾病。常见的癌前疾病有黏膜白斑、乳腺导管上皮非典型增生、大肠腺瘤、家族性腺瘤样息肉病、慢性萎缩性胃炎、溃疡性结肠炎、皮肤慢性溃疡等。正确治疗癌前疾病，在肿瘤的预防中具有十分重要的意义。

（二）异型增生和原位癌

1. 异型增生（dysplasia） 是指增生的上皮细胞形态和结构出现一定程度的异型性，但还不足以诊断为癌的一些病变。表现为增生细胞大小不一，核大而深染，核分裂增多，但多呈正常的核分裂，核质比例增大，细胞层次增多、排列紊乱、极性消失。当致病因素消除时，某些未累及上皮全层的异性增生可能会逆转消退。

2. 原位癌（carcinoma in situ） 是指癌变仅限于黏膜上皮、腺上皮层内或皮肤表皮层内，波及上皮的全层，但尚未突破基膜向下浸润生长者。如子宫颈、食管及皮肤等鳞状上皮的原位癌，以及乳腺导管上皮和小叶等腺上皮的原位癌。

目前临床上采用"上皮内病变"描述上皮的异型增生和原位癌，采用二级分类法，分为低级别上皮内病变和高级别上皮内病变。①低级别上皮内病变：并发癌或将来发生癌的风险低。镜下观，基底层细胞/副基底层细胞增殖，最多不超过上皮的下1/3层，绝大多数无异常核分裂象。在上皮的上3/4层至上2/3层，细胞分化，胞质丰富，核增大持续存在，核质比增加，常有核深染，核膜不规则，核周常有界限清楚的空晕。②高级别上皮内病变：如不治疗，有显著进展为浸润性癌的风险。镜下观，增生细胞扩展至上皮的中 1/3 层或表面 1/3 层细胞，有异常的核特征，包括核增大，核膜不规则，核质比增加，伴有核分裂，常见异常核分裂，很少出现显著的和（或）大的核仁。

曾经使用"上皮内瘤变"这一概念描述上皮的异型增生和原位癌，采用三级分类法。轻度异型增生又称上皮内瘤变Ⅰ级，中度异型增生又称上皮内瘤变Ⅱ级，重度异型增生和原位癌又称上皮内瘤变Ⅲ级（图5-7）。

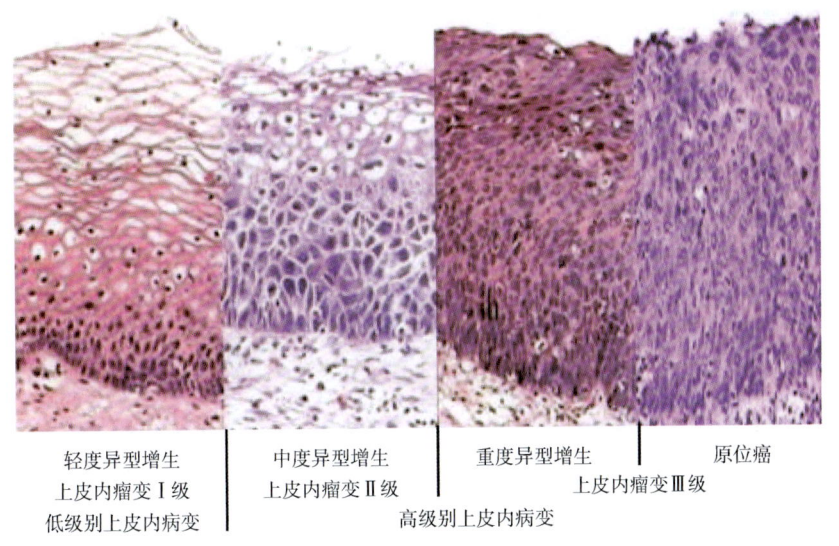

图 5-7　异型增生和原位癌（镜下观，低倍镜，HE 染色）

第 5 节　常见肿瘤举例

一、上皮组织肿瘤

上皮组织包括被覆上皮和腺上皮，上皮组织发生的肿瘤比较常见，对人体危害大。

（一）上皮组织良性肿瘤

1. 乳头状瘤　是由被覆上皮（鳞状上皮、尿路上皮）发生的良性肿瘤，常见于皮肤、膀胱、喉、外耳道、阴茎等处。肉眼观，呈外生性生长，突起于体表或体腔，常形成多个乳头状突起，根部有蒂与正常组织相连。镜下观，乳头的轴心为血管和结缔组织，表面覆盖上皮细胞（图5-8）。

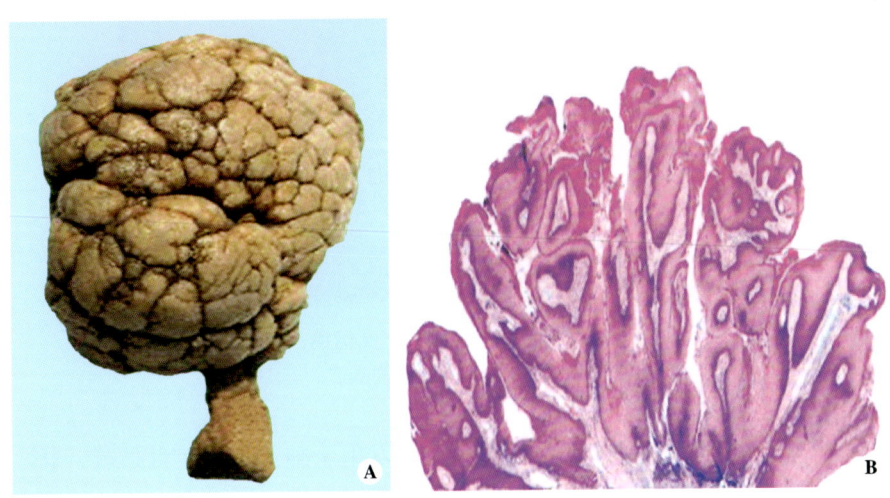

图 5-8　皮肤乳头状瘤

A. 肉眼观；B. 镜下观，低倍镜，HE 染色

2. 腺瘤 是由腺上皮发生的良性肿瘤，常见于甲状腺、乳腺、胃肠道、涎腺、卵巢等。发生在黏膜的腺瘤多呈息肉状；发生在腺器官的腺瘤多呈结节状，包膜完整，与周围组织分界清楚。腺瘤组织中的腺体与其起源的正常组织腺体结构非常相似，可具有分泌功能。根据腺瘤的组成成分与形态特点，可将其分为管状腺瘤、绒毛状腺瘤、息肉状腺瘤、纤维腺瘤、囊腺瘤、多形性腺瘤等类型（图5-9）。

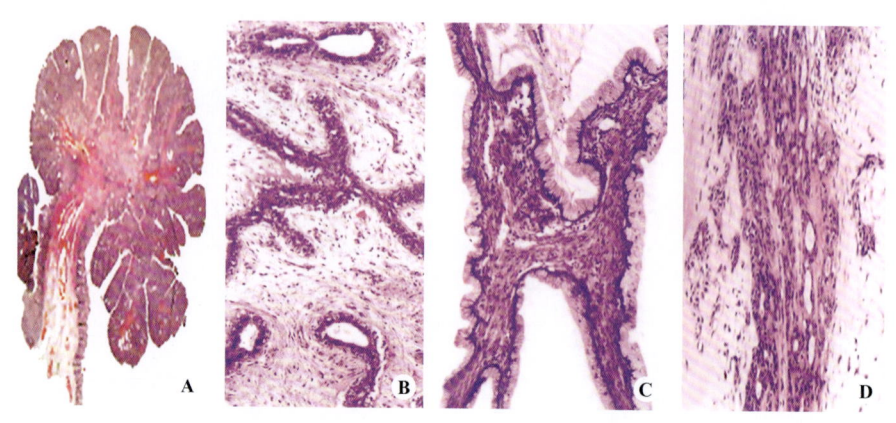

图 5-9　腺瘤（镜下观，低倍镜，HE 染色）
A. 息肉状腺瘤；B. 纤维腺瘤；C. 囊腺瘤；D. 多形性腺瘤

（二）上皮组织恶性肿瘤

1. 鳞状细胞癌 简称鳞癌，常发生在鳞状上皮覆盖的部位，如皮肤、口腔、鼻咽、食管、阴道、外阴、阴茎、子宫颈等处，也可发生于正常无鳞状上皮被覆，但出现鳞状上皮化生的部位，如支气管、胆囊、肾盂等处。肉眼观，癌组织多呈菜花状，也可因表面组织发生坏死脱落而形成溃疡。镜下观，癌组织形成片块状、条索状癌巢。高分化鳞癌可在癌巢中出现层状或呈同心圆状的红染角化物，称为角化珠，细胞间可见细胞间桥（图5-10）。低分化鳞癌，癌细胞有明显异型性并可见病理性核分裂，不见角化珠与细胞间桥。

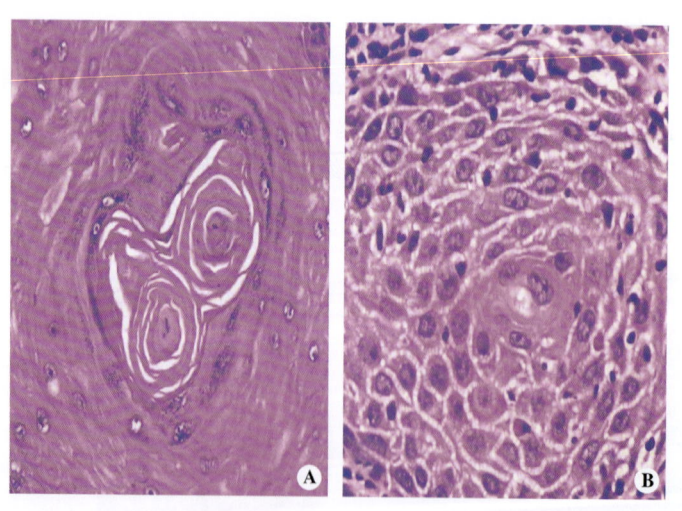

图 5-10　鳞状细胞癌（镜下观，高倍镜，HE 染色）
A. 角化珠；B. 细胞间桥

2. 腺癌 起源于腺上皮的恶性肿瘤，称为腺癌，常发生于肺、乳腺、胃肠道、肝、子宫体、甲状腺等处。肉眼观，呈息肉状、溃疡状、结节状等。镜下观，癌细胞形成大小和形状不一、排列不规则的腺体或腺样结构，细胞常不规则排列成多层，核大小不一，核分裂象多见。以乳头状结构为主的腺癌称为乳头状腺癌，常见于胃、肠和子宫体；腺腔高度扩张呈囊状的腺癌称为囊腺癌，常见于乳腺；

分泌大量黏液的腺癌称为黏液癌，又称为胶样癌，镜下见大量黏液聚集于癌细胞内，将核挤向一侧，癌细胞形似印戒，称印戒细胞癌（图5-11），常见于胃和大肠。

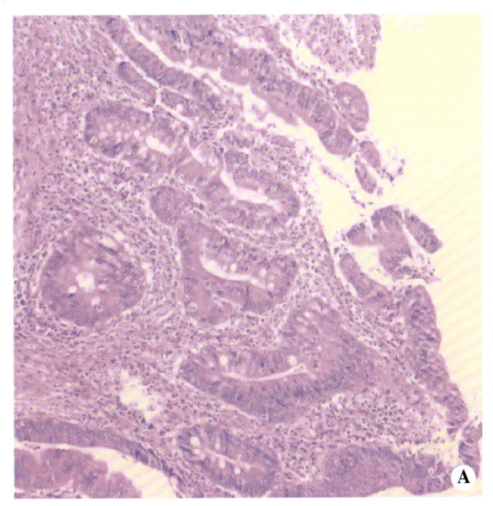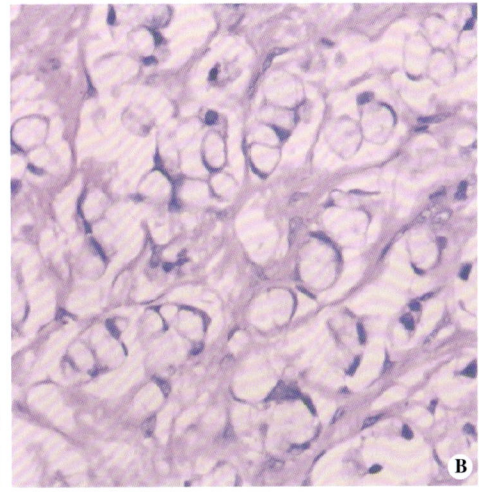

图5-11 腺癌（镜下观，HE染色）
A.管状腺癌，低倍镜；B.印戒细胞癌，高倍镜

3. 基底细胞癌 起源于皮肤的基底细胞，常见于老年人面部，如眼睑、颊及鼻翼处。肉眼观，表面常形成边缘不规则的溃疡，并且浸润破坏深层组织（图5-12）。镜下观，癌巢由基底细胞样的癌细胞构成。此癌生长缓慢，几乎不发生转移，对放疗敏感，预后较好，属低度恶性。

二、间叶组织肿瘤

间叶组织肿瘤种类繁多，包括脂肪组织、平滑肌、横纹肌、纤维组织、脉管和骨组织等。间叶组织肿瘤中，良性的比较常见，恶性肿瘤不常见。此外，间叶组织有不少瘤样病变，形成临床可见的"肿块"，但并非真性肿瘤。

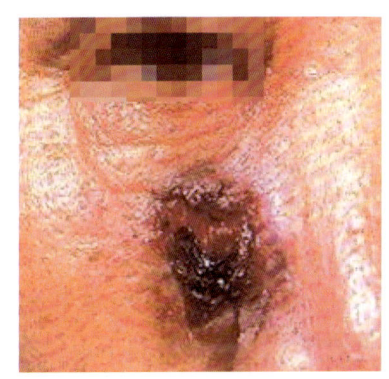

图5-12 基底细胞癌（肉眼观）

（一）间叶组织良性肿瘤

1. 纤维瘤 是起源于纤维组织的良性肿瘤，好发于躯干及四肢皮下。肉眼观，肿瘤呈结节状，有包膜，与周围组织分界清楚，切面呈灰白色，可见编织状条纹，质地柔韧。镜下观，胶原纤维呈束状排列，交织成网状，纤维瘤细胞分化良好，与正常的纤维细胞非常相似（图5-13）。纤维瘤生长缓慢，手术切除后不易复发。

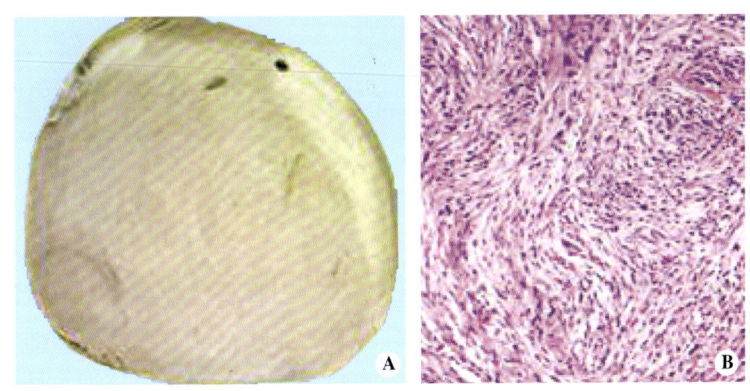

图5-13 纤维瘤
A.肉眼观；B.镜下观，低倍镜，HE染色

2. 脂肪瘤　是最常见的良性软组织肿瘤，多发生于四肢和躯干的皮下组织，手术容易切除。肉眼观，肿瘤多呈分叶状，有包膜，质地柔软，切面呈黄色，似正常脂肪组织。镜下观，肿瘤组织似正常脂肪组织，间质为少量纤维组织和血管（图5-14）。

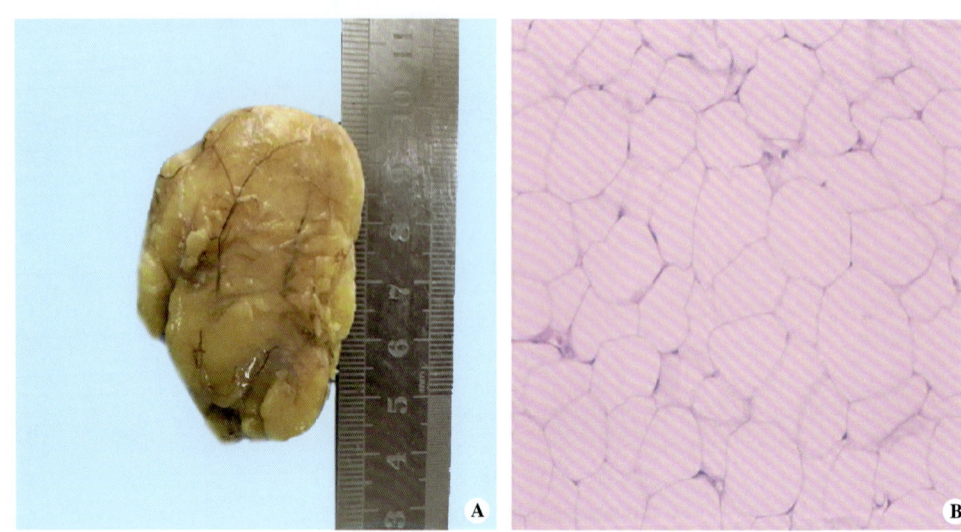

图5-14　脂肪瘤
A. 肉眼观；B. 镜下观，高倍镜，HE染色

3. 血管瘤　多为先天性，故以婴幼儿常见，肿瘤常随身体的发育而长大，成年后一般停止发展，甚至可以自然消退。发生在皮肤或黏膜时可呈突起的鲜红肿块，或呈暗红、紫红色，平坦或隆起，边界不清，无包膜（图5-15）；发生在内脏的血管瘤多呈结节状。临床上有毛细血管瘤、海绵状血管瘤和静脉血管瘤等类型。

4. 平滑肌瘤　多见于子宫，其次胃肠道等部位。肉眼观，肿瘤呈结节状，有包膜，与周围组织分界清楚（图5-16）。镜下观，瘤组织由形态比较一致的梭形平滑肌细胞构成，核呈长杆状，两端钝圆，排列成束状、编织状。

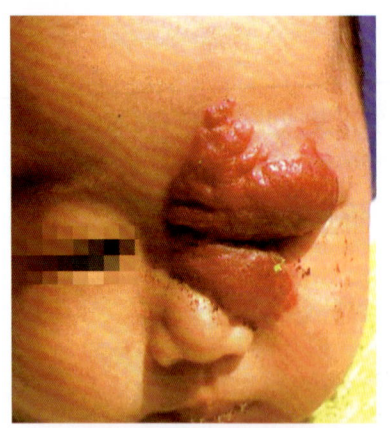
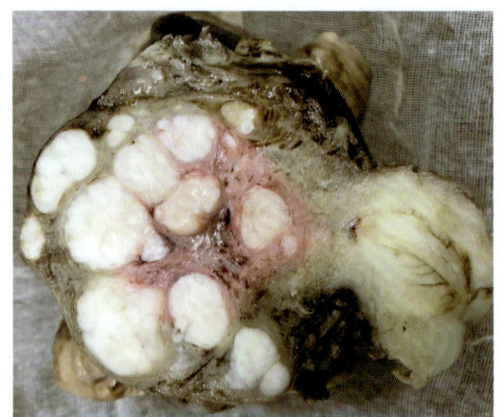

图5-15　血管瘤（肉眼观）　　　图5-16　子宫平滑肌瘤（肉眼观）

（二）间叶组织恶性肿瘤

1. 纤维肉瘤　较少见，好发于四肢皮下的纤维组织。肉眼观，肿瘤呈结节状或不规则形，浸润性生长。切面呈灰白色，均匀细腻如鱼肉状，常伴有出血、坏死。镜下观，肉瘤细胞大小不一，呈梭形或圆形，异型性明显，可见病理性核分裂（图5-17）。纤维肉瘤易早期发生血行转移，预后差。发生在

婴幼儿的纤维肉瘤较成人纤维肉瘤的预后好。

2. 脂肪肉瘤 是肉瘤中较多见的一种，多见于成人，极少见于青少年。好发于中老年人的大腿、腹膜后或其他深部软组织，极少发生于皮下脂肪层，这与脂肪瘤发生部位相反。肉眼观，多呈结节状或分叶状，表面常有一层薄包膜，分化好者呈黄色，似脂肪组织。镜下观，肉瘤细胞形态多种多样，可见脂肪母细胞，胞质内可见多少不等、大小不一的脂质空泡，可挤压细胞核，形成压迹（图5-18）。

3. 平滑肌肉瘤 为由平滑肌组织发生的恶性肿瘤，好发于子宫与胃肠道，常见于中老年人。肉眼观，肿瘤呈不规则结节状，边界不清，呈浸润性生长。切面呈灰白色或灰红色，鱼肉状。镜下观，肉瘤细胞似平滑肌瘤，但瘤细胞有轻重不等的异型性，核分裂象多见（图5-19）。平滑肌肉瘤恶性度较高，术后易复发，可发生血行转移至肺、肝及其他器官。

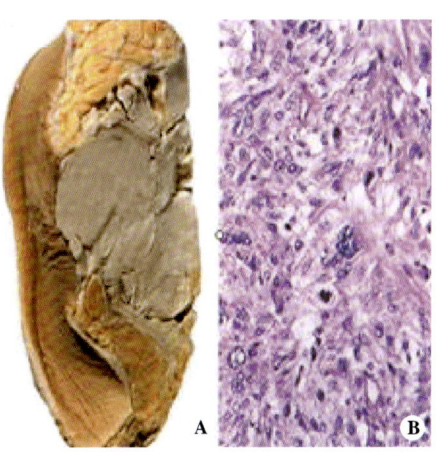

图 5-17 乳腺纤维肉瘤

A. 肉眼观；B. 镜下观，高倍镜，HE染色

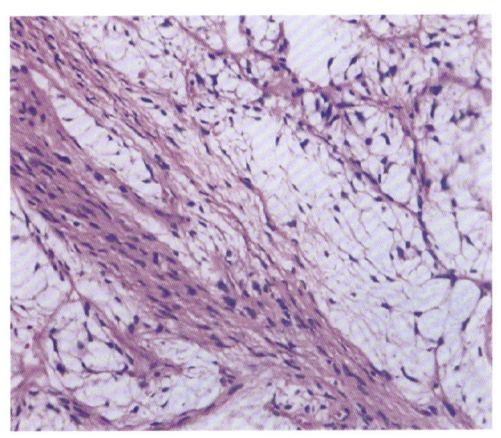

图 5-18 脂肪肉瘤（镜下观，低倍镜，HE染色）

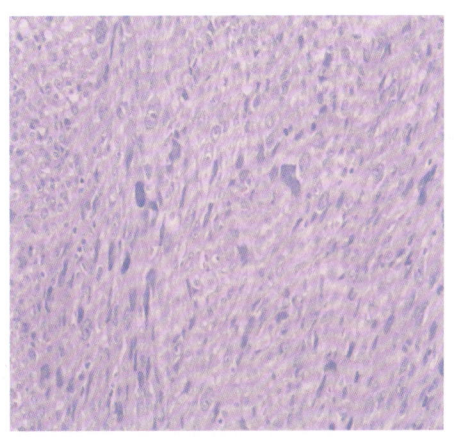

图 5-19 平滑肌肉瘤（镜下观，低倍镜，HE染色）

4. 骨肉瘤 为最常见的骨恶性肿瘤，多见于青少年。起源于骨膜中成骨细胞，常发生于四肢长骨骨骺端，尤其是股骨下端和胫骨上端。肿瘤常位于长骨干骺端，呈梭形膨大的包块，切面呈灰白色或灰红色的鱼肉状。由于瘤组织侵犯破坏骨皮质后，将骨膜掀起，可见肿瘤上下端的骨皮质与掀起的骨外膜之间形成的三角形隆起，在X线片中称Codman三角。在掀起的骨外膜与骨皮质之间可形成与骨表面垂直的放射状反应性增生性新生骨小梁，X线上称日光放射状阴影。镜下观，肉瘤细胞异型性明显，呈梭形或多角形，大小不一。肉瘤细胞直接形成肿瘤性骨组织或骨样组织，骨样组织形态不规则，均质红染，将肉瘤细胞分隔，呈小梁状或片块状（图5-20），这是诊断骨肉瘤的重要组织学依据。骨肉瘤恶性程度高，发展迅速，早期即可发生血行转移，危及生命。

三、其他组织肿瘤

（一）淋巴组织肿瘤

淋巴组织肿瘤是指来源于淋巴结与结外淋巴组织的恶性肿瘤。以沿海地区，长江中下游为高发区，多见于青壮年。根据瘤细胞与瘤组织的结构成分不同，可分为霍奇金淋巴瘤与非霍奇金淋巴瘤两大类。

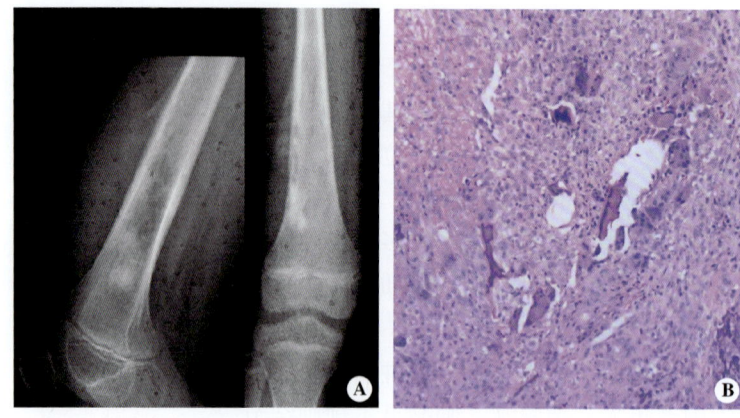

图 5-20　骨肉瘤
A. X线片；B. 镜下观，低倍镜，HE染色

1. 霍奇金淋巴瘤　又称霍奇金病，多发生于颈部和锁骨上淋巴结，首发症状是无痛性、进行性局部淋巴结肿大。肉眼观，受累淋巴结肿大，呈结节状，质地由软变硬，切面呈灰白色鱼肉状，可有灶性坏死。镜下观，在以淋巴细胞为主的多种炎症细胞混合浸润的背景上，有形态多样的肿瘤细胞，即里-施细胞，又称RS细胞。其中典型的RS细胞的双核呈对称性排列，形如"镜影"，又称为镜影细胞（图5-21A），是诊断霍奇金淋巴瘤的重要形态学依据。

2. 非霍奇金淋巴瘤　是淋巴组织肿瘤中最常见的类型，其中2/3原发于淋巴结，1/3原发于淋巴结外器官或组织。表现为局限性肿瘤性包块。镜下观，淋巴样瘤细胞增生，弥漫分布，细胞成分相对单一，有一定异型性和病理性核分裂象（图5-21B）。

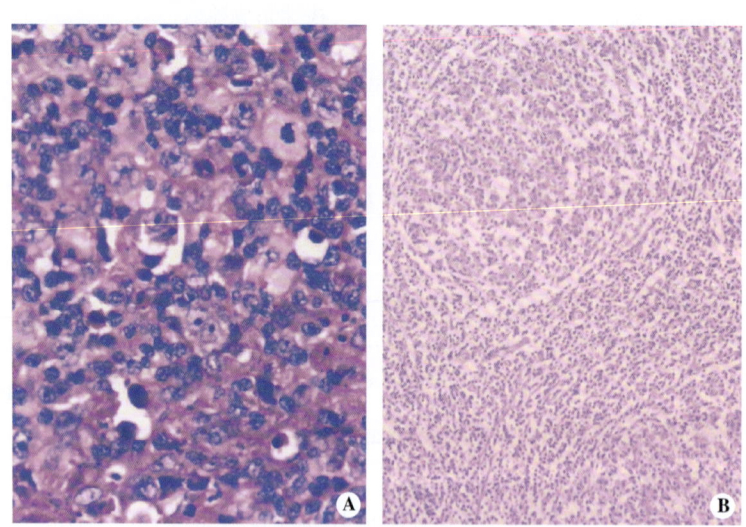

图 5-21　霍奇金淋巴瘤和非霍奇金淋巴瘤（镜下观，HE染色）
A. 霍奇金淋巴瘤（示镜影细胞，高倍镜）；B. 非霍奇金淋巴瘤，低倍镜

（二）畸胎瘤

畸胎瘤是由多向分化潜能的生殖细胞发生的肿瘤，大多数含有两个或三个胚层组织成分，如同一个畸形的胎儿。好发于卵巢和睾丸，可分为成熟与未成熟畸胎瘤。根据外观可分为囊性和实性两种，实性者多为恶性。

1. 成熟畸胎瘤 是最常见的生殖细胞肿瘤，好发于20～30岁女性卵巢。肉眼观，肿瘤呈囊状，内充满皮脂样物质，囊壁附有牙齿，可见毛发（图5-22）。镜下观，肿瘤由三个胚层的成熟组织构成。以表皮和附件组成的单胚层畸胎瘤又称为皮样囊肿。成熟畸胎瘤预后较好，手术可切除，术后很少复发，但1%可恶变。

2. 未成熟畸胎瘤 好发于20岁以下的女性，随着年龄的增大，发病率逐渐降低。肉眼观，肿瘤呈实体分叶状，含有许多小的囊腔，可查见未成熟的骨或软骨组织。镜下观，与良性畸胎瘤的主要区别是在肿瘤组织中见未成熟组织。此类肿瘤的预后与肿瘤的分化程度有关，高分化者预后较好，未分化者预后较差。

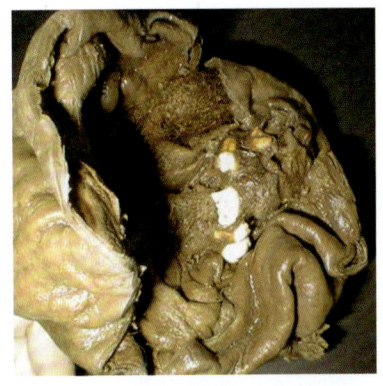

图5-22 成熟畸胎瘤（肉眼观）

自测题

单选题

1. 不符合肿瘤性增生的是（　　）
   A. 生长旺盛
   B. 相对无止境生长
   C. 与整个机体不协调
   D. 不同程度地丧失分化成熟能力
   E. 增生细胞基本上保持原来的形态、功能和代谢特点
2. 恶性肿瘤组织分化程度越低，说明（　　）
   A. 肿瘤的恶性程度越低　B. 肿瘤的恶性程度越高
   C. 预后越好　　　　　　D. 生长越慢
   E. 转移越早
3. 良、恶性肿瘤最主要区别是（　　）
   A. 肿瘤体积的大小　　　B. 生长速度快慢
   C. 浸润或膨胀性生长　　D. 是否有转移
   E. 细胞异型性
4. 瘤的实质是指（　　）
   A. 肿瘤内肿瘤细胞　　　B. 肿瘤内淋巴管
   C. 肿瘤内血管　　　　　D. 肿瘤内神经组织
   E. 肿瘤内纤维结缔组织
5. 癌和肉瘤的主要区别依据是（　　）
   A. 发病年龄不同
   B. 转移方式不同
   C. 瘤细胞异型性的大小不同
   D. 发病率高低不同
   E. 组织来源不同
6. 确认淋巴结有无癌转移应依据（　　）
   A. 淋巴结是否肿大及与周围组织粘连
   B. 淋巴结是否肿大及变硬
   C. 淋巴结是否肿大及压痛
   D. 肿瘤有无感染及坏死
   E. 淋巴结活检见癌细胞
7. 下列哪一项不属于肿瘤（　　）
   A. 白血病　　　　　　　B. 霍奇金淋巴瘤
   C. 动脉瘤　　　　　　　D. 肾母细胞瘤
   E. 甲状腺瘤
8. 下列哪一项不符合肿瘤性生长（　　）
   A. 生长旺盛
   B. 常形成肿块
   C. 细胞分化成熟能力降低
   D. 增生过程中需致癌因素持续存在
   E. 相对无止境生长
9. 不属于良性肿瘤特征的是（　　）
   A. 生长速度慢　　　　　B. 膨胀性生长
   C. 不转移　　　　　　　D. 细胞分化低
   E. 有包膜
10. 属于癌特征的是（　　）
    A. 间质结缔组织少　　　B. 多经血行转移
    C. 肿瘤细胞成巢状　　　D. 切面呈鱼肉状
    E. 瘤组织内血管丰富
11. 发生于骨组织的恶性肿瘤，称为（　　）
    A. 骨瘤　　　B. 骨肉瘤　　　C. 骨癌
    D. 恶性骨瘤　E. 骨母细胞瘤
12. 发生于腺上皮的恶性肿瘤，称为（　　）
    A. 腺瘤　　　B. 腺肉瘤　　　C. 腺癌
    D. 恶性腺瘤　E. 腺母细胞瘤
13. 原位癌是（　　）
    A. 原发癌　　　　　　　B. 早期癌
    C. 癌前疾病　　　　　　D. 未突破基膜的癌
    E. 未发生转移的癌

（周　洁）

第6章
水、电解质代谢紊乱

水是机体的重要组成成分和生命活动的必需物质，人体的新陈代谢是在体液环境中进行的。体液由水和溶解于其中的电解质、低分子有机化合物及蛋白质等组成。广泛分布于细胞内外，分布于细胞内的液体称细胞内液，它的容量和成分与细胞的代谢和生理功能密切相关，分布在细胞周围的是组织间液，它与血浆共同构成细胞外液。细胞外液构成人体的内环境，是沟通组织细胞之间和机体与外环境之间的媒介。

第1节 水、钠代谢紊乱

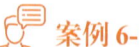
案例 6-1

患者，男性，40岁，呕吐、腹泻伴发热、口渴、尿少4天入院。体格检查：体温38.2℃，血压110/80mmHg，汗少，皮肤黏膜干燥。实验室检查：血Na^+155mmol/L，血浆渗透压320mmol/L，尿比重＞1.020。

问题：1. 患者发生何种类型的脱水？
2. 解释患者出现此临床表现的原因。

一、正常水、钠平衡

（一）体液容量和分布

体液的含量可因性别、年龄和胖瘦而有差别。男性体液含量较高，女性因脂肪较多体液含量相对较低；儿童的体液含量相对成人高。健康成年男性体液总量约占体重的60%（女性约50%），其中，细胞内液约占40%，细胞外液约占体重的20%，细胞外液中血浆约占体重的5%，其余15%为组织间液。

（二）体液的电解质成分

细胞外液的组织间液和血浆电解质在构成和数量上大致相等，主要阳离子是Na^+，其次是K^+、Ca^{2+}、Mg^{2+}等；主要阴离子是Cl^-，其次是HCO_3^-、HPO_4^{2-}、SO_4^{2-}及有机酸和蛋白质。两者的主要区别是血浆含有较高浓度的蛋白质（7%），而组织间液的蛋白质含量仅有0.05%～0.35%，这与蛋白质不易透过毛细血管进入组织间液有关。其对维持血浆胶体渗透压、稳定血管内液（血容量）有重要意义。

细胞内液中主要阳离子是K^+，其次是Na^+、Ca^{2+}、Mg^{2+}；主要阴离子是HPO_4^{2-}和蛋白质，其次是HCO_3^-、Cl^-、SO_4^{2-}等。

（三）体液的渗透压

渗透压是指溶液中溶质微粒对水的吸引力。其大小取决于溶质的分子或离子数目，体液内起渗透作用的溶质主要是电解质。血浆和组织间液的渗透压90%～95%来源于Na^+、Cl^-、HCO_3^-，剩余的5%～10%由其他离子、葡萄糖、氨基酸、尿素以及蛋白质等构成。血浆蛋白质所产生的渗透压极小，仅占血浆总渗透压的1/200，但由于其不能自由通过毛细血管壁，因此对维持血管内外液体的交换和血容量非常重要。正常血浆渗透压在280～310mmol/L。

（四）水的生理功能和水平衡

1. 水的生理功能 水是维持人体正常生理活动的重要营养物质之一，其生理功能主要有促进物质代谢、调节体温、润滑作用等。

2. 水平衡 正常人每日水的摄入和排出处于动态平衡之中，水的来源有饮水、食物水、代谢水。一般情况下，成人每日饮水量在1000～1300ml，食物水在700～900ml，代谢水约300ml。机体排出水分途径有四个，即皮肤（显汗和不显汗）、肺（呼吸蒸发）、消化道（粪）和肾（尿）。每日皮肤蒸发的水（不显汗）约500ml，呼吸蒸发的水约350ml，前者仅含有少量电解质，后者几乎不含电解质。显性出汗时汗液是一种低渗液，含NaCl约0.2%，并含有少量K^+，因此，在炎热夏天或高温环境下活动导致大量出汗时，会伴有电解质丢失。健康成人每日经粪便排出的水约150ml，经肾随尿液排出的水分为1000～1500ml。正常成人要维持水分出入量平衡，每日需水1500～2000ml。

（五）电解质的生理功能和钠平衡

机体的电解质分为有机电解质（如蛋白质）和无机电解质（即无机盐）两部分。形成无机盐的主要金属阳离子为K^+、Na^+、Ca^{2+}、Mg^{2+}，主要阴离子为Cl^-、HCO_3^-、HPO_4^{2-}等。无机电解质的主要功能是维持体液的渗透压平衡和酸碱平衡；维持神经、肌肉和心肌细胞的静息电位并参与其动作电位的形成；参与新陈代谢和生理功能活动。

正常成人体内含钠总量为40～50mmol/kg体重，血清Na^+浓度的正常范围是130～150mmol/L，细胞内液中的Na^+浓度仅为10mmol/L左右。成人每天饮食摄入钠100～200mmol。天然食物中含钠少，故人们摄取钠主要来自食盐。摄入的钠几乎全部由小肠吸收，Na^+主要经肾随尿排出。摄入多，排出亦多；摄入少，排出亦少；不摄不排。正常情况下排出和摄入的钠几乎相等。此外，随汗液也可排出少量的钠。

（六）体液容量及渗透压的调节

人体水、电解质平衡受神经和体液的调节，渗透压感受器主要分布在下丘脑视上核和室旁核。通过改变肾脏对水的排出量和控制肾脏对Na^+的重吸收，维持细胞外液的容量和渗透压相对稳定。

1. 抗利尿激素（antidiuretic hormone，ADH） 当细胞外液渗透压升高时，刺激下丘脑视上核渗透压感受器，使ADH分泌增加；当血容量下降时，对容量感受器刺激减弱，使ADH分泌增加，引起肾脏远曲小管和集合管重吸收水增多，细胞外液渗透压下降，容量增加。相反，当渗透压下降，血容量增多时，可出现上述相反机制，使ADH分泌减少，肾远曲小管和集合管重吸收水减少，渗透压回升，血容量减少。

2. 口渴中枢 位于下丘脑视上核侧面，它和渗透压感受器在空间上有部分重叠。渗透压感受器兴奋时，口渴中枢也兴奋，产生口渴感，机体主动饮水补充水的不足。

3. 醛固酮 是人体内调节血容量的激素，通过调节肾脏对钠的重吸收，维持水平衡。醛固酮是调节细胞外液容量和电解质的激素，醛固酮的分泌，是通过肾素-血管紧张素系统实现的。当细胞外液容量下降时，刺激肾小球旁细胞分泌肾素，激活肾素-血管紧张素-醛固酮系统，醛固酮分泌增加，使肾脏重吸收钠增加，进而引起水重吸收增加，细胞外液容量增多；相反细胞外液容量增多时，通过上述相反的机制，使醛固酮分泌减少，肾重吸收钠水减少，细胞外液容量下降。血钠降低，血钾升高同样刺激肾上腺皮质，使醛固酮分泌增加。

4. 心房钠尿肽 是一种内分泌激素。存在于心房肌细胞内的颗粒中，可调节机体水平衡和影响血压。主要从四个方面影响水钠代谢：①减少肾素的分泌；②抑制醛固酮分泌；③对抗血管紧张素的缩血管效应；④拮抗醛固酮的滞钠作用。

二、脱 水

脱水是指多种原因引起的体液容量明显减少。脱水时既有水的丢失，也有电解质的丢失，导致细胞外液渗透压发生改变。根据血钠和细胞外液渗透压变化可将脱水分为高渗性脱水、低渗性脱水和等渗性脱水。

（一）高渗性脱水

高渗性脱水（hypertonic dehydration）即细胞外液减少合并高血钠，其特点是失水多于失钠，血清$Na^+>150mmol/L$，血浆渗透压$>310mmol/L$，细胞外液量和细胞内液量均减少，又称为低容量性高钠血症。

1. 原因和机制

（1）水摄入不足 ①不能饮水，如频繁呕吐、昏迷和极度衰竭的患者，口腔、咽喉、食管疾病所致吞咽困难的患者。②渴感障碍，如中枢神经系统损害的患者。③水源断绝，如沙漠迷路。

（2）水丢失过多 ①经呼吸道丢失：癔症和代谢性酸中毒等原因引起的过度通气，使呼吸道黏膜不感蒸发增强，水分丢失。②经皮肤丢失：高热、大量出汗或甲状腺功能亢进不显汗蒸发增多等，可通过皮肤大量丢失低渗液体。③经胃肠道丢失：呕吐和腹泻时经消化道丢失低渗液体。④经肾丢失：常见于尿崩症患者，中枢性尿崩症因ADH产生和释放不足，肾性尿崩症是因远曲小管和集合管对ADH的反应缺乏或低下，导致肾排出大量低渗尿液；反复静脉输注甘露醇、高渗性葡萄糖时可因肾小管渗透压增高，引起渗透性利尿，使水分大量丢失。

2. 对机体的影响

（1）口渴 细胞外液渗透压增高，通过渗透压感受器刺激口渴中枢，引起口渴感。

（2）细胞外液、内液含量减少 由于丢失的是细胞外液，故细胞外液含量减少。由于细胞外液渗透压增高，可使水分从渗透压相对较低的细胞内向细胞外转移，引起细胞内液含量减少，细胞脱水皱缩，同时引起ADH、醛固酮（体液丢失达体重4%）分泌增加，肾小管重吸收水增加，均有助于恢复循环血量，血压早期可正常，严重时下降。

（3）尿的变化 因细胞外液渗透压增高刺激下丘脑渗透压感受器，使ADH分泌增加，肾重吸收水、Na^+增多，导致尿量减少，尿比重升高。

（4）中枢神经系统功能障碍 由于细胞外液渗透压增高使脑细胞脱水引起嗜睡、抽搐、昏迷，甚至死亡。

（5）脱水热 严重病例，尤其是婴幼儿，由于皮肤蒸发的水分减少，造成散热减少，以及体温调节紊乱，致使体温升高，称为脱水热。

3. 防治原则

（1）防治原发病，去除病因。

（2）补充水分，能口服者尽量口服，不能口服者静脉给予5%～10%的葡萄糖溶液。

（3）适当补钠。

（二）低渗性脱水

低渗性脱水（hypotonic dehydration）是指失钠大于失水，血清钠$Na^+<130mmol/L$，血浆渗透压$<280mmol/L$，又称低容量性低钠血症。

1. 原因和机制 机体丢失大量液体后，处理措施不当，只补水未补钠，易引起低渗性脱水。常见原因如下。

（1）经肾丢失　①肾上腺皮质功能不全，醛固酮分泌不足，肾小管对钠的重吸收减少。②肾疾病使肾髓质间质结构破坏，使钠随尿液排出增加。③肾小管酸中毒时集合管分泌H^+功能降低，H^+-Na^+交换减少，钠随尿排出增加。④水肿患者长期使用噻嗪类等排钠性利尿剂等。

（2）经消化道丢失　严重呕吐、腹泻、胃肠引流时丢失大量消化液，可造成钠的大量丢失，治疗时只补水而忽略补钠。

（3）经皮肤丢失　大面积烧伤、大量出汗时，只补水未补钠。

2. 对机体的影响　由于失钠多于失水，细胞外液渗透压降低，水向渗透压较高的细胞内大量转移，细胞内液量增多，细胞外液量减少，脱水的主要部位是细胞外液。因血浆胶体渗透压比组织间液高，因此组织间液明显减少。

（1）无口渴　由于细胞外液呈低渗，抑制口渴中枢。

（2）低血容量性休克　低渗性脱水的患者，细胞外液容量和血容量明显减少，容易发生低血容量性休克，外周循环衰竭症状出现较早，患者有直立性眩晕、血压下降、四肢厥冷、脉搏细速等症状。

（3）尿变化　早期因细胞外液呈低渗状态，ADH分泌减少，肾小管对水的重吸收减弱，尿量无明显减少；但在晚期循环血量显著降低时，ADH释放增多，可出现少尿。低渗性脱水时引起血容量减少，以及血钠浓度降低，可导致醛固酮分泌增多，肾小管对钠的重吸收增多，尿钠减少；但经肾失钠的低钠血症患者，尿钠含量增多。

（4）脱水征　低渗性脱水时，由于组织间液明显减少，患者可出现眼窝凹陷、皮肤弹性降低和婴幼儿囟门内陷等。

（5）中枢神经系统功能障碍　由于细胞外液向细胞内转移导致脑细胞水肿，可引起脑功能障碍，患者有神志恍惚、嗜睡、甚至昏迷等表现。

3. 防治原则

（1）防治原发病，去除病因。

（2）适当补充等渗或高渗NaCl溶液。

（3）如发生休克，按休克治疗方法积极抢救。

（三）等渗性脱水

等渗性脱水（isotonic dehydration）是指水、钠成比例丢失，血容量减少，但血清Na^+浓度为130～150mmol/L，血浆渗透压为280～310mmol/L。

1. 原因和机制　任何等渗液体的大量丢失所造成的血容量减少，短期内均属等渗性脱水。

（1）血浆丢失　大面积烧伤、创伤等丢失血浆。

（2）消化液丢失　严重呕吐、腹泻等，因消化液大量丢失，在早期表现为等渗性脱水。

（3）胸、腹水丢失　胸腹腔炎症渗出液引流，大量丢失胸水和腹水。

2. 对机体的影响　单纯性的等渗脱水临床少见，因主要丢失的是细胞外液，引起血容量减少，短期表现为血压下降、少尿等。等渗性脱水如不予及时处理，则可通过不感蒸发和呼吸等途径继续丢失水分，转变为高渗性脱水；如只补充水分而不补钠盐，又可转变为低渗性脱水。

3. 防治原则

（1）防治原发病，去除病因。

（2）补充低渗NaCl溶液。

三型脱水的比较见表6-1。

表 6-1　三型脱水的比较

项目	高渗性脱水	低渗性脱水	等渗性脱水
血清钠浓度	>150mmol/L	<130mmol/L	130～150mmol/L
血浆渗透压	>310mmol/L	<280mmol/L	280～310mmol/L
发病原因	水摄入不足或丢失过多	体液丢失而单纯补水	水和钠等比例丢失未补充
细胞内外液变化	细胞内、外液↓ 细胞内液丢失为主	细胞外液↓ 细胞内液↑	细胞内、外液↓ 细胞外液丢失为主
对机体的影响	口渴、尿少、细胞脱水、脱水热	脱水征、休克、细胞水肿、无口渴	口渴、少尿、脱水征、休克

三、水中毒

水中毒（water intoxication）是指过多的水分在体内潴留，引起细胞内、外液量均增多和渗透压降低，并出现一系列的临床症状和体征，又称高容量性低钠血症。其特点是体液量明显增多，血清Na^+浓度<130mmol/L，血浆渗透压<280mmol/L。

（一）原因和机制

在肾功能正常情况下，体内过量的水可排出体外，一般不易发生水中毒；水中毒常发生在急性肾衰竭的患者且输液不当。

1. 水摄入过多　低渗性脱水时，如果单纯过多补水和葡萄糖，忽略补充盐，使细胞内、外液的渗透压继续降低和容量增多；无盐水灌肠，肠道吸收大量水分；精神性饮水或短期大量饮水；过多过快静脉输入含盐少或不含盐的液体等，超过肾脏排水能力，易发生水中毒。因婴幼儿对水、电解质的调节能力差，更易发生水中毒。

2. 水排出减少　急性肾衰竭少尿期，或失血、休克、恐惧、疼痛等，使交感神经兴奋，ADH分泌过多，肾小管重吸收水钠增加，少尿可引起水中毒。

（二）对机体的影响

1. 细胞内、外液容量均增多　细胞外液因水过多而被稀释，故血钠浓度降低，渗透压下降。加之肾脏不能将过多的水分及时排出，水分向渗透压相对高的细胞内转移而引起细胞水肿，使细胞内、外液容量均增多而渗透压降低。

2. 中枢神经系统症状　急性水中毒时，可因脑细胞水肿和颅内压增高，出现一系列神经精神症状，如头痛、恶心、呕吐、精神错乱、意识障碍等。严重者可因发生脑疝而导致呼吸、心跳停止。

（三）防治原则

（1）防治原发病。

（2）限制入水量　轻症患者，只要停止给水即可自行恢复。重症急性水中毒患者，除严格限制水分摄入外应立即静脉输注3%～5%高渗NaCl溶液，或给予甘露醇、山梨醇等渗透性利尿剂或呋塞米等强利尿剂以减轻脑细胞水肿和促进体内水分的排出。

（3）纠正内环境紊乱。

四、水肿

过多的液体在组织间隙或体腔内积聚称为水肿（edema）。水肿不是独立的疾病，而是多种疾病的一种重要病理过程。如水肿发生于体腔内，则称之为积液或积水，如胸水（积水）、腹水（积水）、脑积液（积水）等。按水肿波及的范围可分为全身性水肿和局部性水肿；按发生部位可分为脑水肿、肺水肿、喉头水肿和皮下水肿等；按发生原因可分为心性水肿、肾性水肿、肝性水肿和营养不良性水肿等。

(一) 水肿的发病机制

正常机体体液总量和组织间液的容量是相对恒定的,这种恒定主要依赖于血管内外液体交换和体内外液体交换的动态平衡来维持,若平衡被打破则发生水肿。

1. 血管内外液体交换失平衡——组织液生成大于回流　正常情况下组织间液和血浆之间不断进行液体交换(图6-1),使组织液的生成和回流保持动态平衡,这种平衡主要受毛细血管血压、组织液胶体渗透压(组织液生成的力量)和血浆胶体渗透压、组织液静水压(组织液回流的力量),即有效滤过压的影响。有效滤过压=(毛细血管血压+组织液胶体渗透压)-(血浆胶体渗透压+组织液静水压)。正常时机体动脉端毛细血管血压约30mmHg,静脉端毛细血管血压约12mmHg,组织液静水压约10mmHg,血浆胶体渗透压约25mmHg,组织液胶体渗透压约15mmHg。因此毛细血管动脉端的有效过滤压为(30+15)-(25+10)=10mmHg,组织液生成的力量大于组织液回流的力量,组织液生成;毛细血管静脉端的有效过滤压为(12+15)-(25+10)=-8mmHg,组织液生成的力量小于组织液回流的力量,组织液回流。正常情况下,组织液的生成略大于回流,多余的这部分液体通过淋巴系统回流到血液循环。当有效滤过压增大,组织液的生成增多时,淋巴回流的量也会代偿性增多,保持组织液生成与回流的动态平衡;且淋巴管壁通透性较高,蛋白质易通过,可把毛细血管漏出蛋白质、细胞代谢产生的大分子物质等回吸收入体循环,从而维持组织间液的胶体渗透压正常。当上述因素同时或相继失调时,均可导致水肿的发生。

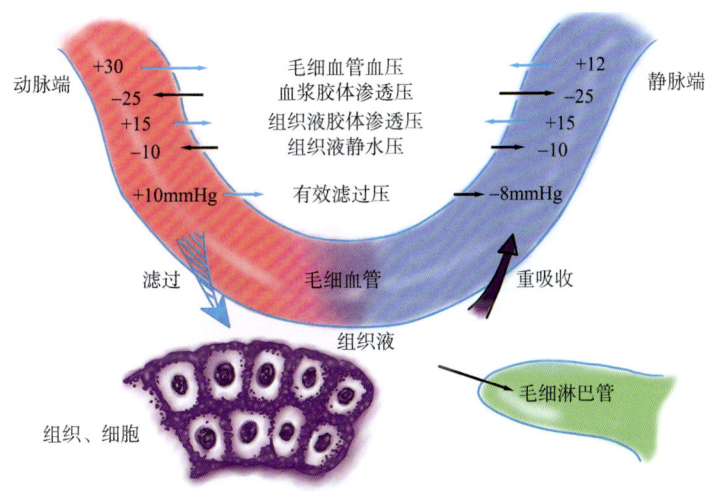

图6-1　正常血管内外液体交换模式图

(1) 毛细血管流体静压增高　局部静脉受压或阻塞使静脉压增高,引起毛细血管流体静压增高,有效滤过压增大,组织液生成大于回流,可引起局部淤血水肿。常见原因有:①右心衰竭引起全身体循环静脉压升高,导致全身性水肿。②左心衰竭引起肺静脉压增高,导致肺水肿。③肝硬化致门静脉高压,导致腹腔器官血液回流受阻,引起腹水。④静脉血管内血栓形成、肿瘤或外力压迫血管等都可阻碍静脉回流,引起局部水肿。动脉充血也可引起毛细血管流体静压增高,成为炎性水肿发生的重要原因。

(2) 血浆胶体渗透压降低　血浆胶体渗透压主要取决于血浆蛋白尤其是白蛋白的含量。当血浆白蛋白减少时,可使血浆胶体渗透压下降,引起有效滤过压增大,组织液生成大于回流,产生水肿。血浆白蛋白减少的常见原因有:①蛋白质合成减少,见于肝硬化和严重营养不良等。②蛋白质丢失过多,见于肾病综合征等,大量蛋白质从尿中排出。③蛋白质消耗过多,见于恶性肿瘤及某些消耗性疾病如结核病等。

(3) 毛细血管壁通透性增加　正常情况下,毛细血管只允许微量血浆蛋白滤出,因而在毛细血管内外形成了很大的胶体渗透压梯度（血浆胶体渗透压远大于组织液胶体渗透压）。当毛细血管壁通透性增高时，血浆蛋白从毛细血管、微静脉壁滤出增加，使血管内胶体渗透压降低，而组织间液的胶体渗透压升高，导致毛细血管有效滤过压增大，组织液生成大于回流，可发生水肿。常见原因有：①炎症性疾病产生的炎性介质如组胺、5-羟色胺等可扩张毛细血管，使毛细血管壁通透性增高。②创伤、外界毒性物质进入体内可直接损伤毛细血管壁。③组织缺血、缺氧及再灌注时，产生的大量酸性物质、氧自由基等均可损伤毛细血管壁。

（4）淋巴回流受阻　当淋巴干道被阻塞或受压迫时，含有蛋白质的水肿液在组织间隙中积聚而形成淋巴性水肿。如丝虫病时，淋巴管被丝虫堵塞，引起下肢和阴囊水肿，称为象皮肿；恶性肿瘤细胞转移到淋巴结并阻塞淋巴管，引起局部组织水肿；手术摘除淋巴结可致局部组织水肿等。

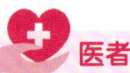

毛 守 白

　　毛守白是我国著名的寄生虫学家，曾任中国预防医学科学院寄生虫病研究所所长和中国预防医学科学院科技顾问。他对寄生虫病进行了广泛深入的研究，为中国的寄生虫病防治事业做出了巨大的贡献，他撰写了大量的科学论文和著作，在寄生虫学界留下广泛和深远的影响；他诲人不倦，扶掖后生，是中国寄生虫学界的一代名师；他努力促进中国寄生虫病防治科研机构与WHO及国外研究机构的联系，打开了与国际组织和外国研究机构进行学术交流和人员交流的局面。他是我国第一位获得世界卫生大会颁发的里昂·伯尔纳基金奖的杰出公共卫生人士。毛守白教授把遗体捐献给祖国的医学科学事业。

2. 体内外液体交换失平衡——钠、水潴留　正常情况下，机体钠、水的摄入量和排出量处于动态平衡状态，从而保持体液量的相对恒定。这种平衡的维持依赖于肾的结构和功能，以及体内的容量及渗透压调节。肾小球的滤过率和肾小管的重吸收功能保持动态平衡，称为球-管平衡。而肾小球滤过的钠、水总量，仅有0.5%～1.0%排出体外，99.0%～99.5%被肾小管重吸收。当某些因素引起肾小球滤过率下降和（或）肾小管重吸收增加，导致球-管平衡失调时，体内即发生钠、水潴留，是全身性水肿发生的重要因素（图6-2）。

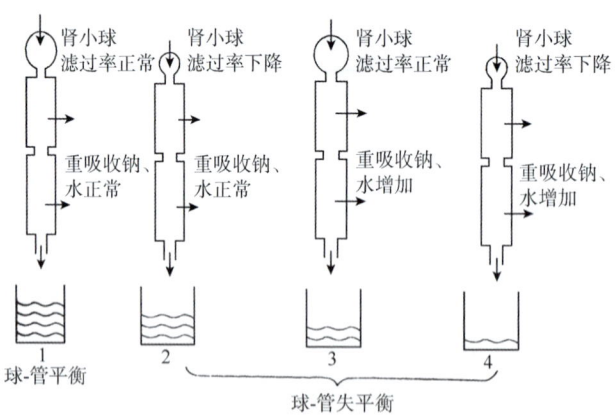

图6-2　球-管失平衡模式图

（1）肾小球滤过率下降　如不伴有肾小管重吸收减少，就会引起钠、水潴留。见于：①肾小球病变，如急性肾小球肾炎，因肾小球毛细血管内皮细胞肿胀、增生和炎性渗出物阻塞，使肾小球滤过率减少；慢性肾小球肾炎因大量肾单位破坏，使肾小球滤过膜面积明显减少，导致肾小球滤过率下降，发生钠、水潴留。②有效循环血量减少，如充血性心力衰竭、肝硬化伴腹水和肾病综合征等，有效循环血量减少，交感-肾上腺髓质系统、肾素-血管紧张素系统兴奋，肾入球小动脉收缩，肾血流量减少，肾小球滤过率下降，导致钠水潴留。

（2）近曲小管重吸收钠水增多　当有效循环血量减少时，近曲小管对钠水重吸收增加，肾排水减少。①肾小球滤过分数增加：滤过分数=肾小球滤过率/肾血浆流量。充血性心力衰竭、肾病综合征时，肾血流量随有效循环血量减少而下降，由于出球小动脉比入球小动脉收缩更明显，肾小球滤过率相对增高，即滤过分数增加。由于血浆中的非胶体成分被滤出，出球小动脉血液的胶体渗透压增高，因而使近曲小管周围来自出球小动脉毛细血管血液的胶体渗透压增高，使近曲小管重吸收钠水增加，导致钠水潴留。②心房钠尿肽分泌减少：有效循环血量明显减少时，心房钠尿肽分泌、释放减少，近曲小管对钠水的重吸收增加，导致钠、水潴留。

（3）远曲小管和集合管重吸收钠水增多　醛固酮和抗利尿激素分泌增加，使肾远曲小管和集合管重吸收钠水增多，导致钠水潴留。①醛固酮增多：常见于醛固酮分泌增加或灭活减少。如充血性心力衰竭、肝性腹水等，因有效循环血量减少，肾血流量减少，使肾素-血管紧张素-醛固酮系统激活，醛固酮分泌增加；肝病患者肝灭活醛固酮的功能减弱。②抗利尿激素分泌增加：如各种原因引起的有效循环血量减少，可通过容量感受器引起抗利尿激素分泌增加；同时激活肾素-血管紧张素-醛固酮系统，醛固酮分泌增加，增多的醛固酮可促进肾小管对钠的重吸收，血浆晶体渗透压增高，刺激下丘脑渗透压感受器，使抗利尿激素分泌与释放增多；肝硬化时，肝细胞灭活抗利尿激素的功能降低，也使抗利尿激素增多。

在各种不同类型的水肿发生发展中，常常是多种因素先后或同时发挥作用；同一因素在不同的水肿或同一水肿的不同阶段其发生机制也有主次之分。因此，在临床医疗实践中，必须对不同的患者进行具体分析，选择最适宜的治疗护理方案。

（二）水肿的特点

水肿的组织或器官体积增大、重量增加、颜色苍白、弹性降低，切面有液体流出。皮下水肿是全身或局部水肿的重要体征。

1. 水肿液性状特点　组织间液是从血浆滤出的，含有血浆全部晶体成分。根据水肿液中蛋白质含量的多少可将水肿液分为漏出液和渗出液。漏出液主要见于非炎症所致的水肿，如胸水、腹水等；渗出液蛋白质含量高，主要见于炎症、肿瘤、理化刺激等引起的炎性水肿和淋巴性水肿。

2. 水肿皮肤特点　皮下水肿是水肿的重要体征。水肿的皮肤特点主要有皮肤肿胀、光亮、弹性差、皱纹变浅，用手指按压会出现凹陷，称凹陷性水肿或显性水肿。全身水肿患者在出现凹陷性水肿之前已有组织间液增多，甚至可达原体重10%，这种情况称隐性水肿。隐性水肿阶段之所以没有出现皮肤凹陷，是因为在组织间隙分布着凝胶网状物，其化学成分为透明质酸、胶原及糖胺聚糖（黏多糖）等，对液体有强大的吸附能力和膨胀性，只有当液体积聚超过凝胶网状物吸附能力时，才游离出来形成游离的液体，游离液体在组织间隙有移动性，用手按压皮肤，游离液体从按压点向周围散开，形成凹陷。

3. 水肿分布特点　不同原因引起的水肿，水肿开始出现的部位不同，分布特点与重力效应、组织结构的疏密度及局部血流动力学等因素有关。心性水肿首先出现在低垂部位；肾性水肿最先出现在眼睑、面部；肝性水肿多见腹水。

（三）水肿对机体的影响

除炎性水肿液具有稀释毒素，输送营养物质等抗损伤作用外，其他水肿对机体都有不同程度的不利影响。其影响的大小取决于水肿的部位、程度、发生速度及持续时间。

1. 引起细胞营养障碍　由于水肿液的积聚，使营养物质在细胞与毛细血管间的弥散距离增大，组织细胞获取营养物质减少；同时水肿还可压迫微血管，影响组织、细胞代谢。因此，发生水肿的组织功能降低，抵抗力减弱，易发生感染，创伤不易愈合，修复时间延长。

2. 对器官组织功能活动的影响　主要取决于水肿发生的部位、程度、速度。急性水肿引起的功能障碍比慢性水肿严重。若为生命活动的重要器官发生水肿，则可造成更为严重的后果。如脑水肿可引起颅内压增高，脑疝形成，或压迫脑干血管供应，造成患者的快速死亡；喉头水肿引起气管阻塞，严重者可导致窒息死亡。

（四）常见水肿

1. 心性水肿　指右心衰竭引起的全身性水肿。水肿早期出现于身体下垂部，起床活动者以足、踝内侧和胫前比较明显，仰卧者表现为腰骶部水肿，严重时可波及全身，并伴有胸、腹水。心性水肿发生机制：①毛细血管血压增高，因心肌收缩力下降，心输出量减少，使有效循环血量减少和体循环静脉回流障碍，导致静脉淤血，毛细血管血压增高。②血浆胶体渗透压下降，右心衰竭导致胃肠道淤血，对蛋白质的消化和吸收功能降低；肝淤血时，肝合成白蛋白减少；钠水潴留造成血液稀释。这些因素可使血浆胶体渗透压下降。③淋巴回流受阻，右心衰竭时，体静脉压升高，可导致淋巴液回流受阻。④钠水潴留，因心输出量减少，使肾血流量减少，导致肾小球滤过率下降；同时抗利尿激素、醛固酮分泌增加，肾小管重吸收钠水增加，导致钠水潴留。右心衰竭导致肝淤血时，肝功能障碍使醛固酮和抗利尿激素灭活减少，进一步促进钠水潴留。

2. 肝性水肿　是由肝硬化、重型病毒性肝炎、慢性肝炎等引起。主要表现为腹水，水肿液为淡黄色、透明的漏出液。肝性水肿发生机制：①血浆胶体渗透压降低，肝合成血浆蛋白尤其是白蛋白减少、胃肠道消化和吸收功能降低等，使血浆胶体渗透压降低。②钠、水潴留，肝对醛固酮和抗利尿激素的灭活减少；有效循环血量减少，肾小球滤过率降低，继发性醛固酮和抗利尿激素增多，肾小管对钠、水重吸收增多，引起钠、水潴留。③肝静脉回流受阻，肝血窦淤血，窦内压增加，自窦壁漏出的液体部分经肝被膜漏入腹腔。④门静脉高压，一方面肠毛细血管淤血，管壁通透性增高，血浆漏入腹腔。另一方面，静脉回流受阻，有效循环血量下降，引起肾滤过率下降，钠、水潴留。

3. 肾性水肿　常见于肾病综合征和肾小球肾炎。病情较轻者仅表现为面部、眼睑等组织疏松部位水肿，严重者可发生全身性水肿，并伴胸、腹水。肾性水肿发生机制：①肾小球滤过率降低，急性肾小球肾炎时，由于肾小球增生性病变使肾小球滤过率降低，导致钠水潴留；或超敏反应引起毛细血管管壁通透性增高，组织液生成大于回流，导致水肿。②血浆胶体渗透压降低，肾病综合征时大量蛋白尿，血浆白蛋白随尿排出体外，引起血浆胶体渗透压降低，导致组织间液生成过多，引起水肿。

第2节　钾代谢紊乱

案例 6-2

王先生，工人，体重60kg，肠梗阻术后两日，自述头晕、四肢无力，24小时尿量1000ml。查体：T 36℃，P 110次/分，R 22次/分，BP 80/50mmHg。实验室检查：血清钠130mmol/L，血清钾3.0mmol/L。心电图显示：T波降低，ST段降低，Q-T间期延长，出现U波。因胃肠功能尚未恢复，今日仍需禁食。

问题：1. 患者出现了何种水、电解质紊乱，依据是什么？
　　　2. 解释患者出现此临床表现的原因。

钾是体内重要的阳离子之一，它参与细胞的新陈代谢、维持细胞静息膜电位、调节体液的渗透压和酸碱平衡。正常人体内含钾量为50～55mmol/L，其中90%存在于细胞内液，1.4%存在于细胞外液。血清钾浓度为3.5～5.5mmol/L。正常膳食中含有较丰富的钾，可满足人体需要。进入体内的钾，90%经肾从尿中排出。肾排钾特点是"多吃多排、少吃少排、不吃也排"。在疾病过程中，多种原因可引起钾平衡失调导致钾代谢紊乱，按血清钾浓度的高低，通常可分为低钾血症和高钾血症两大类。

一、低 钾 血 症

血清钾浓度低于3.5mmol/L称为低钾血症（hypokalemia）。

（一）原因和机制

1. 钾摄入不足 在正常饮食条件下，一般不会发生低钾血症。低钾血症主要见于不能进食或不愿进食的患者，如消化道梗阻、术后禁食、过度节食减肥者等。

2. 钾丢失过多 是临床上最常见的缺钾原因。①经消化道失钾：呕吐、腹泻等引起的大量含钾消化液的丢失，伴血容量减少，可引起醛固酮分泌增加，肾排钾增多。②经肾失钾：包括长期大量使用排钾利尿剂（如呋塞米、噻嗪类）、原发性或继发性醛固酮分泌增多等，此外，还包括各种肾疾病如肾盂肾炎、急性肾衰竭多尿期等，以及肾小管性酸中毒、镁缺失等。③经皮肤失钾：汗液含钾只有9mmol/L。在一般情况下，出汗不会引起低钾血症，但在高温环境中进行重体力劳动时，大量出汗亦可导致钾的丧失。

3. 细胞外钾转入细胞内 ①碱中毒：碱中毒时，H^+从细胞内转移到细胞外，为维持离子平衡，K^+从细胞外进入细胞内，使血钾降低。②过多使用胰岛素：糖尿病患者使用胰岛素进行治疗时，糖原合成增加，促进细胞外K^+进入细胞内，导致血钾降低。③低钾性周期性麻痹：是一种家族性疾病，发作时细胞外钾向细胞内转移。④某些毒物中毒：如钡中毒、粗制棉籽油中毒，由于钾通道被阻滞，使K^+外流减少。

（二）对机体的影响

低钾血症时，机体功能代谢变化因个体不同有很大的差异，主要取决于血清钾降低的速度、程度和持续时间。血清钾降低越快、浓度越低，对机体影响越大。

1. 对神经-肌肉的影响 急性低血钾时轻症可无症状或倦怠，全身软弱无力；重者可出现肌肉松弛无力，甚至弛缓性麻痹，常以下肢肌肉最为常见。胃肠道平滑肌兴奋性降低，表现为肠蠕动减少或消失，严重时可发生麻痹性肠梗阻。呼吸肌麻痹是低钾血症主要的死亡原因。因为低血钾时静息状态下细胞内液K^+外流增加，静息电位绝对值增大，静息电位与阈电位距离增大，细胞处于超极化阻滞状态，细胞兴奋性降低，严重时不能兴奋。

慢性低钾血症，细胞内液钾逐渐移到细胞外，静息电位基本正常，细胞兴奋性无明显变化，临床表现不明显。

2. 对心肌的影响 血钾明显降低可引起心肌电生理异常改变，以至心肌的自律性增高、兴奋性增高、传导性降低、收缩性增高。低钾血症时心肌细胞膜对K^+的通透性降低，静息电位绝对值减小，静息电位与阈电位距离缩短，心肌细胞兴奋性增高；心肌细胞膜对K^+的通透性降低，复极化4期K^+外流减慢，Na^+内流相对加速，自动去极化速率加快，心肌自律性增高；静息电位绝对值减小，去极化时内流速度减慢，0期去极化速度减慢，兴奋扩布减慢，心肌传导性降低；Ca^{2+}内流抑制作用减弱，复极化2期Ca^{2+}增多，心肌收缩性增高；但严重者，心肌细胞会变性坏死，收缩性减弱。心电图表现为QRS波增宽，S-T段压低，T波低平、增宽，U波增高，Q-T间期延长，并可出现心律失常（图6-3）。

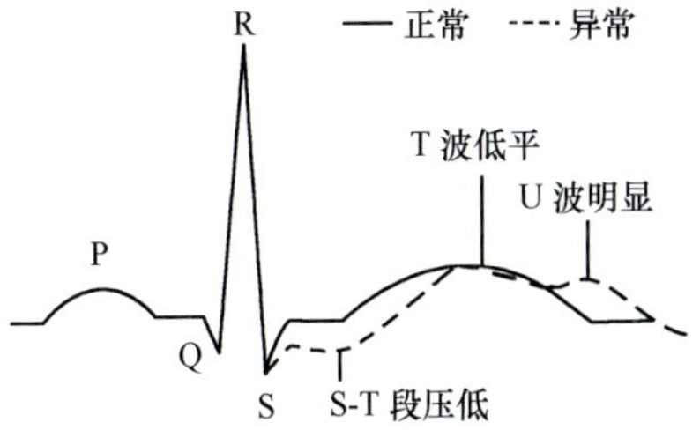

3. 对酸碱平衡的影响 低血钾可引起代谢性碱中毒，同时发生反常性酸性尿。主要机制是细胞外液K^+浓度减少，此时细胞内K^+外流而细胞外H^+内移，血液呈碱性；此时肾小管上皮细胞内K^+浓度降低，H^+浓度增高，肾小管K^+-Na^+交换减弱而H^+-Na^+交换增强，尿排K^+减少，排H^+增多，使血液呈碱性，尿呈酸性，故称反常性

图6-3 低钾血症时心电图变化

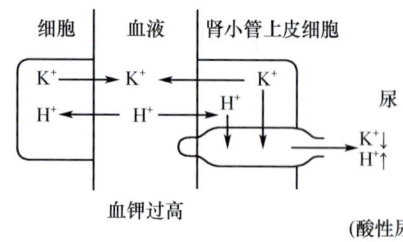

图6-4 低钾血症时反常性酸性尿

酸性尿（图6-4）。

4. 对肾的影响 主要表现为尿液浓缩功能障碍而出现多尿和低比重尿，其发生机制在于：①远曲小管和集合管对ADH的反应性不足。②低钾血症时髓袢升支粗段对NaCl的重吸收障碍，导致髓质渗透压梯度的形成发生障碍。

（三）防治原则

1. 防治原发疾病，去除失钾的原因，如停用某些利尿药等。
2. 补钾，如果低钾血症较重者（血清钾低于2.5mmol/L）或临床表现显著者应及时补钾。补钾最好口服，只有当情况危急或不能口服时才应静脉内补钾，静脉内补钾时要定时测定血钾浓度，密切观察心率和心律的变化。补钾应掌握"见尿补钾"的原则。
3. 纠正水和其他电解质代谢紊乱。
4. 密切观察生命体征、血钾浓度、心电图变化、尿量和神经肌肉的表现。

二、高钾血症

血清钾浓度高于5.5mmol/L称为高钾血症（hyperkalemia）。

（一）原因和机制

1. 钾摄入过多 主要见于处理不当，如静脉输入过多钾盐或输入大量库存过久的血液。

2. 钾排出减少 主要是肾脏排钾减少，这是引起高钾血症的最主要原因。见于急性肾衰竭的少尿期、肾上腺皮质功能不全及大量使用保钾类利尿剂等。

3. 细胞内钾转运到细胞外 ①酸中毒：酸中毒时细胞外H^+进入细胞内，细胞内K^+转移到细胞外。②组织分解：大量溶血、组织坏死等细胞内大量钾释放到血液。③缺氧：缺氧时细胞内ATP生成不足，细胞膜上Na^+-K^+泵运转发生障碍，所以Na^+潴留于细胞内，细胞外液中的K^+不易进入细胞。④高钾性周期性麻痹：是一种家族性疾病，发作时细胞内钾向细胞外转移。

（二）对机体的影响

1. 对神经-肌肉的影响 急性高血钾当血钾增高不明显时，表现为四肢感觉异常、肌肉疼痛、震颤。机制是细胞外液K^+浓度轻度增高，静息期细胞内K^+外流减少，使静息电位绝对值减少，与阈电位距离缩短，兴奋性增高；血钾明显增高时，神经肌肉组织抑制，表现为肌肉软弱无力乃至弛缓性麻痹，首先出现在四肢，然后向躯干发展，重者可波及呼吸肌。机制是细胞外液K^+浓度急剧增高，静息电位接近阈电位，肌肉细胞Na^+通道失活，细胞去极化阻滞而不能兴奋。慢性高钾血症，细胞内外K^+浓度变化不大，临床表现不明显。

2. 对心肌的影响 血钾升高可引起心肌电生理异常改变，表现为心肌的兴奋性在轻症增高、重症降低，自律性降低，传导性下降，收缩性减弱。高钾血症时心肌兴奋性变化机制与神经-肌肉变化机制相似；心肌细胞膜对K^+的通透性增高，复极化4期K^+外流增加，Na^+内流相对减慢，自动去极化速率减慢，心肌自律性降低；静息电位接近阈电位，肌肉细胞Na^+通道不易开放，去极化时内流速度减慢，心肌传导性降低；抑制Ca^{2+}内流，复极化2期Ca^{2+}降低，心肌收缩性减弱。心电图表现为QRS波增宽，T波高耸，P波低平、增宽或消失，P-Q间期延长。高钾血症对机体主要危害是引起严重心律失常甚至心搏骤停（图6-5）。

3. 对酸碱平衡的影响 高钾血症可引起代谢性酸中毒。主要是细胞外液K^+浓度升高，此时细胞外液K^+内移而细胞内液H^+外出，血液呈酸性；此时肾小管上皮细胞内K^+浓度增高，H^+浓度减低，造成肾小管K^+-Na^+交换加强而H^+-Na^+交换减弱，尿排K^+增加，排H^+减少，使血液呈酸性，尿呈碱性，故称反常性碱性尿（图6-6）。

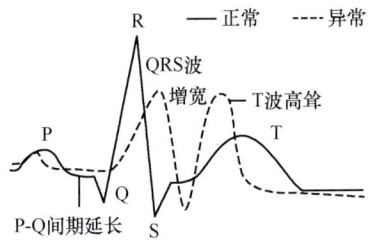

图 6-5 高钾血症时心电图变化

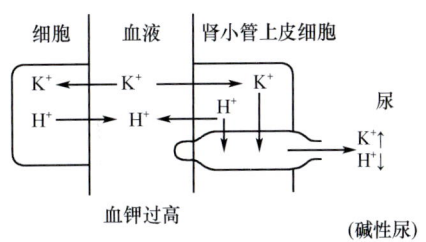

图 6-6 高钾血症时反常性碱性尿

（三）防治原则

1. 防治原发病，消除病因 禁用或停用一切含钾量高的食物及药物，尽快恢复肾功能。

2. 拮抗措施 应用钙盐和钠盐拮抗高钾血症的心肌毒性作用，必要时采取肠道透析、血液透析等，使血钾向体外排出。

3. 促使钾向细胞内转移 用葡萄糖和胰岛素静脉输入，促使糖原合成。或输入碳酸氢钠提高血液 pH，使钾向细胞内转移，降低血钾浓度。

4. 密切监控生命体征、血钾浓度、心电图变化等；准确记录水出入量和电解质变化，做好急救复苏准备工作。

自测题

单选题

1. 患者口渴、尿少、尿中钠高，血清钠＞150mmol/L，其水、电解质紊乱的类型是（　　）
   A. 高渗性脱水　B. 低渗性脱水　C. 等渗性脱水
   D. 水肿　　　　E. 水中毒

2. 低渗性脱水的婴儿发生皮肤弹性降低、眼窝凹陷、前囟下陷主要是由于（　　）
   A. 血容量减少　　　B. 细胞内液减少
   C. 淋巴减少　　　　D. 组织间液减少
   E. 细胞外液减少

3. 下列哪一类水、电解质代谢紊乱早期易发生休克（　　）
   A. 低渗性脱水　　　B. 高渗性脱水
   C. 水中毒　　　　　D. 低钾血症
   E. 高钾血症

4. 急性肾小球肾炎时水肿发生的主要机制是（　　）
   A. 肾小球滤过率降低　B. 肾小管重吸收增加
   C. 肾素释放增加　　　D. 微血管壁通透性增加
   E. 醛固酮和抗利尿激素增加

5. 患者，女性，42 岁，左侧乳腺癌根治术后引起同侧上肢水肿，其水肿发生的主要机制是（　　）
   A. 局部损伤使微血管壁通透性增高
   B. 失血使血浆胶体渗透压下降
   C. 局部淋巴切除致淋巴回流障碍
   D. 静脉淤血引起毛细血管内压增高
   E. 局部组织产生炎性水肿

6. 炎性水肿的原因是（　　）
   A. 血浆胶体渗透压降低　B. 组织液胶体渗透压增高
   C. 血浆胶体渗透压增高　D. 毛细血管流体静压增高
   E. 淋巴回流受阻

7. 严重低钾血症患者导致死亡的主要原因是（　　）
   A. 肾衰竭　　　　　B. 心肌收缩性减弱
   C. 呼吸肌麻痹　　　D. 肠麻痹
   E. 心肌自律性增高

8. 大量输入库存血会导致（　　）
   A. 高钠血症　　　　B. 高钾血症
   C. 高镁血症　　　　D. 高钙血症
   E. 高磷血症

9. 重度高钾血症时，心肌的（　　）
   A. 兴奋性↑、传导性↑、自律性↑
   B. 兴奋性↑、传导性↑、自律性↓
   C. 兴奋性↑、传导性↓、自律性↑
   D. 兴奋性↓、传导性↓、自律性↓
   E. 兴奋性↓、传导性↑、自律性↑

（向程窈）

第 7 章
酸碱平衡紊乱

> **案例 7-1**
>
> 张女士，52 岁，患糖尿病 15 年。实验室检查：血 pH 7.28，$PaCO_2$ 30mmHg，标准碳酸氢盐（SB）16mmol/L，血清钠 140mmol/L，血清氯 104mmol/L。
>
> 问题：1. 张女士是否发生酸碱平衡紊乱？
> 　　　2. 如发生了，判断其酸碱平衡紊乱的类型并说明诊断的依据。

人体的体液环境必须处于适宜的酸碱度才能维持正常的代谢和生理功能。正常人体动脉血 pH 为 7.35～7.45，平均为 7.40，是一个变动范围很窄的弱碱环境。在生命活动过程中，机体每天不断产生并摄入酸性或碱性物质，但是依靠体内的缓冲系统以及肺、肾脏的调节功能，能使此 pH 稳定在正常范围内。机体这种调节酸碱物质含量和比例，维持体液 pH 相对稳定的过程称为酸碱平衡（acid-base balance）。

病理情况下，因酸碱负荷过度和（或）调节机制障碍导致体液酸碱度的稳定性破坏，称为酸碱平衡紊乱（acid-base disturbance）。一旦发生酸碱平衡紊乱，往往使病情更加严重和复杂，甚至危及患者的生命。

第 1 节　酸碱平衡

一、酸、碱的概念及酸碱物质的来源

（一）酸、碱的概念

在化学反应中，能够释放 H^+ 的物质是酸，如 H_2CO_3、HCl、NH_4^+；能够结合 H^+ 的物质是碱，如 HCO_3^-、NH_3、OH^-。酸和碱可以互相转化。例如，$H_2CO_3 \rightleftharpoons HCO_3^- + H^+$；$NH_4^+ \rightleftharpoons NH_3 + H^+$。

（二）酸、碱物质的来源

体液中的酸性或碱性物质可以由细胞内物质代谢过程产生，也可来自食物和药物摄入。在普通膳食条件下，正常人体内代谢所产生的酸性物质远远超过碱性物质。

1. 酸的来源

（1）挥发酸　指碳酸（H_2CO_3），是机体代谢过程中产生最多的酸性物质。糖、脂肪和蛋白质氧化分解的终产物 CO_2，在碳酸酐酶（carbonic anhydrase，CA）作用下与 H_2O 结合生成 H_2CO_3。H_2CO_3 可释放 H^+，也可分解成 H_2O 和 CO_2，CO_2 经肺排出体外，故称为挥发酸。正常成人在安静状态下，每天生成 CO_2 300～400L，如全部生成 H_2CO_3 可释放出约 15mol H^+，成为体内酸性物质的主要来源。

$$CO_2 + H_2O \rightleftharpoons H_2CO_3 \rightleftharpoons HCO_3^- + H^+$$

（2）固定酸　指不能变成气体由肺呼出，只能通过肾脏由尿排出的酸性物质，又称非挥发酸。固定酸主要来自蛋白质的分解代谢产生的磷酸、硫酸、尿酸，糖酵解生成的甘油酸、丙酮酸、乳酸，脂肪代谢产生的 β-羟丁酸、乙酰乙酸等。此外，固定酸也可来自食物或酸性药物，但量相对较少。正常

成人每日由固定酸释放出的H^+为50~100mmol。

2. 碱的来源　体内碱性物质主要来自食物，特别是蔬菜、瓜果中所含的有机酸盐（如柠檬酸盐、苹果酸盐、草酸盐等）。体内代谢也可产生碱性物质，如HCO_3^-、氨基酸脱氨基所产生的氨等。

二、酸碱平衡的调节

机体不断产生或摄取酸、碱性物质，但通过血液的缓冲系统、组织细胞、肺和肾对酸碱平衡的调节可维持血液酸碱度的相对稳定。

（一）血液的缓冲作用

血液的缓冲系统由弱酸（缓冲酸）及其对应的弱酸盐（缓冲碱）组成。全血共有5种缓冲系统（表7-1）。当血中H^+过多时，反应向左移动，使H^+浓度不至于发生大幅度的增高。当H^+过少时，反应则向右移动，使H^+浓度得到部分恢复

表7-1　全血的缓冲系统

缓冲酸		缓冲碱 + H^+
H_2CO_3	⇌	HCO_3^- + H^+
$H_2PO_4^-$	⇌	HPO_4^{2-} + H^+
HPr	⇌	HPr^- + H^+
HHb	⇌	Hb^- + H^+
$HHbO_2$	⇌	HbO_2^- + H^+

血液中这五种缓冲系统的含量与分布不同（表7-2），其中以碳酸氢盐缓冲系统最重要，这是因为：①缓冲能力强，含量最多，占全血缓冲总量的一半以上。②可进行开放性调节，在缓冲过程中所产生的CO_2可通过肺的呼吸运动排出体外，而HCO_3^-则能通过肾脏进行调节，使其缓冲能力大为增加，远超出了其化学反应本身所能达到的程度。③可以缓冲所有固定酸，对挥发酸的缓冲主要依靠其余四种缓冲系统，特别是Hb^-及HbO_2^-缓冲系统。

表7-2　全血中各缓冲系统的含量与分布

缓冲系统	占全血缓冲系统的比例
血浆HCO_3^-缓冲对	35%
Hb^-和HbO_2^-缓冲对	35%
细胞内HCO_3^-缓冲对	18%
血浆蛋白缓冲对	7%
磷酸盐缓冲对	5%

（二）组织细胞的调节作用

组织细胞对酸碱平衡的调节主要通过细胞内外离子交换，如H^+-K^+、H^+-Na^+、Na^+-K^+交换等。如酸中毒时，由于细胞外液H^+浓度增加，H^+可顺浓度梯度弥散进入细胞内，同时细胞内的K^+移出细胞外，以维持电中性，所以酸中毒时往往会伴有高血钾；碱中毒时则恰好相反。

（三）肺的调节作用

肺通过改变CO_2的排出量来调节血浆碳酸浓度，使血浆$[HCO_3^-]/[H_2CO_3]$的比值维持20/1，保持血浆pH相对恒定。呼吸运动受中枢和外周化学感受器的调节。延髓呼吸中枢化学感受器对动脉血二氧化

碳分压（$PaCO_2$）的变化非常敏感。当$PaCO_2$升高时，脑脊液H^+的含量增高，呼吸中枢兴奋，肺泡通气量增加，从而降低$PaCO_2$。主动脉体和颈动脉体的外周化学感受器可感受动脉血氧分压（PaO_2）、血pH和$PaCO_2$的刺激。当PaO_2降低、pH降低或$PaCO_2$升高时，通过外周化学感受器反射性兴奋呼吸中枢，增加CO_2排出量。

（四）肾的调节作用

肾主要调节固定酸，通过排酸保碱的功能来调节血浆中HCO_3^-的浓度，以维持血液pH的相对稳定。

1. 近曲小管泌H^+和重吸收HCO_3^-　近曲小管的上皮细胞内含有大量的碳酸酐酶（CA），能催化CO_2和H_2O结合生成H_2CO_3，部分H_2CO_3解离成H^+和HCO_3^-。通过管腔面的H^+-Na^+交换，H^+分泌到肾小管腔，Na^+进入细胞内，再由基膜侧的Na^+泵将Na^+主动转运泵出。而HCO_3^-则经基膜侧进入肾小管周围毛细血管，与Na^+形成$NaHCO_3$。肾小球滤过的HCO_3^-约90%在近曲小管被重吸收。上皮细胞分泌的H^+在小管腔与肾小球滤过的HCO_3^-结合生成H_2CO_3，在上皮细胞刷状缘CA的作用下水解生成H_2O和CO_2，H_2O随尿排出，CO_2又扩散到肾小管上皮细胞内。

2. 远曲小管和集合管泌H^+及重吸收HCO_3^-　远曲小管和集合管闰细胞中的CA催化CO_2和H_2O生成H_2CO_3，而后解离成H^+和HCO_3^-，闰细胞借助管腔面的H^+-ATP泵向管腔中主动泌H^+，同时在基膜侧以Cl^--HCO_3^-交换的方式重吸收HCO_3^-。分泌到管腔中的H^+可与管腔液中的碱性HPO_4^{2-}结合生成酸性$H_2PO_4^-$，使尿液酸化。但这种缓冲能力有限，当尿液pH降至4.8左右时，几乎尿液中所有磷酸盐已转变为HPO_4^{2-}，已不能进一步发挥缓冲作用。

3. 近曲小管的泌NH_4^+　NH_4^+的生成和排泄是pH依赖性的，酸中毒越严重，尿中排NH_4^+量越多。NH_4^+主要在近曲小管上皮细胞产生，其细胞内有谷氨酰胺酶，酸中毒时，酶活性增强，催化谷氨酰胺水解产生NH_3和α-酮戊二酸，α-酮戊二酸代谢可产生HCO_3^-，由基膜侧入血。而NH_3与碳酸解离的H^+结合成NH_4^+，通过NH_4^+-Na^+交换进入管腔，随尿排出。NH_3是脂溶性的，易通过细胞膜直接进入肾小管腔，与小管上皮细胞排泌的H^+结合成NH_4^+，NH_4^+是水溶性的，不易通过细胞膜返回肾小管上皮细胞内，而随尿排出。

酸碱平衡紊乱时肾的调节特点是作用强大，但发挥作用慢，肾脏通过调节血浆中HCO_3^-的量，对代谢性和呼吸性酸碱平衡紊乱均可发挥作用。

三、酸碱平衡紊乱的常用指标

（一）pH

pH是指血液中H^+浓度的负对数值。正常人动脉血pH为7.35～7.45，平均为7.40。pH是反映血液酸碱度的指标，主要由$[HCO_3^-]/[H_2CO_3]$比值决定，只要其比值维持在20/1时，pH就保持在7.4。pH的变化能反映酸碱平衡紊乱的性质及严重程度，pH低于7.35为失代偿性酸中毒；pH大于7.45则为失代偿性碱中毒。但pH变化不能区分引起酸碱平衡紊乱的原因是呼吸性还是代谢性。pH在正常范围内，可能见于三种情况：①正常，未发生酸碱紊乱；②代偿性酸碱平衡紊乱；③混合型酸碱紊乱。

（二）$PaCO_2$

$PaCO_2$是血浆中物理溶解的CO_2分子产生的张力，既能反映肺泡通气/换气功能，又能反映酸碱状态。$PaCO_2$正常范围为33～46mmHg，平均值为40mmHg。原发性$PaCO_2$增多说明肺泡通气不足，CO_2潴留，见于呼吸性酸中毒；原发性$PaCO_2$降低表示肺通气过度，见于呼吸性碱中毒。在代谢性酸碱中毒时，由于机体的代偿调节，$PaCO_2$可发生继发性降低（代谢性酸中毒）或升高（代谢性碱中毒）。

(三)标准碳酸氢盐和实际碳酸氢盐

标准碳酸氢盐(standard bicarbonate,SB)是指全血在标准条件下(温度为38℃,$PaCO_2$为40mmHg,血氧饱和度为100%)测得的血浆HCO_3^-含量。由于标准化后排除了呼吸因素的影响,故SB是仅反映酸碱平衡代谢性因素的指标。SB正常范围为22～27mmol/L,平均值为24mmol/L。实际碳酸氢盐(actual bicarbonate,AB)是指隔绝空气的条件下,在实际体温、血氧饱和度、$PaCO_2$条件下测得的血浆HCO_3^-浓度。AB既受代谢因素的影响,又受呼吸因素的影响。正常人SB与AB相等。AB与SB都高表明有代谢性碱中毒,AB与SB都低表明有代谢性酸中毒。AB与SB的差值反映了呼吸因素对酸碱平衡的影响。如果SB正常而AB＞SB,说明有CO_2潴留,见于呼吸性酸中毒。如果SB正常而AB＜SB,说明CO_2排出过多,见于呼吸性碱中毒。

(四)缓冲碱

缓冲碱(buffer base,BB)是指血液中一切具有缓冲作用的负离子碱的总和,包括血浆和红细胞内的HCO_3^-、Hb^-、HbO_2^-、Pr^-、HPO_4^{2-}等。通常以氧饱和的全血在标准状态下测定,正常值为45～52mmol/L,平均值为48mmol/L。它是反映代谢因素的指标,代谢性酸中毒时,BB减少;代谢性碱中毒时,BB升高。

(五)碱剩余

碱剩余(base excess,BE)是指标准条件下(温度为38℃,$PaCO_2$为40mmHg,血氧饱和度为100%),将1升全血滴定到pH =7.40所需要的酸或碱的量(mmol/L)。BE正常值为(-3～+3)mmol/L。若用酸滴定使血液pH达到7.4,则表示被测血液碱过多,BE正值增加;若用碱滴定使血液pH达到7.4,则表示被测血液酸过多,BE负值增加。因为血样已经标准化,排除了呼吸因素的影响,故BE是仅反映代谢性因素的指标。BE负值增大,见于代谢性酸中毒;BE正值增大,见于代谢性碱中毒。

(六)阴离子间隙

阴离子间隙(anion gap,AG)是指血浆中未测定阴离子(undetermined anion,UA)与未测定阳离子(undetermined cation,UC)的差值,即AG=UA–UC。Na^+占血浆阳离子总量的90%,称为可测定阳离子。HCO_3^-和Cl^-占血浆阴离子总量的85%,称为可测定阴离子。正常人血浆中阴、阳离子总当量数相等,即Na^++UC= HCO_3^-+Cl^-+UA,UA–UC= Na^+–(HCO_3^-+Cl^-),而UA–UC即AG。故AG=Na^+–(HCO_3^-+Cl^-)=140–(24+104)=12mmol/L,波动范围是(12±2)mmol/L。

AG实质上是反映血浆中固定酸含量的指标,当HPO_4^{2-}、SO_4^{2-}和有机酸阴离子增加时,AG增大。因而AG可帮助区分代谢性酸中毒的类型和诊断混合型酸碱紊乱。目前多以AG＞16mmol/L作为判断是否有AG增高代谢性酸中毒的界限。

第2节 单纯型酸碱平衡紊乱

案例 7-2

马先生,70岁,肺源性心脏病20余年,入院时呈昏睡状态,实验室检查:pH 7.25,$PaCO_2$ 65.5mmHg,HCO_3^- 37.8mmol/L,Cl^- 92mmol/L,Na^+ 142mmol/L。

问题:简述该患者酸碱平衡紊乱的类型及诊断的依据,并解释其昏睡的原因。

一、代谢性酸中毒

代谢性酸中毒是固定酸增多和（或）HCO_3^-丢失引起pH下降，以血浆HCO_3^-浓度原发性减少为特征的酸碱平衡紊乱。根据AG的变化可分为AG增高型代谢性酸中毒与AG正常型代谢性酸中毒。

（一）原因和机制

1. AG增高型代谢性酸中毒 特点是血中固定酸增加，AG增大，血氯正常，血浆HCO_3^-浓度减少。原因为：①固定酸摄入过多，过量服用阿司匹林等水杨酸类药物，使血浆中有机酸阴离子增加。②固定酸产生过多，休克、心力衰竭、严重贫血和肺水肿等导致组织低灌注或缺氧，糖酵解增强，产生大量乳酸而引起的代谢性酸中毒称为乳酸酸中毒。糖尿病、严重饥饿及乙醇中毒时因血液中酮体含量增加引起的代谢性酸中毒称为酮症酸中毒。③肾排泄固定酸减少，急性和慢性肾衰竭晚期，肾小球滤过率降低到正常值的20%～25%以下，机体在代谢过程中生成的HPO_4^{2-}、SO_4^{2-}等不能充分由尿排出，使血中固定酸增加。

2. AG正常型代谢性酸中毒 特点是AG正常，血氯升高，血浆HCO_3^-浓度减少。原因为：①消化道丢失HCO_3^-，胰液、肠液和胆汁中碳酸氢盐的含量均高于血浆，严重腹泻、小肠瘘及胆道瘘等均可引起$NaHCO_3$大量丢失。②含氯酸性药物摄入过多，长期或大量服用含氯酸性药物。③肾丢失HCO_3^-，肾小管性酸中毒时，肾小管重吸收HCO_3^-减少、排酸障碍，而肾小球功能一般正常。应用碳酸酐酶抑制剂可抑制肾小管上皮细胞内碳酸酐酶活性，H_2CO_3生成减少，泌H^+和重吸收HCO_3^-减少。④高血钾、稀释性酸中毒（如输入大量生理盐水，使血液中HCO_3^-稀释，造成稀释性代谢性酸中毒）等。

（二）机体的代偿调节

1. 血液的缓冲作用 代谢性酸中毒时，血浆中增多的H^+可立即被血浆缓冲系统所缓冲，血浆HCO_3^-和其他缓冲碱被不断消耗。在缓冲过程中HCO_3^-与H^+结合形成H_2CO_3，继而分解为H_2O和CO_2，CO_2由肺排出。

2. 肺的调节 血液中H^+浓度增加或pH降低可通过刺激化学感受器兴奋呼吸中枢，增加呼吸的深度和频率。肺的代偿反应迅速，在数分钟内可使肺通气量明显增加，CO_2排出增多，$PaCO_2$代偿性降低，H_2CO_3浓度继发性降低，从而使$[HCO_3^-]/[H_2CO_3]$比值接近20/1，血液pH变化不明显。所以呼吸加深加快是代谢性酸中毒时的主要临床表现。

3. 细胞调节 细胞内缓冲多在酸中毒2～4小时后发生，通过细胞内外离子交换降低血液的H^+浓度。细胞外液中增多的H^+向细胞内转移，为细胞内缓冲碱所缓冲，而细胞内K^+向细胞外转移，以维持细胞内外电平衡，故酸中毒易引起高血钾。

4. 肾的代偿 除肾功能障碍引起的代谢性酸中毒外，其他原因引起的代谢性酸中毒，肾通过排酸保碱能力加强来发挥代偿功能。肾代偿作用较慢，一般3～5天才能达高峰。酸中毒时肾小管上皮细胞中碳酸酐酶、谷氨酰胺酶等活性增高，促进肾小管泌H^+和NH_4^+、重吸收HCO_3^-增加。管腔内H^+浓度越高，NH_4^+的生成与排出越快，产生HCO_3^-越多。肾加速酸性物质的排泄和碱性物质的补充，因而从尿中排出的H^+增多，尿液呈酸性。

（三）血气指标的变化

血浆pH正常（代偿性代谢性酸中毒）或下降（失代偿性代谢性酸中毒），SB、AB、BB均降低，BE负值增大；$PaCO_2$继发性降低，AB＜SB，血K^+升高。

（四）对机体的影响

代谢性酸中毒主要引起心血管系统和中枢神经系统的功能障碍。

1. 心血管系统

（1）心肌收缩力降低 H^+增多除使心肌代谢障碍外，还可通过减少心肌Ca^{2+}内流、减少肌浆网

Ca^{2+}释放和竞争性抑制Ca^{2+}与肌钙蛋白亚单位结合，抑制心肌兴奋-收缩偶联，使心肌收缩力减弱，心输出量减少。

（2）心律失常　代谢性酸中毒时，一方面由于H^+-K^+交换，使细胞内K^+外移；另一方面，肾小管细胞泌H^+增加，排K^+减少，故血钾升高。高血钾可引起心律失常，严重时可发生心脏传导阻滞、心室纤维性颤动、心肌兴奋性消失，甚至致死性心律失常和心脏停搏。

（3）血管系统对儿茶酚胺的反应性降低　H^+增多能降低心肌和外周血管对儿茶酚胺的反应性，引起血管扩张、血压下降。其中毛细血管前括约肌最明显，毛细血管网大量开放，血管容量增加，回心血量减少，血压下降，严重者可导致休克。所以，休克时应首先纠正酸中毒，才能有效改善血流动力学障碍。

2. 中枢神经系统　代谢性酸中毒时中枢神经系统功能障碍主要表现为中枢抑制，如反应迟钝、意识障碍、嗜睡等，严重者可出现昏迷，最后可因呼吸中枢和心血管运动中枢麻痹而死亡。其发生可能与下列因素有关。

（1）ATP生成减少　酸中毒时，生物氧化酶类的活性受抑制，氧化磷酸化过程减弱，ATP生成减少，脑组织能量供应不足，出现抑制状态。

（2）γ-氨基丁酸（GABA）生成增多　酸中毒时，脑内谷氨酸脱羧酶活性增高，使GABA生成增多。GABA为抑制性神经递质，对中枢神经系统具有抑制作用。

（五）防治原则

1. 预防和治疗原发病　引起代谢性酸中毒的原因很多，首先必须寻找病因并针对原发病进行治疗。如用胰岛素治疗糖尿病，预防酮症酸中毒；纠正水和电解质紊乱，恢复有效循环血量和改善肾功能等。

2. 碱性药物的应用　轻症代谢性酸中毒患者可口服碳酸氢钠片，严重的代谢性酸中毒患者可给予一定量的碱性药物对症治疗。碳酸氢钠因直接补充血浆缓冲碱，作用迅速，为临床治疗所常用。

3. 防治低血钾和低血钙　纠正酸中毒同时需要注意纠正水和电解质紊乱如低血钾及低血钙。

二、呼吸性酸中毒

呼吸性酸中毒是指CO_2排出障碍或吸入过多引起的pH下降，以血浆H_2CO_3浓度原发性升高为特征的酸碱平衡紊乱。

（一）原因和机制

1. CO_2排出减少　肺泡通气量减少，使CO_2排出受阻是引起呼吸性酸中毒的常见原因。

（1）呼吸中枢抑制　如颅脑损伤、脑炎、脑血管意外、乙醇中毒、麻醉药或镇静催眠药过量等。

（2）呼吸肌麻痹　急性脊髓灰质炎、脊神经根炎、有机磷中毒、重症肌无力、重度低钾血症或家族性周期性瘫痪等，因呼吸动力不足，导致CO_2排出障碍。

（3）呼吸道阻塞　喉头痉挛或水肿、溺水、异物阻塞气管等，常引起急性呼吸性酸中毒。而慢性阻塞性肺疾病（COPD）、支气管哮喘等则是慢性呼吸性酸中毒的常见原因。

（4）胸廓病变　胸部创伤、严重气胸或胸水、严重胸廓畸形等严重影响通气功能。

（5）肺部疾患　严重的肺炎、重度肺气肿、肺水肿、肺组织广泛纤维化等肺组织病变，由于肺泡通气量减少，使CO_2排出障碍。

（6）人工呼吸器管理不当　人工呼吸器管理不当，通气量过小而使CO_2排出障碍。

2. CO_2吸入过多　较为少见。在通气不良的环境中，如矿井塌陷等意外事故中，因外环境中CO_2浓度过高，吸入CO_2过多。

（二）机体的代偿调节

呼吸性酸中毒发生的最主要环节是肺通气功能障碍，故肺不能发挥代偿作用。体内升高的H_2CO_3

也不能由血浆碳酸氢盐缓冲系统来缓冲，而血浆其他缓冲碱含量较低，缓冲H_2CO_3的能力极为有限。呼吸性酸中毒时，机体的主要代偿调节方式如下。

1. 细胞内外离子交换和细胞内缓冲 是急性呼吸性酸中毒的主要代偿方式，但代偿能力有限。血浆中原发性升高的H_2CO_3可解离出H^+和HCO_3^-，导致血浆内H^+和HCO_3^-增加，增加的H^+与细胞内K^+交换，进入细胞内的H^+可被蛋白质阴离子缓冲，K^+外移使血K^+浓度升高。而HCO_3^-则留在血浆中，使血浆HCO_3^-浓度升高，以维持$[HCO_3^-]/[H_2CO_3]$比值接近正常，具有一定的代偿作用。此外，潴留的CO_2可迅速弥散进入红细胞，在碳酸酐酶作用下与H_2O结合生成H_2CO_3，再进一步解离成H^+和HCO_3^-，H^+被Hb^-所缓冲，HCO_3^-与血浆中Cl^-交换释放入血，使血浆HCO_3^-升高，血Cl^-降低。

2. 肾的代偿 由于肾对酸碱平衡的调节较为缓慢，肾的代偿是慢性呼吸性酸中毒主要的代偿方式。$PaCO_2$升高和H^+浓度增加可刺激肾小管上皮细胞的碳酸酐酶和谷氨酰胺酶活性，表现为泌H^+、泌NH_4^+和重吸收HCO_3^-增加，H^+随尿排出，血浆HCO_3^-浓度代偿性增加。

（三）血气指标的变化

呼吸性酸中毒时pH正常或下降，$PaCO_2$增高。急性呼吸性酸中毒时，因肾来不及发挥代偿作用，反映代谢性因素的指标（SB、BE、BB）可在正常范围内。慢性呼吸性酸中毒时，通过肾代偿后，HCO_3^-继发性升高，$PaCO_2$每升高10mmHg，HCO_3^-可代偿性升高3.5mmol/L，所以SB升高，AB升高，BB升高，且AB＞SB，BE正值加大。

（四）对机体的影响

呼吸性酸中毒对机体的影响基本上与代谢性酸中毒相似，也可引起心肌收缩力降低、心律失常、外周血管扩张、血钾升高等。但因呼吸性酸中毒致CO_2潴留，$PaCO_2$升高还可引起一系列中枢神经系统和心血管系统的功能障碍。

1. 中枢神经系统 呼吸性酸中毒尤其是急性CO_2潴留引起的中枢神经系统功能紊乱往往比代谢性酸中毒更为明显。早期表现为头痛、焦虑、不安，进一步发展可出现精神错乱、震颤、谵妄或嗜睡等，即CO_2麻醉或肺性脑病。这是因为：①急性呼吸性酸中毒时血液中积聚大量CO_2，CO_2为脂溶性，可迅速通过血脑屏障，而水溶性的H_2CO_3通过血脑屏障极为缓慢，导致脑脊液pH降低更为明显；②CO_2潴留可使脑血管明显扩张，脑血流量增加，引起颅内压和脑脊液压增加；③CO_2潴留往往伴有明显的缺氧。

2. 心血管系统 CO_2潴留可引起脑血管扩张，脑血流量增加，导致患者持续性头痛，尤以夜间和晨起更为严重。此外，与代谢性酸中毒相似，呼吸性酸中毒时，由于血浆H^+浓度增高和高钾血症而引起心律失常、心肌收缩力减弱、血管对儿茶酚胺的敏感性降低等。

（五）防治原则

1. 治疗原发病，改善通气功能 首先应积极治疗原发病，尽快改善通气功能，保持呼吸道畅通，以利于CO_2排出，如排除呼吸道异物、控制感染、解除支气管平滑肌痉挛、使用呼吸中枢兴奋药以及正确使用人工呼吸机等。

2. 慎用碱性药物 对pH降低较为明显的呼吸性酸中毒患者可适当给予碱性药物，但要特别慎重，必须在有足够通气的前提下使用。因为HCO_3^-与H^+结合后生成的H_2CO_3必须经肺排出体外，在通气功能障碍时，CO_2不能及时排出，甚至可能引起$PaCO_2$进一步升高，反而加重呼吸性酸中毒的危害。

三、代谢性碱中毒

代谢性碱中毒是指细胞外液碱增多和（或）H^+丢失引起的pH升高，以血浆HCO_3^-原发性增多为特征的酸碱平衡紊乱。

（一）原因和机制

1. 酸性物质丢失过多 是引起代谢性碱中毒的最常见原因。

（1）经胃丢失 见于剧烈呕吐或胃液引流时，富含HCl的胃液大量丢失，肠腔中的HCO_3^-不能被H^+中和，而不断被肠黏膜吸收入血，使血浆中HCO_3^-升高，引起代谢性碱中毒。此外，胃液的大量丢失也会造成大量Cl^-、K^+丢失，而低Cl^-、低K^+也会引起代谢性碱中毒。

（2）经肾丢失

1）利尿剂大量使用：某些利尿剂（如噻嗪类、呋塞米等）可以抑制肾髓袢升支对Cl^-、Na^+的重吸收，致使远曲小管内NaCl含量升高，H^+-Na^+交换增强，使HCO_3^-重吸收增加，促进远曲小管和集合管细胞泌H^+、泌K^+增加，以加强对Na^+的重吸收，H^+和Cl^-则以氯化铵形式随尿排出，引起低氯性碱中毒。

2）肾上腺皮质激素过多：见于原发性或继发性醛固酮增多症。醛固酮过多可加速远曲小管和集合管对Na^+和水重吸收，促进H^+和K^+分泌，使$NaHCO_3$重吸收增加，导致代谢性碱中毒及低钾血症。

2. 低钾血症 低钾血症时，细胞内K^+外移进行代偿，通过H^+-K^+交换，细胞外液H^+移入细胞，造成细胞外碱中毒和细胞内酸中毒。同时，因肾小管上皮细胞K^+减少，K^+-Na^+交换减少，而H^+-Na^+交换增强，其结果是肾泌H^+增多、重吸收HCO_3^-增多，造成低钾性碱中毒。其尿液反而呈酸性，称为反常性酸性尿。

3. HCO_3^-过量负荷 常为医源性，见于代谢性酸中毒时或胃、十二指肠溃疡患者，口服或输入过量$NaHCO_3$可引起代谢性碱中毒。摄入乳酸钠、乙酸钠、柠檬酸钠等有机酸盐，在体内氧化可产生碳酸氢钠。大量输入库存血（1升库存血中所含的柠檬酸钠约可产生30mmol HCO_3^-），尤其是在肾的排泄能力减退时，也可引起代谢性碱中毒。

4. 肝功能衰竭 肝功能衰竭时，血氨过高，尿素合成障碍也常导致代谢性碱中毒。

（二）机体的代偿调节

1. 血液缓冲系统 代谢性碱中毒时，细胞外液H^+浓度降低，OH^-浓度升高，OH^-可被血液缓冲系统的弱酸中和。由于缓冲系统中碱性成分远多于酸性成分，血液对碱中毒的缓冲能力较弱。

2. 肺的代偿 代谢性碱中毒时，血浆H^+浓度降低，可抑制呼吸中枢，呼吸变浅变慢，肺泡通气量降低，CO_2排出减少，可使$PaCO_2$升高、血浆H_2CO_3浓度继发性升高，以维持$[HCO_3^-]/[H_2CO_3]$的比值接近20/1，pH趋于正常。

3. 细胞内外离子交换 细胞外液H^+浓度降低，通过H^+-K^+交换，细胞内液的H^+外移，细胞外液的K^+进入细胞内。因此，碱中毒时常有低钾血症。

4. 肾的代偿 血浆H^+降低和pH升高能抑制肾小管上皮的碳酸酐酶与谷氨酰胺酶活性，肾泌H^+、泌NH_4^+减少，重吸收HCO_3^-减少，使血浆HCO_3^-浓度降低。由于随尿排出的H^+减少而HCO_3^-增加，尿液呈碱性。但在低钾性碱中毒时，因肾小管上皮细胞缺钾，K^+-Na^+交换减少，H^+-Na^+交换增强，尿液中H^+增多，尿呈酸性，称为反常性酸性尿。

（三）血气指标的变化

血pH正常或升高，出现代偿性或失代偿性代谢性碱中毒。原发性改变是SB、AB、BB均升高，AB＞SB，BE正值加大；$PaCO_2$继发性升高，血K^+降低。

（四）对机体的影响

轻度代谢性碱中毒的临床表现往往被原发疾病所掩盖。在急性或严重代谢性碱中毒时，主要有以下功能和代谢障碍。

1. 中枢神经系统功能改变 血浆pH升高时，脑内γ-氨基丁酸转氨酶活性增高而谷氨酸脱羧酶活性降低，使抑制性神经递质GABA生成减少而分解增强，GABA含量降低，其对中枢神经系统的抑制作用减弱，患者出现烦躁不安、精神错乱、谵妄、意识障碍等中枢神经系统的表现。

2. 神经肌肉兴奋性改变　血清钙以游离钙与结合钙两种形式存在，pH可影响两者之间的相互转变。游离钙（Ca^{2+}）能稳定细胞膜电位，对神经肌肉细胞的应激兴奋性有抑制作用。代谢性碱中毒时，游离钙减少，神经肌肉兴奋性增高，表现为面部和肢体肌肉抽动、腱反射亢进及手足搐搦等。

3. 低钾血症　碱中毒时，细胞外液H^+浓度降低，细胞内H^+外逸而细胞外K^+内移，血钾降低；同时肾小管上皮细胞泌H^+减少，H^+-Na^+减少，而K^+-Na^+交换增强，故肾排K^+增加导致低钾血症。低钾血症可使肌肉无力或麻痹、心律失常等。

（五）防治原则

1. 治疗原发病　积极去除引起代谢性碱中毒的原因及维持因素。

2. 使用生理盐水　按照给予盐水后碱中毒能否纠正将其分为：盐水反应性碱中毒和盐水抵抗性碱中毒。前者给予生理盐水有效，原因是扩充了细胞外液容量；后者可给予醛固酮拮抗剂和碳酸酐酶抑制剂乙酰唑胺。乙酰唑胺抑制肾小管泌H^+和重吸收HCO_3^-，并增加Na^+和HCO_3^-的排出，达到治疗碱中毒和减轻水肿的目的。

3. 使用含氯药物　对于严重的代谢性碱中毒患者，可给予少量含氯酸性药物，以消除碱血症对人体的危害。对低钾血症者，要适当补充KCl。

四、呼吸性碱中毒

呼吸性碱中毒是指肺通气过度引起$PaCO_2$降低、pH升高，以血浆H_2CO_3浓度原发性减少为特征的酸碱平衡紊乱。

（一）原因和机制

各种原因引起肺通气过度，使CO_2排出过多，导致呼吸性碱中毒。

1. 低氧血症和肺疾患　胸廓病变、肺炎、肺水肿等外呼吸功能障碍，或进入高原吸入气氧分压过低，可使PaO_2降低，反射性地引起呼吸中枢兴奋，呼吸运动增强，CO_2排出增多。呼吸窘迫综合征等肺疾患引起的通气过度，除了与低氧血症有关外，还与肺牵张感受器及肺毛细血管旁感受器受刺激，呼吸中枢兴奋，使呼吸运动增强有关。

2. 呼吸中枢受到刺激或精神性障碍　脑部病变，如脑血管障碍、脑炎、脑外伤及脑肿瘤等均可刺激呼吸中枢引起过度通气。某些药物（如水杨酸）、血氨浓度升高等可直接兴奋呼吸中枢，使通气增强。癔症发作，可引起精神性通气过度。

3. 机体代谢旺盛　见于高热、甲状腺功能亢进、革兰氏阴性菌感染引起的败血症等时，由于体温高和机体分解代谢亢进引起呼吸中枢兴奋，通气过度，使$PaCO_2$降低。

4. 人工呼吸机使用不当　由于通气量过大而使CO_2排出过多。

（二）机体的代偿调节

呼吸性碱中毒时，虽然$PaCO_2$降低对呼吸中枢有抑制作用，但只要刺激肺通气过度的原因持续存在，肺的代偿调节作用就不明显。

1. 细胞内外离子交换和细胞内缓冲　是急性呼吸性碱中毒的主要代偿方式。肺通气过度时，血浆H_2CO_3迅速降低，HCO_3^-浓度相对升高。此时细胞内的H^+逸出，与细胞外液中HCO_3^-结合形成H_2CO_3，使血浆HCO_3^-浓度有所下降，H_2CO_3浓度有所回升。细胞外K^+进入细胞内以维持电平衡，故血K^+浓度降低。血浆HCO_3^-也可进入红细胞，与H^+生成H_2CO_3，再分解成CO_2和H_2O，CO_2逸出红细胞以提高$PaCO_2$。同时，有等量Cl^-从红细胞进入血浆，故血Cl^-浓度可增高。但上述代偿能力有限。

2. 肾的代偿调节　是慢性呼吸性碱中毒的主要代偿方式。碱中毒时，血浆H^+降低和pH升高，使肾小管上皮细胞内碳酸酐酶与谷氨酰胺酶活性减弱，肾泌H^+、NH_4^+减少，重吸收HCO_3^-减少，使血浆HCO_3^-浓度降低，以维持$[HCO_3^-]/[H_2CO_3]$比值接近正常。

（三）血气指标的变化

急性呼吸性碱中毒常为失代偿性，$PaCO_2$原发性降低，血pH升高，AB＜SB；继发改变是SB、AB略降低，BB与BE基本不变。慢性呼吸性碱中毒时，根据肾的代偿程度，血pH可正常或升高，表现为代偿性或失代偿性呼吸性碱中毒。$PaCO_2$原发性降低，AB＜SB，SB、AB、BB继发性减少，BE负值加大。

（四）对机体的影响

呼吸性碱中毒对机体的损伤作用与代谢性碱中毒相似，更易出现眩晕、感觉异常、意识障碍、抽搐，还有低钾血症及组织缺氧。急性呼吸性碱中毒引起的中枢神经系统功能障碍往往比代谢性碱中毒更明显，这除与碱中毒对脑细胞的损伤有关外，还与脑血流量减少有关。$PaCO_2$降低可使脑血管收缩痉挛，脑血流量减少。$PaCO_2$下降20mmHg，脑血流量可减少30%～40%。

（五）防治原则

首先应积极治疗原发病和去除引起通气过度的原因，大多数呼吸性碱中毒可自行缓解。对发病原因不易很快去除或者呼吸性碱中毒比较严重者，可用纸袋罩于患者口鼻，令其再吸入呼出的气体（含CO_2较多），或让患者反复屏气或吸入含5%CO_2的混合气体，以提高血浆H_2CO_3浓度。对精神性通气过度患者可用镇静剂。各种单纯型酸碱平衡紊乱常用酸碱指标的变化见表7-3。

表7-3　各种单纯型酸碱平衡紊乱常用酸碱指标的变化

酸碱平衡紊乱类型		pH	$PaCO_2$	AB	SB	BB	BE
代谢性酸中毒		↓(−)	↓	↓	↓	↓	↓
呼吸性酸中毒	急性	↓	↑	↑(−)	↑(−)	(−)	(−)
	慢性	↓(−)	↑	↑	↑	↑	↑
代谢性碱中毒		↑(−)	↑	↑	↑	↑	↑
呼吸性碱中毒	急性	↑	↓	↓(−)	↓(−)	(−)	(−)
	慢性	↑(−)	↓	↓	↓	↓	↑

五、判断单纯性酸碱平衡紊乱的方法

1. 根据pH或H^+的变化，可判断是酸中毒还是碱中毒。pH＜7.35为酸中毒，pH＞7.45为碱中毒。
2. 根据病史和原发性紊乱可判断为呼吸性还是代谢性紊乱。

$[HCO_3^-]$原发性降低，引起pH下降——代谢性酸中毒；$[HCO_3^-]$原发性增高，引起pH升高——代谢性碱中毒；$[H_2CO_3]$原发性增高，引起pH下降——呼吸性酸中毒；$[H_2CO_3]$原发性降低，引起pH升高——呼吸性碱中毒。

第3节　混合型酸碱紊乱

同一患者有两种或两种以上单纯型酸碱平衡紊乱同时并存，称为混合型酸碱紊乱。四种单纯型酸碱平衡紊乱，可以分别组合成多种混合型酸碱紊乱类型，其中，由两种酸碱平衡紊乱同时并存的称为

双重性酸碱平衡紊乱,由三种酸碱平衡紊乱同时并存的称为三重性酸碱平衡紊乱。

根据同时并存的酸碱平衡紊乱的性质,双重性酸碱平衡紊乱又分为两类,通常把两种酸中毒或两种碱中毒合并存在,使pH向同一方向移动的情况称为酸碱一致型或相加型酸碱平衡紊乱,如代谢性酸中毒合并呼吸性酸中毒、代谢性碱中毒合并呼吸性碱中毒。如果是一种酸中毒与一种碱中毒合并存在,使pH向相反的方向移动,称为酸碱混合型或相消性酸碱平衡紊乱,如代谢性酸中毒合并呼吸性碱中毒、代谢性碱中毒合并呼吸性酸中毒、代谢性酸中毒合并代谢性碱中毒。但是,在同一患者体内不可能同时发生CO_2过多又过少,故呼吸性酸中毒和呼吸性碱中毒不会同时发生。

三重性酸碱平衡紊乱只有两种类型:呼吸性酸中毒合并AG增高型代谢性酸中毒和代谢性碱中毒;呼吸性碱中毒合并AG增高型代谢性酸中毒和代谢性碱中毒。

需要指出的是,无论是单纯型或是混合型酸碱紊乱,都不是一成不变的,随着疾病的发展、治疗措施的影响,原有的酸碱失衡可能被纠正,也可能转变或合并其他类型的酸碱平衡紊乱。因此,在诊断和治疗酸碱平衡紊乱时,一定要密切结合患者的病史,观测血pH、$PaCO_2$及HCO_3^-的动态变化,综合分析病情,及时做出正确诊断和适当治疗。

自测题

单选题

1. 幽门梗阻伴持续性呕吐,常引起的酸碱失衡类型是(　　)
   A. 代谢性酸中毒　　B. 代谢性碱中毒
   C. 呼吸性碱中毒　　D. 缓冲碱(BB)
   E. 代谢性酸中毒合并代谢性碱中毒

2. 能直接反映血液中一切具有缓冲作用的负离子碱的总和的指标是(　　)
   A. 负离子间隙(AG)　　B. 实际碳酸氢盐(AB)
   C. 标准碳酸氢盐(SB)　　D. 缓冲碱(BB)
   E. 碱剩余(BE)

3. 血液pH的高低取决于血浆中(　　)
   A. $NaHCO_3$浓度　　B. $PaCO_2$
   C. H_2CO_3浓度　　D. BE
   E. $[HCO_3^-]/[H_2CO_3]$的比值

4. 慢性呼吸性酸中毒的代偿调节主要靠(　　)
   A. 呼吸代偿　　B. 细胞代偿
   C. 血液系统代偿　　D. 肾代偿
   E. 都不是

5. 在混合型酸碱紊乱中,不可能出现的类型是(　　)
   A. 呼吸性酸中毒合并代谢性酸中毒
   B. 呼吸性酸中毒合并呼吸性碱中毒
   C. 呼吸性酸中毒合并代谢性碱中毒
   D. 代谢性酸中毒合并代谢性碱中毒
   E. 呼吸性碱中毒合并代谢性碱中毒

6. 严重失代偿性呼吸性酸中毒时,下列哪项治疗措施是错误的(　　)
   A. 去除呼吸道梗阻
   B. 使用呼吸中枢兴奋剂
   C. 使用呼吸中枢抑制剂
   D. 控制感染
   E. 使用碱性药物

7. 下列哪一项不是代谢性碱中毒的原因(　　)
   A. 长期服用含氯酸性药物
   B. 剧烈呕吐
   C. 应用利尿剂(呋塞米、噻嗪类)
   D. 醛固酮增多症
   E. 低钾血症

8. 如血气分析结果为$PaCO_2$升高,同时HCO_3^-降低,最可能的诊断是(　　)
   A. 呼吸性酸中毒　　B. 呼吸性碱中毒
   C. 代谢性酸中毒　　D. 代谢性碱中毒
   E. 以上都不是

9. 碱中毒时出现手足搐搦的重要原因是(　　)
   A. 血清K^+降低　　B. 血清Cl^-降低
   C. 血清Ca^{2+}降低　　D. 血清Na^+降低
   E. 血清Mg^{2+}降低

10. 酮症酸中毒时下列哪项不存在(　　)
    A. 血K^+升高　　B. AG升高
    C. $PaCO_2$下降　　D. BE负值增大
    E. 血Cl^-增高

11. 纠正呼吸性酸中毒最根本的措施是(　　)
    A. 吸氧　　B. 改善肺泡通气
    C. 抗感染　　D. 给予碳酸氢钠
    E. 给予乳酸钠

(刘晓岚)

第 8 章 缺 氧

> **案例 8-1**
>
> 曾先生，52 岁。随旅游团到西藏旅游，到达后第二天突感全身无力、呼吸急促。随后出现咳嗽和胸闷、气短，入院治疗。查体：体温 36.5℃，面色苍白，口唇发绀，两肺底部叩诊实音，听诊可闻及明显的湿啰音，心率 120 次/分，血压 100/70mmHg，X 线检查示两肺下野存在大片状阴影。血气分析：PaO_2 55mmHg、CO_2 13ml/dl、SO_2 70%。立即给予吸氧与抢救，但患者病情进行性加重，开始咯血性泡沫痰，次日凌晨因呼吸及心力衰竭死亡。
>
> **问题：** 1. 该患者属于哪种类型的缺氧，其发生机制是什么？
> 2. 为什么缺氧会导致患者的死亡？

氧气是地球上所有生命赖以生存的基本条件，是人体生命活动的第一需要，人体进行新陈代谢离不开氧气。正常成年人在静息状态下，耗氧量每分钟约为 250ml，剧烈运动后会增加 8~9 倍，而体内储存的氧量仅为 1500ml。一旦呼吸、心跳停止，数分钟内就会死于缺氧。

缺氧（hypoxia）是指因组织供氧不足或用氧障碍而引起的机体功能、代谢和形态结构发生异常变化的病理过程。缺氧是临床常见的病理过程，如休克、呼吸功能不全、心功能不全、贫血等都可以引起缺氧。

第 1 节 常用的血氧指标及意义

氧在体内主要经血液携带运输，临床上可通过血气分析测定血氧指标，反映组织的供氧和用氧情况，常用的血氧指标有血氧分压、血氧容量、血氧含量、动静脉血氧含量差、血氧饱和度等。

> **链接 血气分析**
>
> 血气分析是医学上常用于判断机体是否存在酸碱平衡失调及缺氧和缺氧程度等的一种检验手段，主要测定指标有三类：氧合指标、二氧化碳指标和酸碱物质，由此对呼吸、氧合功能和酸碱平衡进行判断。一般采集患者动脉血 2ml 置于抗凝管内，快速隔绝空气送检，临床医生常根据不同的血气变化来判断患者缺氧的程度以及酸碱失衡的情况，从而明确病情。

1. 血氧分压（partial pressure of oxygen，PO_2） 是指物理溶解在血液中的氧分子所产生的张力。正常人动脉血氧分压（PaO_2）约为 100mmHg（13.3kPa），主要取决于吸入气体的氧分压和肺的呼吸功能。PaO_2 是缺氧的敏感指标，当 PaO_2 低于 60mmHg 是诊断呼吸衰竭的标准。静脉血氧分压（PvO_2）约为 40mmHg（5.33kPa），主要取决于组织细胞摄取和利用氧的能力。

2. 血氧容量（oxygen capacity of blood，CO_2max） 是指在动脉血氧分压为 150mmHg，二氧化碳分压为 40mmHg，温度为 38℃ 的条件下 100ml 血液中的血红蛋白所能结合氧的最大量。血氧容量的正常值约为 20ml/dl。主要取决于血液中血红蛋白的量以及血红蛋白与氧气的结合能力。

3. 血氧含量（oxygen content，CO_2） 为100ml血液中血红蛋白实际含有的氧量，包括物理溶解的和化学结合的氧量，因正常时物理溶解的氧量仅为0.3ml/dl，可忽略不计。血氧含量取决于血氧分压和血氧容量。正常动脉血氧含量（CaO_2）约为19ml/dl，静脉血氧含量（CvO_2）约为14ml/dl。

4. 动脉动静脉血氧含量差（$Ca-vO_2$） 是指动脉血氧含量和静脉血氧含量的差值。正常值约为5ml/dl，取决于组织细胞对氧的摄取能力。组织摄氧量越多，动脉动静脉血氧含量差值越大；反之，组织利用氧的能力越低，动脉动静脉血氧含量差值越小。

5. 血氧饱和度（oxygen saturation，SO_2） 是指血液中氧合Hb占总Hb的百分数，约等于血氧含量与血氧容量的比值。正常动脉血氧饱和度（SaO_2）为95%～98%，静脉血氧饱和度（SvO_2）为70%～75%。SO_2主要取决于PO_2，两者之间的关系曲线呈"S"形，称为氧合Hb解离曲线，简称氧离曲线（图8-1）。此外，SO_2还与血液pH、温度、CO_2分压，以及红细胞内2,3-二磷酸甘油酸（2,3-diphosphoglyceric acid，2,3-DPG）的含量有关。血液pH下降、温度升高、CO_2分压升高或红细胞内2,3-DPG增多时，Hb与氧的亲和力降低，氧离曲线右移；反之，氧离曲线左移，表示Hb与氧的亲和力增高。Hb与氧的亲和力可用P_{50}来反映，它是指血红蛋白氧饱和度为50%时的血氧分压，正常为26～27mmHg。P_{50}增大反映Hb与氧的亲和力降低，反之Hb与氧的亲和力增高。

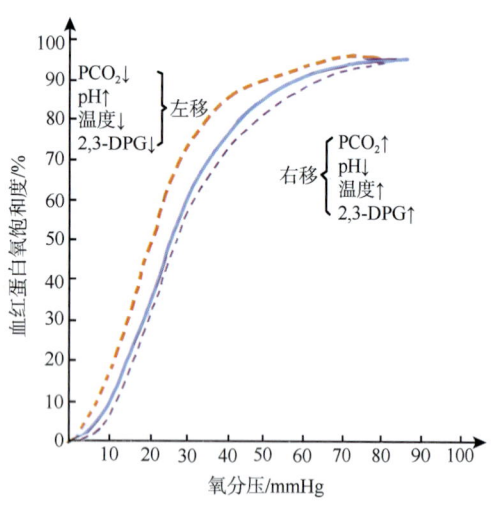

图8-1 氧离曲线及其影响因素

常用血氧指标的含义、正常值及影响因素见表8-1。

表8-1 常用血氧指标的含义、正常值及影响因素

血氧指标	含义	正常值	影响因素
血氧分压（PO_2）	物理溶解在血液中的氧分子所产生的张力	PaO_2约为100mmHg PvO_2约为40mmHg	吸入气体的氧分压和肺的呼吸功能 组织细胞摄取和利用氧的能力
血氧容量（CO_2max）	100ml血液中的血红蛋白所能结合氧的最大量	20ml/dl	血液中血红蛋白的量以及血红蛋白与氧气的结合能力
血氧含量（CO_2）	100ml血液中血红蛋白实际含有的氧量	CaO_2约为19ml/dl CvO_2约为14ml/dl	PO_2和CO_2max
动脉动静脉血氧含量差（$Ca-vO_2$）	动脉血氧含量和静脉血氧含量的差值	5ml/dl	组织细胞对氧的摄取能力
血氧饱和度（SO_2）	（血氧含量−溶解氧量）/血氧容量×100%	SaO_2为95%～98% SvO_2为70%～75%	PO_2

第2节 缺氧的分类

案例8-2

李先生，35岁。因天冷在家中用煤炉取暖，自觉头部胀痛、心悸、恶心，送医院就诊。查体：神志清楚，体温37.2℃，心率60次/分，呼吸23次/分，血压80/60mmHg。

问题：患者为何出现上述症状，还需要做什么检查，应如何治疗？

机体对氧的摄取和利用是一个复杂的过程，大气中的氧通过呼吸进入肺泡，弥散入血，与血红蛋

白结合，由血液循环输送到全身，被组织、细胞摄取利用。其中任一环节发生障碍都可引起缺氧。根据原因和血氧变化的特点，将缺氧分为低张性缺氧、血液性缺氧、循环性缺氧、组织性缺氧四种类型。

一、低张性缺氧

以动脉血氧分压降低、血氧含量减少为基本特征的缺氧称为低张性缺氧（hypotonic hypoxia），又称乏氧性缺氧（hypoxic hypoxia）。

（一）原因

1. 吸入气体的氧分压过低　多发生于海拔3000m以上的高原、高空，或通风不良的坑道、矿井，或吸入低氧混合气体等。体内供氧的多少，首先取决于吸入气的氧分压。在高原，随着海拔的升高，大气压下降，吸入气氧分压也相应降低，致使肺泡气氧分压降低，弥散进入血液的氧减少，动脉血氧饱和度降低。

2. 外呼吸功能障碍　见于肺通气和肺换气功能障碍。肺通气功能障碍是指肺泡与外界环境进行气体交换受阻；肺换气功能障碍是指肺泡与血液之间进行气体交换受阻。常见于各种呼吸系统疾病、呼吸中枢抑制或呼吸肌麻痹等。肺通气和肺换气功能障碍，动脉血氧分压降低，使组织供氧不足而引起的缺氧，又称为呼吸性缺氧。

3. 静脉血分流入动脉血　常见于由右向左分流的先天性心脏病，如法洛四联症。因为室间隔缺损伴肺动脉高压，出现由右向左分流，未经氧合的静脉血直接流入左心，导致动脉血氧分压降低，使组织供氧不足而引起缺氧。

医者仁心

吴天一——高原上的生命守护神

吴天一，男，1935年6月25日出生于新疆维吾尔自治区伊犁哈萨克自治州，是高原医学事业的开拓者，中国工程院院士，中国医学科学院学部委员，"七一勋章"获得者。

大学毕业后他积极响应党的号召，扎根祖国艰苦边远地区，投身高原医学研究60余年，提出高原病防治的国际标准，开创"藏族适应生理学"研究，诊疗救治了上万名藏族群众。青藏铁路建设期间，吴天一院士主持制订一系列高原病防治措施和急救方案，创造了铁路建设工人无一例因高原病致死的奇迹，被称为"高原上的生命守护神"。

（二）血氧变化的特点

低张性缺氧发生关键是进入血液的氧减少和动脉血被静脉血稀释，故动脉血氧分压、血氧含量、血氧饱和度均下降。急性低张性缺氧时血红蛋白无明显变化，故血氧容量正常；慢性缺氧时红细胞和血红蛋白代偿性增多，血氧容量增加。由于动脉血氧分压降低，弥散到组织内的氧量减少，动静脉血氧含量差一般是降低的；但慢性缺氧会使组织利用氧的能力代偿性增强，故动静脉血氧含量差也可以变化不明显。

低张性缺氧，由于血液中的血红蛋白氧合不全，脱氧血红蛋白增多，其绝对值超过5g/dl时，皮肤黏膜青紫，称为发绀（cyanosis）。

链接　缺氧与发绀

发绀指毛细血管脱氧，血红蛋白浓度≥5g/dl，使皮肤、黏膜呈青紫色。血红蛋白正常的人，发绀与缺氧同时存在，可根据发绀的程度大致估计缺氧的程度。当血红蛋白过多或过少时，发绀与缺氧常不一致。例如，重度贫血患者血红蛋白可降至5g/dl以下，出现严重的缺氧，但不会发绀。红细胞增多症患者血红蛋白超过5g/dl，出现发绀，但可无缺氧症状。

二、血液性缺氧

由于血红蛋白含量减少，或血红蛋白性质改变，血液携氧能力降低或与血红蛋白结合的氧不易释放出来引起的缺氧，称为血液性缺氧（hemic hypoxia）。血液性缺氧时，血液中物理溶解的氧量不变，动脉血氧分压正常，故又称等张性缺氧（isotonic hypoxia）。

（一）原因

1. 血红蛋白（Hb）数量减少　见于各种原因引起的贫血。由于血红蛋白数量减少，血红蛋白携氧能力降低，组织供氧不足引起的缺氧，又称为贫血性缺氧。

2. 血红蛋白性质改变

（1）一氧化碳中毒　含碳的物质燃烧不完全时，可产生一氧化碳（carbon monoxide，CO）。CO与Hb的亲和力比O_2与Hb的亲和力大210倍，CO与Hb结合形成碳氧血红蛋白（HbCO）后，其解离速度是氧合血红蛋白（HbO_2）解离的1/2100。此外，CO还能抑制红细胞内糖酵解，使2,3-DPG生成减少，氧解离曲线左移，影响HbO_2的解离，导致HbO_2不易释放O_2。因此，CO中毒既阻碍了O_2与Hb的结合，又影响O_2的释放，使组织供氧减少引起缺氧。

（2）高铁血红蛋白血症　血红蛋白中的二价铁（Fe^{2+}）在氧化剂如亚硝酸盐、过氧酸盐等的作用下氧化成三价铁（Fe^{3+}），形成高铁血红蛋白，失去携带氧的能力和氧离曲线左移，使组织缺氧。正常人高铁血红蛋白仅占血红蛋白总量的1%～2%，并且较为恒定。贮存过久的新鲜蔬菜、腐烂蔬菜、放置过久的煮熟蔬菜、新腌制的蔬菜等都含有较多的硝酸盐。硝酸盐在胃肠中可被肠道细菌还原为亚硝酸盐。如果人体摄取过量的硝酸盐，可形成大量高铁血红蛋白。若血中高铁血红蛋白量达30g/L时，即可出现发绀，称为肠源性发绀。

3. 血红蛋白与氧的亲和力异常增高　某些因素可增强血红蛋白与氧的亲和力，使氧离曲线左移，氧不易释放，引起组织缺氧。如输入大量库存血，由于库存血中2,3-DPG含量低，可使氧离曲线左移；目前已发现30多种血红蛋白病，由于肽链中发生氨基酸替代，使Hb与O_2的亲和力成倍增高，从而使组织缺氧。

（二）血氧变化特点

血液性缺氧发生的关键是血红蛋白的量或质改变。由于吸入气氧分压与外呼吸功能正常，故动脉血氧分压、血氧饱和度正常。但由于血红蛋白数量减少或性质改变，血氧容量及动脉血氧含量降低。由于动脉血氧含量降低，血液中的氧向组织弥散速度减慢，故动静脉血氧含量差低于正常。

血液性缺氧时，由于病因不同患者皮肤黏膜的颜色也有所不同。贫血时，皮肤黏膜颜色呈苍白色；CO中毒时，皮肤、黏膜呈樱桃红色；Hb与O_2的亲和力异常增高时，皮肤、黏膜呈鲜红色；高铁血红蛋白血症，皮肤黏膜呈咖啡色或类似发绀的颜色。

三、循环性缺氧

循环性缺氧（circulatory hypoxia）是指组织血流量减少导致组织供氧不足而引起的缺氧，又称为低动力性缺氧（hypokinetic hypoxia）或低血流性缺氧。

（一）原因

1. 全身性循环障碍　常见于休克、心力衰竭。因为全身有效循环血量下降，组织供氧不足而引起缺氧。

2. 局部性循环障碍　常见于动脉硬化、血栓形成、栓塞、动脉炎等。由于血管的栓塞、受压、血管的病变使血管狭窄或阻塞。

（二）血氧变化特点

循环性缺氧发生的关键是组织血流量减少，使组织、细胞供氧量减少引起的，故动脉血氧分压、血氧容量、血氧含量及血氧饱和度均正常。但由于全身性或局部性循环障碍，血液缓慢，组织细胞从血液中摄取的氧量增多，同时由于血流淤滞，CO_2含量增加，使氧离曲线右移，释放氧增加，故动静脉血氧含量差增大。

循环性缺氧时，由于血流缓慢、淤滞，细胞从血液中摄取的氧量较多，毛细血管中脱氧血红蛋白含量增多，可出现发绀。

四、组织性缺氧

组织性缺氧（histogenous hypoxia）是指各种原因导致组织细胞利用氧能力障碍而引起的缺氧，又称氧利用障碍性缺氧（dysoxidative hypoxia）。

（一）原因

1. 线粒体氧化磷酸化受抑制 氧化磷酸化是细胞生成ATP的主要途径，而线粒体是氧化磷酸化的主要场所。任何影响线粒体电子传递或氧化磷酸化的因素都可引起组织性缺氧，许多药物或毒物可抑制或阻断呼吸链中某一部位的电子传递，使氧化磷酸化过程受阻，引起组织性缺氧，ATP生成减少。例如，氰化物[特指带有氰基（CN）的化合物]通过消化道、呼吸道、皮肤进入体内，可分解出具有毒性的氰离子（CN^-）。氰离子能迅速与氧化型细胞色素氧化酶的三价铁结合，阻碍其还原为二价铁，形成氰化高铁细胞色素氧化酶，使传递电子的氧化过程中断，失去传递电子的能力，呼吸链中断，组织细胞利用氧障碍。

2. 线粒体损伤 生物氧化主要在线粒体内进行。线粒体是对损伤较为敏感的细胞器，缺氧、细菌毒素、射线、各种毒物等均可损伤线粒体结构或抑制其功能，引起细胞用氧障碍。

3. 呼吸酶合成减少 维生素B_1（硫胺素）、维生素B_2（核黄素）、泛酸（维生素B_5）等是呼吸链脱氢酶辅酶的组成部分，当维生素严重缺乏时，可抑制呼吸链，引起细胞用氧障碍。

（二）血氧变化特点

组织性缺氧发生的关键是细胞对氧的利用障碍，故动脉血氧分压、血氧容量、血氧含量、血氧饱和度均正常，而静脉血氧分压、血氧含量、血氧饱和度均高于正常，动静脉血氧含量差明显小于正常。

由于组织细胞用氧障碍，毛细血管血液氧合血红蛋白增多，故患者皮肤黏膜呈现鲜红色或玫瑰红色。

缺氧虽分为上述四种类型，但临床常见的缺氧多为混合性缺氧。如失血性休克，由于血红蛋白数量减少，可引起血液性缺氧，又可因全身性的循环障碍引起循环性缺氧。以上四种类型缺氧的病因、血氧变化特点、皮肤黏膜颜色及防治原则见表8-2。

表8-2 四种类型缺氧的比较

项目		低张性缺氧	血液性缺氧	循环性缺氧	组织性缺氧
病因		1.吸入气体的氧分压过低 2.外呼吸功能障碍 3.静脉血分流入动脉	1.血红蛋白数量减少 2.血红蛋白性质改变 （1）CO中毒 （2）高铁血红蛋白血症	1.全身性循环障碍 2.局部性循环障碍	1.线粒体氧化磷酸化受抑制 2.线粒体损伤 3.呼吸酶合成减少
血氧变化	PaO_2	↓	N	N	N
	CO_2max	N	↓	N	N
	CaO_2	↓	↓	N	N
	SaO_2	↓	N	N	N
	$Ca\text{-}vO_2$	↓或N	↓	↑	↓
皮肤黏膜颜色		发绀	贫血：苍白色 CO中毒：樱桃红色 高铁血红蛋白血症：咖啡色或类似发绀的色	发绀	鲜红色或玫瑰红色
防治原则		氧疗效果好	病因治疗	改善血液循环	病因治疗

注：↓降低；↑升高；N正常

第3节　缺氧时机体功能与代谢的变化

缺氧时机体功能与代谢变化因缺氧的原因、速度、患者的反应性不同而不同。既有机体对缺氧的代偿适应性变化，又有缺氧引起的损伤性变化。以低张性缺氧为例，说明缺氧对机体的影响。

一、呼吸系统的变化

（一）代偿适应性变化

低张性缺氧时，由于动脉血氧分压降低，特别是动脉血氧分压＜60mmHg时，可作用于颈动脉体和主动脉体的化学感受器，引起呼吸加深加快，这不仅可以把原来未参与换气的肺泡调动起来，增大呼吸面积，提高氧的弥散，同时更多的新鲜空气进入肺泡，提高肺泡气氧分压、动脉血氧分压和血氧饱和度；还可以让胸廓活动幅度增大，胸腔负压增加，促进静脉回流，回心血量增多，促使肺血流量和心输出量增加，有利于气体在肺内的交换和氧在血液的运输。

（二）呼吸功能障碍

动脉血氧分压＜30mmHg时，可使呼吸抑制，呼吸运动减弱，呼吸频率与呼吸节律不规则，肺通气量减少，可出现潮式呼吸、间停呼吸等。潮式呼吸的特点是呼吸由浅慢逐渐转为深快，再由深快转为浅慢，出现一段呼吸暂停，周而复始。间停呼吸的特点是一次或几次强呼吸后，突然停止一段时间，又出现数次强的呼吸，周而复始。

少数人从平原快速进入2500m以上高原时，可因低压缺氧而发生一种高原特发性疾病，即高原肺水肿（high altitude pulmonary edema，HAPE），其临床表现为呼吸困难、严重发绀、咳粉红色泡沫痰或白色泡沫痰，肺部有湿啰音等。高原肺水肿的发生机制尚不明了。高原肺水肿一旦发生，可加重机体组织缺氧。

二、循环系统的变化

（一）代偿适应性变化

1. 心输出量增加　低张性缺氧时，心输出量增加，可提高组织的供氧量。其机制是：①心率增快：动脉血氧分压降低可引起胸廓运动增强，刺激肺牵张感受器，反射性兴奋神经，使心率增快。②心肌收缩力增强：动脉血氧分压降低，交感神经兴奋，释放大量儿茶酚胺，作用于心肌β-肾上腺素受体，增强心肌的收缩性。③静脉回心血量增加：缺氧时胸廓运动幅度增大，增加回心血量。

2. 肺血管收缩　缺氧时，肺泡气血氧分压降低可引起该部位肺小动脉收缩，称为缺氧性肺血管收缩（hypoxic pulmonary vasoconstriction，HPR）。HPR的生理学意义在于减少缺氧肺泡周围的血流，使这部分血流转向通气充分的肺泡，有利于维持肺泡通气与血流的适当比例，从而维持较高的动脉血氧分压。正常情况下，由于重力的作用，肺尖部的肺泡通气量较大，而血流量相对不足，该部位肺泡气中的氧不能充分被血液运走。当缺氧引起较广泛的肺血管收缩导致肺动脉压升高时，肺尖部的血流增加，使这部分的肺泡通气得到更充分的利用。

3. 血液重新分布　急性缺氧时，因交感神经兴奋，皮肤、内脏血管收缩，供血量减少。而心、脑血管在缺氧时产生的乳酸、腺苷等扩血管物质的作用下，血流增加，确保心、脑等生命重要器官的血液供应。

4. 毛细血管增生　慢性缺氧可引起组织中毛细血管增生，尤其是心脏和脑的毛细血管增生更为显著。组织中毛细血管增生、密度增大，缩短了氧从血管向组织细胞弥散的距离，增加了组织供氧量，具有代偿意义。

（二）循环功能障碍

严重缺氧时，可使心脏的收缩与舒张功能损伤，使心肌舒缩功能降低，也可引起心律失常及心力衰竭。肺血管持续收缩，可引起肺动脉高压，右心室压力负荷增加，引起右心肥大甚至右心衰竭。

三、血液的变化

（一）代偿适应性变化

1. 红细胞及血红蛋白增多 慢性缺氧时，肾生成促红细胞生成素增加，促进骨髓造血，红细胞产生增多，提高血液的携氧能力。急性缺氧时，交感神经兴奋，使肝、脾等储血器官的血管收缩，使血液中的红细胞增多。

2. 氧离曲线右移 缺氧时，红细胞内的糖酵解加快，中间代谢产物2,3-DPG增多，同时由于pH降低，使氧解离曲线右移，有利于血红蛋白释放氧，供组织细胞利用。

（二）损伤性变化

红细胞过多，血液黏滞度和血流阻力显著增加，导致微循环障碍，加重组织细胞缺氧，并易导致血栓形成等并发症，出现头痛、头晕、失眠等多种症状，称为高原红细胞增多症。

四、中枢神经系统的变化

中枢神经系统对缺氧非常敏感，脑的重量占体重的2%～3%，但脑血流量占心输出量的15%～20%，脑耗氧量占机体总耗氧量的23%左右，脑组织的能量主要来源于葡萄糖的有氧氧化，而脑内葡萄糖和氧的储备量很少，因此脑组织对缺氧极为敏感。一般情况下，脑组织完全缺氧15s，即可引起昏迷；完全缺氧3min以上，可致昏迷数日；完全缺氧8～10min，常致脑组织发生不可逆损害。

急性缺氧可引起头痛、思维能力降低、情绪激动及动作不协调等。严重者可出现惊厥或意识丧失。慢性缺氧时神经精神症状较为缓和，表现为注意力不集中，记忆力减退，易疲劳，轻度精神抑郁等。缺氧引起脑组织形态学变化，主要是脑细胞肿胀、变性、坏死及间质脑水肿。

五、组织细胞的变化

（一）代偿适应性变化

1. 组织细胞用氧能力增强 慢性缺氧时，细胞内线粒体的数目增多及膜的表面积增大，呼吸链中的琥珀酸脱氢酶、细胞色素氧化酶等增加，使细胞利用氧的能力增强。

2. 载氧蛋白表达增加 细胞中存在有多种载氧蛋白，如肌红蛋白、脑红蛋白和胞红蛋白等。慢性缺氧时含量增多，组织、细胞对氧的摄取和储存能力增强。

3. 糖酵解增强 磷酸果糖激酶是糖酵解的限速酶。缺氧时，ATP生成减少，ATP/ADP降低，使磷酸果糖激酶活性增强，糖酵解过程加强。糖酵解通过底物磷酸化，在不消耗氧的情况下生产ATP，以补偿能量的不足。

4. 低代谢状态 缺氧可抑制细胞的合成代谢与离子泵功能，使细胞耗能减少，呈低代谢状态。

（二）损伤性变化

1. 细胞膜的变化 缺氧时，细胞膜对离子通透性增加，可表现为：①Na^+内流增加。缺氧时，细胞膜离子泵功能障碍，使细胞内Na^+增多，促进水进入细胞内，导致细胞水肿。②K^+外流增多。K^+是合成代谢与酶生成所必需的离子，细胞内缺钾将影响合成代谢及酶的功能。③Ca^{2+}内流增多。严重缺氧时，细胞膜对Ca^{2+}的通透性增高，使Ca^{2+}内流增加。Ca^{2+}增加可激活磷脂酶，使膜磷脂分解，进一步损伤细胞膜与细胞器膜。此外，可增加氧自由基的生成，加重细胞的损伤。

链　接　缺氧与氧自由基

缺氧导致生物氧化代谢功能紊乱，电子传递障碍，ATP合成减少，氧自由基生成增多。氧自由基能破坏DNA，损伤细胞膜，氧化修饰脂质蛋白等。正常人体内每一天，氧自由基对DNA、各种酶类和蛋白质的损坏高达上千次，可使磷脂分子中不饱和脂肪酸氧化生成过氧化脂质，损伤细胞膜。过氧化脂质与蛋白质结合形成复合物，积累成棕褐色的色素颗粒，称为脂褐素，与细胞萎缩和老化有关。

2. 线粒体的变化　严重缺氧时，可影响线粒体的功能与氧化过程，亦可使线粒体结构损伤，如线粒体肿胀、嵴断裂崩解，外膜破裂等。

3. 溶酶体的变化　缺氧时，糖酵解增强，乳酸生成增多，酸中毒与Ca^{2+}内流增多均可激活磷脂酶，使溶酶体膜磷脂分解，膜通透性增高，使溶酶体肿胀、破裂。溶酶体内蛋白水解酶逸出引起细胞自溶，溶酶体酶进入血液循环可破坏多种组织细胞，造成广泛的损伤。

第4节　缺氧治疗的病理生理学基础

缺氧治疗的主要原则是病因治疗和纠正缺氧。

（一）去除病因

去除病因或消除缺氧的原因是缺氧治疗的前提和关键。对高原脑水肿患者应尽快脱离高原缺氧环境；对慢性阻塞性肺疾病、支气管哮喘、严重急性呼吸综合征等患者应积极治疗原发病，改善肺的通气和换气功能；对先天性心脏病患者，应及时进行手术治疗，对各类中毒引起缺氧的患者，应及时解毒。

（二）氧疗

通过吸入氧分压较高的空气或纯氧治疗疾病的方法称为氧疗（oxygen therapy）。氧疗是治疗缺氧的首要措施，已在临床医疗中得以广泛应用。氧疗对各种类型的缺氧均有一定的疗效，但对不同类缺氧，疗效不尽相同。吸氧能有效提高肺泡气氧分压，促进氧在肺中的弥散与交换，提高动脉血氧分压、血氧含量和氧饱和度，因而对高原、高空缺氧以及因肺通气功能和（或）换气功能障碍等引起的低张性缺氧是非常有效的。大多数急性高原病患者经吸氧、休息后，症状缓解，甚至痊愈。常压氧疗对由右向左分流所致缺氧的作用较小，因为吸入的氧无法对经动静脉短路流入左心的血液起氧合作用。但吸入纯氧可使血浆中物理溶解的氧量从0.3ml/dl增至2.0ml/dl，从而使动脉血氧含量增加10%左右。高压氧疗（3个大气压）可使血浆中物理溶解的氧增至6ml/dl。血液性缺氧和循环性缺氧患者动脉血氧分压和氧饱和度均正常，此时氧疗的作用主要是通过提高动脉血氧分压，增加血液中物理溶解的氧量，氧向组织、细胞的弥散速度也会加快，改善组织供氧。此外，CO中毒患者吸入纯氧特别是高压氧不仅可使血液氧分压增高，而且氧与CO竞争和血红蛋白结合，可促使碳氧血红蛋白解离，治疗效果较好。组织性缺氧时组织的供氧是正常的，此时的主要问题是细胞对氧的利用障碍，氧疗的效果不及其他类型的缺氧。

（三）防止氧中毒

氧疗虽然对治疗缺氧十分重要，但如果长时间吸入氧分压过高的气体则可引起组织、细胞损害，称为氧中毒（oxygen intoxication）。氧中毒的发生主要取决于吸入气氧分压。吸入气氧分压（PiO_2）与吸入气体的压力（PB）和氧浓度（FiO_2）成正比，$PiO_2=(PB-47)\times FiO_2$，其中47为水蒸气压力（mmHg）。在高气压环境下（高压舱、潜水），以及长时间、高流量、吸入纯氧时容易发生氧中毒，临床工作中应加以重视。氧中毒的发生与活性氧的毒性作用有关。正常情况下，进入组织、细胞的氧有少部分在代谢过程中产生活性氧（包括超氧阴离子、过氧化氢、羟自由基和单线态氧），并不断被清除。当供氧过多时，活性氧的产生增多，超过机体的清除能力，则引起组织、细胞损伤。

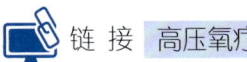

链接 高压氧疗

高压氧疗是指在密闭的高压氧舱内，使用超过一个大气压纯氧的氧疗方法。常用压力为2～3个标准大气压。高压氧疗可以使人体血液中溶解的氧量增多，从而大幅度提高动脉血氧分压，增加氧在血液的溶解量和氧含量，从而解除动脉血氧分压正常患者的缺氧，主要适用于一氧化碳中毒、减压病、脑水肿、某些急性中毒、脑炎和中毒性脑病等的治疗。

自测题

单选题

1. 外呼吸功能障碍导致（　　）
   A. 低张性缺氧　　B. 血液性缺氧
   C. 循环性缺氧　　D. 组织性缺氧
   E. 中毒性缺氧

2. 循环性缺氧血氧变化的特点是（　　）
   A. 血氧容量增大
   B. 血氧容量减小
   C. 动静脉血氧含量差增大
   D. 动脉血氧分压降低
   E. 动静脉血氧含量差减小

3. 患者食用变质蔬菜后，出现发绀，可诊断为（　　）
   A. 亚硝酸盐中毒　　B. 氰化物中毒
   C. 一氧化碳中毒　　D. 急性胃肠炎
   E. 细菌性痢疾

4. 支气管阻塞所致缺氧属于（　　）
   A. 血液性缺氧　　B. 低张性缺氧
   C. 组织性缺氧　　D. 循环性缺氧
   E. 等张性缺氧

5. 发绀提示血液中（　　）
   A. 脱氧Hb增多　　B. 氧合Hb增多
   C. 碳氧Hb增多　　D. Hb数量减少
   E. 碳氧Hb减少

6. 休克所引起的缺氧一般属于（　　）
   A. 低张性缺氧　　B. 等张性缺氧
   C. 循环性缺氧　　D. 组织性缺氧
   E. 血液性缺氧

7. 心肌梗死患者出现的缺氧一般属于（　　）
   A. 低张性缺氧　　B. 等张性缺氧
   C. 循环性缺氧　　D. 组织性缺氧
   E. 中毒性缺氧

8. 动脉血氧分压降低的缺氧是（　　）
   A. 组织性缺氧　　B. 血液性缺氧
   C. 循环性缺氧　　D. 低张性缺氧
   E. 等张性缺氧

9. 氧疗效果最好的是（　　）
   A. 一氧化碳中毒
   B. 外呼吸功能障碍
   C. 氰化物中毒
   D. 心力衰竭
   E. 先天性心脏病

（余莎莎）

第9章 发热

人类和所有哺乳动物通过体温调节中枢的调控来维持相对恒定的体温,以适应正常生命活动需要。正常成人的体温(腋温)一般维持在36.0～37.0℃,一昼夜的波动幅度不超过1℃。多种生理性和病理性因素可引起体温升高。

> **案例9-1**
>
> 赵女士,23岁。1天前于游泳后出现发热,伴头痛、咳嗽、全身肌肉酸痛。门诊以"发热待查"收治入院。查体:体温39.4℃,脉搏114次/分,呼吸27次/分,血压120/70mmHg,神志清楚,精神差,面色潮红,口唇干燥,全身未见皮疹及出血点,咽部充血,双侧扁桃体肿大,可见少许化脓灶,双侧颈部淋巴结肿大。血常规:白细胞14.7×10^9/L,中性粒细胞87%。
>
> 问题:1. 该患者处于发热的哪一期?
> 　　　2. 该患者为什么面色潮红,口唇干燥?

发热(fever)是指机体在致热原的作用下,体温调节中枢的体温调定点上移而引起的调节性体温升高(超过正常体温0.5℃)。

发热不是独立的疾病,它作为一种重要的病理过程,不仅存在于多种疾病之中,而且也是疾病发生的重要信号。因此,密切观察发热时体温曲线的变化,对疾病诊断、评价疗效和预后估计均有重要的参考意义。

体温升高并不等同于发热。体温升高可分为生理性体温升高和病理性体温升高,生理性体温升高指某些生理情况(如剧烈运动、月经前期、心理性应激、妊娠期等)引起体温升高;病理性体温升高包括发热和过热,发热是调节性体温升高,体温调节功能正常,因体温调定点上移,使体温调节在高水平进行;过热是非调节性体温升高,机体的体温调节中枢损伤、散热障碍或产热器官功能异常等,体温调定点未发生移动,导致体温调节中枢不能将体温调控在与体温调定点相适应的范围内,属于被动性发热。

一、发热的病因

通常把引起人或动物发热的物质称为致热原。致热原包括发热激活物和内源性致热原。发热激活物(pyrogenic activator)作用于机体,激活产内源性致热原细胞产生或释放内源性致热原(endogenous pyrogen,EP,又称内生致热原、内致热原),内源性致热原直接作用于体温调节中枢引起调节性体温升高。

(一)发热激活物

发热激活物是指能够激活体内产EP细胞产生和释放EP,引起体温升高的物质,又称EP诱导物,主要包括外源性致热原和某些体内产物。

1. 外源性致热原 又称外致热原,指来自于体外的致热物质。主要包括细菌及其毒素,其中内毒素是最常见的外源性致热原,还包括病毒、真菌、衣原体、支原体、螺旋体、立克次体等。

2. 体内产物 指体内产生的致热物质。主要包括类固醇激素、免疫复合物(抗原-抗体复合物)、淋巴因子、组织崩解产物等。

发热激活物分子量大，不能通过血脑屏障直接作用于体温调节中枢，只能作用于产EP细胞。

（二）EP

EP是指产EP细胞在发热激活物的作用下，产生和释放的能引起体温升高的物质。产EP细胞主要包括单核细胞、巨噬细胞、淋巴细胞、内皮细胞、神经胶质细胞、肿瘤细胞等。目前已明确的EP主要有白细胞介素-1（IL-1）、肿瘤坏死因子（TNF）、干扰素（IFN）、白细胞介素-6（IL-6）等。

二、发热的发生机制

1. 体温调节中枢 体温调节的高级中枢位于下丘脑-视前区前部（POAH），该区含有温度敏感神经元，对体温进行自主性调节。体温的中枢调节通过体温调定点（set-point of body temperature）调控。体温调节中枢按照体温调定点的温度控制效应装置，使产热和散热保持着动态平衡，从而使体温维持在37℃左右。

2. EP信号进入体温中枢的途径 主要有：①通过血脑屏障直接进入体温调节中枢。②通过下丘脑终板血管器（OLVT）神经元作用于体温调节中枢。

3. 发热的中枢调节介质 EP无论以何种形式进入，其本身并不直接引起体温调定点上移，需要介质的介导才能使体温调定点改变。中枢性发热介质包括正调节介质和负调节介质两大类。

（1）正调节介质 常见的有前列腺素E（PGE）、环磷酸腺苷（cAMP）、Na^+/Ca^{2+}值、促肾上腺皮质激素释放激素（CRH）、一氧化氮（NO）等。

（2）负调节介质 体内的负调节介质主要有精氨酸血管升压素（AVP）、促黑细胞激素（简称促黑素，α-MSH）及其他一些发现于尿中的发热抑制物。

4. 发热的基本环节 ①信息传递：发热激活物作用于产EP细胞，产生EP。②中枢调节：EP通过不同的途径作用于POAH，通过改变中枢发热介质，使体温调定点上移。③调温效应器反应：体温调定点升高后，中枢发出冲动，引起产热增加、散热减少，体温随之升高，直至达到新的体温调定点水平（图9-1）。

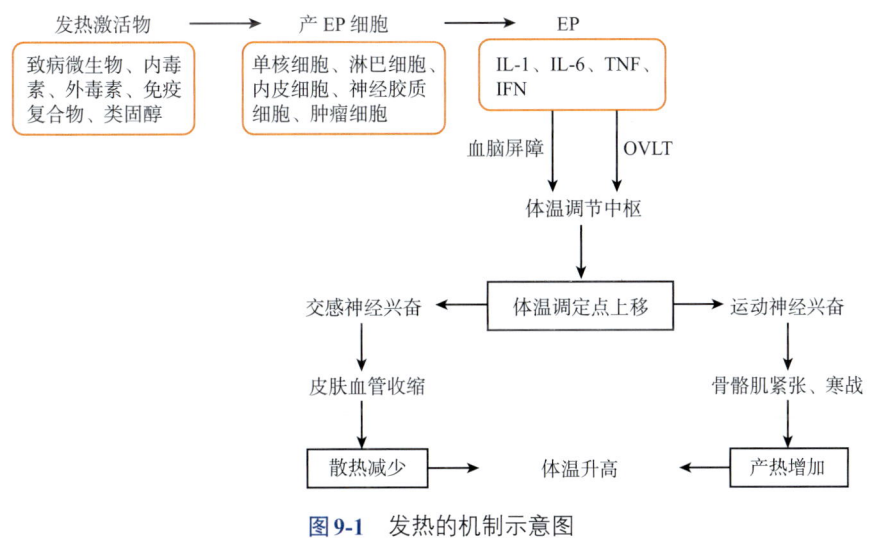

图9-1 发热的机制示意图

三、发热的分期

按照体温变化的趋势，发热的过程可分为体温上升期、高热持续期和体温下降期（图9-2）。

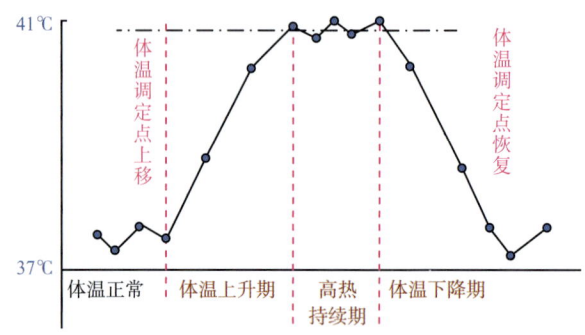

图9-2　发热分期示意图

（一）体温上升期

发热的开始阶段，体温不断上升。因体温调定点上移，正常的体温转变为"冷刺激"，中枢迅速对"冷"信息产生反应并发出调节指令，一方面经交感神经到达散热中枢，引起外周血管收缩、血流减少，导致散热减少；同时指令到达产热器官，引起骨骼肌不随意节律收缩，使产热增加。

此期的热代谢特点为：产热大于散热，体温升高。患者由于体温调定点上移，中心温度已上升，而皮肤温度下降常有畏寒，骨骼肌不随意收缩发生寒战，外周血管收缩致皮肤苍白，竖毛肌收缩致"鸡皮疙瘩"。

（二）高热持续期

当体温上升至新的体温调定点的水平时，体温不再继续上升，而是在这个水平上波动。体温调节中枢的"冷刺激"逐渐消失，寒战停止，散热增加。

此期的热代谢特点为：中心体温与体温调定点相适应，产热和散热维持高水平的动态平衡，体温持续在较高水平。患者寒战、"鸡皮疙瘩"等症状消失，出现皮肤发红、口唇干燥，自觉酷热等症状。

（三）体温下降期

体温下降期指体温逐渐下降恢复正常的时期。随着发热激活物的消失，EP及中枢发热介质被清除，体温调定点逐步恢复至正常水平，此时的血液温度转变为"热刺激"，兴奋体温调节中枢进行散热调节，一方面交感神经抑制，皮肤血管进一步扩张，血流量增加，同时汗腺分泌增多，导致机体散热大于产热，体温逐渐下降，直至与正常的体温调定点水平相适应。

此期的热代谢特点为：产热少于散热，体温下降恢复正常。患者体表温度下降、大量出汗，严重者可导致脱水。

 链 接　发热的分类与热型

根据体温升高的程度不同，发热可分为：①低热，37.3～38.0℃。②中等度热，38.1～39.0℃。③高热，39.1～41.0℃。④超高热，超过41.0℃。

将不同时间测得的体温数值分别记录在体温单上，连接各体温数值点成体温曲线图，即为热型。不同的疾病过程中，发热持续的时间和温度变化规律各不相同，热型可反映某些疾病病情的变化，加强观察有助于疾病的诊断和鉴别诊断、评估疗效和预后。常见的热型有稽留热、弛张热、间歇热、回归热、不规则热等。

四、发热时代谢与功能的改变

（一）机体代谢的改变

一般情况下，体温每升高1℃，基础代谢率可提高13%。发热时物质代谢加快，糖、脂肪、蛋白质三大物质的分解代谢均增强，营养物质消耗明显增多。具体表现如下。

1. 糖代谢改变　由于产热需要，糖分解代谢增强，患者血糖升高甚至出现糖尿；同时由于氧供应不足，体内产生大量的乳酸，所以患者容易出现肌肉酸痛的症状。

2. 脂肪代谢改变　糖原被大量消耗，脂肪分解代谢加速，患者出现消瘦；当大量脂肪分解且氧化不全时，患者可出现酮血症、酮尿等表现。

3. 蛋白质代谢改变　机体蛋白质分解代谢增强，血浆蛋白减少，尿素氮增多。如未能及时补充足够的蛋白质，可造成负氮平衡。

4. 水、电解质及维生素代谢改变　体温上升期，由于血管收缩使肾血量减少，尿量明显减少，出现钠水潴留；高热持续期，皮肤和呼吸道水分蒸发增多，出现机体失水；体温下降期大量出汗，可引起脱水。因此，患者发热时应及时补充营养物质，特别是水、电解质和维生素。

5. 酸碱平衡紊乱　由于糖、脂肪、蛋白质三大物质分解代谢增强且氧化不彻底，可导致体内酸性代谢产物堆积，引起代谢性酸中毒。高热时，呼吸加深加快，通气过度可导致呼吸性碱中毒。

（二）机体功能的改变

1. 中枢神经系统功能改变　发热时，神经系统兴奋性增强，特别是高热时，患者会出现头痛、烦躁、谵语、幻觉等。小儿因为中枢神经系统尚未发育成熟，高热容易引起惊厥。持续高热时，由于大脑皮质受抑制，患者可出现表情淡漠、神志不清、嗜睡甚至昏迷等表现。

2. 循环系统功能改变　发热时因交感神经和肾上腺素的作用，以及体温升高对窦房结的刺激，可使心率加快，体温每升高1℃，心率平均增加18次/分。心率加快使心输出量增加，心肌耗氧量增大，加重了心肌负担，原有心肌劳损或心肌有潜在病灶的患者，则容易诱发心力衰竭。在体温上升期，外周血管收缩和心率加快，可使动脉血压轻度升高；在高热持续期和体温下降期，由于外周血管舒张，动脉血压可轻度下降。

3. 消化系统功能改变　发热时交感神经活动增强，消化液分泌减少，胃肠蠕动减弱，各种消化酶活性降低，患者出现食欲缺乏、腹胀和便秘等症状。

4. 呼吸系统功能改变　发热时由于分解代谢加强，产生的CO_2增多，同时，体温升高刺激呼吸中枢并提高呼吸中枢对CO_2的敏感性，促进呼吸加深加快，有利于从呼吸道增加散热，但通气过度可引起呼吸性碱中毒。

5. 泌尿系统功能改变　体温上升期患者尿量减少；高热持续期可引起肾小管上皮细胞水肿，患者出现蛋白尿和管型尿；体温下降期患者尿量增加，尿比重逐渐恢复正常。

> **链接**　发热的生物学意义
>
> 发热是人类在进化过程中获得的保护性反应，对机体有利有弊。中等程度的发热有利于机体抵抗感染，加强吞噬细胞系统功能，促进淋巴细胞转化，提高免疫系统的功能。但高热可对机体产生不良影响，增加组织的能量消耗和器官负荷，造成免疫系统功能紊乱、胎儿发育障碍等，须正确认识和及时处理。

五、防治发热的病理生理学基础

1. 治疗原发病　多数发热与感染有关，常见病毒感染，应针对原发病进行治疗。

2. 一般处理原则　一般性发热，若体温不过高（体温＜40℃）且无其他严重并发症者，在病因不明或诊断不清的情况下，可不急于退热，以免掩盖病情，主要给予物理降温和足够营养物质、维生素和水，尽早找到病因。

3. 必须及时解热的情况

（1）高热　如体温＞40℃以上，患者出现明显不适，如头痛、意识障碍甚至惊厥者。无论有无明确的原发病，应及早解热。

（2）心脏病患者　发热时心跳加速、心脏负担加重，会诱发心力衰竭，因此对心脏病患者应及时解热。

（3）妊娠妇女　发热可引起胎儿发育障碍，甚至有畸胎危险，且增加孕妇心脏负担，易诱发心力衰竭，应及时解热。

（4）小儿　高热易诱发惊厥，应及早解热，预防高热。

（5）恶性肿瘤患者　及时解热以减少持续发热造成机体的消耗。

4. 选择适宜的解热措施

（1）药物降温　目前临床上采用的解热药如阿司匹林、糖皮质激素等。

（2）物理降温　可用冰帽、冰袋、退热贴或湿毛巾冷敷头部等。

（3）加强对高热或持久发热患者的护理　①纠正水盐代谢：补充水分和无机盐，防止脱水。②注意休息，补充充足、易消化的营养食物及维生素。③密切监护心血管功能：在退热期或用解热药致大量排汗时，要防止休克的发生。

自测题

单选题

1. 关于发热的概念正确的是（　　）
   A. 体温超过正常值0.5℃
   B. 产热过程超过散热过程
   C. 是临床上常见病
   D. 由体温调节中枢体温调定点上移所致
   E. 由体温调节中枢调节功能障碍所致

2. 发热是一种重要的（　　）
   A. 病理过程　　　　B. 独立疾病
   C. 综合征　　　　　D. 体征
   E. 临床综合征

3. 甲状腺功能亢进导致的体温升高属于（　　）
   A. 生理性体温升高　B. 发热
   C. 过热　　　　　　D. 调节性体温升高
   E. 非病理性发热

4. 下列哪种物质不属于内源性致热原（　　）
   A. 肿瘤坏死因子　　B. 细菌
   C. 白细胞介素-1　　D. 干扰素
   E. 白细胞介素-6

5. 能直接作用于调节中枢，使体温调定点上移而引起发热的物质是（　　）
   A. 细菌　　　　　　B. 内源性致热原
   C. 病毒　　　　　　D. 免疫复合物
   E. 发热激活物

6. 下列哪项不是体温上升期的临床表现（　　）
   A. 皮肤苍白　　　　B. 鸡皮疙瘩
   C. 潮热　　　　　　D. 畏寒
   E. 尿量减少

7. 体温下降期的热代谢特点是（　　）
   A. 产热和散热平衡　B. 散热多于产热
   C. 产热多于散热　　D. 产热障碍
   E. 散热障碍

8. 体温下降期容易导致（　　）
   A. Na^+潴留　　　B. Cl^-潴留
   C. 水潴留　　　　　D. 脱水
   E. 出汗减少

9. 发热时可引起（　　）
   A. 心率降低　　　　B. 消化不良
   C. 分解代谢减少　　D. 呼吸减慢
   E. 多尿

10. 体温每升高1℃，心率每分钟约增加（　　）
    A. 5次　　　B. 10次　　　C. 18次
    D. 20次　　 E. 25次

（崔　莹）

第 10 章 弥散性血管内凝血

弥散性血管内凝血（disseminated intravascular coagulation，DIC）是指在某些致病因素作用下，大量促凝物质入血，凝血因子和血小板被激活，使凝血酶增加，微循环内有广泛的微血栓形成，继而凝血因子和血小板大量消耗，引起继发性纤维蛋白溶解功能增强，机体出现以止血、凝血功能障碍为特征的病理生理过程。它不是一个独立的疾病，而是众多疾病复杂病理过程中的中间环节，主要临床表现为出血、休克、器官功能障碍和微血管病性溶血性贫血等危重的临床综合征，若不及时诊治，常危及患者生命。

> **案例 10-1**
>
> 陈女士，35岁，娩出一正常男婴后，即觉气促加重，呼吸28次/分，心悸明显，心率130次/分，产道发生大出血，出血约1200ml，且流出血不凝固，血压下降至90/60mmHg。血常规：RBC $1.50×10^{12}$/L，Hb 50g/L，WBC $11.0×10^9$/L，PLT $50×10^9$/L。凝血常规：凝血酶原时间25s（正常对照14s），凝血酶时间21s（正常对照12s），纤维蛋白原定量0.98g/L。血浆鱼精蛋白副凝试验（+++）、外周血红细胞碎片＞6%、D-二聚体试验（++）。抽血化验病理活体检查报告：血中有羊水成分及胎盘组织细胞。
>
> 问题：1. 该患者发生DIC原因及机制是什么？
> 2. 根据DIC的临床表现，该患者已进入哪一期？请说出分期的依据。
> 3. 诊断为急性DIC的依据是什么？

一、原　　因

引起DIC的常见原因见表10-1。此外，疾病过程中并发的缺氧、酸中毒以及相继激活的纤溶系统、激肽系统和补体系统等也可促进DIC的发生、发展。最常见的病因是感染性疾病。

表10-1　引起DIC常见病因

类型	主要疾病
感染性疾病	革兰氏阴性或阳性菌感染、败血症等；病毒性肝炎、流行性出血热、病毒性心肌炎等
肿瘤性疾病	消化系统、泌尿生殖系统等恶性肿瘤及白血病等
妇产科疾病	流产、胎盘早期剥离、羊水栓塞、子宫破裂、宫内死胎、剖宫产手术、妊娠中毒症、子痫及先兆子痫等
创伤及手术	严重软组织创伤、挤压综合征、大面积烧伤及大手术等

二、发生机制

DIC的发病过程比较复杂，其始于凝血系统的激活，基本病理变化是在微循环血管内形成微血栓。因此，启动凝血过程的动因和途径是DIC发病的重要方面。

（一）组织因子释放，激活外源性凝血系统

组织因子存在于大多数组织中，脑、肺、胎盘和恶性肿瘤组织中含量丰富。严重创伤、大面

积烧伤、产科意外（如胎盘早剥等）、外科大手术、恶性肿瘤晚期或肝、肾等实质器官坏死等，大量组织因子释放入血，启动外源性凝血系统引发DIC；另外，内毒素和炎症介质具有诱导作用，使血管内皮细胞、中性粒细胞、巨噬细胞表达和释放组织因子，启动凝血反应，促进DIC的发生。

（二）血管内皮细胞广泛损伤，凝血、抗凝调控失调

严重感染、内毒素、免疫复合物、持续缺血、缺氧、酸中毒及高热等，均可引起血管内皮细胞的广泛损伤，引起血小板黏附、聚集和释放反应；同时释放组织因子，启动外源性凝血系统；而且可使Ⅻ因子被激活，形成Ⅻa因子，启动内源性凝血系统；同时也激活激肽系统、补体系统和纤溶系统；血管内皮细胞的抗凝作用和纤溶活性降低，促进DIC发展。

（三）血细胞大量破坏，血小板被激活

1. 红细胞大量破坏 异型输血、蚕豆病、恶性疟疾等可引起急性溶血，使红细胞膜磷脂和ADP大量释放，膜磷脂可浓缩局限Ⅶ、Ⅸ、Ⅹ及凝血酶原等凝血因子，加速凝血反应，生成大量凝血酶，引起血栓形成；ADP可促进血小板产生黏附、聚集和释放反应，加速凝血过程，促进DIC形成。

2. 白细胞的破坏 正常中性粒细胞和单核细胞内含有较丰富的促凝物质。内毒素、TNF、IL-1可诱导中性粒细胞、单核细胞等表达组织因子。在严重感染或急性早幼粒细胞白血病化疗后，可引起这类细胞大量破坏，释放大量组织因子，启动外源性凝血系统。

3. 血小板的激活 在血栓性血小板减少性紫癜时，血小板起原发作用；在DIC发生发展过程中，血小板起继发作用。

（四）促凝物质进入血液

急性坏死性胰腺炎时，大量胰蛋白酶入血，可直接激活凝血酶原使其转变为凝血酶；某些肿瘤细胞可分泌促凝物质；羊水中含有组织因子样物质；内毒素可损伤血管内皮细胞，刺激内皮细胞表达组织因子；蛇毒也含有促凝成分，或在Ca^{2+}参与下激活Ⅹ，或可加强Ⅴ的活性，甚至可直接使凝血酶原转变为凝血酶，从而引起DIC的发生。

三、影响DIC发生发展的因素

DIC的发生除上述直接原因以外，还有促进DIC发生、发展的诱发因素。

1. 单核吞噬细胞系统功能障碍 单核吞噬细胞系统具有清除循环血液中的凝血酶、纤维蛋白原及其他促凝物质的作用，也具有清除纤溶酶、纤维蛋白降解产物（FDP）及内毒素的作用。当单核吞噬细胞系统功能损伤或封闭时，会导致机体凝血功能紊乱，促进DIC的发生。见于长期大量使用糖皮质激素和严重感染的患者。

2. 严重肝功能障碍 正常肝细胞能合成多种血浆凝血因子及抗凝物质，也能清除激活的凝血因子和纤溶物质，在凝血和抗凝血的平衡中发挥重要的调节作用。当肝功能严重障碍时，激活凝血因子、释放组织因子等，启动凝血系统，促进DIC的发生。

3. 血液高凝状态 从妊娠第3周开始，孕妇血液中凝血因子和血小板数目逐渐增多，而抗凝血酶物质降低，胎盘产生的纤溶酶原激活物抑制物增多，血液渐呈高凝状态，妊娠末期最明显，因此当发生胎盘早期剥离、羊水栓塞、子宫破裂、宫内死胎等产科意外时，易发生DIC。

4. 微循环障碍 休克等因素导致微循环严重障碍，使血液淤滞；红细胞聚集；血小板发生黏附、聚集；此外，微循环障碍所致的缺血、缺氧，可导致酸中毒及内皮损伤，促进DIC的发生。

四、DIC的分期

根据DIC发展过程中血液凝固性变化的特点，典型的DIC分为三期（表10-2）。

表10-2　DIC分期及特点

分期	血液状态	临床特点	实验室检测
高凝期	高凝状态 凝血酶含量↑	微血栓形成 无明显临床表现	凝血时间缩短，血小板黏附性增强
消耗性低凝期	低凝状态	程度不同的出血症状	凝血时间延长、出血时间延长，血小板计数、血浆纤维蛋白原定量减少
继发性纤溶亢进期	低凝状态 纤溶酶↑FDP形成	广泛、严重的出血，出血不止	凝血酶原时间延长、硫酸鱼精蛋白副凝试验（3P）阳性、D-二聚体阳性

在DIC的发展过程中，三期之间可有部分重叠或交叉。同时，DIC是一个动态进展的过程，需密切观察其临床表现和实验室检测指标变化。

1. 高凝期　由于各种原因的作用，凝血系统被激活，使凝血酶产生增多，血液凝固性升高，各脏器微循环中可有不同程度的微血栓形成。此时，临床表现不明显，主要表现为血液的高凝状态。实验室检查：血液凝固时间明显缩短，血小板黏附性增加。

2. 消耗性低凝期　大量凝血酶产生和微血栓形成，使凝血因子和血小板大量被消耗，继发性纤溶系统激活，使血液处于低凝状态。此期患者常有出血现象。实验室检查：凝血时间延长、出血时间延长，血小板计数、血浆纤维蛋白原定量减少。

3. 继发性纤溶亢进期　大量凝血酶等可使大量纤溶酶原转化为纤溶酶，纤溶系统被激活，继而纤维蛋白（原）降解为纤维蛋白降解产物（FDP），使纤溶和抗凝作用增强，此期患者出血表现严重。实验室检查：凝血酶原时间延长、硫酸鱼精蛋白副凝试验（3P）阳性、D-二聚体阳性。

链接　D-二聚体

当机体发生凝血时，凝血酶使活化的纤维蛋白单体交联形成纤维蛋白多聚体，同时纤溶系统被激活。纤溶酶活化降解纤维蛋白形成各种碎片，称为纤维蛋白降解产物。其中两个交联的D片段称为D-二聚体。D-二聚体阴性是排除深静脉血栓和肺血栓栓塞的重要指标，D-二聚体阳性是反映DIC时继发性纤溶亢进的重要指标，以及观察溶栓治疗的重要指标。

五、DIC的分型

（一）按临床病程的长短

1. 急性型　在数小时至1～2天内发病，临床以休克和出血症状为主，病情迅速恶化，分期不明显。常见于严重感染（特别是革兰氏阴性菌引起的败血症休克）、严重创伤、异型输血、急性移植排斥反应等。

2. 慢性型　病程长，由于此时机体有一定的代偿能力，且单核吞噬细胞系统功能较健全，临床表现不明显，常以某器官功能不全的表现为主。一定条件下可转化为急性型。常见于恶性肿瘤、自身免疫性疾病等。

3. 亚急性型　特点是在数天内逐渐形成DIC，其临床表现介于急性与慢性之间。常见原因有恶性肿瘤转移、宫内死胎等。

（二）按机体代偿情况

DIC的发生、发展过程中，一方面凝血因子和血小板被消耗；另一方面，肝脏合成凝血因子及骨髓生成血小板的能力相应增强，以代偿其消耗。根据凝血物质的消耗与代偿情况可将DIC分为以下几型。

1. 失代偿型 常见于急性型DIC。特点是凝血因子和血小板的消耗超过机体的代偿，血小板、纤维蛋白原等凝血因子明显减少，患者常有明显的出血和休克。

2. 代偿型 常见于轻度DIC。特点是凝血因子和血小板的消耗与代偿之间保持平衡，实验室检测无明显异常，患者无明显出血现象，容易被忽视。此型可转为失代偿型。

3. 过度代偿型 常见于慢性型DIC或恢复期DIC。机体代偿生成凝血因子和血小板超过其消耗。可出现纤维蛋白原等凝血因子暂时性升高，患者症状不明显。此型也可转为失代偿型。

六、DIC临床表现的病理生理学基础

（一）出血

出血是DIC最初的临床表现。多部位严重出血倾向是DIC的重要诊断依据之一。其中最常见的是皮肤黏膜出血，表现为瘀点、瘀斑、牙龈和鼻黏膜出血，甚至大片紫癜；也可出现自发性内脏大出血，如咯血、呕血、黑便、血尿、阴道出血及颅内出血等。轻者出现伤口或注射部位渗血不止；严重者可同时多部位大量出血。发生出血的机制有：①凝血物质被消耗：在DIC的发生、发展过程中，大量血小板和凝血因子被消耗，超过肝脏和骨髓代偿补充能力，使血液进入低凝状态。②继发性纤溶系统功能亢进：FⅫa可激活激肽系统，产生激肽释放酶，激活纤溶系统；富含纤溶酶原激活物的器官（如子宫、前列腺、肺等）受损时，可释放大量纤溶酶原激活物，激活纤溶系统；应激时，交感-肾上腺髓质系统兴奋，肾上腺素可促进血管内皮细胞合成、释放纤溶酶原激活物，激活纤溶系统；缺氧等原因使血管内皮细胞损伤，纤溶酶原激活物释放增多，激活纤溶系统。③纤维蛋白（原）降解产物的形成：纤溶酶产生后，可水解纤维蛋白（原），形成大量纤维蛋白（原）降解产物，其具有强大的抗凝作用，且可降低血小板黏附、聚集、释放等功能，是DIC患者发生出血的重要因素。④微血管损伤：DIC发生发展过程中，可继发缺氧、酸中毒、氧自由基增多等，引起微血管损伤，血管壁通透性增高，发生漏出性出血。

（二）休克

休克和DIC常可互为因果关系，形成恶性循环，使患者病情恶化，危及生命。常发生于血管内皮损伤所引起的DIC，以革兰氏阴性菌败血症最常见。休克常突然发生，病情迅速恶化，出现昏迷及肾、呼吸及循环功能衰竭。一般情况下，DIC导致休克与下列因素有关：①广泛微血栓形成，DIC时，微血管内广泛微血栓形成，可直接引起组织器官血液灌流不足及回心血量明显减少。②血管床容积扩大，DIC形成过程中，Ⅻ因子的激活，可相继激活激肽系统、补体系统和纤溶系统，产生一些血管活性物质，如激肽、补体、FDP等，可使微血管平滑肌舒张，导致血管床容积扩大，有效循环血量减少。③由于DIC时广泛或严重出血，循环血量减少；激肽、组胺、缺氧和酸中毒可使微血管壁通透性增高，血浆外渗，导致血容量进一步减少，心输出量减少。④心肌灶状出血等损伤，可加重心功能障碍，促进休克发生。

（三）器官功能障碍

DIC时常伴有广泛微血栓形成，引起组织器官缺血、局灶性坏死，导致器官功能障碍。如皮肤末端小动脉阻塞时出血性瘀斑，暴发型则表现为手指或足趾坏疽；肺微血管栓塞，可引起肺水肿、出血，发生急性呼吸衰竭；脑微血管栓塞，可导致脑水肿，多发灶性出血、坏死；心内微血栓形成，可导致心肌缺血、梗死，心功能不全；胃黏膜损伤，可导致广泛灶性溃疡；肾内微血栓形成可致肾皮质坏死及急性肾衰竭；急性肾上腺皮质出血性坏死，导致沃-弗综合征（出血性肾上腺综合征）；垂体发生坏死，可致席汉综合征。由于DIC发生的范围、病程及严重程度的不同，轻者可影响个别器官的部分功能；重者可累及一个以上器官的功能衰竭，即多器官功能衰竭，甚至死亡。

（四）微血管病性溶血性贫血

DIC患者常可伴发一种特殊类型的贫血，称微血管病性溶血性贫血。其特征是外周血涂片中可见

一些变形红细胞,称为破碎红细胞,又称裂红细胞(裂体细胞)。外形呈盔形、星形、新月形、不规则形等(图10-1)。该细胞脆性高,易发生溶血。临床表现为贫血、血红蛋白血症及血红蛋白尿。如溶血发生迅速,程度严重,超过骨髓代偿能力,可产生与出血不成比例的贫血,即微血管病性溶血性贫血。溶血时红细胞释放的红细胞素等促凝物质又可加重DIC。

裂体细胞形成机制:DIC时,纤维蛋白丝在微血管内形成细网,当血流中红细胞通过网孔时,可黏附、滞留或挂在纤维蛋白丝上,在血流不断冲击下挤压、切割、破裂形成红细胞碎片。

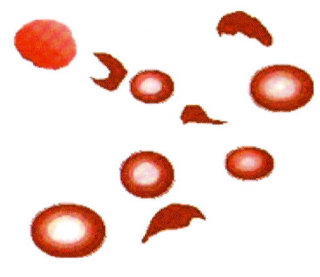

图10-1 破碎红细胞

七、DIC防治的病理生理学基础

1. 治疗原发病 预防和去除引起DIC的原发性疾病,终止促凝物质入血为首位的治疗原则。如及时有效地控制感染、去除滞留在宫腔内的死胎、切除肿瘤等。

2. 改善微循环 及时疏通被微血栓阻塞的微循环,增加其灌流量,在防治DIC的发生、发展中具有重要作用。常采用补充血容量、纠正酸中毒、应用血管活性药物等措施。

3. 恢复凝血、抗凝和纤溶间的动态平衡 在DIC的高凝期可用低分子肝素抗凝。消耗性低凝和继发性纤溶亢进期不使用肝素,可以输入血小板以及新鲜冰冻血浆等补充凝血因子。

自测题

单选题

1. 临床上引起DIC最常见的原因为( )
   A. 恶性肿瘤   B. 手术及外伤
   C. 感染性疾病   D. 产科意外
   E. 代谢性酸中毒

2. DIC时血液凝固功能异常表现为( )
   A. 血液凝固性增高
   B. 血液凝固性先降低后增高
   C. 血液凝固性先增高后降低
   D. 血液凝固性降低
   E. 血液凝固性增高和降低同时发生

3. DIC的基本特征是( )
   A. 凝血因子和血小板的激活
   B. 纤溶亢进
   C. 凝血酶原的激活
   D. 凝血因子和血小板的消耗
   E. 凝血功能异常

4. DIC发生后最常见的临床表现是( )
   A. 休克   B. 呼吸衰竭
   C. 急性心衰竭   D. 出血
   E. 微血管病性溶血性贫血

5. DIC时产生的贫血属于( )
   A. 再生障碍性贫血   B. 失血性贫血
   C. 中毒性贫血   D. 微血管病性溶血性贫血
   E. 缺铁性贫血

6. 严重创伤诱发DIC发生的主要机制是( )
   A. 激活内源性凝血系统 B. 激活外源性凝血系统
   C. 激活补体系统   D. 激活激肽系统
   E. 激活纤溶系统

7. 患者,女性,27岁,在分娩过程中突然出现呼吸困难,发绀,进而出现皮肤湿冷,脉搏细数,血压下降,无尿,渐见皮肤有出血点,输液针口渗血不止,经抢救无效死亡。尸检见两肺微血管中有大量羊水成分,各组织器官均有明显漏出性出血。该患者皮肤出血、针口渗血的原因是( )
   A. 血小板功能异常   B. 维生素K缺乏
   C. 输液过多   D. 血管壁破裂
   E. 凝血因子被消耗和继发纤溶

8. 患者,因肺癌行肺叶切除手术,术中创面出现高凝现象,继而渗血不止,出血量达3200ml,经输血后生命体征平稳,出现大量浓茶色尿,皮肤黏膜有瘀点和瘀斑,临床考虑手术并发DIC。患者出现浓茶色尿的原因是( )
   A. 血管壁破裂   B. 溶血
   C. 血小板功能异常   D. 肝功能障碍
   E. 肾功能不全

(向程窈)

第11章 休克

休克（shock）原意为震荡、打击。1731年，法国医师Le Dran首次将休克一词用于描述患者因创伤引起的危重临床状态。200多年来人们对休克的认识和研究经历了一个不断深入和提高的过程。休克是指机体在严重失血失液、感染、创伤等强烈致病因子的作用下，有效循环血量急剧减少，组织血液灌流量严重不足，引起细胞缺血、缺氧，以致各重要生命器官的功能、代谢障碍或结构损害的全身性危重病理过程。其典型临床表现有：面色苍白或发绀、四肢湿冷、脉搏细速、脉压缩小、尿量减少、血压下降、神志淡漠甚至昏迷。

 链 接 休克的研究历史

1. 描述临床表现　1895年，沃伦（Warren）对休克患者的临床表现做了经典的描述：面色苍白、四肢湿冷、脉搏细速、脉压缩小、尿量减少、神志淡漠，甚至昏迷。后来克莱尔（Crile）又补充了重要体征：低血压。这是从整体水平对休克临床表现的生动描述，至今仍有一定的指导意义。

2. 认识急性循环紊乱　第二次世界大战前后，人们认为休克是急性循环紊乱所致，血压下降是休克发生、发展的关键，主张使用缩血管药物治疗休克。临床实践表明，应用缩血管药物治疗后，有一部分患者获救，而部分患者病情恶化死亡，死因多为急性肾衰竭。

3. 创立微循环学说　20世纪60年代，利勒海（Lillehei）研究发现，休克发病的关键不在于血压降低，而在于微循环灌流量减少，发病机制是交感-肾上腺髓质系统强烈兴奋。休克的微循环障碍学说认为休克有一共同发病环节，即有效循环血量减少，器官血液灌注不足，导致细胞损伤，组织器官功能障碍。治疗上强调结合补液应用舒血管药，抢救成功率有所提高。

4. 细胞分子水平研究　20世纪80年代以来，细胞、分子水平的研究迅速发展，证实休克的发生、发展与许多具有促炎或抗炎作用的体液因子有关。

第1节　休克的病因与分类

一、休克的病因

1. 失血、失液

（1）失血　见于各种外伤大出血，肝、脾破裂，胃十二指肠溃疡出血，食管静脉曲张破裂出血及异位妊娠（宫外孕），产后大出血等。休克是否发生取决于失血量以及失血的速度，若快速失血超过总血量的20%，即可发生失血性休克；失血超过总血量的50%往往迅速导致死亡。

（2）失液　见于剧烈呕吐、腹泻以及大量出汗等原因引起体液大量丢失，导致有效循环血量急剧减少，引起失液性休克。

2. 创伤　严重的创伤可引起创伤性休克，多见于骨折、挤压伤、战伤等。休克的发生与大量失血、剧烈疼痛、组织坏死有关。

3. 烧伤　严重的大面积烧伤伴有血浆大量渗出可引起烧伤性休克。早期与疼痛及低血容量有关，晚期因继发感染而发展为脓毒性休克。

4. 感染 多见于细菌、病毒、立克次体、真菌等感染，属于脓毒症休克。以革兰氏阴性菌感染引起的休克最为常见，占感染性休克70%～80%，细菌内毒素起重要作用，故又称内毒素性休克。感染性休克常伴有败血症，又称败血症休克。

5. 过敏 某些过敏体质者，在注射某些药物（如青霉素）、血清制品或疫苗后，甚至进食某些食物或者接触某些物品（如花粉）后引发严重Ⅰ型超敏反应，肥大细胞释放大量组胺和缓激肽，可引起小血管扩张和毛细血管壁通透性增高，致使有效循环血量不足而引起过敏性休克。

6. 心脏功能障碍 大面积急性心肌梗死、急性心肌炎、严重的心律失常、室壁瘤破裂、急性心包填塞等，可导致心排血量急剧减少，有效循环血量显著下降，组织灌流量减少，从而引起心源性休克。

7. 强烈的神经刺激 剧烈疼痛、高位脊髓麻醉或脊髓损伤、中枢镇静药过量等强烈的神经刺激可抑制交感缩血管功能，使阻力血管扩张，血管床容积增大，回心血量减少，血压下降，引起神经源性休克。

二、休克的分类

（一）按病因分类

休克按病因可分为失血、失液性休克，创伤性休克，烧伤性休克，感染性休克，过敏性休克，心源性休克，神经源性休克等。目前临床上常用这种分类，有助于及时认识并针对病因进行治疗。

（二）按发生的始动环节分类

尽管休克的病因不同，但大多数休克的发生都有共同的发病学环节，即有效循环血量减少。通过血容量减少、血管床容量增加和心泵功能障碍这三个始动环节使有效循环血量减少而引起休克。

1. 低血容量性休克 指由血容量减少引起的休克。常见于创伤、腹泻、烧伤等。失血失液性休克、烧伤性休克和创伤性休克的发病环节均有血容量急剧减少，引起静脉血回流不足，心排血量减少和血压下降，反射性引起交感神经兴奋，外周血管收缩，组织微循环的灌流量进一步减少。典型的临床表现为"三低一高"：中心静脉压、心排血量及动脉血压降低，外周阻力增高。

2. 心源性休克 心泵功能障碍导致心排血量急剧减少，有效循环血量和微循环灌流量显著下降而引起的休克称心源性休克。常见于大面积急性心肌梗死、急性心肌炎、严重的心律失常、急性心包填塞、瓣膜性心脏病等各种原因引起的急性心力衰竭。

3. 血管源性休克 指由于小血管扩张，血管床容量增加，导致有效循环血量减少且分布异常，组织灌流量减少而引起的休克。见于严重的感染、过敏反应及强烈的神经刺激等。正常情况下机体的毛细血管20%交替开放维持细胞功能和代谢的需要，80%的毛细血管处于关闭状态。当发生感染或过敏时，内源性或外源性血管活性物质使小血管扩张，开放的毛细血管数量增多，血管床容量增大，大量血液淤积于扩张的小血管内，使有效循环血量减少而引起休克的发生。当高位脊髓麻醉或损伤、剧烈疼痛抑制交感缩血管功能时，引起外周血管扩张，血管床容量明显增加，使有效循环血量明显减少而引起休克的发生。

第2节 休克的发生机制

> **案例 11-1**
>
> 王女士，25岁，因车祸造成肝破裂，腹腔引流出1000ml血液，该患者出现神志淡漠、面色苍白，出冷汗，脉搏加快，血压80/50mmHg，尿量减少。
>
> 问题：1. 该患者发生了哪些病理生理改变？
> 2. 该患者属于休克的哪个时期，该期微循环改变的特点如何？

尽管各类休克的病因和始动环节不同，发展过程也各有差异，但是大多都有一个共同的发病学基础，即微循环障碍。

微循环是指微动脉与微静脉之间的血液循环，是血液和组织细胞间进行物质交换的重要场所。由微动脉、后微动脉、毛细血管前括约肌、真毛细血管、直捷通路、动静脉短路、微静脉组成（图 11-1）。微循环主要受神经-体液的调节。交感神经兴奋时，通过交感神经缩血管纤维和 α-肾上腺素受体，使微动脉、后微动脉和微静脉收缩，血流减少；全身性体液因子如儿茶酚胺、血管紧张素 Ⅱ、抗利尿激素、血栓素 A_2（TXA_2）和内皮素等，能使微循环的小血管尤其是后微动脉和毛细血管前括约肌收缩，微循环血液灌注减少；而局部血管活性物质组胺、激肽、腺苷、乳酸、前列环素（PGI_2）、内啡肽、TNF、NO 等则使血管舒张，微循环血液灌注增加。

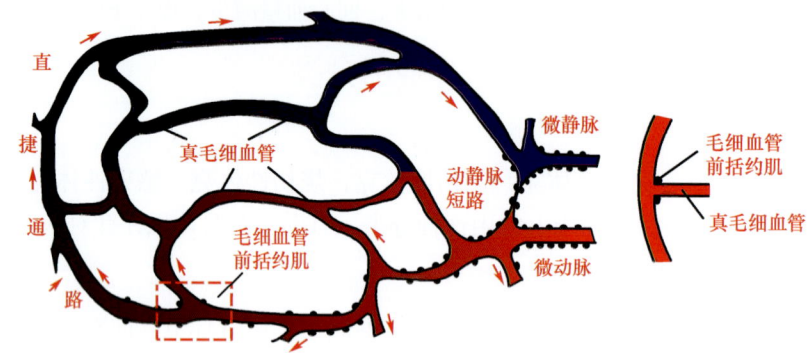

图 11-1　微循环结构示意图

以典型的失血性休克为例，根据其微循环变化特点，可将休克发展过程分为以下三期。

一、休克早期

休克早期又称休克 Ⅰ 期、微循环缺血性缺氧期，特点是微循环血液灌流减少，组织缺血、缺氧，临床上属于休克代偿期。

（一）微循环的变化特点

该期主要为皮肤内脏（除心、脑外）器官内的小动脉、微动脉、后微动脉、毛细血管前括约肌和微静脉、小静脉发生收缩或痉挛，尤其是微动脉、后微动脉和毛细血管前括约肌的收缩，使毛细血管前阻力增加，大量真毛细血管网关闭，微循环内血流量减少，流速减慢；血液主要通过开放的动静脉短路或直捷通路回流，使组织灌流量明显减少，出现少灌少流、灌少于流的特点，组织细胞缺血、缺氧，所以此期又称微循环缺血缺氧期（图 11-2）。

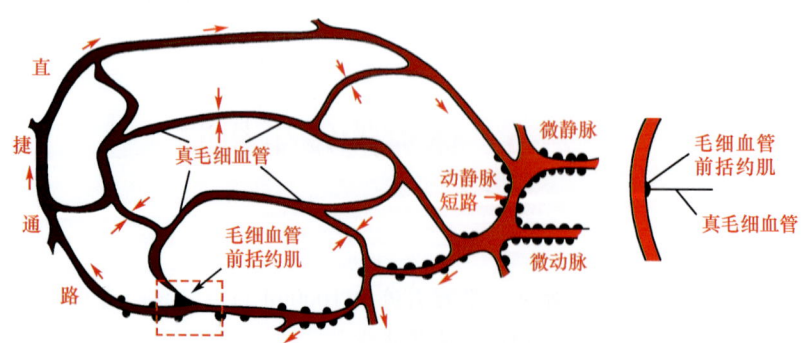

图 11-2　休克早期微循环变化示意图

（二）微循环变化的主要机制

各种休克的病因通过不同的途径引起交感-肾上腺髓质系统强烈兴奋，儿茶酚胺大量释放入血，使α-肾上腺素受体占优势的皮肤、腹腔内脏和肾脏的小血管强烈收缩，但是对心脑血管影响不大。由于微动脉、后微动脉和毛细血管前括约肌比微静脉对儿茶酚胺更敏感，故毛细血管前阻力增加比后阻力更显著，大量真毛细血管网关闭，微循环灌流量急剧减少。儿茶酚胺作用于肾上腺素β受体，使动静脉短路开放，血液通过开放的动静脉短路和直捷通路回流，加重了组织缺血缺氧。同时血容量减少及儿茶酚胺增多可导致血管紧张素Ⅱ、血管升压素、血栓素A_2、内皮素、白三烯类物质等体液因子增多，使小血管进一步收缩。

（三）微循环变化的代偿意义

1. 维持动脉血压

（1）休克早期机体通过"自身输血"和"自身输液"等机制使回心血量增加，对维持动脉血压有重要代偿意义。①自身输血：静脉系统属于容量血管，可容纳总血量的60%～70%。休克早期，由于大量儿茶酚胺等缩血管物质的释放，使小静脉、微静脉及肝、脾等储血器官收缩，减少血管床容量，迅速而短暂地使回心血量增多。这种代偿变化起到了"自身输血"的作用，是休克时增加回心血量的"第一道防线"。②自身输液：由于微动脉、后微动脉和毛细血管前括约肌对儿茶酚胺的敏感性比微静脉更高，收缩更明显，这就导致毛细血管前阻力大于后阻力，毛细血管内流体静压降低，促使组织液回流入血管内增多，起到了"自身输液"的作用，是休克时增加回心血量的"第二道防线"。

（2）交感-肾上腺髓质系统兴奋，使心率加快，心肌收缩力增强，心排血量增加，有助于血压的维持。

（3）在回心血量、心排血量增加的基础上，全身小动脉痉挛收缩，使外周阻力增加，导致血压回升。

2. 血液重新分布 皮肤、腹腔内脏及肾的血管α-肾上腺素受体密度较高，对儿茶酚胺较敏感，血管收缩强烈，组织灌流量明显减少，而心、脑血管无明显收缩。这种因不同组织器官的血管对儿茶酚胺反应的不均一性，使有限的血液资源得到重新分布，从而可以保障重要生命器官心、脑的血液供应。

（四）临床表现

该期患者表现为面色苍白、四肢湿冷、出冷汗、脉搏细速、脉压减小、尿量减少；此期患者血压可骤降（大失血和心源性休克），也可略降，甚至正常（代偿），但脉压可明显减小，脉压缩小比血压下降更具有早期诊断价值；因血液重新分布，心、脑血液供应仍可正常，故患者神志清醒，但常烦躁不安。

此期，若能及时采取有效的抢救措施，尽早消除休克病因，及时补充血容量，恢复有效循环血量，改善组织的血液灌流等，可阻止休克进一步发展。否则，休克将继续发展进入微循环淤血性缺氧期。

二、休克中期

休克中期又称休克Ⅱ期、微循环淤血性缺氧期、可逆性失代偿期，属于休克进展期。

（一）微循环的变化特点

微循环终末血管床对儿茶酚胺的反应性降低，微动脉、后微动脉、毛细血管前括约肌收缩性减弱甚至扩张，大量血液进入真毛细血管网；同时微静脉血流缓慢，红细胞、血小板聚集，白细胞黏附、贴壁与嵌塞，血黏度增加，血液"泥化"淤滞，微循环淤血，组织灌流量进一步减少，引起毛细血管后阻力大于前阻力，使微循环灌而少流、灌大于流，血液淤滞，组织呈淤血缺氧状态，故又称为微循环淤血性缺氧期（图11-3）。

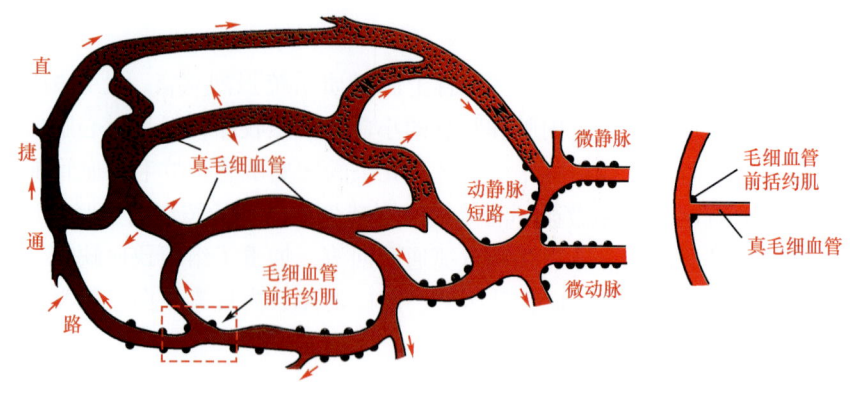

图 11-3　休克中期微循环变化示意图

（二）微循环的变化机制

此期机制主要和组织细胞长时间缺血缺氧、酸中毒及多种体液因子作用等相关。

1. 酸中毒　由于微循环持续缺血、缺氧，导致二氧化碳和乳酸堆积，发生酸中毒，使血管平滑肌对儿茶酚胺的反应性降低，导致微血管舒张。

2. 局部扩血管物质增多　组织长期的缺血缺氧及酸中毒可刺激组胺、缓激肽、腺苷等扩血管物质生成增多，引起小血管平滑肌舒张和毛细血管扩张，通透性增加。同时细胞解体K^+释放入血增加，细胞外高K^+可抑制钙通道开放，Ca^{2+}内流减少，微血管平滑肌反应性与收缩性降低，引起微循环血管扩张。

3. 血流动力学改变　此期由于淤血缺氧、酸中毒、组胺的释放等，使微血管壁通透性增加，血浆外渗，血液浓缩，血液黏稠度增高，红细胞、血小板易于聚集；白细胞贴附于血管内皮细胞，使血流受阻，血流缓慢，淤滞加重，毛细血管后阻力增加。贴附的白细胞通过释放氧自由基和溶酶体酶损伤血管内皮细胞，增加毛细血管通透性，进一步引起微循环障碍，加重血液"泥化"淤滞。

4. 内毒素等的作用　多数休克后期可伴有肠源性细菌入血，这些细菌释放毒素可激活巨噬细胞，通过促进一氧化氮和其他细胞因子生成增多等途径而引起血管平滑肌舒张。

（三）微循环变化的后果

此期，由于微循环淤血，毛细血管内流体静压升高，组胺、激肽等作用使毛细血管壁通透性增加，不但"自体输液"停止，而且血浆大量外渗，引起血液浓缩、血液黏稠度增加，血液流速更加缓慢，淤血进一步加重。静脉系统容量血管扩张，血管床容积增大，回心血量减少，"自体输血"效果丧失。微循环的淤血和血浆外渗使有效循环血量锐减，回心血量进一步减少，导致心排血量和血压进行性下降，当动脉血压低于 50mmHg 时，心、脑血管对血流量的自身调节作用丧失，心、脑等重要器官供血严重不足，形成恶性循环，使休克进一步恶化。

（四）临床表现

此期患者全身各组织器官严重淤血，回心血量进行性减少，心排血量锐减，血压进行性下降。大脑供血不足导致中枢神经功能障碍，患者出现神志淡漠、意识模糊，甚至昏迷；冠状动脉供血不足使心搏无力，心音低钝，脉搏细速；肾血流严重不足，患者出现少尿甚至无尿；皮肤组织淤血缺氧，出现发绀或花斑、温度降低等症状。

本期病变由代偿期向失代偿期逐渐发展，如能及时有效救治，如扩充血容量、纠正酸中毒、合理选用血管活性药物等以解除微循环淤血，患者病情仍可好转。否则，休克将进一步恶化，进入难治期。

三、休克晚期

休克晚期又称休克Ⅲ期、微循环衰竭期、休克难治期、DIC期、不可逆期。

（一）微循环变化的主要特点

微血管麻痹性扩张，对血管活性物质失去反应，毛细血管大量开放，血液淤滞，红细胞聚集，可有大量微血栓形成，阻塞血管，微循环血流停止，不灌不流，后期可见微血管出血（图11-4）。微循环衰竭时，即使输血、补液治疗，患者血压可一度回升，但微循环灌流量仍无明显改善，毛细血管中淤滞停止的血流也不能恢复流动的现象，称为无复流（no-reflow）现象，与血管内皮细胞肿胀、白细胞黏附、聚集和并发DIC导致血管腔阻塞有关。

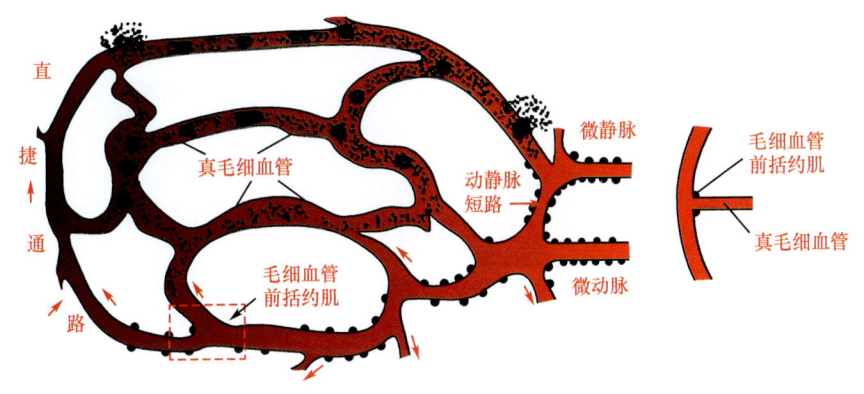

图11-4 休克晚期微循环变化示意图

（二）发生机制

1. 严重缺氧、酸中毒 微血管丧失了对血管活性物质的反应性，导致微血管麻痹、扩张，加上微血管壁通透性增强，血浆大量外渗，血液浓缩，血液淤滞，血流缓慢。

2. DIC形成 休克晚期发生DIC的机制是：①机体组织细胞长时间缺血缺氧、酸中毒以及大量内毒素释放入血，使血管内皮细胞受损，启动内源性凝血系统，同时血管内皮细胞的抗凝作用减弱。②严重组织损伤可释放大量组织因子入血，激活外源性凝血系统。③微循环淤血，血浆外渗，使血液浓缩，血流缓慢，甚至停止，血液黏稠度增高，血细胞易于聚集而形成微血栓。

3. DIC加重休克 休克后一旦并发DIC，将对微循环及各组织器官功能造成严重损伤，患者病情将迅速恶化，这是因为：①大量微血栓形成，阻塞微循环通路，加重微循环障碍并使回心血量锐减。②凝血和纤溶过程中的一些产物可增加血管壁通透性，加重微血管舒缩功能紊乱。③DIC出血导致有效循环血量进一步下降。④器官可因微血栓形成，出现栓塞、梗死，加重器官功能障碍。这些不利因素，给休克患者的救治造成极大困难，故又把此期称为休克难治期或不可逆期。

（三）微循环变化的严重后果

微循环的无复流现象和微血栓形成，导致全身器官的持续低灌流，内环境受到严重破坏，尤其是溶酶体酶的释放以及细胞因子、活性氧等的大量产生，造成组织器官和细胞功能的损伤，严重时可导致多器官功能障碍或衰竭甚至死亡。

（四）临床表现

此期患者病情危重、濒临死亡，临床表现较为复杂。

1. 循环衰竭 由于微血管平滑肌麻痹，反应性降低，血压下降甚至测不到，即使用升压药也难以恢复；心音低弱，脉搏细弱而频速，甚至摸不到；中心静脉压降低，浅表静脉塌陷，出现循环衰竭。

2. 并发 DIC 全身多部位出血，如皮肤出现瘀点、瘀斑，有时可见呕血、便血及其他器官出血。

3. 重要器官功能障碍 持续严重低血压和DIC使全身微循环灌流严重不足，组织细胞受损甚至死亡，导致重要器官心、脑、肺、肾等出现功能障碍或衰竭，可出现呼吸困难、少尿或无尿、意识模糊甚至昏迷等临床表现。

上述休克三个时期只是简单概括了休克发生发展的一般规律（表11-1），并非所有的休克都依次出现上述三期的变化。不同类型的休克具有不同的特点，对不同类型的休克，应进行具体的分析，认清其发病环节及发生发展规律，及时采取合理的抢救措施。

表 11-1 休克的发展过程及其特点

发展过程	发病机制	灌流特点	临床表现
休克早期（微循环缺血性缺氧期）	各种强烈病因→交感-肾上腺髓质系统兴奋→儿茶酚胺产生增多→微血管收缩	少灌少流，灌<流	血压不降、脉压下降、面色苍白、四肢湿冷、脉搏增快、尿量减少、烦躁不安、神志清
休克中期（微循环淤血性缺氧期）	缺氧→酸性代谢产物生成增多→[H⁺]↑→前"开"后"关"	多灌少流，灌>流	血压下降、皮肤组织出现发绀或花斑、脉搏细速、少尿甚至无尿、神志淡漠或不清
休克晚期（微循环衰竭期）	缺氧、酸中毒→血管内膜受损、血流缓慢、血液浓缩→血栓形成	不灌不流	广泛出血、多器官衰竭

第3节 机体的代谢与功能变化

一、物质代谢紊乱

休克时由于微循环障碍，组织灌流减少，组织细胞严重缺氧，有氧氧化障碍，糖酵解增强，ATP合成减少，酸性代谢产物乳酸生成增多。糖原、脂肪、蛋白分解代谢增强，合成代谢减弱。

休克过程中机体因高代谢状态，能量消耗增加，所需耗氧量增大而使组织氧债增大。氧债是机体所需的氧耗量与实测氧耗量之差。氧债增大说明组织缺氧。

二、电解质与酸碱平衡紊乱

1. 代谢性酸中毒 休克时细胞严重缺氧，糖酵解增强，酸性代谢产物乳酸生成增多；肝功能受损，肝细胞不能充分摄取乳酸转化成葡萄糖；同时肾功能受损，代谢产物不能及时排出，导致高乳酸血症和代谢性酸中毒发生。

2. 呼吸性碱中毒 休克早期，创伤、出血、感染等刺激可引起呼吸加深加快，肺泡通气量增加，$PaCO_2$下降，导致呼吸性碱中毒。休克后期，由于休克肺发生，肺通气、换气功能障碍，又可出现呼吸性酸中毒，使机体发生混合性酸碱平衡紊乱。

3. 高钾血症 休克时能量供应不足导致细胞膜钠泵活性下降，Na^+-K^+转运障碍，因而细胞内Na^+增多，而细胞外K^+增高，导致细胞水肿和高钾血症。酸中毒引起细胞内外H^+-K^+离子交换，加重高钾血症。

三、器官功能障碍

休克时，细胞结构破坏、功能受损和代谢障碍，常导致肺、肾、肝、心、脑等重要器官发生功能障碍，甚至多器官功能障碍综合征。

（一）肺功能障碍

休克患者呼吸功能障碍发生率较高，可达80%～100%。早期可因创伤、感染等刺激使呼吸加快、通气过度，出现低碳酸血症和呼吸性碱中毒。休克进一步发展，病情恶化，可发生急性呼吸窘迫综合征（ARDS）。

肺的主要病理变化为呼吸膜损伤，突出表现为肺水肿、肺毛细血管微血栓形成、肺不张及肺泡表面透明膜形成等，具有这些病理特征的肺称为休克肺，也是ARDS的主要病理特点。其发生机制是活化的中性粒细胞释放氧自由基、蛋白酶及炎症介质等损伤血管内皮细胞，使血管壁通透性增加，出现肺水肿、出血；中性粒细胞聚集、黏附，血管内皮细胞损伤，可导致微血栓形成；肺泡上皮细胞受损，表面活性物质合成减少，可出现肺不张；肺泡壁毛细血管通透性增加，血浆蛋白透过血管壁沉着在肺泡腔，形成透明膜。

休克肺引起严重的肺泡通气/血流比值失调和气体弥散障碍，临床上患者主要表现为以进行性呼吸困难、动脉血氧分压进行性下降、发绀、肺水肿和肺顺应性降低为特征的急性呼吸衰竭。

（二）肾功能障碍

休克时肾脏是最易受损的器官之一，急性肾功能障碍发生率较高，临床主要表现为少尿或无尿、代谢性酸中毒、氮质血症、高钾血症和水肿。晚期常发生急性肾衰竭导致患者死亡。

休克初期，由于血液重新分布，肾血流灌流不足，肾小球滤过率降低，尿量减少，可出现功能性肾衰竭，如能及时恢复有效循环血量，使休克逆转，肾功能可很快恢复正常。若休克持续时间较长或不正确使用了大剂量的缩血管药物，可因肾组织严重缺血、缺氧发生急性肾小管坏死，导致器质性肾衰竭。

（三）脑功能障碍

休克早期，通过血液重新分布和脑血流的自身调节，可维持脑的血液供应，患者可无明显的脑功能障碍的表现，仅出现紧张、烦躁不安等应激表现。随着休克的发展，动脉血压进行性降低和发生DIC时，脑供血不足，脑细胞缺血缺氧加重，因而出现神志淡漠甚至昏迷等脑功能障碍的表现。重者可发生脑水肿和颅内压升高，甚至脑疝危及生命。

（四）心功能障碍

除心源性休克伴有原发性心功能障碍外，其他类型休克的早期，由于机体的代偿和血液重新分布，心功能一般无明显障碍。休克的后期发生心功能障碍的原因主要有：①血压下降和心率过快引起心室舒张期缩短，冠状动脉灌流量减少，导致心肌供血不足。②交感-肾上腺髓质系统兴奋使心率加快，心肌收缩力加强，心肌耗氧量增加，加重心肌缺氧。③严重的休克患者多伴有酸中毒、高血钾、低血钙及低血镁等，可引起心肌收缩力降低和心律失常。④缺血时胰腺产生心肌抑制因子使心肌收缩力减弱。⑤休克晚期发生DIC，引起心肌缺血或心肌坏死，影响心功能。⑥细菌毒素、氧自由基等损伤心肌细胞，抑制心功能。

（五）肝脏和胃肠功能障碍

肝功能障碍发生率很高，主要表现为肝功能不全和黄疸，多见于由创伤和全身感染引起的休克，其主要机制与肠道细菌、毒素吸收入血，直接作用于肝脏，激活肝脏的巨噬细胞有关。由于肝脏代偿能力较强，肝功能障碍早期不易被发现。肝功能受损时，肝细胞对乳酸的利用障碍导致或加重酸中毒发生；凝血因子合成减少导致凝血功能障碍，可促使DIC发生；解毒功能降低促使或加重内毒素血症；肝损害导致黄疸发生，影响某些胆盐中和内毒素的作用，使血中内毒素水平升高，毒性增强。

休克早期由于腹腔内脏血管收缩，胃肠道血流量明显减少。胃肠黏膜可因缺血、淤血引起水肿、糜烂或出血，形成应激性溃疡。现代内镜已证实了在某些应激状态下应激性溃疡的存在，其发病和消化液反流及缺血-再灌注损伤有关。临床主要表现为腹痛、消化不良、呕血或黑便等。胃肠黏膜损伤，屏障功能削弱，可导致大量内毒素甚至细菌经肠道入血，使菌血症、毒血症及败血症发生率增高，促进休克发展。消化道功能紊乱是休克晚期发生肠源性败血症、全身炎症综合征、多器官功能障碍和衰竭的主要原因。

上述各器官功能障碍可单独发生，也可同时出现，如多个器官系统同时或相继发生功能障碍，则可形成多器官功能障碍综合征（MODS）。

第4节 休克防治的病理生理学基础

（一）病因学防治

积极针对病因和发病学环节进行防治，如止血、镇痛、补液和输血、修复创伤、控制感染、抗过敏、强心等，以恢复重要器官的微循环灌流和减轻器官功能障碍为目的，采取综合治疗。

（二）发病学防治

1. 补充血容量 微循环灌流量减少是各种休克发病的共同基础。除心源性休克外，补充血容量是提高心排血量、增加有效循环血量和改善微循环灌流量的根本措施。因此，需及时补充血容量。临床上补液的原则是"需多少，补多少"。若输液过多、过快可导致肺水肿，因此必须注意动态观察静脉充盈程度、尿量、血压和脉搏等变化，可作为监控输液量多少的参考依据。若条件许可，应动态监测中心静脉压和肺动脉楔压，以便更精确地指导输液。此外，还应根据血细胞比容决定输血和输液的比例，正确选择全血、胶体或晶体溶液，使血细胞比容控制在35%~40%的范围内。

2. 纠正酸中毒 休克发生发展过程中，常因组织细胞缺血缺氧引起乳酸堆积或肾衰竭而发生代谢性酸中毒。酸中毒是加重微循环障碍、抑制心肌收缩、降低血管对儿茶酚胺的反应性、促进DIC发生和引起高钾血症的重要原因，对机体危害很大。因此，临床上应积极纠正酸中毒。

3. 合理使用血管活性药物 目的是提高微循环灌流量。低血容量性休克早期，在充分扩充血容量的前提下，合理使用扩血管药物可改善组织的血液灌流量。相反，因血管容积扩大所致的休克（如过敏性休克和神经源性休克），缩血管药物治疗效果较好，可暂时提高血压，保证心、脑的血液供应。

4. 改善细胞代谢，防治细胞损伤 是防治休克的重要措施。可使用糖皮质激素、PGE_2等以稳定溶酶体膜，减轻细胞损伤；补充能量物质以改善细胞代谢和提供必需的能源物质；抑制过度炎症反应。

（三）器官支持疗法

应密切监控各器官功能的变化，及时采取相应支持疗法，最大限度地保护各器官系统的功能，切断可能存在的恶性循环，防止发生多器官功能障碍或衰竭。

（四）营养与代谢支持

保持正氮平衡是对严重创伤、感染等患者进行代谢支持的基本原则。在摄入的营养物中应提高蛋白质和氨基酸的量，尤其是提高支链氨基酸的比例。如条件许可，应鼓励经口摄食，尽可能缩短禁食时间，以促进胃肠蠕动，维持肠黏膜屏障功能。临床实践表明，经胃肠适当补充谷氨酰胺，可提高机体对创伤和休克的耐受力。

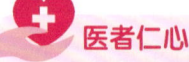

不忘初心、高山仰止的一代名师

南方医科大学病理生理学教研室的赵克森教授，从事重症休克发病机制和治疗的研究50余载，以其崇高的理想信念，乐于奉献、崇教厚德的精神矗立起了一座丰碑。赵克森教授自1991年起担任中国病理生理学会休克专业委员会主任委员，带领团队完成了国家863重大保密课题和国家自然科学基金重大专项，在国际上率先提出应用血管反应性恢复剂治疗重症休克的新途径，且通过广泛的国际交流，为把中国的休克研究推向世界做出了重要的贡献。

自测题

单选题

1. 休克的本质是（　　）
   A. 动脉血压下降
   B. 中心静脉血压下降
   C. 微循环灌流障碍
   D. 心肌收缩力减弱
   E. 血管外周阻力减弱

2. 休克早期引起微血管收缩的最主要物质是（　　）
   A. 组胺　　　　　B. 儿茶酚胺
   C. 血管升压素　　D. 肾素
   E. 缓激肽

3. 休克早期的临床表现是（　　）
   A. 烦躁不安，皮肤有瘀斑
   B. 血压下降，面色苍白
   C. 烦躁不安，脉压缩小
   D. 嗜睡，血压下降
   E. 嗜睡，少尿，血压下降

4. 失血性休克早期时，最易受损的器官是（　　）
   A. 脑　　　B. 心　　　C. 肾
   D. 肺　　　E. 肝

5. 休克早期微循环的特点是（　　）
   A. 少灌少流，灌多于流
   B. 少灌多流，灌少于流
   C. 多灌多流，灌少于流
   D. 多灌少流，灌多于流
   E. 少灌少流，灌少于流

6. 休克中期微循环的特点是（　　）
   A. 少灌少流，灌多于流
   B. 少灌多流，灌少于流
   C. 多灌少流，灌少于流
   D. 多灌少流，灌多于流
   E. 多灌多流，灌少于流

7. 休克时最常出现的酸碱平衡失调的类型是（　　）
   A. 呼吸性酸中毒
   B. AG正常型代谢性酸中毒
   C. AG增高型代谢性酸中毒
   D. 代谢性碱中毒
   E. 混合性酸碱平衡紊乱

8. 下列哪一项不是休克肺的表现（　　）
   A. 间质型肺水肿
   B. 肺泡水肿
   C. 肺不张
   D. 肺泡内透明膜形成
   E. 慢性阻塞性肺疾病

9. 休克初期发生的肾衰竭常为（　　）
   A. 功能性急性肾衰竭
   B. 慢性肾衰竭
   C. 器质性急性肾衰竭
   D. 肾后性肾衰竭
   E. 肾前性和肾性衰竭

10. 成人出现失血性休克是指急性失血超过（　　）
    A. 0%　　　B. 20%　　　C. 25%
    D. 30%　　E. 40%

11. 高位脊髓麻醉可发生（　　）
    A. 感染性休克　　B. 低血容量性休克
    C. 神经源性休克　D. 过敏性休克
    E. 心源性休克

12. 严重烧伤早期可发生（　　）
    A. 感染性休克　　B. 低血容量性休克
    C. 神经源性休克　D. 过敏性休克
    E. 心源性休克

13. 大面积心肌梗死可发生（　　）
    A. 感染性休克　　B. 低血容量性休克
    C. 神经源性休克　D. 过敏性休克
    E. 心源性休克

14. 患者，男性，车祸大出血，急诊入院。查体：面色苍白，血压下降。经手术治疗并输血，病情好转。此休克的始动环节是（　　）
    A. 血容量减少　　B. 骨折
    C. 心力衰竭　　　D. 心排血量减少
    E. 血管容量增加

15. 患者，女性，36岁。因"急性化脓性梗阻性胆管炎"急诊入院，寒战，体温骤然升至40℃，脉率120次/分，血压80/60mmHg，其休克类型为（　　）
    A. 感染性休克　　B. 创伤性休克
    C. 血管源性休克　D. 神经源性休克
    E. 失血性休克

（刘晓岚）

第12章 心血管系统疾病

第1节 动脉粥样硬化

> 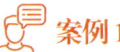 **案例12-1**
>
> 王女士，62岁。因"间歇性跛行四年加重半年"入院。四年前患者出现左下肢间歇性跛行，足背动脉搏动消失。就诊于当地医院，做血管彩超示"左腘动脉严重狭窄，动脉内粥样斑块形成"，诊断为"左下肢动脉粥样硬化"，给予口服阿司匹林并建议手术治疗。
>
> 问题：1. 患者引起动脉粥样硬化的可能因素是什么？
> 　　　2. 动脉粥样硬化的病理特点是什么？

动脉硬化（arteriosclerosis）是一组以动脉壁增厚、变硬、弹性减退为特征的心血管系统疾病，包括动脉粥样硬化（atherosclerosis，AS）、动脉中层钙化和细动脉硬化。本节主要介绍动脉粥样硬化。

动脉粥样硬化是心血管系统中最常见的疾病，也是对人类身体健康危害最大的一类疾病。我国动脉粥样硬化发生率有明显上升趋势，以中老年人多见。主要累及大、中动脉，基本病变是动脉内膜的脂质沉积、内膜灶状纤维化、粥样斑块形成，致管壁变硬、管腔狭窄，引起相应器官缺血性改变。

一、病因与发病机制

动脉粥样硬化的确切病因目前不清楚，下列因素被认为与动脉粥样硬化发病密切相关。

（一）危险因素

1. 高脂血症　血浆总胆固醇（TC）和（或）三酰甘油（TG）的异常升高，是引起动脉粥样硬化的重要危险因素。流行病学证据表明，多数动脉粥样硬化患者的胆固醇水平高于正常水平，而动脉粥样硬化的严重程度与血浆胆固醇水平呈正相关。血脂在血液循环中以脂蛋白的形式转运。脂蛋白分为乳糜微粒（CM）、极低密度脂蛋白（VLDL）、低密度脂蛋白（LDL）、中等密度脂蛋白（IDL）和高密度脂蛋白（HDL）。由于LDL含胆固醇量最多，且分子较小，易于氧化，形成氧化低密度脂蛋白（ox-LDL），故容易透过动脉内膜受损区，沉积于动脉壁。血中的VLDL降解后形成LDL，因此LDL与VLDL的升高与动脉粥样硬化的发病密切相关。与之相反，HDL不仅通过胆固醇逆向转运机制清除动脉壁的胆固醇，还有抗氧化作用，防止氧化型LDL的形成，故可起到降低动脉粥样硬化发生率的作用。

2. 高血压　高血压患者与同年龄、同性别的无高血压患者相比，动脉粥样硬化发生概率高4倍，且发生早、程度重。原因可能是高血压时血流对血管壁的冲击作用和机械损伤引起血管内皮细胞损伤和功能异常，导致内膜的通透性增强，使脂蛋白渗入内膜，并引起血小板和单核细胞黏附并迁入内膜等，促使冠状动脉粥样硬化的发生和发展。

3. 吸烟 是动脉粥样硬化的重要危险因素之一。吸烟者比不吸烟者动脉粥样硬化的程度严重得多，吸烟量越大，患病率越高，患病程度越严重。吸烟者年龄越轻，对冠心病发病的影响越大，可使心肌梗死的患病年龄大大提前，目前吸烟已成为青年心肌梗死的第一危险因素。原因可能是吸烟时血液中一氧化碳（CO）的浓度升高，刺激内皮细胞释放生长因子，刺激中膜平滑肌细胞迁入内膜；尼古丁和CO入血可损伤血管内皮细胞；吸烟易使LDL氧化，促进动脉粥样硬化的发展。

4. 致继发性高脂血症的疾病 ①糖尿病：患者中动脉粥样硬化不仅发病率高出非糖尿病患者数倍，且病变进展迅速。此类患者血液中三酰甘油和VLDL明显升高，高血糖使LDL易于氧化。②高胰岛素血症：促进动脉内膜平滑肌增生，而且与HDL水平呈负相关。③甲状腺功能减退和肾病综合征：均可导致高胆固醇血症，使血液中LDL水平升高。

5. 其他因素 ①年龄：动脉粥样硬化的发生率随年龄的增长而增加。②基因：冠心病的家族聚集倾向提示遗传因素是动脉粥样硬化的危险因素之一。近年来，已经克隆出与人类动脉粥样硬化相关的基因200种以上。③性别：女性绝经前与男性相比，LDL水平较低，HDL水平较高，绝经后该差异消失。④其他：与肥胖、情绪管理、病毒感染有关。近年提出肥胖与血脂紊乱、高血压、血糖异常等多种代谢成分异常聚集合称为代谢综合征，是本病的重要危险因素。

（二）发病机制

动脉粥样硬化的发病机制尚未完全阐明，曾提出多种学说，但任何一种学说都不能全面解释。现将目前的认识归纳如下：高血脂等多种危险因素均可造成动脉内皮细胞损伤，导致血管壁通透性升高，血浆小分子ox-LDL进入内膜，并刺激内皮细胞和平滑肌细胞（SMC）分泌单核细胞趋化因子，趋化血液中的单核细胞移入内膜，并与黏附在胶原上的血小板共同释放生长因子，同时释放氧自由基，加速ox-LDL的形成。血管内皮下的ox-LDL被单核吞噬细胞吞噬形成巨噬细胞源性泡沫细胞，这是早期病变脂纹的主要成分。各种生长因子可诱导血管中膜平滑肌细胞增生并迁移入内膜，吞噬脂质形成肌源性泡沫细胞，并合成细胞外基质，参与纤维斑块的形成。另外，ox-LDL还具有细胞毒作用，使两种泡沫细胞坏死崩解，并与沉积的细胞外脂质成分共同构成粥糜样坏死物，形成粥样斑块，使血管壁增厚、管腔狭窄，引起相应组织器官缺血。

二、病理变化

（一）基本病理变化

动脉粥样硬化好发于大、中动脉，最好发于腹主动脉，其次为冠状动脉、降主动脉和颈动脉等，且多位于这些动脉的分叉或分支开口和血管弯曲凸面。

1. 脂纹 是动脉粥样硬化肉眼可见的最早病变。肉眼观，动脉内膜有点状或条纹状黄色不隆起或微隆起的病灶。镜下观，病灶处内膜下有大量泡沫细胞聚集。泡沫细胞体积大，呈圆形或椭圆形，胞质内有大量小空泡。泡沫细胞（图12-1）来源于巨噬细胞和平滑肌细胞，苏丹Ⅲ染色呈橘黄色，为其脂质成分。

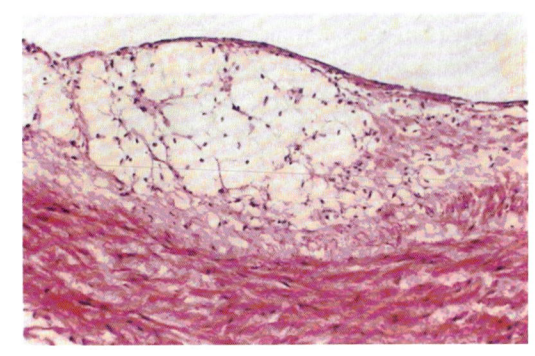

图12-1 泡沫细胞（镜下观，低倍镜，HE染色）

2. 纤维斑块 由脂纹发展而来。肉眼观，为突起于内膜表面的浅黄或灰黄色斑块，因斑块表面胶原纤维增多和玻璃样变性后发展为瓷白色，状如凝固的蜡烛油。镜下观，由大量平滑肌细胞和细胞外基质组成的厚薄不一的纤维帽。纤维帽下可见数量不等的泡沫细胞、平滑肌细胞、细胞外基质和炎症细胞。

3. 粥样斑块 亦称粥瘤，为动脉粥样硬化最具特征性病变，由纤维斑块深层细胞坏死、崩解的物质与脂质混合而成。肉眼观，可见内膜面灰黄色斑块（图12-2）。切面，斑块的管腔面为白色质硬组织，深部为黄色或黄白色质软的粥样物质。镜下观，玻璃样变性的纤维帽下有大量无定形的物质，为坏死崩解产物和脂质，还可见胆固醇结晶（针状空隙）和钙盐沉积（图12-3）。斑块底部及周边可见肉芽组织、泡沫细胞和淋巴细胞。中膜因粥样斑块压迫、平滑肌萎缩、弹力纤维破坏而变薄。

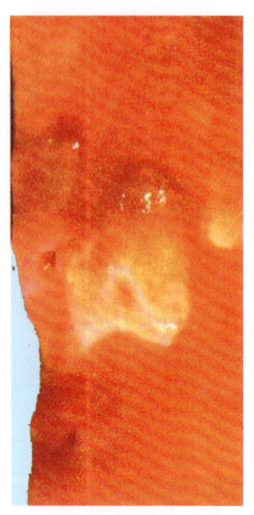

图12-2 粥样斑块
（肉眼观）

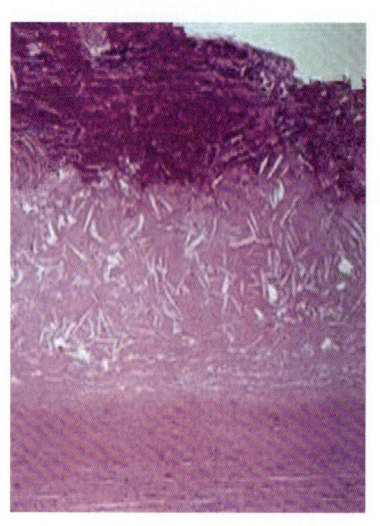

图12-3 动脉粥样硬化（镜下观，低倍镜，HE染色）

4. 继发性改变 粥样斑块形成后，可出现如下继发性病变。

（1）斑块内出血 斑块内新生的血管破裂形成血肿，或纤维帽破裂后血液进入斑块，使斑块进一步增大，血管管腔变窄甚至闭塞，引起急性供血中断。

（2）斑块破裂 斑块表面的纤维帽破裂，粥状物自裂口溢入血流，遗留粥样斑块溃疡，可形成胆固醇栓子栓塞血管。

（3）血栓形成 斑块破裂后遗留的粥样斑块溃疡，由于胶原暴露，继发血栓形成，引起动脉管腔阻塞。

（4）钙化 在纤维帽和粥样斑块病灶处可观察到钙盐沉积，导致管壁变硬、变脆。

（5）动脉瘤形成 由于粥样斑块病灶的压迫，平滑肌发生萎缩和弹性降低，在血压的作用下，动脉壁会发生局限性扩张，形成动脉瘤。另外，血液还可经粥样斑块溃疡处注入动脉中膜，形成夹层动脉瘤。

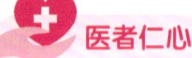 医者仁心

王东进——心脏上的"拆弹专家"

王东进是南京鼓楼医院心胸外科主任，被称为心脏上的"拆弹专家"，是中宣部、国家卫健委评选出的2019年全国十大"最美医生"之一。从1986年开始，从医三十多年的王东进已带领团队完成各类心脏手术数万例，成功率在99%以上，仅2017年就有2989例，其中大血管手术407例。为挽救更多患者的生命，王东进率先在苏皖地区倡导主动脉夹层患者的"6小时生命圈"，成功挽救了大量情况凶险的主动脉夹层患者的生命。一台五六个小时的手术下来，王东进经常得扶着腰走出手术室，他有严重的颈椎病，有时甚至要戴着颈托才能上手术台。他的小腿因静脉曲张要穿弹力袜，他笑着调侃自己"要残疾了"。但当他躺在向医院申请的按摩椅上时，又感叹"我这还算是幸福的"。

（二）主要动脉病变

1. 主动脉粥样硬化 病变好发于主动脉后壁及其分支开口处，病变程度从重至轻依次为腹主动脉、胸主动脉、主动脉弓和升主动脉。前所述及的几种基本病变在主动脉内膜均可见，由于主动脉管腔大，可无明显的症状。主动脉粥样硬化的最严重的后果是形成主动脉瘤，一旦破裂，可导致致命性大出血。

2. 冠状动脉粥样硬化 是对人类健康威胁最大的疾病。病变好发于左冠状动脉前降支，其次为右主干、左主干或左旋支、后降支。严重者出现一支以上的病变，常呈节段性病变。病变多位于心肌侧，横切面上斑块多呈新月形，可见管腔呈偏心性不同程度狭窄，按管腔狭窄程度分为四级，Ⅰ级≤25%；Ⅱ级26%～50%；Ⅲ级51%～75%（图12-4）；Ⅳ级≥76%。冠状动脉粥样硬化常伴发动脉痉挛，造成急性心脏供血不足甚至急性中断，引起心肌缺血或相应的心脏病变（如心绞痛、心肌梗死），成为心源性猝死的主要原因。

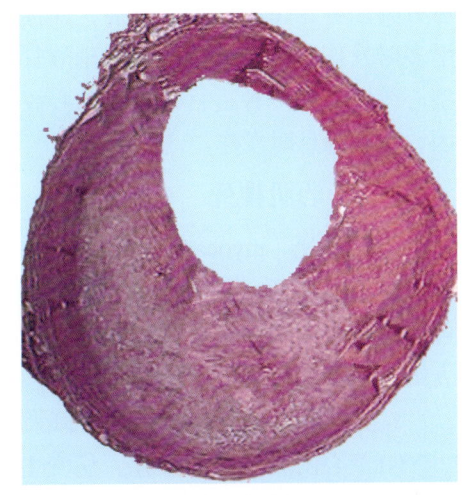

图12-4 冠状动脉粥样硬化Ⅲ级（镜下观，低倍镜，HE染色）

3. 颈动脉及脑动脉粥样硬化 病变常见于颈内动脉起始部、大脑中动脉、基底动脉和基底动脉环[又称大脑动脉环、威利斯环（Willis环）]，颈内动脉入脑处为特别好发区，纤维斑块和粥样斑块会造成血管狭窄甚至闭塞，从而导致慢性脑供血不足而发生脑萎缩，严重脑萎缩者可见智力减退，甚至痴呆。斑块破裂或急性血栓形成可能造成急性脑梗死（脑软化）。脑动脉粥样硬化患者常可在基底动脉环部形成动脉瘤，若血压突然升高，可致动脉瘤破裂形成脑出血。

4. 肾动脉粥样硬化 常累及肾动脉开口处及主动脉近侧端，也可累及弓形动脉和叶间动脉，可引起顽固性肾血管性高血压和肾组织梗死。肾组织梗死后机化遗留瘢痕，多个瘢痕可使肾固缩，称为动脉粥样硬化性固缩肾。

5. 四肢动脉粥样硬化 以髂动脉、股动脉和胫动脉等下肢动脉为重，动脉管腔明显狭窄或闭塞时，典型表现为间歇性跛行、下肢萎缩。当管腔完全闭塞而侧支循环又不能代偿时，可发生足干性坏疽。

三、冠状动脉粥样硬化性心脏病

案例12-2

徐先生，60岁。1年前出现阵发性心前区疼痛，向左肩左臂放射，休息或含服硝酸甘油后好转，1天前因与邻居争吵，出现心前区持续疼痛，服用硝酸甘油后无缓解，而后急诊入院。心电图有病理性Q波，提示左心室壁、心尖部发生梗死。

问题：1. 分析该患者可能的病理诊断及其诊断依据。
2. 分析患者的临床表现的形成原因及形成机制。

冠状动脉粥样硬化性心脏病（coronary atherosclerotic heart disease，CHD）简称冠心病，是因冠状动脉狭窄或阻塞致心肌供血不足所引起的缺血性心脏病。冠状动脉粥样硬化是导致冠心病的最常见因素。临床上常见有心绞痛、心肌梗死、心肌纤维化和冠状动脉性猝死四种类型。

（一）心绞痛

心绞痛（angina pectoris）是心肌急剧的、暂时性的缺血缺氧造成的一种常见的临床综合征。临床表现为阵发性心前区疼痛或有压迫感，可放射至左肩左臂，持续数分钟，休息或使用硝酸甘油可缓解。心绞痛是由于心肌缺血、缺氧引起心肌内的酸性产物或多肽类物质堆积，刺激心内交感神经末梢，使信号经1～5胸交感神经节和相应脊髓节段送至大脑后产生痛觉所致。心绞痛根据引起原因和疼痛程度可分为三种：①稳定型心绞痛，亦称轻型心绞痛，一般不发作，仅在体力活动过度增加、心肌耗氧量增多时发作。休息或舌下含服硝酸甘油可缓解，冠状动脉横切面可见斑块阻塞管腔＞75%。②不稳定型心绞痛，是一种进行性加重的心绞痛，在负荷时、休息时均可发作。③变异型心绞痛，多无明显诱因，常在静息时发作。

（二）心肌梗死

心肌梗死（myocardial infarction，MI）是由于冠状动脉供血中断，致供血区持续缺血而导致较大范围的心肌坏死。临床上有剧烈而持久的胸骨后疼痛，休息或使用硝酸酯类药物症状不能完全缓解，可伴发热、白细胞增多、心肌酶谱增高及心电图出现病理性Q波特征性变化，可并发心律失常、心力衰竭、休克。心肌梗死多发生于中老年人，部分患者发病前有明显诱因。

1. 类型　根据心肌梗死范围和深度可分为心内膜下心肌梗死和透壁性心肌梗死两类。

（1）心内膜下心肌梗死　病变主要累及心室壁内层1/3的心肌，并波及肉柱和乳头肌。常表现为多发性小灶状坏死，坏死灶直径为0.5～1.5cm。病灶分布常不限于某一支冠状动脉的供血范围，严重者常不规则地分布于整个左心室内膜下心肌，形成环状梗死。

（2）透壁性心肌梗死　为典型的心肌梗死类型。此型心肌梗死的部位与闭塞的冠状动脉供血区相一致，病灶较大，累及心室壁全层或近于全层。其中左心室前壁、心尖部及室间隔前2/3，约占全部心肌梗死的50%，该区正是左冠状动脉前降支供血区；约25%的心肌梗死发生在左心室后壁、室间隔后1/3及右心室，此乃右冠状动脉供血区；此外见于左心室侧壁，相当于左冠状动脉回旋支供血区域。

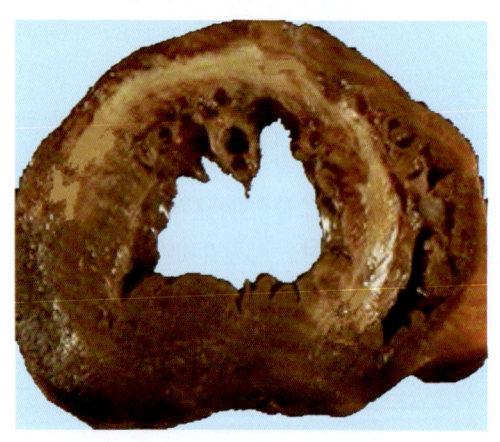

图12-5　心肌梗死（肉眼观）
左心室壁和室间隔前2/3为梗死区，已被灰白色瘢痕组织取代

2. 病理变化　心肌梗死属于贫血性梗死。心肌梗死的形态随时间变化。一般梗死在6小时后才能经肉眼辨认，梗死灶呈苍白色，8～9小时后呈土黄色。光镜下，梗死6小时内，梗死灶边缘心肌纤维呈波浪状，肌质不均，而后出现核碎裂、消失，胞质均匀红染或出现不规则粗颗粒状，间质水肿，中性粒细胞浸润。梗死后24～72小时，中性粒细胞浸润达最高峰，3～7天时，胞质内出现不规则颗粒及不规则横带，梗死灶边缘出现肉芽组织。第2～8周肉芽组织开始机化，形成灰白色瘢痕组织（图12-5）。

3. 合并症　心肌梗死，特别是透壁性心肌梗死，可并发下列病变：

（1）心力衰竭　当心内膜下心肌梗死累及二尖瓣乳头肌时，可致二尖瓣关闭不全而诱发急性左心衰竭。梗死后心肌收缩力丧失，可致左心衰竭、右心衰竭或全心衰竭。

（2）心脏破裂　为心肌梗死的严重合并症，占心肌梗死致死病例的3%～13%，多发生于梗死后的1～2周。其原因是坏死心肌尤其是中性粒细胞释放大量蛋白水解酶，使梗死灶发生溶解，导致心脏破裂。左心室前壁破裂，血液流入心包腔，引起心脏压塞而致猝死；室间隔破裂，左心室血流入右心室，导致急性右心衰竭。

（3）室壁瘤　10%～30%的心肌梗死合并室壁瘤，可发生在心肌梗死的急性期，更常见于愈合期。原因是梗死心肌或瘢痕组织在心室压力下局限性向外膨出形成室壁瘤。

（4）附壁血栓形成　多位于左心室，心肌梗死导致心内膜粗糙，或因室壁瘤形成涡流等，可促进局部附壁血栓形成。附壁血栓可导致动脉系统栓塞。

（5）心源性休克　当心肌梗死面积＞40%时，心肌收缩力极度减弱，心排血量显著下降，即可引发心源性休克。

（6）急性心包炎　15%～30%患者发生心肌梗死后2~4天出现，因坏死组织累及心外膜可引起纤维蛋白性心包炎。

（7）心律失常　心肌梗死累及传导系统，引起传导紊乱，严重者导致心搏骤停、猝死。

（三）心肌纤维化

心肌纤维化（myocardial fibrosis）是由于中、重度冠状动脉粥样硬化性狭窄，心肌长期供血不足，心肌细胞萎缩，或大面积心肌梗死后发生心肌纤维化，可逐渐发展为心功能不全的慢性缺血性心脏病。肉眼观，心脏明显增大，重量增加，心室扩张，左心室为甚，室壁厚度一般正常。镜下观，心肌弥漫性、多灶状纤维化，伴邻近心肌纤维萎缩。

（四）冠状动脉性猝死

冠状动脉性猝死（sudden coronary death）是心源性猝死中最常见的一类，指的是由于冠状动脉的改变而导致的出乎意料的死亡。此类猝死多发生于隆冬季节，患者年纪不大，男性多于女性。冠状动脉性猝死可发生在饮酒、劳累、运动后等，患者表现为突然昏倒，四肢抽搐，小便失禁，或突然发生呼吸困难，口吐白沫，迅速昏迷，可立即死亡或在1小时至数小时内死亡，也有患者在睡眠中死亡。冠状动脉性猝死多发生于有冠状动脉粥样硬化基础的人群，由于冠状动脉中重度粥样硬化、斑块内出血，致冠状动脉狭窄或微循环血栓栓塞，而致心肌急性缺血，冠状动脉血流突然中断，引起心室颤动等严重心律失常所致。无心肌梗死时也可以发生猝死，此类患者通常有致心律失常性基础病变，如心室瘢痕或左心室功能不全。

第 2 节　原发性高血压

> **案例 12-3**
>
> 吴先生，68岁。凌晨5点左右起床小便时，自觉右手脚软弱无力，摔倒，神志清，剧烈头疼、呕吐。当日6点左右出现右手痉挛，右下肢阵发性抽搐，继而昏迷，小便失禁。查体：血压（BP）180/130mmHg。昏睡，压眶无反应，对光反射消失，左侧鼻唇沟变浅，口角向左下垂，右侧肢体阵发性痉挛，眼底检查可见出血斑，腰椎穿刺见脑脊液呈血性。经抢救无效而死亡。
>
> **问题**：该患者可能的诊断是什么？请分析其病因。

高血压是以体循环动脉血压持续升高为主要临床表现的心血管综合征。在未使用降压药物的情况下，非同日3次测量血压，收缩压≥140mmHg（18.4kPa）和（或）舒张压≥90mmHg（12.0kPa）可诊断为高血压。根据病因可分为原发性高血压（又称特发性高血压）和继发性高血压（又称症状性高血压）。原发性高血压又称高血压病（primary hypertension），是一种原因不明以体循环动脉血压升高为主要表现的独立性全身性疾病，占高血压病例的90%～95%。继发性高血压较少见，是指患有某些疾病时出现血压升高，是某种疾病症状之一，如慢性肾小球肾炎、肾动脉狭窄、肾盂肾炎引起肾性高血压，以及盐皮质激素增多、肾上腺肿瘤和嗜铬细胞瘤引起内分泌性高血压。

原发性高血压是我国最常见的心血管疾病之一，是以全身细小动脉硬化为特征性的全身性疾病，好发于中、老年人，其患病率、发病率随年龄的增长而上升。晚期可出现心力衰竭、肾衰竭和脑出血等并发症。

根据血压升高水平，将高血压分为1级、2级和3级（表12-1）。

表 12-1 高血压的定义和分级

分级	收缩压（mmHg）		舒张压（mmHg）
正常血压	<120	和	<80
正常高值血压	120～139	和（或）	80～89
1级高血压	140～159	和（或）	90～99
2级高血压	160～179	和（或）	100～109
3级高血压	≥180	和（或）	≥110
单纯收缩期高血压	≥140	和（或）	<90

注：当收缩压和舒张压分属于不同级别时，以较高的分级为准。

一、病因及发病机制

（一）危险因素

1. 遗传因素 高血压具有明显的遗传倾向，人群中20%～40%的血压变异是由遗传决定的。高血压发病有明显的家族聚集性，双亲无高血压、一方有高血压、双亲均有高血压，其子女高血压发生概率分别为3%、28%和46%，因此，遗传因素是高血压的重要易患因素。研究表明，某些基因（肾素-血管紧张素编码基因）的变异和突变，或遗传缺陷与高血压发生有密切关系。

2. 环境因素 精神长期或反复处于高度紧张状态，可使大脑皮质调节紊乱，皮质下血管舒缩中枢的调控能力受损，持续产生以收缩为主的兴奋，可引起全身细、小动脉痉挛而增加外周血管阻力，使血压升高；高钠饮食和中度以上的饮酒与高血压发病密切相关；肥胖、吸烟和高钙、低镁、低锌等饮食也与高血压发生有关。

（二）发病机制

原发性高血压发病机制尚不完全清楚，一般认为是受多基因遗传控制，受多种环境因素影响，正常血压调节机制失调而导致的疾病。

1. 功能性血管收缩 早期因交感肾上腺髓质系统兴奋，儿茶酚胺释放，外周血管痉挛，管腔口径变小，外周阻力增加，血压升高；交感神经兴奋、心率加快、心肌收缩力加强、心排血量增加，血压升高；交感神经兴奋，肾血管收缩，肾血流量减少，肾素释放增加，激活肾素-血管紧张素-醛固酮系统，血压升高，特别是血管紧张素Ⅱ，是高血压发病的中心环节。

2. 水钠潴留 各种原因导致体内水钠潴留，血浆和细胞外液增多，血容量增加，心排血量增加，致血压增高。

3. 结构性血管增厚变硬 因细小动脉长期痉挛，外周小血管平滑肌增厚，胶原纤维增生和基质增多，细动脉玻璃样变性，血管弹性下降，管腔口径变小，外周阻力增加，血压持续升高。

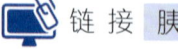 链 接 | 胰岛素抵抗与高血压的关系

50%高血压患者特别是肥胖的患者常有胰岛素抵抗和高胰岛素血症。因胰岛素具有舒张血管、抗炎、抗凋亡和抗动脉粥样硬化等心血管保护效应，而高胰岛素可提高交感神经活性，增强肾素-血管紧张素-醛固酮的兴奋性；使肾小管重吸收增加，水钠潴留；促使血管平滑肌生长、内移，血管壁增厚等，引起血压升高。

二、类型和病理变化

原发性高血压可分为良性高血压和恶性高血压两种类型。

（一）良性高血压

良性高血压又称缓进性高血压，占原发性高血压的95%，起病隐匿，进展缓慢，病程长达数十年，多见于老年人，其特征性改变为细、小动脉硬化，多数病程长，症状时轻时重，不易坚持治疗。发展到晚期常引起心、脑、肾损害及视网膜病变，并出现相应临床症状，严重者可因心力衰竭、脑出血、高血压脑病或肾衰竭而死亡。根据其病变发展分为以下三期。

1. 功能紊乱期 为原发性高血压的早期阶段。主要病变为细小动脉间歇性痉挛，血压升高，因无器质性改变，经休息或治疗后血压可恢复正常。患者表现为血压升高，但有波动，可有头痛、头晕等症状，反复血管痉挛及血压升高，受累血管发生器质性改变，病变进入下一阶段。

2. 动脉病变期

（1）细动脉硬化 是原发性高血压的主要病变特征，表现为细小动脉玻璃样变性，最易累及肾入球小动脉和视网膜动脉。因细动脉长期痉挛、缺氧使血管内皮细胞损伤，内皮细胞间隙扩大，血浆蛋白渗入内皮下。同时平滑肌细胞分泌大量细胞外基质，平滑肌细胞因缺氧发生坏死，血管壁逐渐由血浆蛋白、细胞外基质和坏死平滑肌细胞产生的修复性胶原纤维及蛋白多糖所代替，管壁发生玻璃样变性，使细动脉壁增厚、管腔狭窄甚至闭塞（图12-6）。

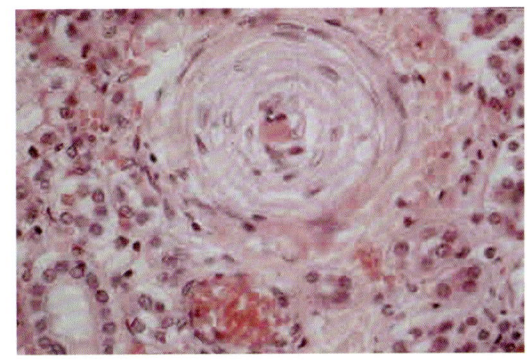

图12-6 肾细小动脉硬化镜下观（镜下观，高倍镜，HE染色）

（2）小动脉增生性硬化 主要累及肾小叶间动脉、弓形动脉及脑动脉。镜下可见血管壁增厚，小动脉内膜胶原纤维及弹性纤维增生，内弹力膜分裂。中膜平滑肌增生、肥大，不同程度的胶原纤维和弹力纤维增生。

（3）大动脉硬化 累及主动脉及其主要分支，可并发动脉粥样硬化。

3. 内脏病变期

（1）心脏 主要表现为左心室肥大，因血压持续升高，心肌工作负荷增加而出现的一种适应性反应。肉眼观，心脏重量增加，可达400g以上，左心室壁增厚，厚度可达1.5～2.0cm，左心室乳头肌和肉柱明显增粗，但心腔不扩张，称为向心性肥大。镜下观，肥大的心肌细胞变粗、变长，核大深染。晚期失代偿，心腔扩张，称为离心性肥大。严重时发生心力衰竭（图12-7）。

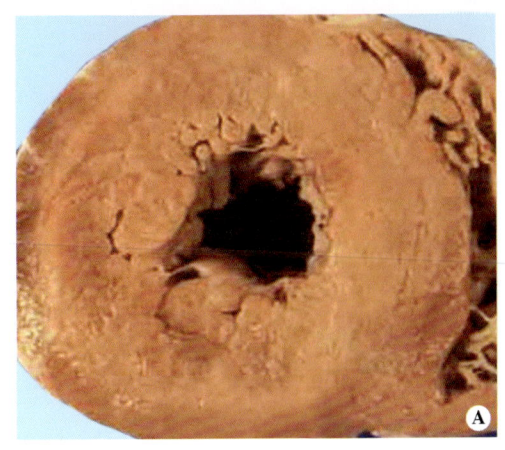
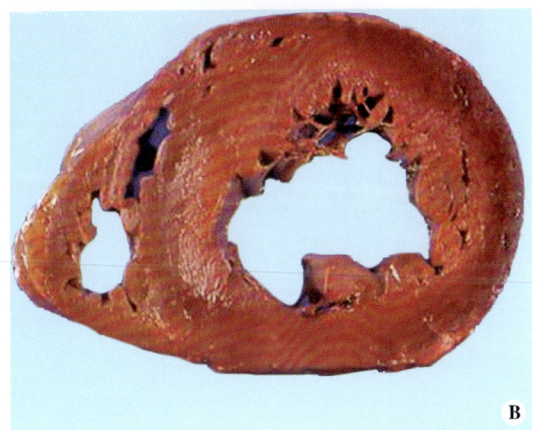

图12-7 心肌肥大（肉眼观）
A. 向心性肥大；B. 离心性肥大

（2）肾脏 因入球动脉的玻璃样变性和肌型小动脉的硬化，该供血区域的肾单位萎缩、消失，称

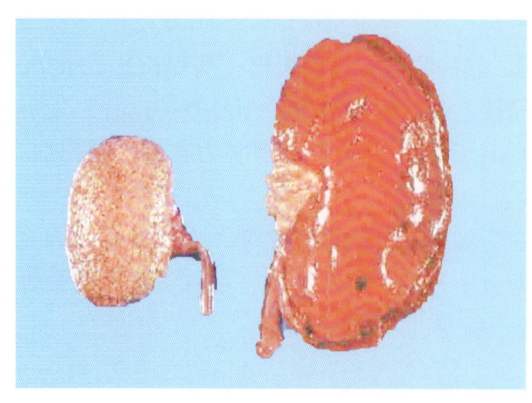

图12-8 原发性颗粒性固缩肾（肉眼观）

为原发性颗粒性固缩肾。肉眼观，双侧肾脏对称性缩小，重量减轻，一侧肾重量一般小于100g（正常成年人一侧肾重约为150g），质地变硬，表面粗糙，呈颗粒状；切面肾皮质变薄，皮髓交界模糊（图12-8）。镜下观，肾入球小动脉玻璃样变性和小叶间动脉、弓形动脉内膜硬化，病变肾小球纤维化、玻璃样变性，相应肾小管萎缩消失，间质结缔组织增生和淋巴细胞浸润，病变轻的肾小球代偿性肥大，相应肾小管代偿性扩张。临床表现为水肿、蛋白尿和管型尿，严重时发生肾衰竭。

（3）脑　脑细小动脉硬化造成局部组织缺血，毛细血管通透性增加。主要病变有如下三种：①脑水肿，高血压时因脑细小动脉硬化和痉挛，导致脑局部缺血及毛细血管通透性增加，发生脑水肿，引起颅内压增高。临床表现为头痛、头晕、恶心、呕吐、视力障碍等。若血压急剧增高，出现意识障碍、抽搐等。②脑软化，局部缺血进一步发展，局部脑组织发生缺血性坏死，形成筛网状病灶，吸收后由胶原组织增生修复。由于软化灶较小，一般不引起严重后果。③脑出血，为高血压最严重的并发症，也是致命性的。脑出血多发生于基底节、内囊，其次为大脑白质、脑桥。基底节区域高发的原因在于供应该区域的豆纹动脉从大脑中动脉呈直角分出，该分支受到较高的血流压力冲击和牵引，易发生破裂出血，且出血后果严重，一旦出血则为大片出血，出血区域的脑组织完全被破坏，形成囊腔状，其内充满坏死的脑组织和凝血块（图12-9）。若出血范围扩大，可破入侧脑室。脑出血的原因是血管壁变硬变脆，当血压增高时引起破裂性出血；亦可因血管弹性下降，局部膨出小动脉瘤和微小动脉瘤，当血压突然升高时，致小动脉瘤和微小动脉瘤破裂。临床表现因出血部位、严重程度不同而不同。如内囊出血导致对侧肢体偏瘫而感觉消失。严重者若破入侧脑室，患者可昏迷，甚至死亡。

（4）视网膜　视网膜中央动脉早期会发生痉挛，随着疾病的进展而发生硬化。检眼镜检查可见这些血管迂曲，颜色苍白，反光增强，呈银丝样改变。动、静脉交叉处静脉呈受压现象（图12-10）。严重者见视神经盘水肿，视网膜渗出和出血，患者视物模糊。

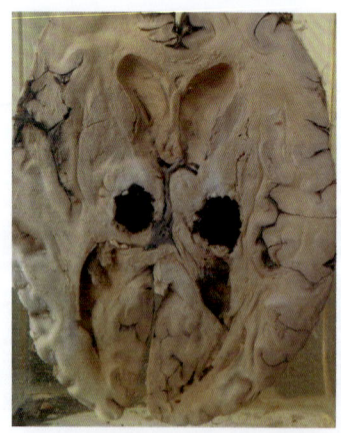

图12-9 高血压脑出血（肉眼观）

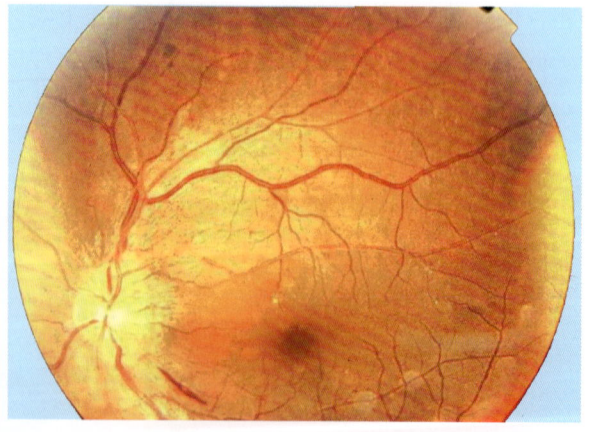

图12-10 高血压视网膜病变

（二）恶性高血压

恶性高血压又称急进性高血压，多见于青壮年，多为原发性，也可继发于良性高血压和严重肾动脉狭窄。临床表现为血压升高显著，舒张压常高于130mmHg，病变发展迅速，可早期出现肾衰竭。患者常死于肾衰竭、脑卒中或心力衰竭。

恶性高血压典型病理变化是坏死性动脉炎和坏死性小动脉硬化，主要累及肾。前者主要表现为动脉管壁呈层状洋葱皮样增厚；后者累及内膜及中膜，表现为纤维素样坏死，镜下可见管壁伊红深染，周围有单核细胞和中性粒细胞浸润。免疫组化提示，含大量纤维蛋白、免疫球蛋白和补体。

第3节 风 湿 病

风湿病是一种与A组乙型溶血性链球菌感染有关的变态反应-自身免疫性疾病，病变主要累及全身结缔组织及血管，特征性病变为风湿性肉芽肿形成。病变最常累及心脏和关节，其次为皮肤、血管和脑等，其中心脏病变对机体危害最大。常反复发作，急性期出现发热，称为风湿热。临床上除有心脏、关节症状外，还常伴有发热、皮疹、皮下结节、风湿性舞蹈症等。辅助检查可有白细胞增多、血沉加快、血中抗链球菌溶血素"O"滴度升高。

风湿病好发年龄为5～15岁，以6～9岁为发病高峰期，男女患病率无差别。随着我国经济水平的提高，人们生活及医疗条件的改善，患病率及发病率有所减少。

一、病因及发病机制

一般认为本病的发生与A组乙型溶血性链球菌感染有关。其根据有：①患者发病前2～3周多有咽峡炎、扁桃体炎等上呼吸道链球菌感染的病史。②95%的风湿病患者血清中提示有链球菌感染的抗链球菌溶血素"O"滴度升高。③应用抗生素预防和治疗链球菌感染可明显减少风湿病的发生和复发，但风湿病为非化脓性炎，并非链球菌直接感染所致。

风湿病的发病机制仍未清晰。目前专家多数倾向于抗原抗体交叉反应学说，即链球菌细胞壁的C抗原（糖蛋白）产生的抗体可与结缔组织的糖蛋白产生交叉反应，同时链球菌的M蛋白与存在于心脏、关节及其他组织中的糖蛋白发生交叉反应，导致组织损伤。

二、基本病理变化

风湿病的病变根据发展过程大致可分为以下三期。

1. 变质渗出期 心脏、浆膜、关节、皮肤、脑和血管等病变部位的结缔组织基质发生黏液样变性和纤维素样坏死，少量淋巴细胞、浆细胞和单核细胞浸润。此期可持续一个月。

2. 增生期或肉芽肿期 此期特点是在变质渗出期的基础上进一步形成典型性肉芽肿病变，称为风湿小体或阿绍夫小体（Aschoff body，图12-11），是风湿病特征性病变，具有病理诊断意义。风湿小体是由聚集于纤维素样坏死灶内的成群风湿细胞及少量淋巴细胞和浆细胞构成的。风湿细胞由增生的巨噬细胞吞噬纤维素样坏死转变而来。风湿细胞体积大，呈圆形或多边形，核膜清晰，染色质集中于中央并向核膜放射，因横切面似枭眼状，称为枭眼细胞，也有纵切面呈毛虫状的，称为毛虫细胞。此期持续2～3个月。

3. 瘢痕期或愈合期 风湿小体中的坏死细胞逐渐被吸收，风湿细胞转变为成纤维细胞，风湿小体逐渐纤维化，最后形成梭形瘢痕。此期持续2～3个月。

由于风湿病易反复，故可在受累器官中见到新旧病变共存现象。纤维性瘢痕不断形成，破坏器官结构，造成功能障碍。

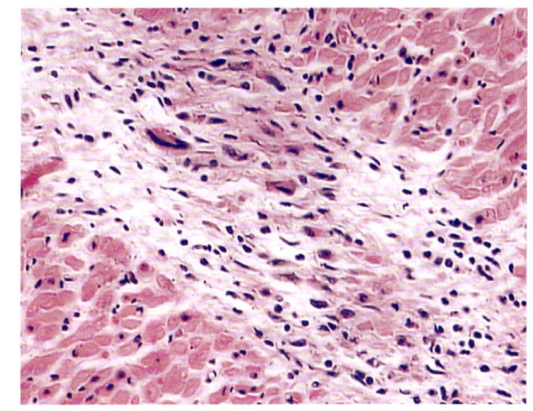

图12-11 阿绍夫小体（镜下观，低倍镜，HE染色）
心肌间质见梭形阿绍夫小体

三、风湿病的各器官病变

（一）风湿性心脏病

风湿病引起的心脏病变可有风湿性心内膜炎、风湿性心肌炎、风湿性心外膜炎。若病变累及全心，则称为风湿性全心炎（风湿性心肌炎）。

1. 风湿性心内膜炎 心瓣膜为主要受累部位，其中二尖瓣最易受累，其次为二尖瓣和主动脉瓣同时受累。主动脉瓣、三尖瓣、肺动脉瓣极少单独受累。

病变初期为浆液性心内膜炎，表现为黏液样变性和纤维素样坏死，浆液渗出和炎症细胞浸润，导致瓣膜肿胀增厚。随着病变的发展，肉眼可见在瓣膜闭锁缘上有单行排列、灰白色半透明、直径1～2mm的疣状赘生物，附着牢固，一般不易脱落。镜下观，疣状赘生物是由血小板和纤维素构成的白色血栓。病变后期，瓣膜因病变反复发作、机化，大量结缔组织增生，致使瓣膜增厚、卷曲、缩短、钙化，瓣叶之间可发生粘连，腱索增粗和缩短，形成慢性心瓣膜病，导致瓣膜口狭窄或关闭不全。

2. 风湿性心肌炎 病变主要累及心肌间质的结缔组织。病变呈灶状，弥漫性或局限性分布，多位于左心室、室间隔、左心房或左心耳处。镜下观，病变处间质水肿，可见心肌间质的小血管旁出现典型的阿绍夫小体，伴有少量淋巴细胞浸润。后期可机化为梭形小瘢痕。风湿性心肌炎常影响心肌收缩力，临床上表现为心搏加快，第一心音低钝，严重者可导致心功能不全。若累及传导系统，可出现传导阻滞。

3. 风湿性心外膜炎 主要累及心外膜脏层，呈浆液性或纤维素性炎症。心包内有大量浆液渗出，形成心包积液，限制心脏舒张，临床叩诊心浊音界扩大，听诊心音遥远。当以纤维素渗出为主时可形成绒毛心，可闻及心包摩擦音。恢复期渗出物多能被吸收，少数因纤维素渗出较多而不能被溶解吸收，可发生机化，形成缩窄性心包炎。

（二）风湿性关节炎

约3/4的风湿病患者在疾病早期出现风湿性关节炎，常侵犯膝、肩、踝、腕等大关节，呈游走性、反复发作的特点。关节局部会出现红、肿、热、痛和功能障碍。关节腔内有浆液及纤维蛋白渗出，急性期后，渗出物可完全被吸收，一般不留后遗症。

（三）皮肤病变

当风湿病处于活动期时，皮肤可出现特征性的环形红斑和皮下结节。

1. 环形红斑 是渗出性病变，多位于躯干和四肢皮肤。肉眼观，中央色泽正常、边缘有淡红色环状红晕。镜下观，红斑处真皮浅层血管充血，血管周围水肿，炎症细胞浸润，病变多在1～2天内消退。

2. 皮下结节 是增生性病变，多见于肘、膝、踝关节伸侧面的皮下结缔组织。直径0.5～2.0cm，呈圆形或椭圆形，质硬、无压痛结节。持续数周后消退。

（四）风湿性动脉炎

风湿性动脉炎可发生于冠状动脉、肾动脉、肠系膜动脉、脑动脉、主动脉和肺动脉等。急性期，血管壁发生黏液样变性和纤维素样坏死，伴有炎症细胞浸润，可有阿绍夫小体形成，并可继发血栓形成。后期，血管壁因瘢痕形成而呈不规则增厚，管腔狭窄。

（五）中枢神经系统病变

中枢神经系统病变多见于5～12岁儿童，女孩多于男孩。主要病变为风湿性动脉炎，可有神经细胞变性、胶质细胞增生及胶质结节形成。病变主要累及大脑皮质、基底节、丘脑及小脑皮质。当锥体外系统受累较重时，患儿出现肢体的不自主运动，称为风湿性舞蹈症。

第 4 节 感染性心内膜炎

> **案例 12-4**
>
> 　　王女士，60 岁。两年前行二尖瓣置换术 + 三尖瓣成形术，2 个月前出现持续高热，给予抗生素治疗，症状反复，并出现胸闷。心脏听诊可闻及 3/6 级收缩期吹风样杂音。超声心动图示心脏人工瓣膜上有摆动的团块影、瓣周脓肿、人工瓣部分松动。实验室检查：红细胞（WBC）$14.13\times10^9/L$，中性粒细胞（NEU）$11.75\times10^9/L$，血培养结果阳性。
>
> 　　**问题**：该患者可能的诊断是什么？用病理知识解释发病机制及临床表现。

　　感染性心内膜炎（infective endocarditis）是指由病原微生物直接侵袭心内膜，特别是心瓣膜而引起的炎症性疾病。在病变的心瓣膜表面可形成含有病原微生物的血栓（疣状赘生物）。

一、急性感染性心内膜炎

　　急性感染性心内膜炎（acute infective endocarditis）或称急性细菌性心内膜炎，主要由金黄色葡萄球菌感染引起，常侵犯二尖瓣和主动脉瓣。此病起病急、病程短，病情重，患者多在数日或数周死亡。通常机体局部发生化脓性炎（如化脓性骨髓炎、痈、产褥热等），当机体抵抗力降低时（如心脏手术、免疫抑制等），病原菌侵入血流，引起败血症并侵犯心内膜，引起急性化脓性心瓣膜炎，随后在瓣膜闭锁缘上形成赘生物。赘生物由血栓、坏死组织和大量细菌菌落混合形成。此种赘生物一般较大，质地松软，呈灰黄色或浅绿色，易脱落而形成带有细菌的栓子，引起脓毒败血症，导致心、脑、肾、脾等器官梗死和多发性栓塞性小脓肿。严重者，可发生瓣膜破裂或穿孔和（或）腱索断裂，可导致急性心瓣膜功能不全。

二、亚急性感染性心内膜炎

　　亚急性感染性心内膜炎（subacute infective endocarditis）中约 75% 患者由致病力较弱的草绿色链球菌感染引起，其次由肠球菌、革兰氏阴性杆菌、立克次体、真菌等感染引起。致病菌可由扁桃体炎、牙周炎、骨髓炎等感染病灶侵入血液，或由拔牙、心导管及心脏手术等医源性感染而入血，形成败血症，并侵犯心内膜。

　　病变最常侵犯二尖瓣和主动脉瓣，常在已有病变的心瓣膜（如风湿性心内膜炎，瓣膜修补术后等）上形成大小不等、单个或多个、污秽灰黄的赘生物，质松脆、易脱落（图 12-12）。受累瓣膜有不同程度的变形、增厚，严重者可形成溃疡使瓣膜穿孔。镜下观，赘生物由纤维素、血小板、细菌菌落、中性粒细胞及坏死组织组成，溃疡底部可见不同程度的肉芽组织增生、淋巴细胞和单核细胞浸润。本病的治愈率较高，但瘢痕形成极易造成严重的瓣膜变形和腱索增粗缩短，导致瓣口狭窄和（或）关闭不全（慢性心瓣膜病）。少数患者可由于瓣膜穿孔或腱索断离而导致致命性急性瓣膜功能不全，出现心力衰竭。

　　本病起病较隐匿，病程较长，可迁延数月，甚至 1～2 年。临床上除有心脏病的症状、体征外，还可因脱落的赘生物内的细菌侵入血液并繁殖，而引起长期发热、白细胞增多、脾大、皮肤黏膜和眼底小出血点、贫血等败血症表现。此外，细菌毒素和赘生

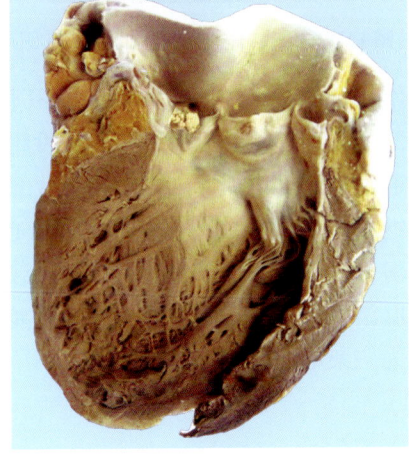

图 12-12　亚急性感染性心内膜炎（肉眼观）

瓣膜可见疣状赘生物，呈小菜花状，质松脆、易脱落

物脱落形成栓子,引起动脉栓塞和血管炎。栓塞多见于脑,其次为肾、脾等,出现相应部位的动脉栓塞是本病的重要表现。如微栓塞的发生可引起局灶性或弥漫性肾小球肾炎;皮肤出现红色、微隆起、有压痛的小结节,称为奥斯勒(Osler)结节。

第5节 心瓣膜病

　　心瓣膜病是指心瓣膜先天性发育异常或后天性疾病所造成的器质性病变,表现为瓣膜口狭窄和(或)关闭不全。瓣膜口狭窄是瓣膜开放时不能完全张开导致血流受阻,常因邻近瓣膜粘连、增厚,其弹性减弱或丧失,瓣环硬化或者缩窄引起;瓣膜关闭不全是心瓣膜关闭时瓣膜口不能完全闭合,导致血液反流,常因瓣膜变硬、变形,瓣缘卷曲,连接处融合或者瓣膜的破裂和穿孔所致,亦可因腱索增粗、缩短或粘连,瓣环扩大,乳头肌功能不全引起。瓣膜狭窄或者关闭不全可单独存在,也可合并存在,后者称为联合瓣膜病。

　　心瓣膜病是最常见的慢性心脏病之一,绝大多数是由风湿性心内膜炎和感染性心内膜炎引起的。早期,因心肌代偿肥大,收缩力增强,一般不出现明显血液循环障碍的表现,后期随着瓣膜病的逐渐加重,最后失代偿导致心功能不全,引起全身血液循环障碍,临床上出现相应的症状和体征。

一、二尖瓣狭窄

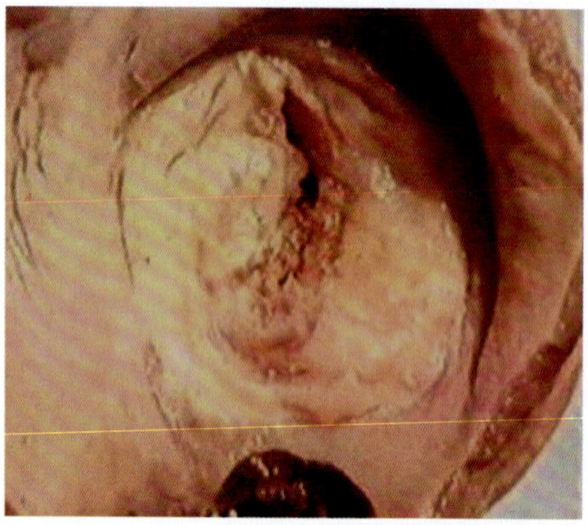

　　二尖瓣狭窄多是由风湿性心内膜炎反复发作所致,少数由感染性心内膜炎引起。正常二尖瓣口面积为4～6cm^2,可通过两个成年人手指。当瓣口面积减少一半以上即可出现临床症状。依病变可分为隔膜型和漏斗型。轻者,瓣膜轻度增厚,呈隔膜状。重者,瓣膜极度增厚,相邻瓣叶粘连,腱索缩短,使瓣口呈"鱼口状"狭窄,瓣口面积可缩小到1～2cm^2,甚至0.5cm^2,或仅能通过医用探针(图12-13),常合并关闭不全。

图12-13 二尖瓣狭窄呈鱼口状(肉眼观)

　　病变早期,因为二尖瓣口狭窄,心脏舒张期从左心房流入左心室的血流受阻,左心房代偿性扩张肥大。血液在加压的情况下快速通过狭窄的瓣口,产生涡流和震动,产生典型的心尖区舒张期隆隆样杂音。当左心房进入失代偿期时,左心房血液不能全部排入左心室,血液淤积于左心房,肺静脉回流受阻,引起肺淤血、肺水肿或漏出性出血。临床上可出现呼吸困难、咳嗽、发绀、咳粉红色泡沫痰等左心衰竭症状。当肺静脉压力超过25mmHg时,通过神经反射引起肺内小动脉收缩或痉挛,肺动脉压升高。长期的肺动脉高压导致右心室代偿性肥大,继而失代偿,致右心室扩张。右心室高度扩张可导致三尖瓣关闭不全,右心室收缩时血液反流入右心房,加重右心房前负荷,最终导致右心功能不全,出现体循环淤血症状,如肝颈静脉扩张、下肢水肿、肝淤血等。整个病程中,只有左心室未受累,甚至轻度缩小。其他三个心腔扩张,X线检查典型表现为"梨形心"。

二、二尖瓣关闭不全

　　二尖瓣关闭不全多数为风湿性心内膜炎的后果,其次由亚急性感染性心内膜炎引起,偶为先天性畸形。二尖瓣关闭不全多合并狭窄。二尖瓣关闭不全时,在心室收缩期左心室内血液反流入左心房,听诊时心尖区可闻及收缩期吹风样杂音。左心房接受肺静脉回流血液和左心室反流血液,故左心房、左心室前负荷(容积负荷)明显增加,久之出现左心房、左心室代偿性肥大。当左心失代偿后,依次引起肺淤血、肺动脉高压、右心功能不全和体循环淤血。此时，左右心房、心室全部增大，X 线检查典型表现是"球形心"。

三、主动脉瓣狭窄

主动脉瓣狭窄主要由风湿性主动脉瓣炎引起，多数合并主动脉瓣关闭不全和二尖瓣损害。少数因先天性畸形或退行性老年钙化性改变所致。在左心室收缩期，左心室排出血液受阻，左心室因压力性负荷（后负荷）升高而发生代偿性肥大，为向心性肥大。血液在加压情况下通过主动脉瓣，产生涡流和震动，产生标志性的主动脉瓣听诊区收缩期喷射样杂音。病变持续，左心衰竭，继而引起肺淤血、肺动脉高压及右心衰竭，随着病程的进展，出现相应体征。

因主动脉灌注不足及左心室舒张期压力增加、心肌耗氧量增加等原因导致冠状动脉缺血，临床可出现心绞痛、脉压减小等症状和体征。呼吸困难、心绞痛、晕厥为主动脉瓣狭窄常见的三联征。X 线检查可见左心室明显突出，呈"靴形心"。

四、主动脉瓣关闭不全

主动脉瓣关闭不全主要由风湿性主动脉炎引起，也可由感染性心内膜炎、主动脉粥样硬化和梅毒性主动脉炎所致。此外，类风湿性主动脉炎及马方（Marfan）综合征等使主动脉瓣环扩大，瓣叶舒张期不能对合，也可引起主动脉瓣关闭不全。心室舒张期，主动脉部分血液经未完全关闭的主动脉反流，使左心室容量负荷加大，发生代偿性肥大，主动脉瓣听诊区可闻及舒张期吹风样杂音。久之，依次引起左心衰竭、肺淤血、肺动脉高压，直至右心衰竭。临床上可见收缩压增高，舒张压降低，脉压差增大。常见周围血管体征，如颈动脉搏动、水冲脉、动脉枪击音、毛细血管搏动征等。

第 6 节　心功能不全

案例 12-5

李先生，57 岁。游走性关节疼痛 13 年，心悸、双下肢水肿 5 年；口唇及肢端发绀，颈静脉怒张，双肺闻及湿啰音；心尖区闻及 III 级粗糙收缩期杂音和雷鸣样舒张期杂音。肝肋下 3cm，肝颈静脉回流征（+），毛细血管搏动征（+），双下肢水肿。胸部 X 线片示肺淤血，间质性肺水肿，心界向左、右两侧扩大，心脏各房室普遍增大。

问题：该患者可能的诊断是什么？用病理知识解释临床表现。

心脏最主要的功能是泵功能，为推动血液循环提供动力，以满足全身组织细胞的代谢需要。生理条件下，心排血量可随机体的代谢需要而变化，满足机体在静息和运动时的需要。心功能不全（cardiac insufficiency）是指各种原因引起心脏结构和功能的改变，使心室泵血量和（或）充盈功能低下，以至于不能满足组织代谢需要的病理生理过程。心功能不全包括心脏泵血功能受损后从完全代偿直至失代偿的全过程，而心力衰竭（heart failure）则是指心功能不全的失代偿阶段，两者在本质上是相同的，只是在程度上有所区别，临床上往往两者通用。

一、病因、诱因与分类

（一）病因

引起心功能不全的原因很多，可归纳为以下两类。

1. 心肌病变　可分为原发性心肌病变和继发性心肌病变。前者包括冠状动脉疾病、肺心病、休克及严重贫血等引起的缺血性心肌损害，如心肌梗死；也可由炎症或者免疫造成心肌损害，如心肌炎、扩张型心肌病。后者包括内分泌代谢性疾病，如糖尿病心肌病、结缔组织病或心脏毒性药物并发的心肌损害。

2. 心脏负荷过重　长时间心脏负荷过度，包括压力负荷过度和容量负荷过度，均可引起心力衰竭。压力负荷过度是指心脏收缩时承受的阻力负荷增加，多见于循环阻力增加（高血压、肺动脉高压）和流出道受阻（瓣膜狭窄、主动脉缩窄）。容量负荷过度是指心脏舒张时承受的容量负荷过重，可见于瓣膜关闭不全、先天性心脏病，以及高动力循环心脏病等。

（二）诱因

凡是能增加心脏负荷，使心肌耗氧量增加和（或）供血供氧减少的因素皆可能成为心力衰竭的诱因。约有90%的心力衰竭病例可找到明显的诱因，常见诱因如下。

1. 感染　呼吸道感染是心力衰竭最常见、最重要的诱因。原因：①感染可引起发热，发热时交感神经兴奋，代谢率升高增加心肌耗氧量；②交感神经兴奋引起心率加快，引起心舒张期缩短而减少冠状动脉血流量，又引起心室充盈不足；③病原微生物及其毒素直接损伤心肌；④如并发呼吸道感染还可因肺通气和换气障碍，加重心肌缺氧，同时使肺血管阻力升高，右心室负荷加重诱发心力衰竭。

2. 心律失常　心率过快（＞150次/分）或心率过缓（＜40次/分）、频发的期前收缩和严重的房室传导阻滞等，均可因心肌耗氧量增加、心室充盈障碍及房室活动不协调等诱发心力衰竭。

3. 水、电解质代谢紊乱　钾代谢紊乱或酸中毒可直接或间接抑制心肌舒缩活动，诱发心力衰竭。

4. 妊娠与分娩　妊娠期血容量增加，分娩时的宫缩、神经紧张等均可加重心脏的负荷。

5. 其他　过度体力活动、情绪波动等，可引起心率加快、心肌耗氧量及心排血量增加等，加重心脏的负荷。静脉输液过多过快、摄入钠盐过多等致血容量增加，加重心脏前负荷。气候剧烈变化、饮食过饱、洋地黄中毒、原有心脏病加重或并发其他疾病等也可诱发心力衰竭。

（三）分类

1. 根据心力衰竭发生的部位分类　左心衰竭、右心衰竭和全心衰竭。

2. 根据心力衰竭发生的速度分类　急性心力衰竭和慢性心力衰竭。

3. 根据左心室射血分数分类　射血分数降低的心力衰竭、射血分数保留的心力衰竭和射血分数中间值的心力衰竭。

4. 根据心力衰竭时心肌收缩或舒张功能障碍分类　收缩性心力衰竭和舒张性心力衰竭。

二、机体的代偿反应

心肌受损或心负荷过重时，机体通过动员心脏本身的储备功能和心脏以外的代偿活动，提高心排血量满足机体代谢的需要。有研究表明，神经-体液调节是心力衰竭调节机体代偿的基本机制，也是心力衰竭发生和发展的关键途径，其中最为重要的是交感-肾上腺髓质系统和肾素-血管紧张素-醛固酮系统的激活。

（一）心脏本身的代偿活动

1. 心率加快　是一种快速且直接的机体代偿反应，主要是由交感神经兴奋和儿茶酚胺分泌增加所引起。在一定范围内心率加快，可提高心排血量，有助于维持动脉血压和保证重要器官的血流供应，并可提高舒张压有利于冠状动脉血液灌注，以保证心脏自身的氧和能量供应，对心功能不全起到代偿作用。当心率过快超过一定限度（如成人＞180次/分）时，由于心肌耗氧量增加、心舒张期过短、心室充盈不足、心排血量明显减少及冠状动脉供血不足，导致失去代偿作用。心率过快临床上多为心力衰竭失代偿的标志。

2. 心肌收缩能力增强　心功能受损时通过神经-体液机制的调节，引起交感神经系统兴奋、血浆中去甲肾上腺素（NA）、血管紧张素Ⅱ（AngⅡ）等正性肌力作用的物质分泌增加，使心肌收缩能力增强，心排血量增加，是最经济的心脏代偿方式。但心肌收缩力增强，会使心肌耗氧量增加，有可能导致心功能恶化。

3. 心脏紧张源性扩张 根据Frank-Starling定律，在一定范围内，心肌收缩力和每搏输出量与心肌纤维的初长度或心室舒张末期容积成正比。这是因为在心室最适前负荷和最适初长度时（肌节长度为2.0～2.2μm），粗、细肌丝处于最佳的重叠状态，横桥有效作用点数目最多，收缩力最强。伴有心肌收缩力增强的心腔扩张称为紧张源性扩张，有利于将心室内过多的血液及时泵出。但是，当心腔过度扩张使心肌的肌节初长度超过2.2μm时，有效横桥数目减少，引起心肌纤维的收缩力减弱或丧失，心排血量也相应减少，因而失去代偿意义。这种伴有心肌收缩力减弱的心腔扩张称为肌源性扩张。

4. 心室重塑 是心室在长期容量和压力负荷增加时，通过改变心室的结构、代谢和功能而发生的慢性代偿性适应反应，包括心肌细胞、非心肌细胞及细胞外基质的变化。心肌细胞重塑包括心肌肥大和心肌细胞表型改变，心肌肥大实际是表型改变的后果之一。

心肌肥大主要指心肌细胞体积增大伴非心肌细胞及细胞外基质相应增多所致的心室质量和（或）室壁厚度增加，是慢性心功能不全时极为重要的代偿方式。但超过一定限度时肥大的心肌可引起心肌缺血缺氧、能量代谢障碍和心肌舒缩能力下降等，将丧失其代偿功能，使心功能由代偿转变为失代偿。心肌肥大有两种形式：①向心性肥大，是指心重量增加、室壁增厚，心室腔容积稍大或正常。主要是因心脏长期压力负荷过大，心肌纤维呈并联性增生，心肌纤维变粗而导致心肌细胞肥大。②离心性肥大，是指心重量增加，心室腔扩大。主要是心脏长期容量负荷过度，心肌纤维呈串联性增生，心肌纤维长度增加而导致心腔扩张。

心肌细胞表型改变是指所合成的蛋白质种类变化所致的心肌细胞"质"的改变。转型的心肌细胞可通过分泌细胞因子和激素进一步促进细胞生长、增殖、凋亡等。

（二）心脏外的代偿

1. 血容量增加 是慢性心功能不全时的主要代偿方式。心功能不全时交感-肾上腺髓质系统、肾素-血管紧张素-醛固酮系统、抗利尿激素等作用增强，而心房钠尿肽、前列腺素分泌减少，使体内水钠潴留，血容量增加，静脉回流及心排血量增加。当血容量增加过多，心前负荷超过心脏代偿能力时，可引起心排血量下降并促使心源性水肿的发生。

2. 外周循环血液重新分配 心功能不全时，交感-肾上腺髓质系统兴奋，使皮肤、骨骼肌和腹腔脏器血管收缩、血流量减少，而心脑血管无明显收缩，可保证心脑血液供应。这既能防止血压下降，又能保证重要器官的血液供应，具有代偿意义，但是有限度的。

3. 红细胞生成增多 心功能不全时可引起机体缺氧，刺激肾脏分泌促红细胞生成素，促进骨髓造血，使红细胞生成增多。但长时间红细胞过多可增加血液黏稠度，加重心脏负荷。

4. 组织利用氧能力增强 心功能不全时由于缺氧可引起组织细胞的线粒体数目增多、呼吸链中酶活性增加、糖无氧酵解增加及肌红蛋白增加等，使组织细胞摄取和利用氧能力增强。

三、发生机制

心力衰竭的发生机制十分复杂，是多种机制共同作用的结果。原因不同、发展阶段不同，其发生机制有所不同，但心脏的舒缩功能障碍是心力衰竭的基本发病机制。

（一）心肌收缩功能降低

心肌收缩功能降低是引起心脏泵血功能减退的主要原因。

1. 心肌收缩相关的蛋白改变 心肌细胞缺血、缺氧、感染、中毒等可引起心肌细胞坏死，心肌细胞数量减少，心肌收缩能力降低；心肌细胞凋亡及坏死可导致室壁变薄，心室进行性扩大；心肌过度肥大时，导致肌原纤维排列紊乱，心肌收缩性降低。

2. 心肌能量代谢障碍 心肌的舒缩过程中，Ca^{2+}的转运和肌丝的滑行都需要能量（ATP）。心肌缺血、缺氧、维生素B_1缺乏、贫血、低血压、心律失常及心肌肥大等，可导致心肌的能量生成、储存和利用障碍，引起或诱发心力衰竭。

3. 心肌兴奋-收缩耦联障碍 Ca^{2+}的正常转运是心肌兴奋-收缩耦联的关键。各种原因造成Ca^{2+}的转运和分布失常均可导致心肌兴奋-收缩耦联障碍，或心力衰竭时内环境的紊乱（如高血钾、酸中毒等），均影响细胞Ca^{2+}的转运或Ca^{2+}与肌钙蛋白的结合，而会出现心肌兴奋-收缩耦联障碍，使心肌收缩能力下降。

（二）心肌舒张功能障碍

绝大多数心力衰竭患者均有心肌舒张异常，可使心室充盈量减少，进而心排血量不足，静脉淤血。心肌舒张功能障碍可能与舒张期细胞质内Ca^{2+}浓度复位延缓、肌球-肌动蛋白复合体解离障碍、心室舒张势能减少、心室顺应性降低有关。

（三）心室各部舒缩活动不协调

心脏各部分之间在神经-体液的调节下，处于高度协调的工作状态，以保证有足够的心排血量。某些心脏疾病如心肌梗死、心肌炎、心内传导阻滞等，可使心脏各部分的收缩或舒张活动在空间和时间上产生不协调性，从而影响心脏泵血功能，使心排血量减少。

四、心功能不全临床表现的病理生理学基础

（一）低排出量综合征

1. 心泵血功能降低 心力衰竭时心肌缩舒功能障碍，导致心排血量降低、心脏指数降低、射血分数降低、心房压和心室舒张末期压增高。因肺动脉楔压和左心房压、左心室舒张末期压比较接近，临床上常用肺动脉楔压反映左心室功能状态。中心静脉压和右心房压、右心室舒张末期压比较接近，临床上常用中心静脉压反映右心房压并评估右心室舒张末期压。

2. 心率加快 由于交感神经兴奋，患者在心力衰竭早期有明显心率加快，心悸常是心力衰竭患者最早出现和最明显的症状。而过快的心率不但可使心排血量降低，还可造成心肌缺血、缺氧而加重心肌损害。

3. 动脉血压的变化 心力衰竭对血压的影响根据心力衰竭发生的速度和严重程度而定。发生急性心力衰竭时，心排血量急剧减少，动脉血压降低，严重时可发生心源性休克。慢性心力衰竭时，机体通过外周血管收缩、心率加快、水钠潴留等代偿活动，可使动脉血压维持正常。

4. 皮肤苍白或发绀 心力衰竭时心排血量不足，交感-肾上腺髓质系统兴奋，皮肤黏膜血管收缩，皮肤苍白、皮温降低和出冷汗等。如合并缺氧，可出现发绀。

5. 尿量减少 心力衰竭时心排血量不足，交感-肾上腺髓质系统兴奋，肾血管收缩，肾血流量减少，肾小管重吸收功能增强，尿量减少。患者的尿量一定程度上可反映心功能状况，心功能改善时，尿量增加。

6. 疲乏无力、失眠、嗜睡 因脑血流量下降，导致对缺氧十分敏感的中枢神经系统功能紊乱。

（二）肺循环淤血

左心衰竭时可引起肺循环淤血，患者因肺淤血、肺水肿表现为呼吸困难、缺氧、发绀。

呼吸困难发生基本机制是肺淤血和肺水肿，这是因为肺淤血、肺水肿使肺顺应性降低，呼吸肌必须做更大的功和消耗更多的能量，才能保证正常通气量，所以患者感到呼吸费力；肺淤血和肺水肿，常伴有支气管黏膜淤血水肿，使呼吸道阻力增大，患者感到呼吸费力；肺淤血和肺水肿，因肺的顺应性降低，患者需用力吸气，过度牵拉牵张感受器，引起肺扩张反射，使呼吸变浅变快。

根据肺淤血和水肿的严重程度，呼吸困难可有不同的表现形式。

1. 劳力性呼吸困难　是左心衰竭最早出现的症状，患者常在体力活动时引起或加重呼吸困难，而在休息后缓解或减轻。机制：①活动时机体耗氧量增加，而衰竭的心脏不能相应增加心排血量，使PaO_2进一步降低，反射性兴奋呼吸中枢，使呼吸运动增强；②体力活动时回心血量增加，可加重肺淤血和肺水肿；③体力活动时心率加快，舒张期变短，使心排血量减少，左心室充盈减少，可加重肺淤血。

2. 端坐呼吸　左心衰竭严重时患者在平卧时呼吸困难加重，常被迫采取半卧位或坐位以减轻呼吸困难的现象称为端坐呼吸。机制：①患者取端坐位时由于重力作用，下半身静脉血回流减少，从而可减轻肺淤血和肺水肿。②患者取端坐位时膈肌位置下降，肺活量增加，从而改善通气功能。

3. 夜间阵发性呼吸困难　是左心衰竭患者的典型临床表现。表现为患者夜间熟睡后因突感气闷而惊醒，被迫坐起，呼吸深快，重者可有哮鸣音，故又称心源性哮喘。其发生机制：①熟睡的患者因平卧位使膈肌上抬，肺活量降低，减少心肌供氧。同时静脉回心血量增多，加重肺淤血和肺水肿。②入睡后迷走神经兴奋性升高，支气管平滑肌收缩，支气管口径变小，通气阻力增大。③熟睡后呼吸中枢敏感性降低，只有肺淤血比较严重，动脉血PO_2降到一定水平时，才能刺激呼吸中枢，引起患者突感气闷而被惊醒，被迫采取坐位。

（三）体循环淤血

右心衰竭或全心衰竭时，可引起体循环静脉淤血，患者可出现颈静脉怒张，肝脾淤血、肿大及心性水肿等表现。

1. 静脉淤血和静脉压升高　右心衰竭或全心衰竭时，静脉回流受阻，体循环静脉淤血、静脉压升高。临床表现为下肢水肿、颈静脉怒张、肝颈静脉回流征阳性等。

2. 肝肿大、肝功能障碍　右心衰竭时发生肝淤血，患者可出现肝大、有压痛和肝功能异常。慢性心力衰竭致长期肝淤血可引起肝纤维化，发生淤血性肝硬化，进而出现腹水。

3. 胃肠道功能改变　右心衰竭时发生胃肠道淤血，引起食欲不振、恶心、呕吐和腹胀等。

4. 心性水肿　心性水肿属于全身性水肿，是全心衰竭，尤其是右心衰竭的主要表现之一。其形成的原因主要是水钠潴留和体循环障碍致静脉压升高。

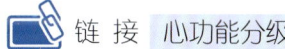

链　接　心功能分级

目前常用的是美国纽约心脏病学会（NYHA）提出的分级标准，该标准主要根据患者的自觉活动将心功能分为四级。心功能Ⅰ级：活动不受限，日常体力活动不引起明显的气促、疲乏或心悸，为心功能的代偿期。心功能Ⅱ级：活动轻度受限，休息时无症状，日常活动可引起明显的气促、疲乏或心悸。心功能Ⅲ级：活动明显受限，休息时可无症状，轻于日常活动即引起显著的气促、疲乏、心悸。心功能Ⅳ级：休息时也有症状，任何体力活动均会引起不适。

五、心功能不全防治的病理生理学基础

1. 积极防治原发病，消除诱因。

2. 改善心肌的舒缩功能　应用正性肌力的药物，通过增加心肌收缩力而增加心排血量，适用于充血性心力衰竭的患者，如洋地黄类药物、多巴胺等。选用钙拮抗剂或β受体阻滞剂，使心舒张期延长，扩张冠状动脉血管，改善心肌舒张功能，适用于室壁顺应性降低和舒张功能不全所致的心力衰竭。

3. 减轻心脏负荷　①对有液体潴留的心力衰竭患者，应适当限制钠盐的摄入。利尿剂通过抑制肾小管对钠水重吸收而降低血容量，不仅可通过降低前负荷而减轻水肿及淤血症状，也可改善患者的泵血功能。②心力衰竭时，由于交感神经兴奋和大量缩血管物质分泌，患者的外周阻力增加，心脏后负荷增大。选用合适的药物如血管紧张素转化酶抑制剂（ACEI）等降低外周阻力，不仅可降低心脏后负荷，减少

心肌耗氧量,而且可因射血时间延长及射血速度加快,在每搏做功不变的条件下使每搏输出量增加。

4. 药物治疗 改善血流动力学,延缓及干预心室重构,提高长期生存率。

5. 加强护理,密切观察病情 消除患者的顾虑,稳定其情绪;密切观察病情变化,如心率、血压、呼吸、尿量等,严格控制输液量和输液速度,预防肺水肿等严重情况的发生。

自测题

单选题

1. 与动脉粥样硬化发生关系最为密切的血脂是（　　）
   A. HDL　　B. TG　　C. LDL
   D. VLDL　　E. CM

2. 关于动脉粥样硬化的危险因素,下列哪一项是错误的（　　）
   A. LDL水平持续升高　　B. HDL水平持续升高
   C. 大量吸烟　　D. 糖尿病
   E. 高血压

3. 动脉粥样硬化最常累及的血管是（　　）
   A. 全身大中动脉　　B. 全身细小动脉
   C. 全身细小静脉　　D. 全身中小动脉
   E. 全身中小静脉

4. 冠状动脉粥样硬化好发于（　　）
   A. 左冠状动脉前降支　　B. 左冠状动脉回旋支
   C. 右冠状动脉主干　　D. 左冠状动脉主干
   E. 右冠状动脉后降支

5. 原发性高血压的特征性病变为（　　）
   A. 细、小动脉痉挛
   B. 细、小动脉硬化
   C. 细、小动脉的粥样硬化斑块
   D. 细、小动脉的纤维蛋白样坏死
   E. 以上都不是

6. 原发性高血压脑出血最常见的部位是（　　）
   A. 大脑皮质　　B. 侧脑室
   C. 豆状核和丘脑　　D. 内囊和基底节
   E. 蛛网膜下腔

7. 良性高血压晚期肾的病变为（　　）
   A. 瘢痕性固缩肾　　B. 颗粒性固缩肾
   C. 肾盂积水　　D. 肾动脉狭窄
   E. 肾贫血性梗死

8. 风湿病变最严重的部位是（　　）
   A. 小脑　　B. 血管　　C. 关节
   D. 皮肤　　E. 心脏

9. 风湿病在病理诊断上最有意义的病变为（　　）
   A. 心包脏层纤维素渗出
   B. 心肌纤维素样坏死
   C. 结缔组织内阿绍夫小体形成
   D. 炎症细胞浸润
   E. 结缔组织基质黏液变性

10. 风湿性心内膜炎最易侵犯的心瓣膜是（　　）
    A. 主动脉瓣　　B. 肺动脉瓣
    C. 二尖瓣　　D. 三尖瓣
    E. 二尖瓣和三尖瓣

11. 患者,女性,30岁,心尖部听到舒张期隆隆样杂音,X线检查显示为梨形心。提示该患者的风湿性心脏瓣膜病是（　　）
    A. 二尖瓣狭窄
    B. 二尖瓣关闭不全
    C. 二尖瓣狭窄并关闭不全
    D. 二尖瓣狭窄并心房颤动
    E. 二尖瓣关闭不全并心房颤动

12. 心瓣膜病最常见的原因是（　　）
    A. 风湿性心内膜炎　　B. 感染性心内膜炎
    C. 梅毒性心内膜炎　　D. 先天性心脏病
    E. 先天性心脏瓣膜发育不全

13. 心力衰竭的概念是（　　）
    A. 心排血量低于正常
    B. 每搏心排血量低于正常
    C. 心脏指数低于正常
    D. 由原发性心肌舒缩功能障碍引起泵衰竭
    E. 心排血量绝对或相对减少,不足以满足全身组织代谢需要

14. 左心衰竭时发生呼吸困难的机制主要是（　　）
    A. 心脏缺血缺氧
    B. 低血压
    C. 肺淤血、肺水肿
    D. 体循环淤血、回心血量减少
    E. 以上都不是

15. 下列不属于心力衰竭诱因的是（　　）
    A. 过度体力活动　　B. 输液速度过慢
    C. 妊娠分娩　　D. 情绪激动
    E. 心律失常

（崔茂香）

第13章 呼吸系统疾病

呼吸系统包括呼吸道和肺，呼吸道由鼻、咽、喉、气管、支气管构成，通常以喉环状软骨为界将呼吸道分为上、下两部分。其中鼻、咽、喉属于上呼吸道，下呼吸道从气管经逐级分支到达肺泡。

机体呼吸道与外界相通，外环境中的有害气体、粉尘、病原微生物易侵入肺内引起疾病，但呼吸系统特有的防御系统可防止有害因子的侵入及损伤，比如呼吸道黏膜上皮的纤毛细胞和杯状细胞、黏膜下的黏液腺共同组成黏液纤毛排送系统，具有呼吸道的净化功能，可将吸入空气中直径为 2~10μm 的粉尘微粒及病原体以咳痰形式排出体外。小于 2μm 的微粒及病原体吸入肺泡内时还可由肺泡内巨噬细胞吞噬、降解。

第1节 肺　　炎

> **案例 13-1**
>
> 患者，男性，28 岁，打篮球后淋雨，晚上突然寒战、高热，自觉全身肌肉酸痛，右胸疼痛，深呼吸时加重，咳少量铁锈色痰。体格检查：急性病容，呼吸急促，口唇发绀，咽部充血水肿，口周有疱疹，体温 39.8℃，心率 117 次/分，律齐。右肺触觉语颤增强，叩诊呈浊音，可闻及支气管呼吸音。X 线检查示右肺下叶可见大片致密模糊阴影。血常规示白细胞计数 18×10⁹/L，中性粒细胞 0.90，有核左移。
>
> 问题：1. 该患者的诊断最有可能是什么？
> 　　　2. 该病的主要致病菌有哪些？
> 　　　3. 试解释患者出现铁锈色痰的原因。

肺炎（pneumonia）通常是指肺的急性渗出性炎症，为呼吸系统的常见病、多发病。肺炎可由不同的致病因子引起，根据病因可将肺炎分为细菌性肺炎、病毒性肺炎、支原体肺炎、真菌性肺炎、寄生虫性肺炎、放射性肺炎、吸入性肺炎、过敏性肺炎等。根据肺炎的发生部位和病变累及范围，可将肺炎分为大叶性肺炎、小叶性肺炎和间质性肺炎。根据病变性质可分为浆液性肺炎、纤维素性肺炎、化脓性肺炎、干酪性肺炎、出血性肺炎、机化性肺炎或肉芽肿性肺炎。

一、细菌性肺炎

（一）大叶性肺炎

大叶性肺炎（lobar pneumonia）是由肺炎链球菌感染引起的以肺泡内弥漫性纤维素渗出为主的炎症性疾病，病变常累及肺大叶的全部或大部，多见于青壮年，临床表现为骤然起病，主要症状为寒战、高热、胸痛、咳嗽、咳铁锈色痰，严重情况下出现呼吸困难、发绀，并有肺实变体征及外周血白细胞增多等。一般经 5~10 天，患者体温下降，症状和体征消退。

1. 病因和发病机制　大叶性肺炎 90% 以上都是由肺炎链球菌感染引起，此外，肺炎杆菌、金黄色葡萄球菌、流感嗜血杆菌、溶血性链球菌、铜绿假单胞菌等也可引起大叶性肺炎，但较少见。肺炎链球菌存在于正常人的鼻咽部，当受寒、疲劳、醉酒、麻醉或患有糖尿病时，呼吸道免疫防御功能减弱,机体抵抗力下降,细菌侵入肺泡迅速生长繁殖并引发肺组织变态反应,引起肺泡炎,并通过肺泡孔(Kohn孔)或呼吸性细支气管迅速向邻近肺组织蔓延,从而波及部分或整个肺大叶,而肺大叶之间的蔓延则是通过带菌渗出液经叶支气管播散所致。

2. 病理变化及病理临床联系　大叶性肺炎的主要病理变化为肺泡腔内的纤维素性炎症,一般发生在单侧肺,多见于左肺或右肺下叶,偶可累及两个或多个肺叶。典型的病变经过可分为以下四期。

(1)充血水肿期　发病后的第1～2天,病变肺叶肿大、呈暗红色、重量增加。镜下观,肺泡壁毛细血管扩张充血,肺泡内有大量浆液性渗出物及少量细胞,渗出物中易检出肺炎链球菌。此期患者因毒血症有高热、寒战、外周血白细胞计数增高等,听诊肺部有湿啰音,X线检查病变处呈片状分布的模糊阴影。

(2)红色肝样变期　发病后的第3～4天,病变肺叶肿大,呈暗红色,质地变实,切面灰红,如肝样外观,故称红色肝样变期(图13-1)。镜下观,肺泡间隔内毛细血管仍扩张充血,肺泡腔内充满纤维素和大量红细胞(图13-2),其间夹杂有少量中性粒细胞和巨噬细胞。渗出物中仍能检出肺炎链球菌。临床上患者因肺泡通气与血流比例失调等,可出现发绀等缺氧症状。肺泡腔内红细胞被巨噬细胞吞噬、崩解,形成含铁血黄素随痰液咳出,表现为咳铁锈色痰。病变波及胸膜时可出现胸痛等症状。听诊可闻及胸膜摩擦音及支气管呼吸音,触诊语颤增强,叩诊局部呈实音,X线检查病变处呈大片致密阴影。

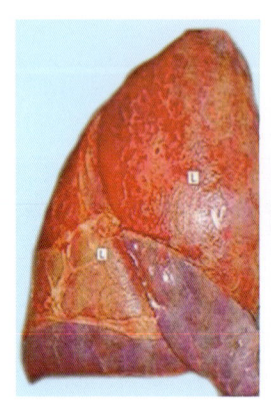 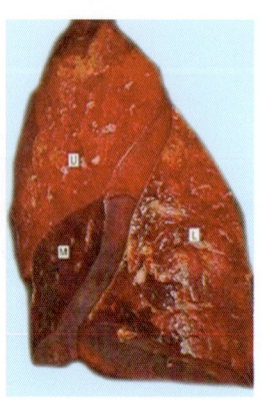　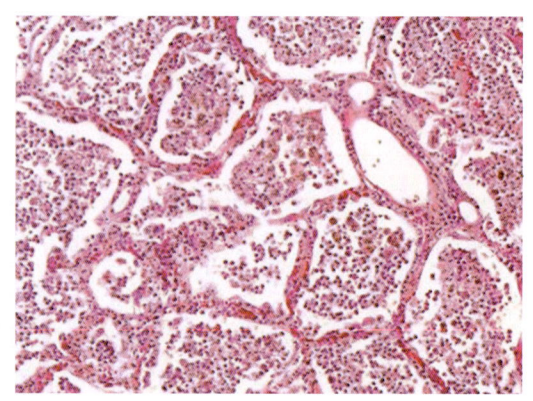

图13-1　大叶性肺炎红色肝样变期(肉眼观)　　图13-2　大叶性肺炎红色肝样变期(镜下观,低倍镜,HE染色)

(3)灰色肝样变期　发病后的第5～6天,病变肺叶仍然肿大,但充血消退,颜色由红色变成灰白色,质实如肝,故称为灰色肝样变期(图13-3)。镜下观,肺泡腔内渗出的纤维素增多,相邻肺泡纤维素丝经肺泡孔互相连接的现象更多见。纤维素网中有大量中性粒细胞,因肺泡壁毛细血管受压迫,肺泡腔内几乎很少见到红细胞(图13-4)。此期肺泡腔内仍无充气,但因肺泡间隔毛细血管受压,血流经

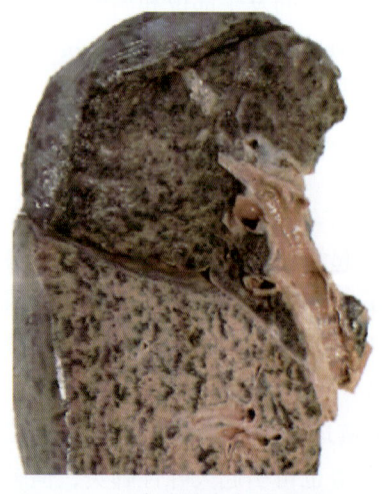　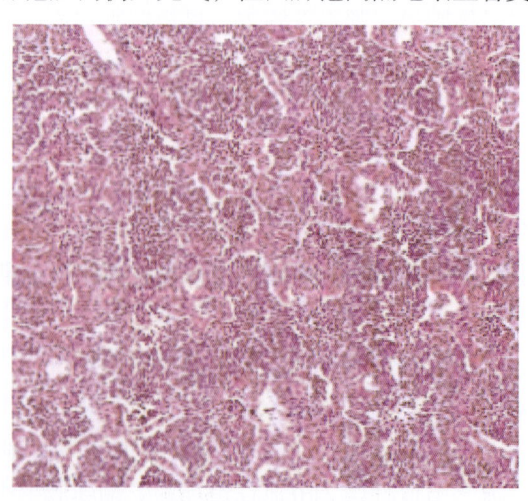

图13-3　大叶性肺炎灰色肝样变期(肉眼观)　　图13-4　大叶性肺炎灰色肝样变期(镜下观,低倍镜,HE染色)

病变部位少，故氧合不足的静脉血掺杂进入动脉血的情况反而减轻，缺氧情况有所改善。随着中性粒细胞渗出的增多，患者痰液也从铁锈色痰逐渐转为黏液脓痰。渗出物中致病菌也被中性粒细胞吞噬，痰中不易查到致病菌。由于此期患者体内有针对病原体的抗体形成，故临床症状开始减轻。但体征和肺部X线检查结果仍与红色肝样变期相同。

（4）溶解消散期　发病后1周左右，病变进入此期，持续若干天。此期中机体抗菌防御功能增强，病原菌被吞噬消灭。肺泡腔内中性粒细胞变性坏死，释放出大量蛋白溶解酶，使渗出物中的纤维素被溶解。溶解物经气道咳出，也可经淋巴管吸收。肺内实变病灶消失，病变肺部质地变软，肺泡重新充气，肺组织结构和功能恢复正常，胸膜渗出物亦被吸收或机化。患者体温下降，临床症状和体征逐渐减轻、消失，胸部X线检查恢复正常。此期需要1~3周。

大叶性肺炎上述各期病变的发展演变是一个连续过程，彼此间无绝对界限，同一肺叶的不同部位可呈现不同阶段的病变，其典型经过只有在未经及时治疗的患者身上才能见到。目前，由于临床上常在肺炎早期应用抗生素，使大叶性肺炎的病程缩短，已很少见到典型的四期病变过程，临床症状也不典型，病变范围往往比较局限，表现为节段性肺炎。

3. 并发症　绝大多数患者经及时治疗，可以痊愈，只有少数患者因机体抵抗力弱或细菌毒力强，可发生以下并发症。

（1）肺肉质变（pulmonary carnification）　由于肺泡腔内渗出的中性粒细胞过少，释放的蛋白溶解酶不足，难以全部溶解肺泡内的纤维素等渗出物，渗出物逐渐由肉芽组织机化。肉眼可见病变部位肺组织呈褐色肉质样改变，故称肺肉质变（图13-5）。

（2）肺脓肿及脓胸　当机体抵抗力降低或者病原菌毒力强大时，如金黄色葡萄球菌和肺炎链球菌混合感染，病变肺组织内由于中性粒细胞浸润明显，容易发生坏死、液化而形成脓肿。肺脓肿累及胸膜，破入胸膜腔，大量脓液渗出形成脓胸。

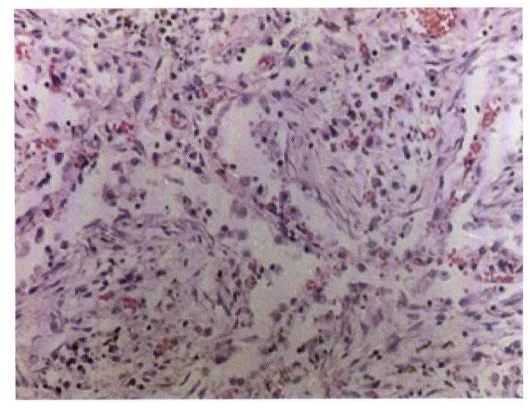

图13-5　肺肉质变（镜下观，低倍镜，HE染色）

（3）败血症或脓毒败血症　严重感染时，大量细菌侵入血流，并在血中繁殖产生毒素所致。

（4）感染性休克　见于重症患者，是大叶性肺炎最严重的并发症。多因肺炎链球菌或金黄色葡萄球菌感染，导致严重的毒血症，进而引起休克，又称为休克性肺炎或中毒性肺炎。患者表现出严重的毒血症和微循环衰竭，病死率较高。

（5）胸膜肥厚和粘连　大叶性肺炎时病变可累及局部胸膜导致纤维素性胸膜炎，若胸膜及胸膜腔内的纤维素不能被完全溶解吸收而发生机化，则致胸膜肥厚或粘连。

（二）小叶性肺炎

小叶性肺炎（lobular pneumonia）主要由化脓性细菌感染引起，病变从细支气管开始，向周围或末梢肺组织扩展，以肺小叶为范围的急性化脓性炎。因其病变常以细支气管为中心，故又称支气管肺炎。主要发生于小儿、体弱的老年人及久病卧床者。小叶性肺炎多为继发性肺炎，只有少数婴幼儿患者可为原发性肺炎。冬春季节多见，临床表现为发热、咳嗽、咳痰等。小叶性肺炎的病死率比较高。

1. 病因和发病机制　小叶性肺炎多由细菌引起，常为多种细菌混合感染。常见的致病菌有金黄色葡萄球菌、肺炎链球菌、流感嗜血杆菌、肺炎克雷伯菌、铜绿假单胞菌及大肠埃希菌等。小叶性肺炎的发病常与上述细菌中致病力较弱的菌群有关。它们通常是口腔或上呼吸道内的常驻菌群，其中致病力较弱的4、6、10型肺炎链球菌是最常见的致病菌。病原菌多数由呼吸道侵入肺组织，少数可经血行进入肺组织。小叶性肺炎的发生往往有明显的诱因，如急性传染病、营养不良、受寒等使机体抵抗力下降，呼吸系统防御功能受损，致病菌乘虚而入，侵入细支气管及末梢肺组织引起小叶性肺炎；恶性肿瘤晚期、心力衰竭和大手术后长期卧床的患者，由于肺部血液循环障碍，致肺淤血、水肿，使侵入细菌易于繁殖，导致小叶性肺炎发生，称为坠积性肺炎；全身麻醉、昏迷、醉酒、溺水等情况下误将分泌物、呕吐物等吸入肺内，引起小叶性肺炎发生，称为吸入性肺炎。

2. 病理变化　小叶性肺炎的病变特征是以细支气管为中心的肺组织化脓性炎。

肉眼观，在两肺各叶的表面和切面上均散在灰黄色实变病灶，尤以两肺下叶和背侧的病灶较多。病灶大小不等，直径在0.5～1.0cm（相当于肺小叶范围），形状不规则，病灶中央可见细支气管断面（图13-6）。严重患者，病灶可互相融合成片，甚或累及整个大叶，形成融合性支气管肺炎，一般不累及胸膜。

镜下观，病变以细支气管为中心呈灶状分布。早期，病变的细支气管黏膜充血、水肿，表面附着黏液性渗出物，周围肺组织无明显改变或肺泡间隔仅有轻度充血。随着病情的进展，病灶中支气管、细支气管管腔及其周围的肺泡腔内出现较多中性粒细胞、少量红细胞及脱落的肺泡上皮细胞（图13-7）。病灶周围肺组织充血，可有浆液渗出，部分肺泡过度扩张（代偿性肺气肿）。病变严重时，病灶中中性粒细胞渗出增多，支气管和肺泡壁遭破坏，呈化脓性炎改变。

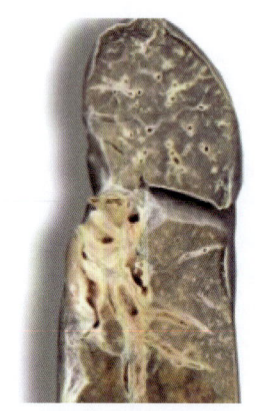
图13-6　小叶性肺炎（肉眼观）

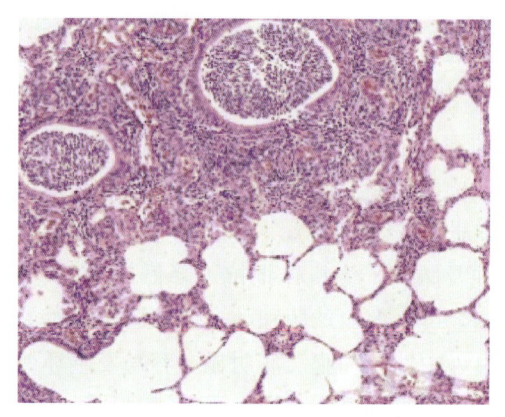
图13-7　小叶性肺炎（镜下观，低倍镜，HE染色）

3. 临床病理联系　发热、咳嗽和咳痰是小叶性肺炎常见的临床症状。但因小叶性肺炎多继发于其他疾病，其临床症状常被原发性疾病所掩盖。咳嗽由支气管黏膜受炎症及渗出物的刺激引起，痰液往往为黏液脓性痰或脓性痰。因病变常呈小灶性分布，除融合性支气管肺炎外，肺实变体征不明显。X线检查则可见肺内散在不规则小片状或斑点状模糊阴影。由于病变部位细支气管和肺泡腔内含有渗出物，听诊可闻及湿啰音。

4. 结局和并发症　小叶性肺炎经及时有效的治疗，多数可痊愈。但小儿、老年人或其他疾病继发的小叶性肺炎并发症多见，预后较差。常见并发症有呼吸衰竭、心力衰竭、肺脓肿或脓胸、支气管扩张等。

二、病毒性肺炎

病毒性肺炎（viral pneumonia）是由病毒引起的以肺间质炎性病变为特点的肺炎。常由上呼吸道病毒感染向下蔓延所致。临床症状轻重不等，可表现为频繁难治的咳嗽、气促甚至发绀等。有时病毒性肺炎可合并细菌感染，使病变特征和临床表现复杂化。

1. 病因和发病机制　引起该肺炎常见的病毒主要有流感病毒，其次为副流感病毒、呼吸道合胞病毒、腺病毒、麻疹病毒、单纯疱疹病毒及巨细胞病毒等。除流感病毒、副流感病毒外，其余病毒所致肺炎多见于婴幼儿和儿童。该型肺炎可由一种病毒感染，也可由多种病毒混合感染，甚至可继发细菌感染。本病多发生于冬春季，一般为散发，偶可暴发流行。

2. 病理变化　病毒性肺炎的基本病理变化为间质性肺炎。肉眼观，病变常不明显，病变肺组织因充血、水肿而体积轻度增大。镜下观，炎症由支气管、细支气管开始，沿肺间质发展，支气管、细支气管管壁及其周围肺组织和小叶间隔等肺间质血管扩张、充血，间质水肿及淋巴细胞、巨噬细胞浸润，肺泡间隔明显增宽，肺泡腔内一般无渗出物或仅有少量浆液。病变较重者，除有上述间质的炎症外，支气管、细支气管上皮的灶性坏死较常见；肺泡腔内亦可出现由浆液、少量纤维素、红细胞及巨噬细胞组成的炎性渗出物，甚至可发生组织坏死。

除上述病变外，病毒性肺炎还常出现如下特征性病变。

（1）透明膜（hyaline membrane）形成　有些病毒性肺炎（如流感病毒肺炎、麻疹病毒肺炎和腺病毒肺炎等）肺泡腔内渗出变化较明显，浆液性渗出物浓缩贴附于肺泡内表面形成薄层均匀红染的膜状物，即透明膜（图13-8）。

（2）多核巨细胞形成　麻疹性肺炎时，支气管上皮和肺泡上皮也可增生，甚至形成多核巨细胞，故有巨细胞病毒性肺炎之称。

（3）病毒包涵体（viral inclusion body）形成　病毒包涵体呈圆形或椭圆形，约红细胞大小，嗜酸性红染，其周围常有一清晰的透明晕（图13-9）。腺病毒、单纯疱疹病毒和巨细胞病毒感染时，病毒包涵体出现于上皮细胞的核内；呼吸道合胞病毒感染时，出现于细胞质；麻疹病毒感染时则胞核和胞质内均可找到。检出病毒包涵体是病理组织学诊断病毒性肺炎的重要依据。

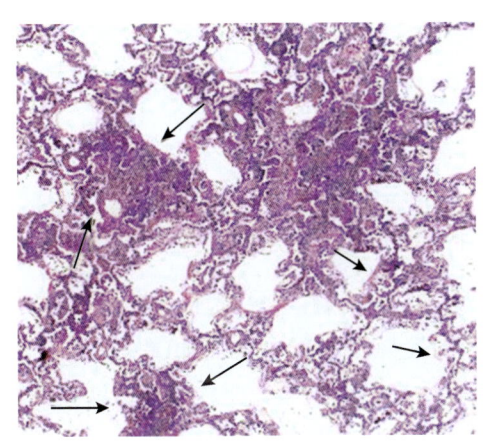 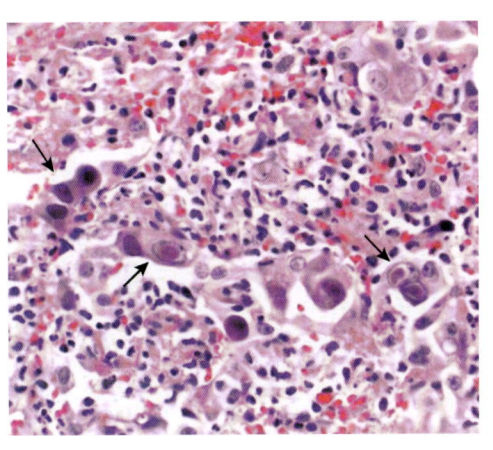

图13-8　病毒性肺炎（透明膜形成，镜下观，低倍镜，HE染色）　　图13-9　病毒性肺炎（病毒包涵体形成，镜下观，高倍镜，HE染色）

3. 临床病理联系　患者因病毒感染可出现发热等全身中毒症状。由于肺泡内渗出物较少，患者主要表现为剧烈干咳。肺部X线检查可见肺纹理增多和小片状阴影。当透明膜形成影响换气功能时，患者出现呼吸困难和发绀。混合性病毒感染或继发细菌感染可引起心肺功能不全，如无并发症预后较好。

4. 合并症　细菌感染是病毒性肺炎主要的合并症。继发细菌性感染时，病变加重，支气管和肺组织可出现明显的坏死、出血，或伴有化脓性病变，病变可呈小叶性、节段性和大叶性分布，从而掩盖了病毒性肺炎的病变特征。

医者仁心

"共和国勋章"获得者——钟南山

"共和国勋章"获得者钟南山院士是我国呼吸疾病研究领域的领军人物，他在传染性非典型肺炎（严重急性呼吸综合征）和新型冠状病毒感染疫情防控中做出了巨大贡献。当两次疫情肆虐，给民众带来危难之时，钟南山逆向而行，挺身而出。他张开双臂，为整个国家和民族挡住风雨冰霜；用凛然风骨诠释了"国士"风范；他一路奔波不知疲倦，满腔责任为国为民；他以诚信作骨架，以大爱为经纬，为天地立心；他有院士的专业，有战士的勇猛，更有国士的担当；他是当之无愧的中国脊梁、中国国士。

三、支原体肺炎

支原体肺炎（mycoplasmal pneumonia）是由肺炎支原体引起的一种间质性肺炎。儿童和青少年发病率较高，常于冬春季节发病。

1. 病因和发病机制　寄生于人体的支原体仅有肺炎支原体对人体致病。肺炎支原体是介于细菌和病毒之间的一种微生物，常存在于人体鼻咽部，主要经飞沫传播，首先引起上呼吸道感染，然后沿气管、支气管分支下行，引起肺间质炎症。

2. 病理变化　支原体肺炎的病变主要是急性间质性肺炎伴急性支气管炎和细支气管炎。肉眼观，病变常累及一叶肺组织，以下叶多见，偶可波及两肺。病变肺组织呈暗红色，切面可有少量红色泡沫状液体溢出。镜下观，病变区肺泡间隔明显增宽，血管扩张、充血，间质水肿伴大量淋巴细胞、单核细胞和少量浆细胞浸润。肺泡腔内无渗出物或仅有少量浆液及单核细胞渗出。小支气管和细支气管管壁及周围组织充血水肿，慢性炎细胞浸润，伴细菌感染时可有中性粒细胞浸润。严重患者，支气管上皮和肺组织可有明显坏死、出血。

3. 临床病理联系　患者起病较急，常有发热、头痛、乏力、咽喉痛、顽固而剧烈的咳嗽等症状，因肺泡腔内渗出物较少，故咳痰常不显著。听诊常闻及干、湿啰音，胸部X线检查可见节段性纹理增强和网状或斑片状模糊的阴影。白细胞计数轻度升高，单核细胞和淋巴细胞增多。从患者痰液、鼻分泌物及咽拭子培养出肺炎支原体可确诊。多数支原体肺炎预后良好，病死率为0.1%~1.0%。

第2节　慢性阻塞性肺疾病

案例 13-2

李先生，59岁，近十年来因受凉或天气变化出现咳嗽、咳痰、胸闷，阵发性咳嗽，咳少许白色黏痰。4天前患者诉因受凉病情加重，呈阵发性咳嗽，伴胸闷、气促、喘息。吸烟史40年。体格检查：消瘦，胸廓对称呈桶状，肋间隙增宽。两侧语音震颤减弱，无胸膜摩擦感。叩诊两肺呈过清音，双肺可闻及哮鸣音。实验室检查：WBC $12.0×10^9$/L，PaO_2 73mmHg，$PaCO_2$ 60mmHg。

问题：1. 根据所学的病理知识，对患者做出诊断并说明诊断依据。
2. 根据该患者的症状、体征，推测肺部的病理变化。
3. 试分析患者患病的原因和疾病的发展演变经过。

慢性阻塞性肺疾病（chronic obstructive pulmonary disease，COPD）是一组以小气道及肺实质的损伤，导致不可逆性慢性气道阻塞、呼吸阻力增大和肺功能不全为特征的疾病总称。慢性阻塞性肺疾病与慢性支气管炎和肺气肿有密切关系，慢性支气管炎和肺气肿患者肺功能检查出现持续气流受限时，可以诊断为慢性阻塞性肺疾病。

一、慢性支气管炎

慢性支气管炎（chronic bronchitis）是指气管、支气管黏膜及其周围组织的慢性非特异性炎症，多发生在冬春季，是一种常见病、多发病，可发生在任何年龄，中老年人群中发病率较高。临床上以反复咳嗽、咳痰或伴有喘息症状为特征，每年发作持续超过3个月，并连续2年以上。早期易被忽视，晚期可并发阻塞性肺气肿及慢性肺源性心脏病，严重危害健康。

（一）病因和发病机制

慢性支气管炎往往是多种因素长期综合作用所致。主要致病因素如下。

1. 病毒和细菌感染　凡能引起上呼吸道感染的病毒和细菌在慢性支气管炎病变发展过程中起重要作用。常见的病毒有鼻病毒、流感病毒、腺病毒和呼吸道合胞病毒等，主要的致病菌有流感嗜血杆菌、肺炎链球菌、奈瑟球菌和甲型链球菌。

2. 吸烟　是慢性支气管炎的主要因素，吸烟者比不吸烟者的患病率高2～10倍，吸烟时间越久，日吸烟量越大，患病率越高，戒烟可使病情减轻。香烟烟雾内有害物质能损伤呼吸道黏膜，降低局部抵抗力；还可以刺激小气道产生痉挛，从而增加气道阻力。

3. 空气污染与过敏因素　长期接触工业粉尘、大气污染亦可促使慢性支气管炎的发生。有些患者对某些物质如花粉、灰尘、螨、细菌、真菌过敏而发病，尤其是喘息性支气管炎患者，其往往有过敏史。

4. 机体内在因素　如机体抵抗力降低、呼吸系统防御功能受损、内分泌功能失调、气道高反应性、自主神经功能失调与本病的发生关系密切。

（二）病理变化

慢性支气管炎的病变始于气管及大、中支气管，逐渐累及较小的支气管和细支气管。其主要病变如下。

1. 呼吸道黏膜上皮的损伤　由于炎性渗出物和黏液分泌亢进，纤毛粘连、倒伏甚至脱失。上皮细胞变性、坏死、脱落，再生修复上皮中的杯状细胞增生，并发生鳞状上皮化生，使黏液-纤毛排送系统受损。

2. 腺体增生、肥大、黏液化　黏膜下腺体增生肥大，导致黏液分泌增多（图13-10），是形成黏液性痰的病理基础，分泌的黏液滞留在支气管腔内形成黏液栓，造成气道阻塞。

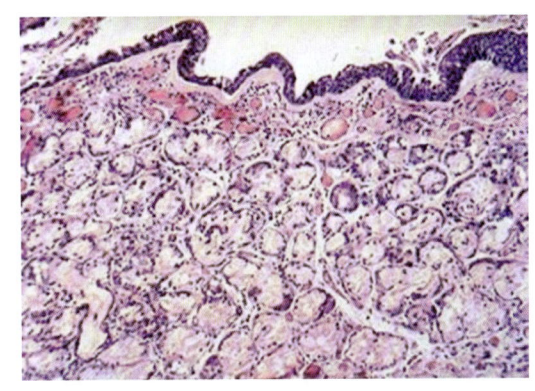

图13-10　腺体增生、肥大（镜下观，低倍镜，HE染色）

3. 支气管壁损伤　支气管壁充血水肿，淋巴细胞、浆细胞浸润，平滑肌断裂、萎缩，软骨可发生变性、萎缩或骨化。喘息型患者平滑肌细胞可增生、肥大。

慢性支气管炎反复发作，累及的细支气管也不断增多。形成的细支气管炎及细支气管周围炎是引起慢性阻塞性肺气肿的病变基础。

（三）临床病理联系

慢性支气管炎的主要临床表现为咳嗽、咳痰，支气管黏膜受炎症反复刺激及黏液分泌增多而出现咳嗽、咳痰的症状，痰液一般为白色黏液泡沫状。急性发作时咳嗽加剧，可出现黏液脓性或脓性痰。部分患者由于支气管的痉挛或狭窄及黏液分泌物阻塞管腔引起喘息，听诊可闻及哮鸣音和干、湿啰音。病变晚期可因支气管黏膜和腺体萎缩，分泌物减少而痰量减少或无痰，出现干咳。小气道的狭窄和阻塞可致阻塞性通气障碍，此时呼气阻力的增加大于吸气，久之，使末梢肺组织过度充气，肺残气量明显增多而并发肺气肿。

二、肺 气 肿

肺气肿（pulmonary emphysema）是指呼吸性细支气管及其远端的末梢肺组织因持续性含气量过多导致肺泡间隔破坏，肺组织弹性减弱，而致残气量增多、肺体积增大、通气功能降低的一种疾病状态，是支气管和肺部疾病最常见的并发症。

（一）病因和发病机制

肺气肿常继发于其他肺阻塞性疾病，其中最常见的是慢性支气管炎。此外吸烟、空气污染和肺尘埃沉着病（尘肺）等也是常见的发病原因。吸入的香烟烟雾和其他有害颗粒引起肺损伤和炎症，导致肺实质破坏，引起肺气肿。其发病机制主要与下列因素有关。

1. 阻塞性通气障碍 慢性细支气管炎最常见，小气道管壁破坏、塌陷或管腔内黏液阻塞致管腔狭窄，而产生"活瓣"作用。吸气时细支气管扩张，空气进入肺泡；呼气时管腔缩小、肺泡孔关闭，加之黏液栓阻塞，使空气不能充分排出。久之，导致末梢肺组织过度充气，肺泡壁断裂，肺泡腔融合成囊泡，肺组织弹性减退，形成肺气肿。

2. 呼吸性细支气管和肺泡壁弹性降低 正常情况下细支气管和肺泡壁的弹力纤维具有支撑作用，并通过回缩力排出末梢肺组织内的残余气体。由于长期的慢性炎症破坏了大量的弹力纤维，细支气管和肺泡的回缩力减弱；而阻塞性肺通气障碍使细支气管和肺泡长期处于高张力状态，其弹性降低，促使残气量进一步增多。

3. α_1-抗胰蛋白酶（α_1-AT）缺乏 α_1-AT是多种蛋白酶的抑制物，先天缺乏或吸烟、慢性炎症均可导致α_1-AT减少或活性下降。如炎症时，白细胞的氧代谢产物氧自由基等能氧化α_1-AT，使之失活；而巨噬细胞和中性粒细胞分泌弹性蛋白酶增加、活性增强，使弹性蛋白酶过多地降解肺组织中的弹性蛋白，引起细支气管和肺泡壁回缩力减弱，导致肺腺泡的残气量增多。

（二）类型

根据病变部位、范围和性质的不同，将肺气肿分为下列类型。

1. 肺泡性肺气肿（alveolar emphysema） 病变发生于肺腺泡内，常合并有小气道的阻塞性通气障碍，故也称阻塞性肺气肿（obstructive emphysema），按部位和范围可分为3型：①腺泡中央型，最常见，多见于中老年吸烟者或有慢性支气管炎病史患者。病变特点是腺泡中央区的呼吸性细支气管呈囊状扩张，肺泡管和肺泡囊变化不明显。②腺泡周围型，也称间隔旁肺气肿，此型多不合并慢性阻塞性肺疾病，肺腺泡远端的肺泡管和肺泡囊扩张，而近端的呼吸性细支气管变化不明显。③全腺泡型，多见于青壮年、先天α_1-AT缺乏者。病变特点是整个呼吸性细支气管、肺泡管、肺泡囊和肺泡均受累，弥漫性扩张，遍布肺小叶内。

2. 间质性肺气肿（interstitial emphysema） 由于肋骨骨折、胸壁穿透伤或者剧烈咳嗽引起肺内压急剧增高等均可导致细支气管或肺泡间隔破裂，使空气进入肺间质形成间质性肺气肿。气体分布在小叶间隔、胸膜下，并可沿支气管和血管周围组织间隙扩展至肺门、纵隔形成串珠状气泡，甚至可达颈部、胸部皮下组织形成皮下气肿。

3. 其他类型肺气肿

（1）瘢痕旁肺气肿 肺瘢痕附近肺泡受到破坏，融合扩张形成局限性肺气肿。

（2）老年性肺气肿 老年人肺组织弹性减弱，致使肺残气量增多，肺泡膨胀，过度充气，但没有肺组织结构破坏。

（3）代偿性肺气肿 在肺萎缩、肺叶切除后，残余肺组织或肺炎性实变病灶周围可见肺泡过度充气、膨胀，通常不伴有肺组织结构破坏。

（三）病理变化

肉眼观，肺体积显著增大，颜色苍白，柔软而缺乏弹性，指压的压痕不易消退，切面可见扩大的肺泡囊腔（图13-11）。镜下观，末梢肺组织膨胀，肺泡扩张，间隔变窄、断裂，相邻肺泡融合，形成较大囊腔；肺泡壁毛细血管床减少，肺小动脉内膜呈纤维性增生、肥厚。细小支气管可有慢性炎症改变；肺泡中央型肺气肿的气囊腔壁上常可见呼吸上皮（柱状或低柱状上皮）及平滑肌束的残迹；全腺泡型肺气肿的气肿囊腔壁为扩张的肺泡管和肺泡囊，可见残留的平滑肌纤维束片段，在较大的气肿囊腔内还可见间质和肺小动脉构成的悬梁（图13-12）。

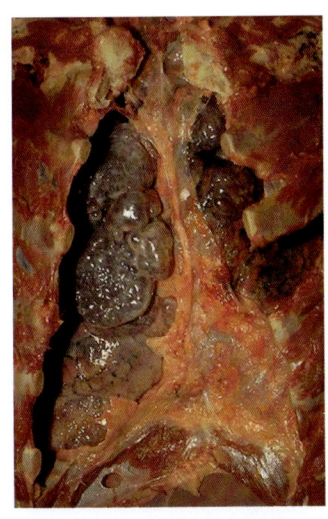 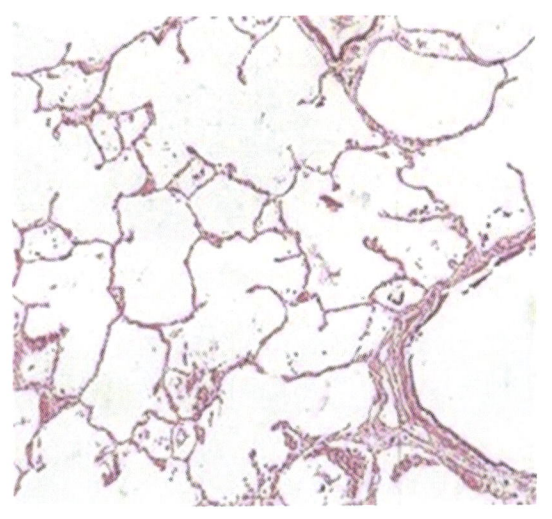

图 13-11　肺气肿（肉眼观）　　图 13-12　肺气肿（镜下观，低倍镜，HE 染色）

（四）临床病理联系

肺气肿患者因肺活量减少、残气量增加可致肺功能降低、动脉血氧不足，可出现呼吸困难、气短和发绀等症状。严重肺气肿患者，由于肺内残气量明显增多，肺容积增大，使患者胸廓前后径增大，肋间隙增宽，膈肌下降，形成桶状胸。叩诊呈过清音，心浊音界缩小或消失，肝浊音界下降。触诊语音震颤减弱。听诊时呼吸音减弱，呼气延长。X 线检查示肺野透亮度增加。后期由于肺泡间隔毛细血管床受压迫及数量减少，使肺循环阻力增加，肺动脉压升高，最终导致慢性肺源性心脏病。

第 3 节　支气管哮喘和支气管扩张

一、支气管哮喘

支气管哮喘（bronchial asthma）是以支气管变态反应性炎症为主要症状的慢性气道阻塞性疾病，简称哮喘。以支气管的可逆性发作性痉挛为特征，表现为反复发作性喘息伴有哮鸣音的呼气性呼吸困难、胸闷和咳嗽等症状。好发于儿童。

（一）病因及发病机制

哮喘的病因与多基因遗传有关，并与环境相互作用。环境因素主要作为激发因素，如花粉、尘螨、动物毛屑、真菌、某些食品及药物等，这些过敏原主要经呼吸道吸入，但也可通过消化道或其他途径进入体内。过敏原可刺激局部 T 淋巴细胞分化为 Th1 型细胞和 Th2 型细胞，释放多种白细胞介素（IL），如 Th2 可释放 IL-4 及 IL-5。IL-4 可促进 B 淋巴细胞分化并产生 IgE，刺激肥大细胞活化。致敏的肥大细胞被 IgE 包被，与抗原发生反应，引发哮喘。IL-5 则能促使嗜酸性粒细胞分化和激活，与抗原发生反应。

（二）病理变化

疾病早期无明显变化。随着疾病的进展，肺组织因过度充气而膨胀，常有灶状肺萎缩。支气管腔内含有黏液栓，偶尔可有支气管扩张。镜下观，黏膜上皮局部坏死脱落，基膜显著增厚及玻璃样变性，黏膜下水肿，黏液腺增生，杯状细胞肥大、增生，管壁平滑肌增生、肥大；管壁各层可见嗜酸性粒细胞、单核细胞、淋巴细胞和浆细胞浸润；支气管腔内可见黏液栓，黏液栓中常出现由嗜酸性粒细胞崩解形成的尖棱状夏科-莱登（Charcot-Leyden）晶体。

（三）临床病理联系

哮喘发作时，因细支气管痉挛和黏液栓阻塞，引起伴有哮鸣音的呼气性呼吸困难、咳嗽、胸闷等症状，可自行或经治疗后缓解，发作间歇期可完全无症状。长期反复的哮喘发作可导致胸廓变形及弥漫性肺气肿，有时可合并自发性气胸。

二、支气管扩张

支气管扩张症（bronchiectasis）是指以肺内支气管持久性扩张伴管壁纤维性增厚为特征的慢性呼吸道疾病。扩张的支气管常因分泌物潴留，继发化脓性炎。临床上有咳嗽、咳大量脓痰、反复咯血等症状。

（一）病因和发病机制

支气管扩张症的主要病因是反复感染和化脓性炎导致支气管壁的支撑组织破坏，少数患者因支气管先天发育缺陷和遗传因素所致。

支气管扩张常继发于婴幼儿麻疹、百日咳后的支气管肺炎、慢性支气管炎及肺结核病等。原因为反复感染和化脓性炎损伤了支气管壁的平滑肌、弹力纤维乃至软骨等支撑组织，同时因支气管周围肺组织纤维化会牵拉管壁，管壁在呼气时不能完全回缩，支气管腔逐渐发展为永久性不可逆的扩张。

此外支气管管壁先天性发育不全，弹力纤维、平滑肌及软骨等支撑组织薄弱或缺失，再继发感染更易引起支气管扩张。常染色体隐性遗传性囊性纤维化患者，因末梢肺组织发育不良，细小支气管腔内常有较多浓稠的黏液，常导致支气管腔的阻塞和感染而继发支气管扩张。

（二）病理变化

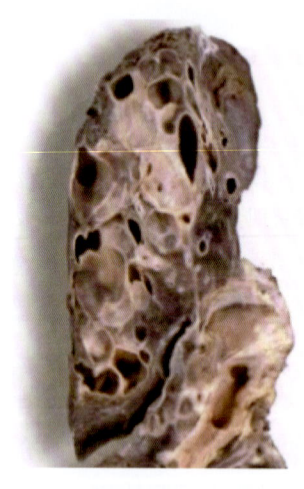

图 13-13　支气管扩张症（肉眼观）

肉眼观，扩张的支气管可呈筒状或囊状。病变可局限于一个肺段或肺叶，有的累及双肺，以左肺下叶最为常见；扩张支气管的量多少不等，多者肺切面可呈蜂窝状（图13-13）；管腔内含有黏液脓性渗出物，有时为血性渗出物。镜下观，支气管黏膜上皮增生，可见鳞状上皮化生，有时伴有糜烂或小溃疡形成；支气管壁的平滑肌、弹力纤维、软骨发生变形、萎缩或破坏消失；管壁组织被炎性肉芽组织代替，并有淋巴细胞、浆细胞、中性粒细胞浸润；扩张的支气管周围纤维组织增生，逐渐发生纤维化。

（三）临床病理联系

早期轻度支气管扩张可完全没有症状，或仅有轻微咳嗽和少量咳痰。随着支气管长期扩张或合并感染，炎性渗出物和黏液分泌均增多，临床表现为长期咳嗽、咳大量脓痰和反复咯血等典型症状，并常因继发腐败菌感染而带臭味。当支气管壁的血管遭到炎症破坏时，可有咯血表现，严重的大咯血可因血块阻塞气道引起窒息死亡。患者因支气管引流不畅或痰液排出困难常感觉胸闷、气闭，病变累及胸膜时可出现胸痛。少数患者可合并肺脓肿、脓气胸、脓胸等。慢性重症患者由于肺功能障碍，可出现气急、发绀和杵状指等，晚期可并发肺动脉高压及慢性肺源性心脏病。

第4节 慢性肺源性心脏病

> **案例 13-3**
>
> 患者，男性，64岁，反复咳嗽、咳痰29年，活动后心悸气短15年。发热，咳黄痰1周，痰液不易咳出，自服中药治疗，疗效不佳。近1天出现头痛、嗜睡。吸烟史40年，20～30支/天。查体：体温38.8℃，心率102次/分，呼吸28次/分，血压136/82mmHg，神志清楚，颈静脉怒张，桶状胸，语颤减弱，双肺叩诊呈过清音，听诊双肺呼吸音减弱，散在湿啰音，剑下心搏明显，心率102次/分，心律整齐，各瓣膜区无杂音，肝颈静脉回流征（+），腹软，肝肋下4cm，质软，触痛，脾未触及，腹水征（－），双下肢凹陷性水肿。
>
> **问题**：1. 根据所学的病理知识，试对患者做出诊断并说明诊断依据。
> 2. 根据本例患者的症状、体征，推测其肺部、心脏的病理变化。
> 3. 试分析患者患病的原因和疾病的发展演变经过。

慢性肺源性心脏病（chronic cor pulmonale），简称肺心病，是因慢性肺疾病、肺血管及胸廓病变引起肺循环阻力增加，肺动脉压力升高导致右心室肥厚、扩张为特征的心脏病。本病是种常见病、多发病，患病率接近0.5%。北方发病率高于南方，农村高于城市。

（一）病因和发病机制

1. 原发性肺疾病 是引起慢性肺心病的主要原因，如慢性阻塞性肺疾病、硅沉着病（硅肺）、慢性纤维空洞型肺结核等。此类疾病一方面是由于肺毛细血管床减少，小血管发生纤维化导致管腔闭塞，肺动脉血流受阻，肺动脉高压所致；另一方面由于肺阻塞性通气障碍而导致缺氧，肺小动脉反射性痉挛，肺循环阻力增大，加重肺动脉高压，右心室后负荷逐渐加重，发生右心室肥大、扩张所致。

2. 胸廓运动障碍性疾病 较少见。胸膜纤维化、胸廓和脊柱畸形及胸廓成形术后等疾病，胸廓运动受限和肺的伸展受限引起限制性通气障碍，同时又使支气管和肺血管发生扭曲，导致肺循环阻力增加，引起肺动脉高压。

3. 肺血管疾病 甚少见。肺动脉栓塞（如虫卵、肿瘤细胞栓子）、肺小动脉硬化等肺血管疾病引起肺动脉高压，导致肺心病。

（二）病理变化

1. 肺部病变 除肺内原有的肺气肿、硅沉着病、肺间质纤维化等病变外，肺小动脉的变化是肺心病的主要病理改变，特别是肺腺泡内的小血管构型重建，包括无肌型细动脉肌化及肌型小动脉中膜增生、肥厚，内膜下出现纵行平滑肌束等。此外，还可见肺小动脉炎、肺小动脉弹力纤维及胶原纤维增生，腔内血栓形成和机化及肺泡间隔毛细血管数量减少。

2. 心脏病变 右心室因肺动脉压升高而发生代偿性肥厚，这是肺心病最重要的病理变化标志。肉眼观，心脏体积明显增大，肺动脉圆锥显著膨隆，心尖钝圆。右心室明显肥厚，后期右心室腔扩张。通常以肺动脉瓣下2cm处右心室壁厚度大于5mm（正常为3～4mm）作为诊断肺心病的病理学标准（图13-14）。镜下观，右心室壁心肌细胞肥大，核增大、深染；也可见缺氧引起的心肌纤维萎缩、肌浆溶解、横纹消失、间质水肿和胶原纤维增生等。

（三）临床病理联系

慢性肺心病临床经过比较缓慢，可持续数年，除原有肺疾病的临床表现外，患者主要有呼吸困难、气急、发绀等肺功能不全症状，同时可伴有心悸、颈静脉怒张、肝大、下肢水肿和浆膜腔积液等右心衰竭的症状和体征。病情严重者，患者因缺氧和二氧化碳潴留可导致肺性脑病，肺性脑病是肺心病的首要死亡原因。

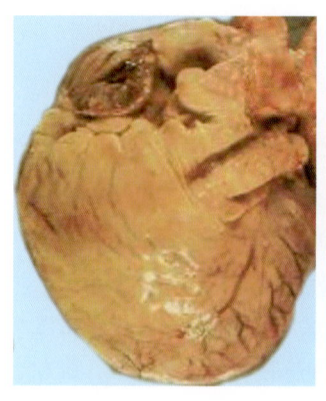
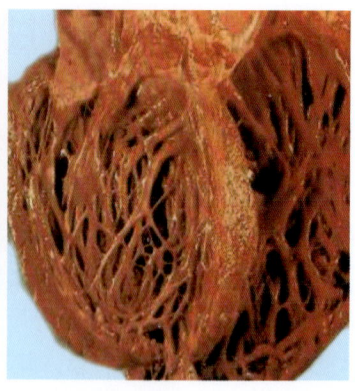

图13-14 肺心病（肉眼观）

第5节 硅沉着病

案例13-4

患者，男性，55岁，在玻璃厂无防护工作15年，近6年出现进行性加重的咳嗽、咳痰、胸痛、胸闷、气短等症状，X线检查示两肺片状融合密度增高影。

问题：1. 该患者的肺可能发生了什么病变？
2. 患者呼吸困难的原因是什么？

硅沉着病（silicosis），简称硅肺，系长期吸入大量含游离二氧化硅（SiO_2）的粉尘沉着于肺组织所引起的一种常见职业病。长期从事采矿、坑道作业及在石英粉厂、玻璃厂、耐火材料厂和陶瓷厂等单位生产作业的工人易患本病。患者多在接触硅尘10～15年后才发病，病情进展缓慢，即使脱离硅尘接触后，肺部病变仍继续发展。晚期患者呼吸功能严重受损，常并发慢性肺心病和肺结核病。

（一）病因和发病机制

硅沉着病的发生发展与硅尘中游离SiO_2的含量、生产环境中硅尘的大小和分散度、从事硅尘作业的工龄及机体防御功能等因素有关。硅尘粒子越小、分散度越高，其在空气中的沉降速度越慢，被吸入的机会就越多，致病作用亦越强。一般来说，大于5μm的硅尘往往被阻留在上呼吸道，并可被呼吸道的防御机制清除。小于5μm的硅尘才能被吸入肺泡，尤其以1～2μm的硅尘微粒引起的病变最为严重。

硅沉着病的病因明确，但硅沉着病的发病机制复杂，目前尚未完全清楚，可能与游离SiO_2的性质和巨噬细胞有关。硅尘微粒进入肺内被巨噬细胞吞噬后形成吞噬体，引起溶酶体膜损伤和释放致纤维化因子及炎症介质，刺激纤维细胞增生，导致肺结节形成和间质纤维化。由于硅尘的不断吞噬、释放，患者在脱离硅尘作业环境后，肺部病变仍会继续发展，并不断加重。

（二）病理变化

硅沉着病的基本病变是硅结节形成和肺组织弥漫性纤维化。硅结节是硅沉着病的特征性病变，呈圆形或椭圆形，直径3～5mm，色灰白，质硬，触之有砂粒感。随着病变的发展，相邻的硅结节可融合形成大的结节状病灶，其中央可因缺血、缺氧而发生坏死、液化，形成硅肺性空洞（图13-15）。镜下观，早期形成的硅结节是由吞噬硅尘的巨噬细胞聚集形成的细胞性结节。随着病程的发展，结节内成纤维细胞增生、纤维化而形成纤维性结节（图13-16）。结节内胶原纤维呈同心圆状或旋涡状排列，部分结节胶原纤维发生玻璃样变性。此外，病变肺组织可见不同程度纤维结缔组织弥漫性增生，严重者纤维化范围可达全肺2/3以上。胸膜也可因弥漫性纤维化而广泛增厚，肺门淋巴结也因硅结节形成而肿大、变硬。

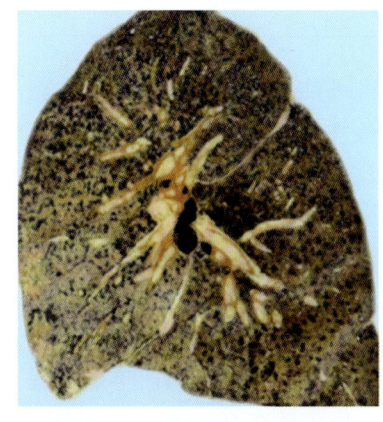
图13-15　硅沉着病（肉眼观）

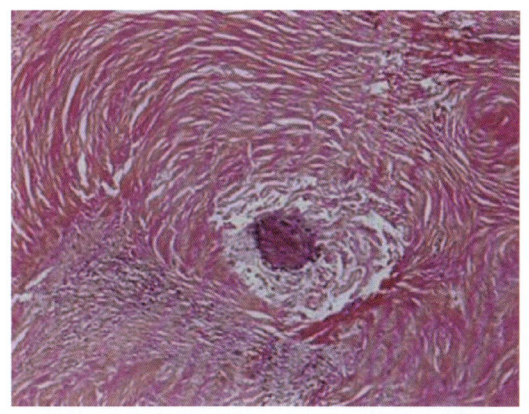
图13-16　硅沉着病（镜下观，高倍镜，HE染色）

（三）分期及病变特点

根据肺内硅结节的数量、分布范围和直径大小及肺纤维化程度，可将硅沉着病分为以下三期。

Ⅰ期硅沉着病：硅结节较小，有纤维化改变，主要局限在淋巴系统。肺组织中硅结节数量较少，主要分布于双肺中、下叶近肺门处，结节直径一般为1～3mm。胸膜增厚不明显。X线检查示肺门阴影增大，密度增加。

Ⅱ期硅沉着病：硅结节数量增多，体积增大，伴有较明显的肺纤维化，可散于全肺，但仍以肺门周围中、下肺叶较密集，总的病变范围不超过全肺的1/3。胸膜也增厚。X线表现为肺野内有较多直径＜1cm的阴影，分布范围较广。

Ⅲ期硅沉着病（重症硅沉着病）：硅结节密集融合成团块，可有空洞形成。切开时阻力甚大，并有砂粒感。胸膜明显增厚，肺的质量和硬度明显增加。X线表现有直径＞2cm的大阴影。肺门淋巴结肿大，密度高，可见蛋壳样钙化。

（四）并发症

1. 肺部细菌或病毒感染　由于硅沉着病患者抵抗力低，呼吸道防御功能降低，故易继发细菌或病毒感染。

2. 肺结核　由于病变组织对结核杆菌的防御能力降低，硅沉着病易并发结核，越是晚期重症硅沉着病，肺结核合并率越高。此类肺结核病比单纯肺结核的病变发展快。

3. 阻塞性肺气肿和自发性气胸　晚期硅沉着病患者常有不同程度的弥漫性肺气肿，主要是阻塞性肺气肿，也可出现肺大疱，若破裂则形成自发性气胸。

4. 慢性肺心病　因大量硅结节形成，肺间质弥漫性纤维化，肺毛细血管床减少，导致肺循环阻力增加，肺动脉高压，最终发展为慢性肺心病。

　链　接　肺尘埃沉着病

肺尘埃沉着病又称尘肺，是长期吸入有害粉尘并沉积于肺，引起以广泛肺纤维化为主要病变的肺疾病，为职业性肺疾病，按粉尘的化学性质分为无机尘肺和有机尘肺两大类。无机尘肺中常见的有硅肺、石棉肺、煤工尘肺等。有机尘肺是因吸入各种具有抗原性的有机尘埃引起，如农民肺、棉尘肺、麦芽肺等。病理变化和临床病理联系与硅沉着病相似。

第6节 呼吸系统常见肿瘤

案例 13-5

患者，男性，62岁，干咳，痰中带少许血丝1年多。患者吸烟40余年，每天2～3盒。体格检查：左胸廓饱满，左胸腔穿刺抽出血性胸腔积液45ml。X线检查示左下肺周边有一4cm×5cm大小、边界毛糙的致密阴影。

问题：该患者初步诊断是什么？为明确病因还应做什么检查？

一、鼻咽癌

鼻咽癌（nasopharyngeal carcinoma）是鼻咽部上皮组织发生的恶性肿瘤。本病可见于世界各地，在我国广东、福建、广西、四川、湖南等地发病率较高，发病年龄在40～50岁，男性患者多于女性。临床上，患者常有鼻塞、鼻出血、耳鸣、听力减退、头痛、颈部淋巴结肿大及脑神经受损等症状。

（一）病因与发病机制

鼻咽癌的病因还不完全清楚，可能与以下因素有很大关联。

1. EB病毒 已知EB病毒与鼻咽癌的发病率有很大关联。90%的未分化鼻咽癌组织中可以检测到EB病毒核抗原、壳抗原、膜抗原和相应抗体。但EB病毒如何使上皮细胞发生癌变的机制还有待进一步研究。

2. 化学物质 有些化学物质（如多环芳烃类、亚硝胺类、微量元素镍等）与鼻咽癌的发病有一定关系。

3. 遗传因素 鼻咽癌的发病不仅有地域性，而且具有种族易感性和家族性，高发区居民移居外地后，其后裔的发病率明显高于当地人群，提示鼻咽癌可能与遗传因素有关。患者有家族发病史亦多见。

（二）病理变化

鼻咽癌最常发生于鼻咽顶部，其次是外侧壁和咽隐窝，发生于前壁者最少。同时发生两个病灶也较多见。

肉眼观，早期局部黏膜粗糙或稍隆起，随后逐渐增大，可表现为结节型、菜花型、溃疡型和黏膜下浸润型等形态。其中以结节型最多见，黏膜下浸润型早期即出现淋巴结肿大，患者常以颈部淋巴结肿大为最常出现的临床症状。

组织学类型：鼻咽癌多来自鼻咽黏膜柱状上皮的储备细胞，少数来源于鳞状上皮的基底细胞，由鼻咽部腺上皮来源者很少。鼻咽癌组织结构复杂，分类不统一。根据癌细胞分化程度及组织学结构一般分为鳞状细胞癌、腺癌、泡状核细胞癌和未分化癌四种基本类型。鼻咽癌恶性程度比较高，组织学类型中以低分化鳞状细胞癌和泡状核细胞癌最为常见，低分化腺癌比较少见，而高分化鳞状细胞癌和腺癌亦极少见。

（三）扩散途径

1. 直接蔓延 呈浸润性生长。向上蔓延可以破坏颅底骨，并可经破裂孔侵入颅内，使第Ⅱ～Ⅵ对脑神经受损；向下侵犯梨状隐窝、会厌及喉上部；向外侧扩展，可以通过咽鼓管侵入中耳；向前可侵犯鼻腔甚至眼眶；向后侧可破坏上段颈椎、脊髓。

2. 淋巴道转移 癌细胞常在早期就经淋巴道转移，先侵犯咽后壁淋巴结，而后至颈上深淋巴结，患者在乳突尖下方或胸锁乳突肌上段前缘出现无痛结节，半数以上患者以此为首发症状就诊。颈部淋巴结转移开始发生在同侧，对侧极少发生，后期双侧均可受累，肿大的淋巴结相互粘连形成肿块，压迫第Ⅳ~Ⅵ对脑神经和颈交感神经，继而出现相应症状。

3. 血行转移 常发生较晚，可转移至肝、肺、骨及肾、肾上腺和胰等处。

（四）结局

鼻咽癌因早期症状不明显，易被忽略，确诊时多是中、晚期，并常有转移，故治愈率较低。本病的治疗以放疗为主，疗效和预后与组织病理类型有关，以泡状核细胞癌最为敏感，其次为鳞状细胞癌，经治疗后病情可以缓解，但较易复发。

二、肺　癌

肺癌（lung carcinoma）是我国最常见的恶性肿瘤之一，近50年来世界各国都报道肺癌的发病率和病死率呈上升趋势。我国肺癌的发病率和病死率数十年来成倍增长，尤其是人口密度较高的工业城市。患者年龄多在40岁以后。近年来女性发病有增长趋势，可能与女性吸烟者数量增多有关。

（一）病因

肺癌的病因复杂，目前认为主要与下列因素有关。

1. 吸烟　是肺癌发生最重要的高危因素。大量研究证明，吸烟者肺癌发生率比不吸烟者高出25倍，患肺癌的风险与吸烟量和吸烟时间的长短呈正相关，80%~90%的男性患者与吸烟有关。烟雾中有多种化学致癌物质（如尼古丁、苯并芘、亚硝胺等），长期吸烟导致支气管上皮细胞DNA损伤，癌基因激活，细胞发生转化，引发癌变。

2. 环境污染　约10%的肺癌患者有环境和职业接触史。肺癌与大气污染密切相关，工业废气、汽车废气、生活能源产生的废气中含有苯并芘、二乙基亚硝胺等致癌物质。肺癌的发病率与空气中苯并芘的浓度呈正相关。城市肺癌患病率高于农村。

3. 职业因素　工作中长期接触铝制品的副产品、石棉、砷、焦炭炉等化学物质也会增加肺癌的发病率。

（二）病理变化

1. 大体类型　根据病变部位与形态可分为中央型、周围型和弥漫型。

（1）中央型　由主支气管或叶支气管管壁发生的肺癌，癌块位于肺门部。此型最多见，占肺癌总数的60%~70%。早期，病变支气管局部管壁弥漫性增厚，或形成息肉状或乳头状肿物突向管腔，造成管腔狭窄。进一步发展，可沿支气管纵深浸润发展，还可累及周围肺组织，并经淋巴道蔓延，在肺门处融合成环绕支气管的巨大癌块，与肺组织界限不清，肿块周围可有卫星灶（图13-17）。

（2）周围型　发生在肺段及远端的支气管，在靠近肺膜的肺周边部，呈球形或结节状肿块，无包膜，与周围组织界限较清晰，该型占肺癌总数的30%~40%，直径在2~8cm，预后较好，发生肺门淋巴结转移较中央型慢，可侵犯胸膜（图13-18）。

（3）弥漫型　少见，占肺癌总数的2%~5%。癌组织沿肺泡管、肺泡弥漫性浸润生长，侵犯部分或全部肺叶，癌组织呈大小不等的结节，散布于多个肺叶，须与肺转移癌和大叶性肺炎相鉴别（图13-19）。

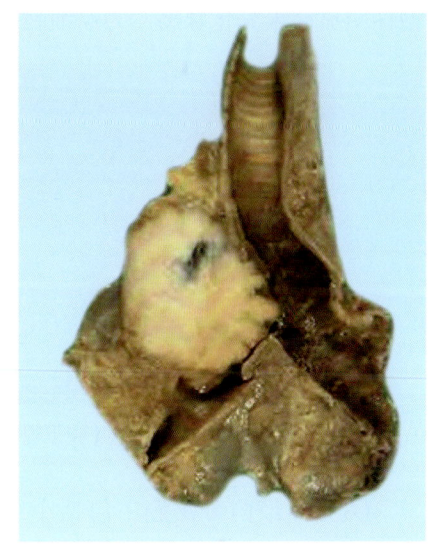

图13-17　中央型肺癌（肉眼观）

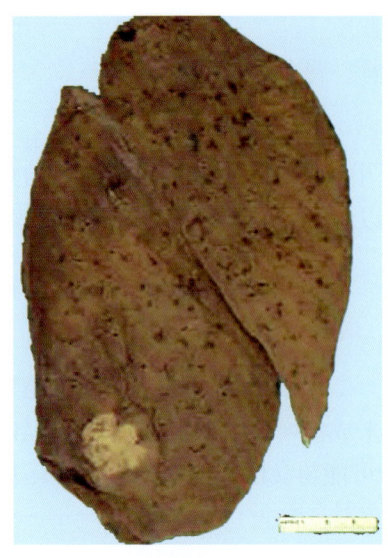 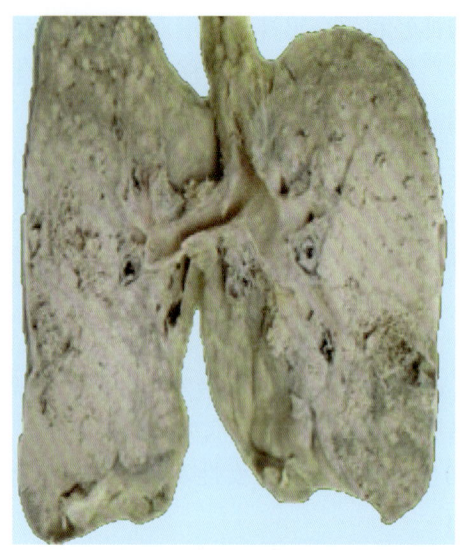

图 13-18　周围型肺癌（肉眼观）　　　图 13-19　弥漫型肺癌（肉眼观）

2. 组织学类型　肺癌组织学类型表现复杂多样，目前通用的肺癌组织学分型是根据2021年由世界卫生组织（WHO）提出的肺癌分类确定的，可以分为鳞状细胞癌、腺癌、神经内分泌癌、大细胞癌、腺鳞癌、转移性肿瘤、肉瘤样癌和其他上皮源性肿瘤八个基本类型。

（1）鳞状细胞癌　是肺癌中最常见的类型，以中央型肺癌多见。患者以老年男性为主，与吸烟关系密切。肺鳞状细胞癌分为角化型、非角化型和基底细胞样型。角化型癌巢中有角化珠形成，细胞间桥明显（图13-20）；非角化型无角化珠形成，细胞间桥难以见到；基底细胞样型癌细胞较小，细胞质少，似基底细胞样的形态，癌巢周边的癌细胞呈栅栏状排列。

（2）腺癌　周围型肺癌多为腺癌。此型女性多见，与吸烟关系不大。肿块常位于胸膜下，边界不清，常侵犯胸膜。镜下观，高分化腺癌癌细胞沿肺泡壁、肺泡管壁或细支气管壁呈鳞屑样生长，肺泡间隔大多未破坏，肺泡轮廓保留；中分化腺癌癌细胞可排列成腺泡状或实体的癌巢，也可伴有乳头形成及黏液的分泌（图13-21）；低分化腺癌排列成实体状，无腺样结构，一般不伴有黏液分泌，细胞异型性明显；未分化腺癌，为癌细胞高度异型性，可呈现肉瘤样变化。

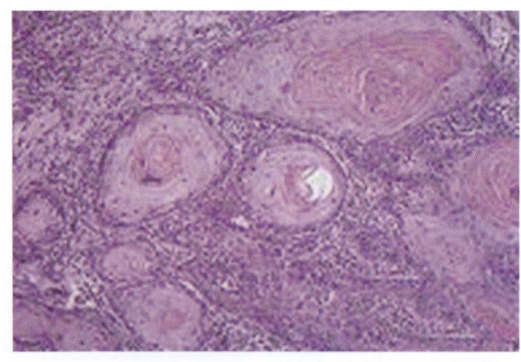 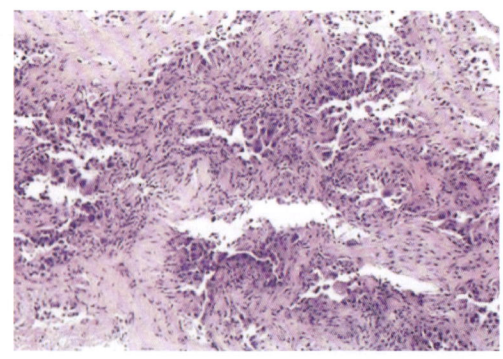

图 13-20　肺鳞状细胞癌（镜下观，低倍镜，HE染色）　　　图 13-21　肺腺癌（镜下观，低倍镜，HE染色）

（3）神经内分泌癌　包括小细胞癌、大细胞神经内分泌癌、类癌等。小细胞癌占全部肺癌的15%～20%，是肺癌中恶性程度最高的类型，多为中央型，生长迅速，转移较早，手术切除效果差，对放疗和化疗敏感；患者以中年男性居多，多有吸烟史；镜下观，癌细胞较小，呈类圆形或菱形，细胞质少，类似淋巴细胞，称为燕麦细胞癌，常聚集成群，有时围绕小血管排列成假菊形团。癌细胞胞质内含有神经分泌型颗粒，可引起肿瘤伴随综合征，又称为副肿瘤综合征，是一种由肿瘤产物异常免疫反应或其他不明原因造成的内分泌异常，以及神经、造血、消化、骨关节、肾脏、皮肤等的改变。

（4）大细胞癌　又称大细胞未分化癌，较少见，多发生于大支气管，肿块常较大。镜下观，癌细胞呈实性团块或片状，或弥漫分布，癌细胞体积大，胞质丰富，均质淡染，也可呈颗粒状或胞质透明，异型性明显，核分裂象多见。大细胞癌恶性程度较高，生长迅速，转移早而广泛，生存期1年内。

（5）腺鳞癌　少见，含有腺癌和鳞状细胞癌两种成分，每种成分在全部肿瘤占比≥10%。

（6）其他类型　极少见。

（三）扩散和转移

1. 直接蔓延　中央型肺癌常直接侵及纵隔、心包及周围血管，或沿支气管向同侧甚至对侧肺组织蔓延。周围型肺癌可直接侵犯胸膜，长入胸壁，并可形成种植性转移。

2. 转移　淋巴道转移是肺癌最常见的转移途径。癌组织沿淋巴道转移至支气管肺淋巴结，再扩散至纵隔、锁骨上、腋窝及颈部淋巴结，血行转移常见于脑、肾上腺、骨、肝等器官。

（四）病理临床联系

患者早期症状不明显，易被忽视。中央型肺癌症状出现早且重，周围型肺癌症状出现晚且较轻，甚至无症状，常在体检时被发现。患者可有咳嗽、咯血、胸痛、胸闷、声音嘶哑状，以及持续性低热、消瘦、贫血、恶病质等全身表现。累及胸膜可出现胸痛、血性胸腔积液。由于肿瘤压迫和侵犯，常并发局部肺气肿、肺萎缩等；压迫上腔静脉可导致上腔静脉综合征（颈静脉、胸部静脉怒张，面部水肿，皮肤和口唇发绀，眼结膜充血等症状）；侵犯喉返神经引起声音嘶哑；累及颈交感神经丛可发生神经麻痹综合征（眼睑下垂、眼球突出、瞳孔缩小、患侧无汗、感觉异常等）。此外，10%的肺癌具有分泌激素功能而出现多种异位激素综合征，多见于小细胞肺癌，可分泌促肾上腺皮质激素（ACTH）、抗利尿激素（ADH）、5-羟色胺等，引起皮质醇增多症、抗利尿激素分泌失调综合征及类癌综合征等。

第7节　呼吸衰竭

> **案例13-6**
>
> 患儿，男性，3岁。因咳嗽、咳痰、气喘9天，加重3天入院。体格检查：体温39℃，呼吸30次/分；患者呼吸急促、面色苍白，发绀；两肺背侧下部可闻及湿啰音；心率165次/分，心音钝，心律齐。血常规：白细胞15×10^9/L，中性粒细胞0.88，淋巴细胞0.17。血气分析：PaO_2 52mmHg，$PaCO_2$ 35mmHg。
>
> 问题：该患儿属于哪型呼吸衰竭？其发病机制是什么？

呼吸是机体与外界环境之间进行气体交换的过程。通过呼吸，机体从外界环境摄取新陈代谢所需的氧气，排出代谢过程中产生的二氧化碳，以维持动脉血中正常的氧分压和二氧化碳分压。

呼吸功能不全（respiratory insufficiency）是指任何原因引起外呼吸功能障碍，不能维持机体所需要的气体交换，表现出一系列临床症状和体征的病理过程。呼吸衰竭（respiratory failure）是指呼吸功能不全已发展到严重阶段，以致动脉血氧分压（PaO_2）低于60mmHg，伴有或不伴有二氧化碳分压（$PaCO_2$）高于50mmHg。此为判断呼吸衰竭的标准。

呼吸衰竭的分类如下。

1. 根据血气变化特点分类　分为Ⅰ型呼吸衰竭和Ⅱ型呼吸衰竭。Ⅰ型呼吸衰竭又称低氧血症型，表现为PaO_2下降但$PaCO_2$正常；Ⅱ型呼吸衰竭又称低氧血症伴高碳酸血症型，此型既有PaO_2降低，又有$PaCO_2$升高。

2. 根据原发病变部位分类 分为中枢性呼吸衰竭和外周性呼吸衰竭。中枢性呼吸衰竭是因呼吸中枢受损或功能受抑制引起,外周性呼吸衰竭则是因呼吸器官本身的疾病所致。

3. 根据病情发展经过分类 分为急性呼吸衰竭和慢性呼吸衰竭。急性呼吸衰竭具有起病急、病程短等特点,常因机体的代偿机制不能得到充分发挥而迅速出现缺氧和CO_2潴留。慢性呼吸衰竭具有病程长和进展慢等特点,机体的代偿机制可得到充分发挥。

一、呼吸衰竭病因和发病机制

(一) 病因

呼吸衰竭是外呼吸功能障碍所致的临床综合征,故呼吸中枢、呼吸肌、气道、胸廓和肺的严重病变均可引起呼吸衰竭。呼吸衰竭常见病因见表13-1。

表13-1 呼吸衰竭的常见原因

病变部位	主要疾病
呼吸道疾病	气道异物阻塞、支气管痉挛、慢性支气管炎、支气管哮喘、喉头水肿、上呼吸道肿瘤压迫
肺组织病变	重度肺炎、肺结核、肺气肿、肺水肿、肺纤维化、严重肺损伤、肺癌、硅沉着病、间质性肺炎等
肺血管疾病	肺血管栓塞、肺梗死、肺血管瘤
呼吸肌疾病	重症肌无力、呼吸肌麻痹、呼吸肌损伤
胸廓胸膜疾病	胸廓外伤、胸廓畸形、手术创伤、气胸、胸膜炎、胸腔积液等
神经及中枢病变	脑炎、脑外伤、脊髓灰质炎、多发性神经炎、药物、电击等致中枢抑制

另外,不同年龄组常见的易致呼吸衰竭的病因有所差别,新生儿呼吸衰竭多发生于新生儿窒息、ARDS、颅脑损伤、新生儿肺炎等疾病后;婴幼儿呼吸衰竭常由异物吸入、溺水、重症肺炎、哮喘持续状态、脑炎、败血症等引起;成人呼吸衰竭多为慢性阻塞性肺疾病、ARDS、高原反应、肺水肿、肺栓塞和胸腹手术后并发肺感染等所致。

(二) 发病机制

外呼吸包括肺通气和肺换气,呼吸衰竭是肺通气和(或)肺换气功能严重障碍的结果。

1. 肺通气功能障碍 肺通气是在呼吸中枢的调控下,通过呼吸肌的收缩和舒张,使胸廓产生节律性的扩张和缩小,以完成肺与外界之间气体交换的过程。正常成人静息状态下有效通气量约为4L/min。因此,当肺通气功能障碍使肺泡通气不足时可发生呼吸衰竭。根据受损的机制不同,肺通气功能障碍可分为限制性通气不足和阻塞性通气不足两种类型。

(1) 限制性通气不足(restrictive hypoventilation) 是指因吸气时肺泡扩张受限制而引起的肺泡通气不足,其病因与发生机制如下。

1) 呼吸中枢功能受损或抑制:如脑外伤、脑肿瘤、脑血管意外、脑部感染等病变,使呼吸中枢受损;过量使用麻醉药、镇静催眠药等引起呼吸中枢抑制。肺泡因呼吸运动障碍而扩张受限,导致肺泡通气不足。

2) 呼吸肌活动障碍:如多发性神经炎、重症肌无力、低钾血症等疾病均可累及呼吸肌,使呼吸肌收缩减弱,以致肺泡不能正常扩张而发生通气不足。

3) 胸廓和肺的顺应性降低:引起肺顺应性降低的原因为肺部炎症、肺水肿、肺不张、肺纤维化等,胸廓顺应性降低的原因为胸膜粘连、胸腔积液、胸廓畸形等。胸廓和肺的顺应性降低可使肺扩张受限。

(2) 阻塞性通气不足(obstructive hypoventilation) 是指由于呼吸道狭窄或阻塞,使气道阻力增加而引起的肺泡通气不足。气道阻力是气体进出气道时,气体分子之间、气体与气道之间发生摩擦而产生的。影响气道阻力的因素很多，如气道内径、长度和形态、气流速度和形式等，其中最主要的是气道内径。气管痉挛、管壁肿胀和纤维化及管腔被黏液、分泌物、异物等阻塞，以及肺组织弹性降低以致对气道管壁的牵引力减弱等，都可使气道内径变小或不规则而增加气道阻力，从而引起阻塞性通气不足。根据气道狭窄和阻塞的部位不同分为中央性气道阻塞和外周性气道阻塞。

1）中央性气道阻塞：指气管分叉处以上的气道阻塞。胸内段和胸外段的中央性气道阻塞在吸气与呼气时变化是不同的。若阻塞位于胸内段，吸气时由于胸腔容积增大，胸膜腔内压降低，被阻塞的气道内压大于胸膜腔内压，阻塞气道扩张，阻塞减轻；呼气时胸膜腔内压升高压迫阻塞气道，使气道阻塞加重，阻力升高，患者表现为呼气性呼吸困难。若阻塞位于胸外段（如喉头水肿、炎症、异物、肿瘤压迫等）时，则不受胸膜腔内压而受大气压的影响。呼气时气道内压大于大气压，阻塞减轻；吸气时气道内压低于大气压，使气道阻塞加重，患者表现为吸气性呼吸困难。

2）外周性气道阻塞：又称小气道阻塞，内径小于2mm的细支气管无软骨支撑，管壁薄，因此吸气时随着肺泡的扩张，管壁受弹性组织牵拉，其口径变大，呼气时则口径变窄。小气道阻塞常见于慢性支气管炎、支气管哮喘和慢性阻塞性肺气肿等。引起小气道阻力增加的主要机制是小气道管壁炎性充血、水肿、管腔内分泌物增加，以及支气管平滑肌痉挛，使管壁增厚、管腔狭窄或阻塞，患者表现为呼气性呼吸困难。

当肺通气障碍时，由于肺泡通气量减少，导致PaO_2降低和$PaCO_2$升高，故肺泡通气不足引起的是Ⅱ型呼吸衰竭。

2. 肺换气功能障碍 肺换气是指肺泡与血液之间的气体交换过程。肺换气功能的正常有赖于气体通过呼吸膜的有效弥散、充足的肺泡通气量与充足的肺血流量及其两者间的恰当比例。因此，肺换气功能障碍主要包括气体弥散障碍、肺泡通气/血流比例失调。

（1）气体弥散障碍（diffusion impairment） 是指O_2与CO_2通过肺泡膜进行交换的过程发生障碍。肺泡气与肺泡毛细血管中血液之间进行气体交换是一个物理弥散过程。气体弥散速度与肺泡膜两侧的气体分压差、肺泡膜的面积和厚度及气体分子量、溶解度有关。气体弥散障碍主要由肺泡膜弥散面积减少或肺泡膜厚度增加等引起。

1）肺泡膜弥散面积减少：见于肺叶切除、肺不张、肺实变或肺气肿使肺泡大量破坏等。

2）肺泡膜厚度增加：正常肺泡膜的厚度仅为1～4μm，故气体很容易弥散。当肺水肿、间质性肺炎、肺泡透明膜形成及肺纤维化时，都可使血浆层增厚，弥散距离增加，使弥散速度减慢。

3）弥散时间短：正常静息状态下，血液流经肺泡毛细血管的时间约为0.75s，而血液氧分压仅需0.25s就可升至肺泡气氧分压水平。肺泡膜面积减少和厚度增加时，虽然弥散速度减慢，但在静息状态下，肺内气体交换仍可在0.75s内达到血气和肺泡气的平衡，因而不致产生低氧血症。只有在体力负荷增加时，因心排血量增加和肺血流加快，血液和肺泡接触时间过短而发生明显的弥散障碍，才会引起低氧血症。

有时因缺氧而引起过度换气，可使CO_2排出过多，而导致$PaCO_2$分压反而降低。因此，弥散障碍引起的是Ⅰ型呼吸衰竭。

（2）肺泡通气/血流比例失调 肺换气功能的正常，不仅与肺泡膜的面积和厚度有关，而且与肺泡通气量和血流量的比例有关。正常成人在安静时，每分钟肺泡通气量（V_A）约为4L，每分钟肺血流量（Q）约为5L，两者比值（V_A/Q）约为0.8。当部分肺泡的通气量和（或）肺泡壁毛细血管血流量发生变化，造成肺泡通气/血流比例失调时，可引起气体交换障碍，导致呼吸衰竭。

1）部分肺泡通气不足：因呼吸道痉挛或阻塞，局部通气不足，而血流未相应减少，使V_A/Q降低，以致流经这部分肺泡的静脉血未经充分动脉化便掺入动脉血内，故称静脉血掺杂。由于这种情况类似动-静脉短路即解剖学分流（又称功能性分流），故吸入氧可提高动脉血氧分压。

2）部分肺泡血流不足：在许多疾病情况下，如肺动脉栓塞、肺部弥散性血管内凝血、肺血管收缩、肺毛细血管床减少等，使部分肺泡血流不足，而通气未受影响，此时多余的气体不能被利用，导致无效腔通气增加。

总之，无论是部分肺泡通气不足引起的呼吸衰竭，还是部分肺泡血流不足引起的呼吸衰竭，均可导致PaO_2降低，而$PaCO_2$可正常或降低，严重时也可升高。肺泡通气/血流比例失调所引起的通常是Ⅰ型呼吸衰竭，也可引起Ⅱ型呼吸衰竭。

解剖分流增加：解剖分流是指一部分静脉血经支气管静脉和极少的肺内动-静脉交通支直接流入肺静脉，因完全未经气体交换，又称真性分流，故吸入氧不能提高血氧分压。生理情况下，支气管静脉血直接进入肺静脉，存在少量解剖分流。支气管扩张伴有支气管血管扩张和肺内动静脉短路开放，使解剖分流增加，静脉血掺杂异常增加，导致呼吸衰竭。

 链 接 急性呼吸窘迫综合征

急性呼吸窘迫综合征（acute respiratory distress syndrome，ARDS）是指肺严重疾病导致以肺毛细血管弥漫性损伤、通透性增强为基础，以肺水肿、透明膜形成和肺不张为主要病理变化，以进行性呼吸窘迫和难治性低氧血症为临床特征的急性呼吸衰竭综合征。ARDS是急性肺损伤发展到后期的典型表现。本病起病急，发展快，预后极差，病死率高达50%。其临床特征为呼吸增快，进行性加重呼吸困难，发绀。X线片示弥漫性肺泡浸润。

二、呼吸衰竭时主要代谢功能变化

呼吸衰竭所引起的低氧血症和高碳酸血症可导致机体出现一系列的代谢和功能变化。

（一）酸碱平衡失调和电解质代谢紊乱

1. 酸碱平衡失调

（1）呼吸性酸中毒　通气障碍及严重的通气/血流比例失调所引起的Ⅱ型呼吸衰竭，造成大量CO_2在体内潴留，血中H_2CO_3浓度原发性升高，导致呼吸性酸中毒。

（2）代谢性酸中毒　呼吸衰竭时因低氧血症，机体严重缺氧，无氧酵解加强，乳酸等酸性代谢产物增多，引起代谢性酸中毒。

（3）呼吸性碱中毒　Ⅰ型呼吸衰竭患者如有肺通气过度，可造成CO_2排出过多，血液HCO_3^-原发性减少，导致呼吸性碱中毒。

2. 电解质代谢紊乱

（1）钾代谢变化　酸中毒时，因细胞内K^+向细胞外转移，可引起高钾血症。如发生呼吸性碱中毒，则可使血钾浓度降低。

（2）氯代谢变化　呼吸性酸中毒时，红细胞内HCO_3^-生成增多，HCO_3^-与细胞外Cl^-交换，使Cl^-移入细胞内。此外，酸中毒时肾泌NH_3、泌H^+增加，使尿中NH_4Cl排出增加，血Cl^-降低。代谢性酸中毒时由于HCO_3^-降低，可使肾排Cl^-减少，故血Cl^-常增高。呼吸性碱中毒时血Cl^-可增高。

（二）呼吸系统变化

呼吸衰竭时呼吸系统的变化主要受原发疾病和低氧血症及高碳酸血症的影响。

不同病因所致的呼吸衰竭，呼吸运动的变化不尽一致，如中枢性呼吸衰竭时呼吸浅而慢，出现潮式呼吸、间歇呼吸等呼吸节律紊乱；阻塞性通气不足时，由于气体通过受阻，呼吸运动加深。因阻塞的部位不同，表现为吸气性呼吸困难或呼气性呼吸困难。

呼吸衰竭时的低氧血症和高碳酸血症可进一步影响呼吸运动的变化。各型呼吸衰竭均可引起PaO_2降低，当$PaO_2<60mmHg$时，通过刺激颈动脉体和主动脉体化学感受器，反射性兴奋呼吸中枢，引起呼吸加深加快。重度缺氧$PaO_2<30mmHg$时，可直接抑制呼吸中枢。$PaCO_2$升高可直接作用于中枢化学感受器和外周化学感受器，使呼吸加深加快。但当$PaCO_2>80mmHg$时，可使呼吸中枢麻痹，出现呼吸抑制。慢性Ⅱ型呼吸衰竭的患者，随着其低氧血症和高碳酸血症的逐渐加重，中枢化学感受器常被抑制而对CO_2的敏感性降低，此时患者呼吸中枢的兴奋主要依赖PaO_2下降刺激外周化学感受器来维持。因此，在对这类患者进行氧疗时应特别注意，氧浓度不宜过高，以免因缺氧得到纠正而解除其对外周化学感受器的刺激作用使呼吸抑制，导致病情进一步恶化。

（三）循环系统变化

呼吸衰竭早期，一定程度的缺氧和CO_2潴留可兴奋心血管运动中枢，使心率加快，心肌收缩力加强，外周血管收缩，加上呼吸运动增强而使静脉回流增加，导致心排血量增加。但严重的缺氧和CO_2潴留则可直接抑制和损害心血管运动中枢和心脏活动，并使血管扩张，导致血压下降、心率减慢、心肌收缩力减弱甚至心律失常等严重后果。这是呼吸衰竭引起肺动脉高压与右心衰竭的主要原因。

（四）中枢神经系统的变化

中枢神经系统对缺氧非常敏感，因此呼吸衰竭患者常伴有中枢神经系统功能障碍。当PaO_2降至60mmHg时，可出现智力与视觉轻度障碍。如PaO_2降至40~50mmHg以下，可引起头痛、不安、定向与记忆障碍、精神错乱、嗜睡甚至惊厥和昏迷等一系列神经精神症状。CO_2潴留对脑功能也有明显影响，当$PaCO_2$超过80mmHg时，可引起头痛、头晕、烦躁不安、言语不清、扑翼样震颤、精神错乱、嗜睡、昏迷和呼吸抑制等，即所谓的CO_2麻醉。

由呼吸衰竭引起的肺脑功能障碍称为肺性脑病（pulmonary encephalopathy）。肺性脑病常见于Ⅱ型呼吸衰竭的患者。其发病机制主要与缺氧、CO_2潴留与酸中毒有关，可导致脑水肿和中枢神经系统功能障碍。

（五）肾功能变化

呼吸衰竭时由于缺氧和CO_2潴留反射性地引起肾血管收缩，肾血流量严重减少，肾小球滤过率降低，使肾功能遭到损害。轻者尿中出现蛋白、血细胞和管型等，重者可发生急性肾衰竭，出现少尿、高钾血症、氮质血症和代谢性酸中毒等。此时，肾结构改变往往不明显，属于功能性肾衰竭。

（六）消化系统变化

长期而严重缺氧使胃壁血管收缩，降低胃黏膜的屏障作用，CO_2潴留可增强胃壁细胞碳酸酐酶活性，使胃酸分泌增多。导致患者出现胃肠黏膜糜烂、坏死、出血与溃疡等病变。

三、呼吸衰竭防治病理生理学基础

（一）防治呼吸衰竭的原因

呼吸衰竭的原因很多，应针对原发病进行治疗。积极防治引起呼吸衰竭的原发疾病，如注意防治呼吸道感染；慎用呼吸中枢抑制药物；需手术患者，术前应检查肺功能储备力等。

（二）提高PaO_2

呼吸衰竭患者都存在低张性缺氧，因此纠正缺氧，提高PaO_2水平，对于每个患者来说都是必要的。给氧的目的在于尽快使PaO_2提高到能供给组织必需氧的水平，当PaO_2升至60mmHg时，血氧饱和度可达85%。Ⅰ型呼吸衰竭患者因只有缺氧而无CO_2潴留，故可吸入较高浓度的氧，但一般不超过50%。Ⅱ型呼吸衰竭患者由于存在CO_2潴留，给氧应谨慎，宜采用持续低浓度、低流量给氧，这样既能供给组织必需的氧，又不致失去低氧血症反射性兴奋呼吸中枢的作用。

（三）降低$PaCO_2$

$PaCO_2$增高是由肺通气量减少所致，应通过增加肺泡通气量以降低$PaCO_2$。常用的方法包括：①清除呼吸道异物和分泌物，抗感染治疗，减轻气道黏膜肿胀和分泌；解除支气管痉挛，以利于气道畅通。②使用呼吸中枢兴奋药，以增强呼吸动力。③人工辅助通气，用人工呼吸维持必需的通气量，并可使呼吸肌得以休息，有利于呼吸肌功能的恢复，这也是治疗呼吸肌疲劳的有效方法。

(四）改善内环境及保护重要器官的功能

纠正酸碱平衡及电解质紊乱，保护心、脑、肝和肾等重要器官的功能，预防与治疗严重并发症，如肺心病与肺性脑病。

自测题

单选题

1. 关于大叶性肺炎下列描述不正确的是（　　）
   A. 病变多累及一个大叶　　　B. 纤维素性炎
   C. 常为化脓性炎并发肺脓肿　　D. 可发生肺肉质变
   E. 多由肺炎链球菌引起

2. 有关小叶性肺炎的叙述不正确的是（　　）
   A. 严重者形成融合性支气管肺炎
   B. 细支气管和肺泡的化脓性炎
   C. 肺上叶多见
   D. 病灶周围肺组织充血
   E. 可并发肺脓肿

3. 有关病毒性肺炎说法不正确的是（　　）
   A. 以中性粒细胞渗出为主
   B. 间质性肺炎
   C. 流感病毒引起者多
   D. 上皮细胞内可见病毒包涵体
   E. 透明膜形成

4. 慢性支气管炎最常见和最重要的并发症是（　　）
   A. 慢性阻塞性肺气肿　　　B. 肺脓肿
   C. 支气管肺炎　　　　　　D. 代偿性肺气肿
   E. 肺心病

5. 引起支气管哮喘典型症状的主要原因是（　　）
   A. 黏膜上皮杯状细胞增多、黏液腺增生
   B. 黏膜水肿、基膜增厚
   C. 支气管平滑肌痉挛
   D. 管腔内黏液栓填塞
   E. 管壁大量炎症细胞浸润

6. 下列不符合支气管扩张特点的是（　　）
   A. 多发生于叶段等大支气管
   B. 支气管壁的炎症损伤是主要的发病基础
   C. 肺脓肿为其常见合并症
   D. 不会导致肺心病
   E. 临床表现为咳大量脓痰及反复咯血

7. 慢性阻塞性肺疾病的主要特征是（　　）
   A. 肺纹理增粗　B. 大气道阻塞　C. 双肺哮鸣音
   D. 桶状胸　　　E. 小气道阻塞

8. 引起慢性阻塞性肺气肿的病变基础是（　　）
   A. 支气管壁因炎症而遭到破坏
   B. 支气管腺体肥大增生、上皮杯状细胞增多
   C. 肺组织纤维化
   D. 细支气管壁及肺泡间隔破坏，弹性减弱
   E. 细支气管炎及细支气管周围炎

9. 肺心病发病的最主要环节是（　　）
   A. 慢性支气管炎　　　B. 支气管扩张症
   C. 慢性阻塞性肺气肿　D. 肺动脉高压
   E. 肺纤维化

10. 关于硅沉着病致病因子的描述，不正确的是（　　）
    A. 大于5μm的硅尘能被吸入肺泡
    B. 1～2μm的硅尘微粒致病性最强
    C. 较大的硅尘很少进入肺泡
    D. 如患者患有呼吸系统疾病，则容易发生硅沉着病
    E. 与硅尘的接触时间越长，发病机会越大

11. 鼻咽癌最常发生的部位是（　　）
    A. 鼻咽顶部　　B. 前壁　　C. 后壁
    D. 鼻咽外侧壁　E. 咽隐窝

12. 下列描述不符合肺鳞状细胞癌特征的是（　　）
    A. 可发生血行转移　　B. 肿瘤产生异位激素
    C. 多为中央型　　　　D. 常发生于吸烟者
    E. 由支气管鳞状上皮化生恶变而来

13. 呼吸衰竭是指（　　）
    A. 由内呼吸功能障碍引起的病理过程
    B. 由外呼吸功能严重障碍引起的病理过程
    C. $PaCO_2 < 60mmHg$
    D. 有呼吸困难的病理过程
    E. 严重肺部病变引起的病理过程

14. 男性，66岁吸烟患者，烟龄30余年，因刺激性咳嗽3个月，痰中带血2周入院治疗。查体：体温38.2℃，双侧颈后可触及多个肿大淋巴结，活动度差，胸片示右上肺4.5cm×4cm占位性病灶，最可能的诊断是（　　）
    A. 支气管肺癌　　B. 血行播散型肺结核
    C. 肺气肿　　　　D. 继发性肺结核
    E. 支气管扩张症

15. 患者骤起畏寒、高热、胸痛、咳嗽、咳铁锈色痰时，最有可能的是（　　）
    A. 小叶性肺炎　　B. 军团菌性肺炎
    C. 病毒性肺炎　　D. 大叶性肺炎
    E. 支原体肺炎

（张　慧）

第14章 消化系统疾病

消化系统由消化管和消化腺组成。消化管是由口腔、食管、胃、肠及肛门组成的连续管道系统。消化腺包括唾液腺、肝、胰及消化管的黏膜腺体等。其基本功能是摄取食物，消化、吸收营养物质，排出剩余食物残渣，同时还具有解毒和内分泌等功能。

消化系统疾病临床发病率高，其表现多种多样，其中胃炎、消化性溃疡、肝硬化、消化系统肿瘤等是临床上最常见的疾病。本章将重点阐述消化系统的一些常见病和多发病。

第1节 胃 炎

胃炎是消化系统常见疾病，是指胃黏膜的炎性病变，可分为急性胃炎和慢性胃炎及特殊性胃炎。急性胃炎常有明确的病因，慢性胃炎由于其病因和发病机制较为复杂，目前尚未完全阐明。

一、急性胃炎

急性胃炎病因常以理化因素及病原微生物感染为主，可分为以下几种类型。

1. 急性刺激性胃炎（acute irritant gastritis） 又称单纯性胃炎，多与暴饮暴食、食用刺激性食品饮品等有关。病变表现为黏膜充血、水肿，有黏液附着，或可见糜烂。

2. 急性出血性胃炎（acute hemorrhagic gastritis） 多因服用某些非甾体抗炎药如阿司匹林等或过度饮酒引起。创伤及手术等引起的应激反应也可诱发本病。病变表现为胃黏膜急性出血合并轻度糜烂，或多发性应激性浅表溃疡形成。

3. 急性感染性胃炎（acute infective gastritis） 少见，可由金黄色葡萄球菌、链球菌或大肠埃希菌等化脓菌经血道或胃外伤直接感染所致。

二、慢性胃炎

> **案例14-1**
>
> 李女士，40岁。上腹部反复疼痛8月余。8个月前无明显诱因而出现上腹部不适，纳差，自觉饱胀感，伴恶心，偶尔烧心伴泛酸，上腹部轻压痛，稍硬，无呕吐，二便正常。测定基础胃酸排出量减少，胃镜见胃皱襞少，黏膜粗乱。
>
> **问题：** 该患者最有可能的诊断是什么？

慢性胃炎（chronic gastritis）临床发病率高，是胃黏膜的慢性非特异性炎症。本病的发生率在胃病中居首位。近年来随着对胃镜技术的广泛应用，对胃炎的认识和诊断水平有了很大提高。

（一）病因和发病机制

慢性胃炎的病因及发病机制目前尚未完全阐明，可能与下列因素有关。

1. 幽门螺杆菌感染 幽门螺杆菌（Helicobacter pylori，Hp）于1979年首次在慢性胃炎患者胃黏膜

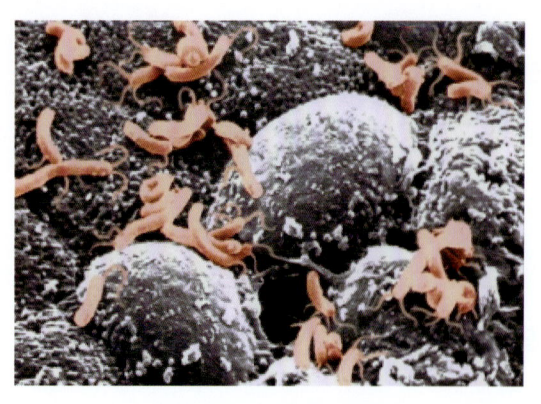

图14-1 幽门螺杆菌

中发现，存在于多数慢性胃炎患者的胃黏膜上皮和胃腺体内的黏液层（图14-1）。幽门螺杆菌既能适应胃内高酸环境，又能降解胃黏膜表面黏液，被认为是慢性胃炎的病原体。

> **链接** ^{14}C 呼气试验
>
> 幽门螺杆菌可引起多种消化系统疾病，包括胃炎、胃溃疡、十二指肠溃疡、非溃疡性消化不良、胃癌等。因此，根除幽门螺杆菌已经成为现代消化系统疾病治疗的重要措施。为明确患者有无幽门螺杆菌感染，临床上需要一种敏感性高、特异性强、快速、简单、安全、廉价的幽门螺杆菌诊断方法，也就是 ^{14}C 呼气试验。该检查因其无痛、无创、快速简便、无交叉感染的优点，被推荐为诊断幽门螺杆菌的金标准，在临床上已广泛应用。

2. 长期慢性刺激 如长期饮酒、吸烟、滥用水杨酸类药物、喜食热烫或浓碱及刺激性食物、急性胃炎反复发作等。

3. 十二指肠液反流 碱性肠液和胆汁反流对胃黏膜屏障的破坏，引发胃炎。

4. 自身免疫性损伤 体内出现了针对胃壁细胞或内因子的自身抗体，由于自身免疫性的炎症反应，导致胃壁细胞的数量减少，分泌胃酸的腺体萎缩，引起慢性萎缩性胃炎。

（二）类型及病理变化

慢性胃炎组织病理学变化主要包括5项组织学变化，即幽门螺杆菌感染、慢性炎症改变、活动性、萎缩、肠化生。根据病理变化的不同分为以下两类。

1. 非萎缩性胃炎（non-atrophic gastritis） 即慢性浅表性胃炎（chronic superficial gastritis），又称慢性单纯性胃炎，是胃黏膜最常见的病变之一，国内胃镜检出率高达20%～40%，以胃窦部最为常见。肉眼观，病变呈多灶性或弥漫性，胃黏膜充血、水肿，呈淡红色，可伴有点状出血和糜烂，表面可有灰黄或灰白色黏液性渗出物覆盖。镜下观，黏膜浅层固有膜内淋巴细胞、浆细胞等慢性炎症细胞浸润，但腺体保持完整，无萎缩性改变。严重者炎症可累及黏膜深层。大多经治疗或合理饮食而痊愈。少数转变为慢性萎缩性胃炎。

2. 慢性萎缩性胃炎（chronic atrophic gastritis） 近些年发病率逐年增多，与胃黏膜活检增多有关。本病以黏膜固有腺体萎缩和常伴肠上皮化生为特征，根据发病是否与自身免疫有关，以及是否伴有恶性贫血，可分为A型和B型，我国患者以B型多见。A型属于自身免疫性疾病，患者血中抗胃壁细胞抗体和抗内因子抗体检查阳性，并伴有恶性贫血，病变主要在胃体和胃底部；B型病变多见于胃窦部，与幽门螺杆菌感染密切相关，无恶性贫血。

A、B两型胃黏膜病变基本类似，主要以胃黏膜萎缩性变化和化生改变为主要病变，胃窦部最常见。肉眼观，病变区胃黏膜由橘红色变为灰色，萎缩区黏膜明显变薄，周围正常胃黏膜隆起，以致界限清楚；黏膜下血管分支清晰可见（图14-2）。镜下观，腺上皮萎缩，腺体数目减少，变小并有囊性扩张。在黏膜固有层内有不同程度的淋巴细胞和浆细胞浸润。常出现化生，在胃体和胃底部腺体的主细胞和壁细胞消失，出现类似幽门腺的黏液分泌细胞，称为幽门腺或假幽门腺化生。在胃窦病灶内幽门腺消失，出现杯状细胞、吸收细胞和潘氏细胞，使形态结构与小肠黏膜相似，称为肠上皮化生（图14-3）。目前认为肠上皮化生与癌变有关。

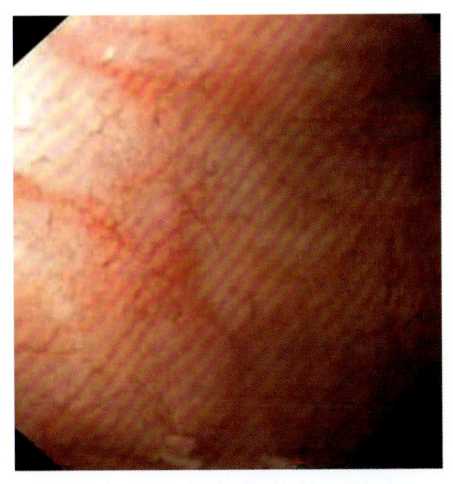
图14-2 慢性萎缩性胃炎（胃镜观）

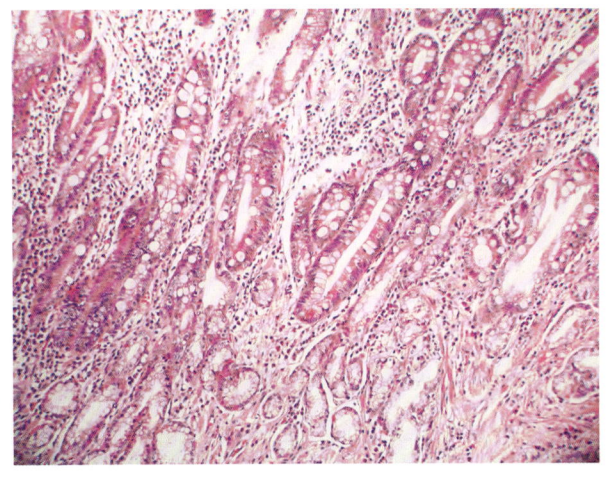
图14-3 肠上皮化生（镜下观，高倍镜，HE染色）

慢性萎缩性胃炎主要表现为消化不良，食欲不佳，上腹部不适或触痛、贫血等症状，临床检查可有胃酸减少或缺乏。少数慢性萎缩性胃炎患者反复发作，迁延不愈可发生癌变。

第2节 消化性溃疡

> **案例 14-2**
>
> 张先生，45岁。突发上腹剧痛，并放射到肩部，呼吸时疼痛加重3小时，急诊入院。患者5年前开始出现上腹胀痛，剑突下明显，天气转凉时多发，疼痛多在饥饿时出现。入院前3小时突然上腹部剧痛，放射到右肩部，面色苍白，大汗淋漓。
>
> 问题：1. 该患者可能的诊断是什么？依据是什么？
> 　　　2. 导致此病理过程的原因和机制是什么？
> 　　　3. 作为一名医护人员，你应该告知患者哪些注意事项？

消化性溃疡（peptic ulcer）是一种常见病，好发于胃或十二指肠，因其与胃液自我消化有关，故又称慢性消化性溃疡，是指胃肠黏膜被胃液消化而形成缺损。该病多见于青壮年，十二指肠溃疡比胃溃疡多见，两者之比约为4∶1，胃和十二指肠同时发生溃疡称为复合性溃疡，约占全部溃疡的5%。同时有两个或两个以上的溃疡称为多发性溃疡。本病多反复发作呈慢性经过，患者常出现周期性上腹部疼痛、反酸、嗳气等。

一、病因和发病机制

消化性溃疡的病因与发病机制复杂，尚未完全清楚。目前认为，胃、肠黏膜防御屏障的破坏导致了酸和各种消化酶对胃肠黏膜的消化，其是形成消化性溃疡的主要原因。

（一）生物、理化因素

1. 幽门螺杆菌感染　与胃或十二指肠溃疡形成有一定的关系。幽门螺杆菌可释放细菌性血小板激活因子、蛋白酶、磷酸酯酶等活化因子，破坏胃十二指肠黏膜防御屏障；有利于胃酸直接接触上皮，进入胃黏膜内，还可引起胃酸分泌增加；破坏黏膜上皮细胞。离体实验发现幽门螺杆菌易于黏附到表达O型血抗原的细胞上，这是否与O型血人群胃溃疡发病率较高有关尚待进一步研究。

2. 胃液的消化作用　胃和十二指肠局部黏膜组织被胃酸和胃蛋白酶消化。十二指肠溃疡时可见分泌胃酸的壁细胞总数明显增多，造成胃酸分泌增加。空肠与回肠内为碱性环境，一般极少发生这种溃疡病。但做过胃空肠吻合术后，吻合处的空肠则可因胃液的消化作用而形成溃疡。这均说明胃液对胃壁组织的自我消化过程是溃疡病形成的原因。

3. 其他因素 如长期服用非甾体抗炎药（如阿司匹林）、高钙血症、吸烟、酗酒、食辛辣食物、胆汁反流等可以使黏膜上皮受损，胃酸中的氢离子弥散至胃黏膜，激活胃蛋白酶原，使胃蛋白酶分泌增多，引起自身组织消化。消化性溃疡在一些家庭中有高发趋势，提示本病的发生也可能与遗传因素有关。

（二）心理、社会因素

溃疡病患者常有精神过度紧张或忧虑、胃液分泌障碍及迷走神经功能紊乱等现象。精神因素刺激可引起大脑皮质功能失调，从而导致自主神经功能紊乱。迷走神经功能亢进可促使胃酸分泌增多，这与十二指肠溃疡发生有关；而迷走神经兴奋性降低，胃蠕动减弱，通过促胃液素分泌增加，进而促使胃酸分泌增加，而致胃溃疡形成。

二、病理变化

胃溃疡多发生于胃小弯近幽门处，以胃窦部最多见。肉眼观，典型的溃疡呈圆形或卵圆形，直径一般＜2cm，边缘整齐，底部平坦，深浅不一。浅者仅累及黏膜下层，深者可达肌层或浆膜层。切面呈漏斗状或潜掘状，溃疡周围黏膜皱襞呈放射状向溃疡处集中（图14-4）。

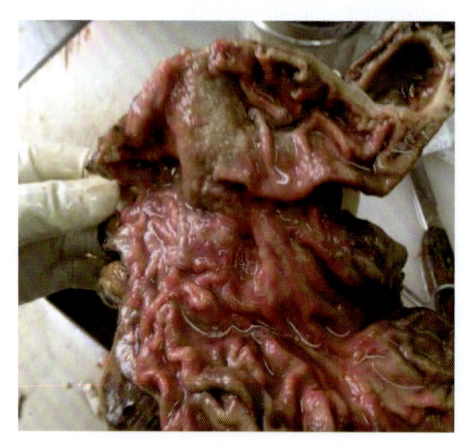

图14-4 胃溃疡（肉眼观）

镜下观，活动性溃疡的底部从表面至深层分为四层（图14-5）：①渗出层，由中性粒细胞和纤维素等构成，覆盖在溃疡表面。②坏死层，由坏死的细胞、组织碎片和纤维蛋白样物质构成的凝固性坏死，呈无结构红染层。③肉芽组织层，大量新生的毛细血管、成纤维细胞和少量炎症细胞构成。④瘢痕层，瘢痕层内可见大量胶原纤维和少量纤维细胞。中、小动脉管壁增厚、管腔狭窄及血栓形成（增生性动脉炎），这可造成局部血供不足，妨碍组织再生，使溃疡不易愈合。但这种变化却可防止溃疡血管破裂、出血。另外，溃疡底部的神经节细胞及神经纤维常发生变性和断裂及小球状增生。这种变化可能是患者产生疼痛原因之一。

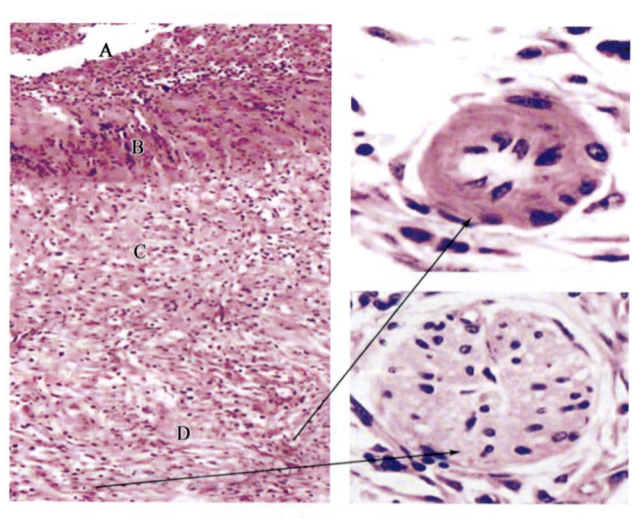

图14-5 胃溃疡（镜下观，HE染色）

左图（低倍镜）示溃疡底部，A为渗出层，B为坏死层，C为肉芽组织层，D为瘢痕层；右上图（高倍镜）示溃疡底部增生性小动脉炎；右下图（高倍镜）示神经纤维球状增生

十二指肠溃疡的病理变化和胃溃疡类似，多发生于十二指肠球部的前后壁，一般比胃溃疡小而浅，直径一般在1cm内，较易愈合。

三、病理临床联系

1. 上腹部疼痛 是溃疡病的主要临床特征，呈长期性、周期性和节律性，为钝痛、烧灼痛或饥饿样痛。疼痛与饮食有关，胃溃疡患者迷走神经兴奋性降低，进食后胃蠕动减弱，食物潴留刺激胃窦，引起促胃液素释放，使胃酸分泌增加，刺激溃疡处神经末梢导致疼痛，1~2小时后胃逐渐排空，疼痛缓解，至下餐进食后重复上述规律。十二指肠溃疡患者迷走神经兴奋性增高，空腹或夜间时胃酸分泌增多，刺激溃疡面神经末梢，导致饥饿痛、夜间痛，进食后中和胃酸疼痛缓解。

疼痛常因精神刺激、过度疲劳、饮食不慎、药物影响、气候变化等因素诱发或加重，可以休息、进食、服制酸药、以手按压疼痛部位和呕吐等方法来减轻或缓解疼痛。

2. 反酸、嗳气 因胃酸分泌增多，刺激幽门括约肌引起胃逆蠕动，胃内容物反流，引起反酸及呕吐。因消化不良及胃幽门括约肌痉挛使胃内容物排空困难，食物发酵而产气，引起上腹部饱胀感及嗳气。

四、结局和并发症

（一）愈合

溃疡底部的渗出物及坏死组织逐渐被吸收、排出，同时肉芽组织不断增生，填补缺损并逐渐纤维化，进而形成瘢痕，相邻黏膜上皮再生，覆盖表面而愈合。

（二）并发症

1. 出血 为最常见的并发症，发生率10%~35%。溃疡底部毛细血管破裂，溃疡面有少量出血。此时患者大便潜血试验阳性。少数因溃疡底部大血管破裂后大出血，可表现为呕血或柏油样大便，严重者因失血性休克而死亡。呕出的血液呈咖啡色，与血液中的血红蛋白经胃液消化释放出铁与胃酸结合形成氯化铁有关。

2. 穿孔 发生率约为5%，由较深的溃疡穿透浆膜所致，胃内容物漏入腹腔，引起急性弥漫性腹膜炎，导致腹部压痛、反跳痛、板状腹，甚至休克。

3. 幽门梗阻 发生率约为3%。早期由于溃疡周围组织充血、水肿或幽门括约肌反射性痉挛可形成功能性梗阻。晚期因大量瘢痕组织的收缩引起器质性梗阻，食物通过困难，继发胃扩张。临床可出现胃潴留、呕吐、吐后缓解。长期可致水、电解质失衡和代谢性碱中毒。

4. 癌变 发生率一般小于1%，多与胃溃疡相关。十二指肠溃疡通常不发生癌变。

第3节 病毒性肝炎

案例14-3

刘女士，32岁。因发热4天后，皮肤巩膜黄染6天入院。患者10天前无明显诱因出现发热达38.5℃，伴全身不适、乏力、食欲减退、恶心，偶有呕吐，右上腹不适。自服感冒药无好转。体格检查：体温37.5℃，脉搏80次/分，呼吸20次/分，血压120/75mmHg。皮肤、巩膜黄染，肝肋下2.5cm，质软，有轻压痛和叩击痛。血常规检查：红细胞$4.5×10^{12}$/L，血红蛋白130g/L，血小板$220×10^9$/L，白细胞$5.5×10^9$/L，中性粒细胞0.6。尿胆红素（+），尿胆原（+）。诊断：急性黄疸性肝炎。

问题：本患者的诊断是否正确？应用所学知识解释本病例主要临床表现。

病毒性肝炎（viral hepatitis）是由肝炎病毒引起的以肝细胞变性、坏死为主要病变的常见传染病。

临床表现为长期乏力、厌食、持续反复发作的黄疸、上腹不适、肝区疼痛等。主要引起病毒性肝炎的肝炎病毒有甲型（HAV）、乙型（HBV）、丙型（HCV）、丁型（HDV）、戊型（HEV），此外还有己型（HFV）、庚型（HGV）和TT型肝炎病毒。

一、病因和发病机制

病毒性肝炎的发病机制尚不清楚，取决于多种因素，尤其与机体的免疫状态有密切关系。在上述各型肝炎病毒中，以HBV发现最早，研究最多。现知该病毒是由核心及包膜两部分构成的病毒颗粒（丹氏颗粒，Dane granule）。病毒基因组DNA在肝细胞核内进行复制、转录，合成核心颗粒后，被转运到肝细胞细胞质内，在通过内质网和细胞膜时合成其外壳部分，并以"发芽"过程释出肝细胞。丹氏颗粒的核心部分含核心抗原（HBcAg），包膜部分含表面抗原（HBsAg）。目前认为引起肝细胞免疫损害的主要是HBsAg诱发的免疫反应，其中以细胞免疫反应起主要作用。

病毒性肝炎的传染源为患者或病毒携带者。各型肝炎病毒均可存在于肝组织、血液、粪、尿及其他各种体液内，其传染途径主要经口、血液及体液传播。甲型、戊型病毒性肝炎多经口感染，常来源于饮水及食物的污染，有时呈流行性暴发，一般不转为慢性肝炎；乙型、丙型、丁型病毒性肝炎经输血、注射或密切接触传染，或经母婴垂直传播，可见部分病例转为慢性肝炎，其中丙型肝炎70%以上转为慢性肝炎。各型肝炎病毒的特点见下表（表14-1）。

表14-1 各型肝炎病毒的特点

肝炎病毒型	病毒大小、性质	传染途径
HAV	27nm，单链RNA	肠道
HBV	43nm，DNA	输血、注射、密切接触
HCV	30～60nm，单链RNA	同上
HDV	缺陷性RNA	同上
HEV	32～34nm，单链RNA	肠道
HGV	单链RNA	输血、注射

二、基本病理变化

各型病毒性肝炎病变基本相同，都是以肝细胞的变性、坏死为主，同时伴有不同程度的炎症细胞浸润、间质反应性增生及肝细胞再生。

（一）肝细胞变性、坏死

1. 细胞水肿和溶解、坏死 肝细胞水肿是最常见的病变，常弥漫性广泛分布，是由于肝细胞受损后细胞内水分增多所致。开始时肝细胞肿大，细胞质（胞浆）疏松呈网状、半透明，称为胞浆疏松化。进一步发展，肝细胞肿胀呈球形，细胞质几乎完全透明，称为气球样变性（ballooning degeneration）。肝细胞高度气球样变性进一步发展，胞核固缩、溶解、消失，最后细胞解体，称为溶解性坏死（lytic necrosis）。

2. 嗜酸性变和凋亡 嗜酸性变多累及单个或几个肝细胞，散在于小叶内。因肝细胞细胞质水分脱失、浓缩，嗜酸性染色增强，细胞质颗粒消失。如进一步发展，细胞质更加浓缩之外，胞核也浓缩以至消失。最后剩下深红色、均一、浓染的圆形小体，即嗜酸性小体（acidophilic body，图14-6），为单个肝细胞坏死，属细胞凋亡。

3. 点状坏死（spotty necrosis） 为肝小叶内散在的灶状肝细胞坏死，每个坏死灶仅累及一至几个肝细胞，同时伴炎症细胞浸润，常见于急性（普通型）肝炎。

4. 碎片状坏死（piecemeal necrosis） 指肝小叶周边部界板肝细胞的片状或灶性坏死和崩解，使肝小叶周边缺损，淋巴细胞、浆细胞浸润至小叶内，继而纤维组织深入分隔肝小叶，常见于慢性肝炎活动期。

5. 桥接坏死（bridging necrosis） 指中央静脉与汇管区之间，两个汇管区之间，或者两个中央静脉之间出现的互相连接的坏死带，常见于中重度慢性肝炎。

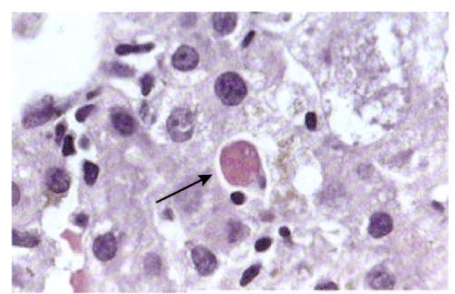

图14-6 急性病毒性肝炎（镜下观，高倍镜，HE染色）

6. 亚大块及大块坏死 常见于重型肝炎。肝小叶大部分坏死，称为亚大块坏死；几乎累及整个肝小叶的大范围肝细胞坏死，称为大块坏死。

（二）炎症细胞浸润

肝炎时在汇管区或肝小叶内常有程度不等的炎症细胞浸润。主要是淋巴细胞、单核细胞，有时也可见少量浆细胞及中性粒细胞等，后者主要出现于坏死肝细胞处。

（三）间质反应性增生及肝细胞再生

1. 库普弗（Kupffer）细胞增生 是肝内单核吞噬细胞系统的炎性反应，突出于窦壁或自壁上脱入窦内成为游走的吞噬细胞。

2. 间叶细胞及成纤维细胞的增生 间叶细胞具有多向分化的潜能，存在于肝间质内，肝炎时可分化为组织细胞参与炎症细胞浸润。反复发生严重坏死的患者，可因大量纤维组织增生而发展成肝硬化。

3. 肝细胞再生 肝细胞坏死时，邻近的肝细胞可通过直接或间接分裂增生而再生修复。在肝炎恢复期或慢性阶段则更为明显。再生的肝细胞体积较大，胞核大且染色较深，有的呈双核。慢性患者在汇管区尚可见到小胆管的增生。

三、临床病理类型

（一）普通型病毒性肝炎

1. 急性（普通型）肝炎 病程在半年以内的病毒性肝炎称为急性病毒性肝炎，也称普通型病毒性肝炎，最常见。临床上分为急性黄疸性肝炎和急性无黄疸性肝炎两种。我国以急性无黄疸性肝炎居多，其中多为乙型肝炎，部分为丙型肝炎。黄疸性肝炎的病变略重，病程较短，多见于甲型、丁型、戊型肝炎，病变基本相同，因此一并叙述。

（1）病理变化 镜下观，广泛的肝细胞变性，以胞浆疏松化和气球样变性最为普遍。坏死较轻，肝小叶内可有散在的点状坏死和嗜酸性小体。急性肝炎由于点状坏死灶内的肝细胞索网状纤维支架保持完整而不塌陷，所以该处通过再生的肝细胞可完全恢复原来的结构和功能。肝小叶内坏死灶及汇管区有轻度的炎症细胞浸润（图14-7）。黄疸性肝炎患者坏死稍多、稍重，毛细胆管腔中有胆栓形成。

（2）临床病理联系 由于肝细胞弥漫变性、肿大，使肝体积增大、被膜紧张，是临床上肝大、肝区痛或压痛的原因。由于肝细胞坏死，细胞内的酶释出入血，故血清丙氨酸氨基转移酶等升高，同时还可引起多种肝功能指标异常。肝细胞坏死较多时，胆红素的摄取、结合和分泌发生障碍，加之毛细胆管受压或有胆栓形成等则可引起黄疸。

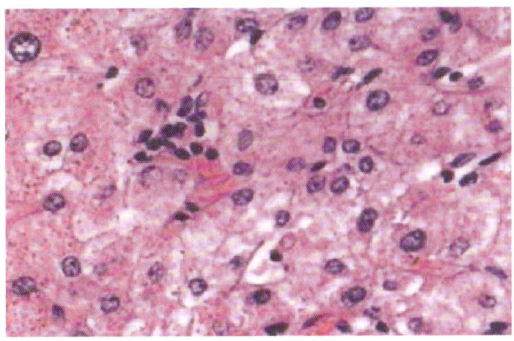

图14-7 急性肝炎（镜下观，高倍镜，HE染色）
肝细胞水肿，箭头示点状坏死出伴有炎症细胞浸润

（3）结局 急性肝炎大多在半年内可逐渐恢复；10%

乙型肝炎和70%丙型肝炎恢复较慢，可发展为慢性肝炎；极少数可恶化为重型肝炎。

2. 慢性（普通型）肝炎 是指病程持续半年以上者。

慢性活动性肝炎及慢性迁延性肝炎两者并非两种不同类型，根据病毒复制状态和机体免疫反应状态的变化可以相互转化。所以在慢性肝炎的分型上病原学较组织学改变更为重要。如HCV患者由慢性肝炎演变为肝硬化的概率极高，与最初的肝病变程度无关。1995年我国提出的病毒性肝炎防治方案中将慢性肝炎分为轻、中、重度三类，各有不同程度的炎症变化、坏死及纤维化。

1. 轻度慢性肝炎 有点状坏死或嗜酸性小体，门管区轻度碎片状坏死，汇管区慢性炎症细胞浸润，周围有少量纤维组织增生，肝小叶结构完整（图14-8）。

2. 中度慢性肝炎 肝细胞坏死明显，重度灶状坏死和中度碎片状坏死。肝小叶内有纤维间隔形成，小叶结构紊乱，但无肝硬化。

3. 重度慢性肝炎 肝细胞坏死重且广泛，有重度的碎片状坏死及大范围桥接坏死。坏死区出现肝细胞不规则再生，小叶周边与小叶内肝细胞坏死区间形成纤维条索连接，纤维间隔分割肝小叶结构，可能或有肝硬化（图14-9）。

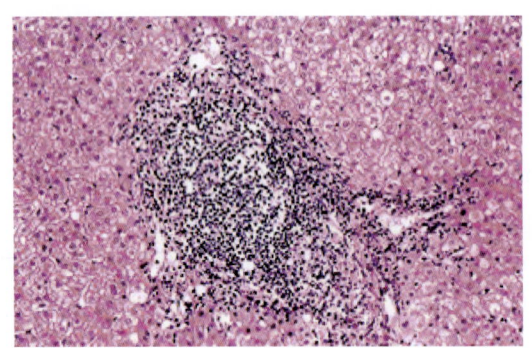

图14-8 轻度慢性肝炎（镜下观，低倍镜，HE染色）

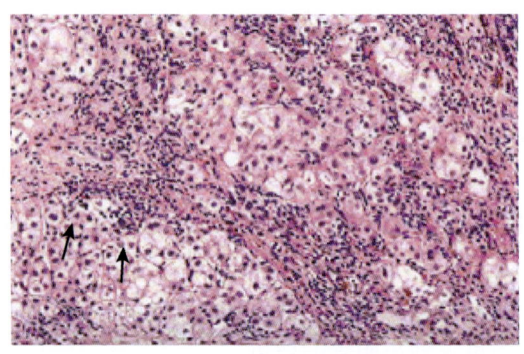

图14-9 重度慢性肝炎（镜下观，低倍镜，HE染色）

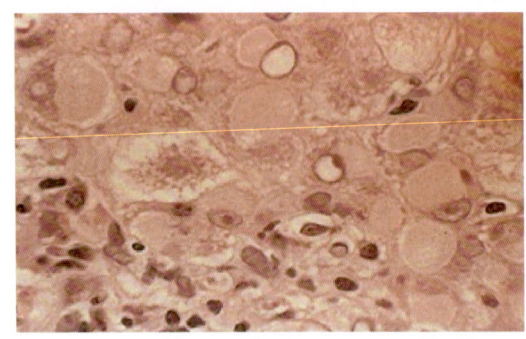

图14-10 毛玻璃样肝细胞（镜下观，高倍镜，HE染色）

晚期可致肝小叶结构紊乱形成假小叶，此时肝表面不光滑，呈颗粒状，质地较硬（早期肝硬化）。此类慢性肝炎有时在原有病变的基础上出现大片新鲜的肝细胞坏死而变为重型病毒性肝炎。毛玻璃样肝细胞多见于HBsAg（hepatitis B surface antigen，乙型肝炎表面抗原）携带者及慢性肝炎患者的肝组织。镜下观，HE染色切片上，此种肝细胞细胞质内充满嗜酸性细颗粒状物质，不透明，似毛玻璃样，故称毛玻璃样肝细胞（图14-10）。

病理临床联系如下：①肝大、压痛及肝区痛。慢性肝炎时，由于肝细胞肿大伴间质炎症细胞浸润及纤维组织增生，使肝脏体积增大，被膜紧张而引起。②肝功能异常。由于肝细胞点状坏死、碎片状坏死或桥接坏死的程度不同而表现不同。肝细胞坏死可释出细胞内的酶入血，故血清丙氨酸氨基转移酶或门冬氨酸氨基转移酶升高；慢性肝炎坏死程度较重，肝细胞合成白蛋白减少，使血浆白蛋白明显减少，而球蛋白常增多，测蛋白电泳γ-球蛋白明显增高，血清白蛋白与白球比（A/G）倒置。③黄疸。由于肝排泄胆红素能力减弱，加之毛细胆管受压或胆栓形成，血中胆红素增多，出现巩膜、皮肤黄染及尿胆红素增高等。

（二）重型病毒性肝炎

本型病情严重。根据起病急缓及病变情况，可分为急性、亚急性两类。

1. 急性重型病毒性肝炎 急性重型病毒性肝炎少见。病变发展迅猛、剧烈，病死率高。临床上又称为暴发型病毒性肝炎。

（1）病理变化　肉眼观，肝体积显著缩小，尤以左叶为甚，重量常减至600～800g（正常约为1500g），质地柔软，表面被膜皱缩（图14-11）。切面呈黄色或红褐色，有的区域呈红黄相间的斑纹状，故又称急性黄色肝萎缩或急性红色肝萎缩。镜下观，肝细胞坏死严重而广泛，坏死多自肝小叶中央开始，向四周扩延，仅肝小叶周边残留少数变性的肝细胞；肝窦明显扩张、充血、出血，库普弗细胞增生、肥大，吞噬细胞碎屑及色素；肝小叶内及汇管区有淋巴细胞和巨噬细胞为主的炎症细胞浸润；残留的肝细胞再生不明显（图14-12）。

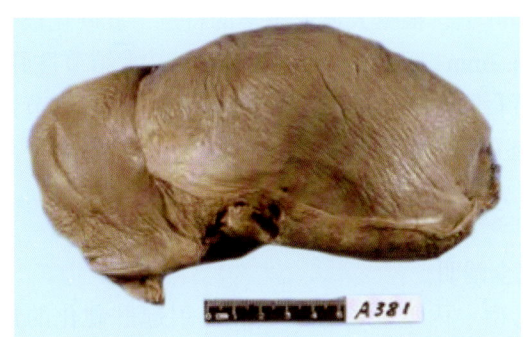

图14-11　急性重型病毒性肝炎（肉眼观）
肝体积显著缩小，尤以左叶显著，表面被膜皱缩

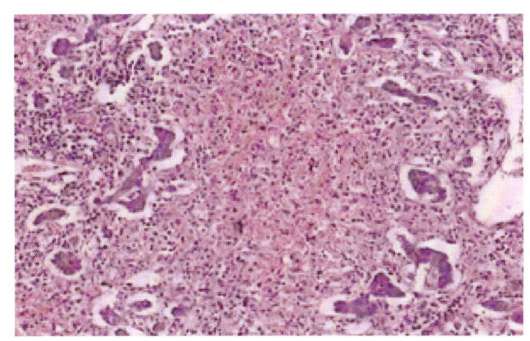

图14-12　急性重型病毒性肝炎（镜下观，低倍镜，HE染色）
肝小叶中心部肝细胞大片坏死、消失，周边部残存变性的肝细胞

（2）临床病理联系及结局　由于大量肝细胞的迅速溶解、坏死，可导致：①胆红素大量入血而引起肝细胞性黄疸。②凝血因子合成障碍导致出血倾向。③对各种代谢产物的解毒功能发生障碍，导致肝衰竭。④胆红素代谢障碍及血液循环障碍等，可导致肾衰竭。⑤由于严重的肝细胞坏死及毛细血管内皮细胞的损伤，激活凝血系统，可引起弥散性血管内凝血（DIC）。此型肝炎患者大多在短期（10天）内死亡，主要死亡原因为肝衰竭、消化道大出血、肾衰竭及DIC等，少数患者如能度过急性期，可发展为亚急性重型病毒性肝炎。

2. 亚急性重型病毒性肝炎　多数是由急性重型病毒性肝炎迁延而来或一开始病变就比较缓和呈亚急性经过。少数患者可能由急性肝炎恶化而来。本型病程可达一至数月。

镜下观，既有肝细胞的大片坏死，又有肝细胞结节状再生。由于坏死区网状纤维支架塌陷和胶原纤维化，导致再生的肝细胞失去原有的依托而呈不规则的结节状。肝小叶内外有明显的炎症细胞浸润。肝小叶周边部小胆管增生、胆汁淤积，并形成胆栓。肉眼观，肝不同程度缩小，被膜皱缩，呈黄绿色（胆汁淤积），可见坏死区及小岛屿状再生结节。

此型肝炎如及时治疗有停止进展和治愈的可能。病程迁延较长者，逐渐过渡为坏死后性肝硬化。病情进展者可发生肝功能不全。

第4节　肝　硬　化

 案例14-4

张先生，55岁。午餐进食稍烫食物后突然恶心、呕吐，呕吐物为咖啡色样液体，1h后入院。入院后又呕鲜血约600ml，面色苍白，四肢湿冷，遂行三腔双囊管压迫止血，次日清晨解柏油样便两次。患者有乙肝病史多年，确诊肝硬化一年余。

问题：1. 该患者可能的诊断是什么？依据是什么？
　　　2. 简述患者食管下段静脉曲张的发生机制。

肝硬化（liver cirrhosis）发病年龄在20～50岁，男女发病率无明显差异。它不是一种特异性的疾病，而是多种原因引起慢性肝损伤的晚期阶段。肝细胞弥漫性变性坏死，继而出现纤维组织增生和肝细胞结节状再生，三种改变反复交错进行，导致肝小叶结构被破坏，肝内血液循环途径被改建，肝脏变形、变硬。本病早期可无明显症状，后期则出现门静脉高压症和肝功能障碍，对人体危害很大。

由于引起肝硬化的病因及其发病机制较为复杂，肝硬化的分类方法尚不统一，临床上常用病因分类法，分为肝炎后肝硬化、酒精性肝硬化、胆汁性肝硬化、淤血性肝硬化等。以前也有人将其分为门脉性肝硬化、坏死后性肝硬化和胆汁性肝硬化。在国际上，根据大体形态学的特点，肝硬化被分为三型：①小结节性肝硬化，结节大小相仿，直径一般在3mm以下，纤维间隔较细。②大结节性肝硬化，结节粗大且大小不均，多数结节的直径大于3mm，纤维间隔较宽，且宽窄不一。③混合结节性肝硬化，3mm以下和3mm以上的结节约各占一半，为上述两型的混合型。

一、病因和发病机制

肝硬化的病因和发病机制较为复杂，至今尚未完全阐明。

1. 病毒性肝炎　在我国病毒性肝炎，尤其是乙型、丙型病毒性肝炎，是引起肝硬化的最常见原因。

2. 慢性酒精中毒　在欧美国家因酒精性肝病引起的肝硬化可占总数的60%～70%。酒精在体内可以氧化成对肝细胞有毒害作用的乙醛，使肝细胞发生脂肪变性进而逐渐进展为肝硬化。

3. 营养缺乏　动物实验表明，缺乏胆碱或甲硫氨酸食物喂养的动物，可经过脂肪肝发展为肝硬化。长期营养不足或不均衡、肥胖和糖尿病等引起脂肪肝，可发展为肝硬化。

4. 药物和化学毒物　长期服用肝损药物（如利福平）或接触某些化学毒物（如砷、四氯化碳、黄磷等）可引起肝细胞脂肪变性和坏死，继而发展为肝硬化。

5. 代谢障碍　先天性酶缺乏引起物质代谢障碍，如铜代谢紊乱导致肝豆状核变性引起肝硬化。

6. 其他　血吸虫虫卵反复在肝脏沉积，导致血吸虫性肝硬化；慢性右心衰竭引起慢性肝淤血，导致淤血性肝硬化；胆汁淤积可发展为胆汁性肝硬化，这三类虽习惯称为肝硬化，但用肝纤维化表述更恰当。

上述各种因素均可引起肝细胞弥漫性损害，如长期作用，反复发作，可导致肝内广泛的进行性纤维化。肝细胞广泛坏死，肝小叶的纤维支架塌陷，残存的肝细胞不能沿原先的纤维支架再生，形成不规则结节状的肝细胞团（结节状再生），广泛纤维组织增生形成纤维间隔，纤维间隔包绕再生结节、残留肝细胞，形成假小叶。

二、病理变化

肉眼观，早、中期肝体积正常或略增大，质地正常或稍硬。晚期肝体积缩小，重量减轻，由正常的1500g减至1000g以下，质地变硬，表面和切面呈弥漫全肝的结节（图14-13）。结节根据肝细胞坏死范围可表现为小结节或大结节。镜下观，正常肝小叶结构被破坏，由广泛增生的纤维组织将肝小叶分割包绕成大小不等、圆形或椭圆形肝细胞团，称为假小叶（图14-14）。假小叶内肝细胞排列紊乱，可有变性、坏死及再生现象。再生的肝细胞体积较大，核大染色较深，常出现双核肝细胞；中央静脉缺如、偏位或有两个以上。假小叶外周增生的纤维组织中有多少不等的慢性炎症细胞浸润，小胆管受压而出现胆汁淤积现象，同时也可见到新生的细小胆管和无管腔的假胆管。

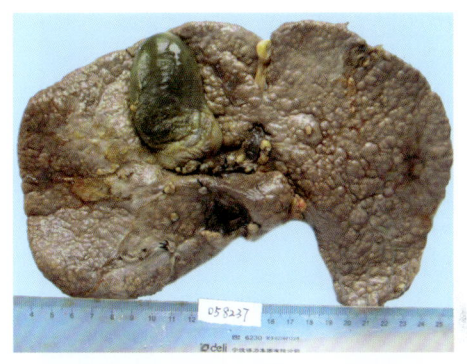
图 14-13　门脉性肝硬化（肉眼观）

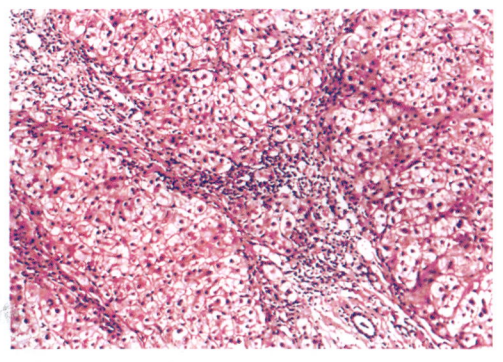
图 14-14　假小叶（镜下观，低倍镜，HE 染色）

三、临床病理联系

（一）门静脉高压症

门静脉高压症主要由于肝小叶的结构被破坏，肝内血液循环被改建所致。其机制：①肝内广泛结缔组织增生，肝血窦闭塞或窦周纤维化，使门静脉循环受阻；②假小叶压迫小叶下静脉，使肝血窦内血液流出受阻，阻碍门静脉血流入肝血窦；③肝内肝动脉小分支与门静脉小分支在汇入肝血窦前形成异常吻合，使压力高的动脉血流入门静脉内。

1. 脾大　肝硬化患者中有 70%～85% 出现脾大。脾重量一般在 500g 以下，少数可达 800～1000g。镜下观，脾窦扩张，窦内皮细胞增生、肿大，脾小体萎缩，红髓内纤维组织增生，部分可见含铁结节。脾大后患者可出现脾功能亢进。

2. 胃肠道淤血　由于胃肠静脉回流受阻，胃肠黏膜淤血、水肿，皱襞增宽，影响胃肠的消化、吸收功能，导致患者出现腹胀、食欲不振等症状。

3. 腹水　多发生在肝硬化晚期，为淡黄色透明的漏出液，量较大时，以致腹部明显膨隆（图 14-15）。腹水形成原因主要有：①门静脉压力增高使门静脉系统的小静脉和毛细血管流体静脉压升高，加之管壁缺氧通透性增高，使水、电解质及血浆蛋白漏入腹腔。②门静脉高压使肝血窦压力升高，增高的静水压差使进入窦周间隙的富含蛋白的淋巴液增多，超过胸导管的回流能力，造成淋巴液从淋巴管外漏入腹腔。③肝脏受损后，肝细胞合成蛋白质的功能减低（低蛋白血症），使血浆胶体渗透压降低，可促进腹水形成。④肝功能障碍，对醛固酮、抗利尿激素灭活作用减小，血中水平升高，水钠潴留而促进腹水形成。腹水的形成又使有效循环血量下降，刺激上述两种激素的分泌，而进一步加重腹水。

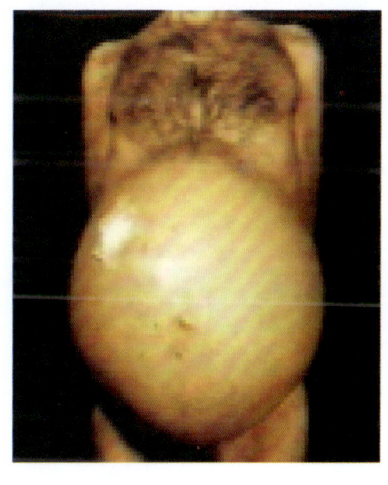
图 14-15　腹水

4. 侧支循环形成　因门静脉受阻，部分门静脉血经门体静脉吻合支绕过肝脏直接通过上、下腔静脉回到右心（图 14-16），可引起并发症。主要的侧支循环及并发症：①食管下段静脉丛曲张、出血，在腹压升高或粗糙食物磨损时食管下段静脉丛曲张而发生破裂，引起大呕血，是肝硬化患者常见的死因之一。②直肠静脉丛曲张，该静脉丛曲张形成痔核，破裂常发生便血。③脐周及腹壁静脉曲张，脐周静脉网高度扩张，形成"海蛇头"现象（图 14-17），是门静脉高压症的重要体征之一。

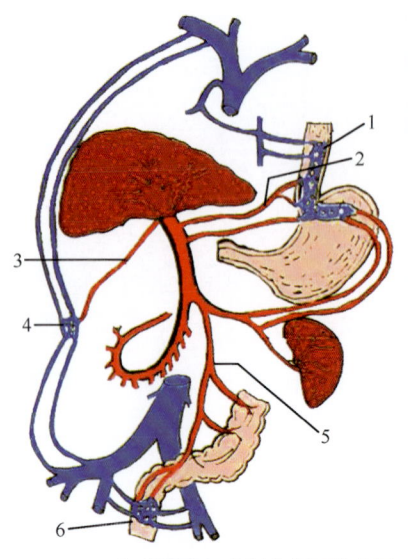
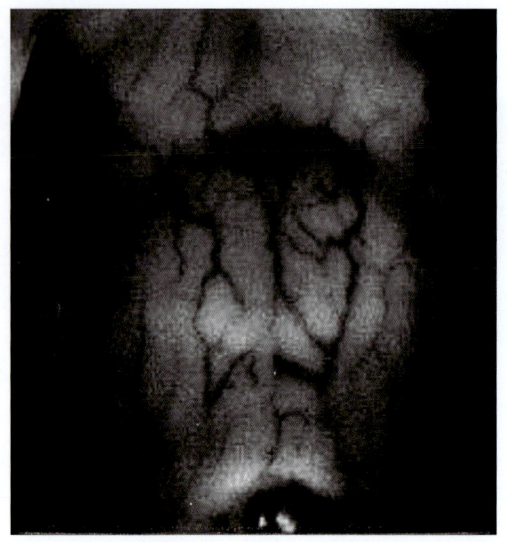

图 14-16 门静脉高压症侧支循环模式图
1. 食管静脉丛；2. 胃冠状静脉；3. 附脐静脉；
4. 脐周静脉；5. 肠系膜下静脉；6. 直肠静脉丛

图 14-17 "海蛇头"现象

（二）肝功能障碍

肝细胞长期反复受损常导致肝功能障碍，可出现以下表现。

1. 蛋白质合成障碍 肝细胞受损伤后，合成白蛋白的功能降低，使血浆白蛋白减少。而一些抗原性物质不经肝细胞处理被胃肠道吸收，直接经过侧支循环进入体循环，刺激免疫系统合成球蛋白增多，故出现血浆白球比降低，甚至倒置现象。

2. 对激素的灭活作用减弱 由于肝脏对雌激素灭活作用减弱，导致雌激素水平升高，体表的小动脉末梢扩张形成肝掌和蜘蛛痣（图14-18），蜘蛛痣常出现在患者的颈部、胸部、面部等。男性患者可出现睾丸萎缩、乳腺发育；女性患者出现月经不调、不孕等。

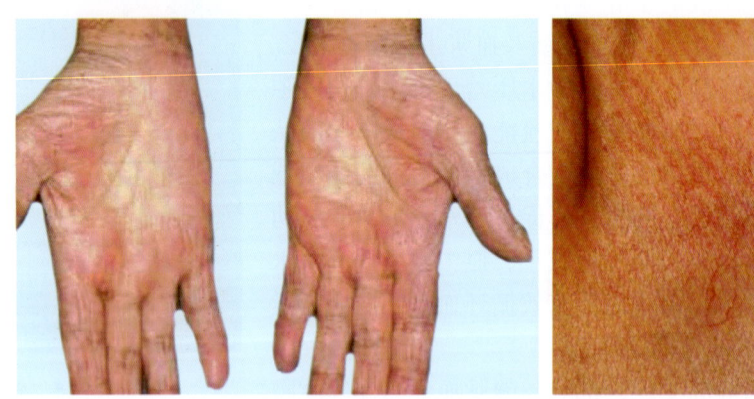

图 14-18 肝掌和蜘蛛痣

3. 出血倾向 由于肝合成凝血酶原、凝血因子和纤维蛋白原减少，以及脾大、脾功能亢进，患者常出现鼻出血，牙龈出血，黏膜、浆膜出血及皮下瘀斑等。

4. 胆色素代谢障碍 因肝细胞坏死及肝内胆管胆汁淤积而出现肝细胞性黄疸，多见于肝硬化晚期。

5. 肝性脑病 是肝功能极度衰竭的结果，主要为肠内含氮物质不能在肝内解毒而引起的氨中毒，也是肝硬化患者死亡的又一重要原因。

（三）结局

肝硬化是一种慢性进行性疾病，早期如能消除病因，及时治疗，肝脏可能恢复正常。即使病变发展到相当程度，也可在相当长的时间内通过肝脏强大的代偿作用而保持相对稳定。但若病变持续进展，最终可导致代偿功能衰竭，患者可因肝性脑病、食管静脉曲张破裂出血等一系列并发症而死亡。

第 5 节　消化系统常见肿瘤

> **案例 14-5**
>
> 　　毛先生，53 岁，上腹部隐痛不适 2 个月，进食后不适明显并伴饱胀感，按"胃炎"治疗后稍缓解。近半个月自觉乏力，体重较 2 个月前下降 3kg。近日大便色黑，查 2 次大便潜血（+），查血 Hb 96g/L。上消化道造影示胃窦小弯侧可见直径约 2.5cm 大小龛影，位于胃轮廓内，周围黏膜僵硬粗糙。胃镜检查：胃窦小弯侧见直径约 2.5cm 大小溃疡，周围黏膜僵硬粗糙，呈火山口。
>
> 　　问题：1. 该患者可能诊断是什么？有何诊断依据？
> 　　　　　2. 病变是如何发展的？

一、食　管　癌

　　食管癌（esophageal cancer）是食管黏膜上皮或腺体发生的恶性肿瘤，是常见的消化系统恶性肿瘤之一。本病有明显的地域性，在我国太行山区、苏北地区、大别山区、川北地区和潮汕地区多见，发病年龄以 40 岁以上男性发病较多。临床主要表现为进行性吞咽困难。

（一）病因和发病机制

　　目前，食管癌的病因尚未完全阐明，主要跟下列因素有关。

　　1. 环境因素　流行病学调查显示，我国食管癌高发区地质土壤中钼、锌、铜的含量低，饮水和粮食中硝酸盐、亚硝酸盐和仲胺含量明显增多，导致致癌物亚硝胺合成增多，被认为是引起食管癌的重要因素。食物中缺维生素可能是诱发因素。

　　2. 不良饮食习惯　饮食过热、过硬、粗糙的食物，饮酒及吸烟引起食管上皮的损伤与食管癌的发生相关。

　　3. 其他　近年来，人乳头状瘤病毒（HPV）与食管癌的关系引起关注，病毒基因整合入宿主细胞基因组，有可能活化癌基因引发肿瘤。食管癌有家族聚集倾向，提示其发病率可能与遗传易感性有关。

（二）病理变化

　　食管癌以食管中段多见，下段次之，可分为早期癌和中、晚期癌。

　　1. 早期癌　病变局限于黏膜层或黏膜下层，未累及肌层，无淋巴结转移。临床症状不明显，易被忽视。肉眼观，病变处黏膜无明显异常，或轻度糜烂。镜下观，几乎均为鳞状细胞癌（图 14-19）。

　　2. 中、晚期癌　癌变累及食管肌层和外膜。肉眼观可分四型：①髓质型食管癌，最多见，癌组织在管壁内浸润生长，造成管壁增厚，管腔狭窄。切面癌组织质地较软，似脑髓，色灰白。癌组织表面常有溃疡。②蕈伞型食管癌，肿瘤边缘呈圆形或卵圆形向腔内突起，呈蘑菇状突入管腔，表面有浅溃疡，边缘外翻。瘤体底部常仅波及

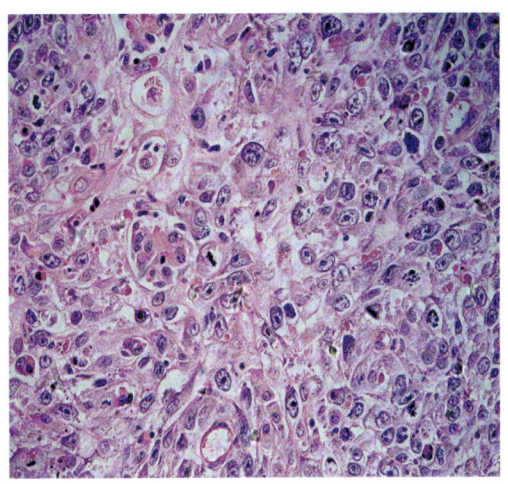

图 14-19　鳞状细胞癌（镜下观，高倍镜，HE 染色）

食管浅肌层。③溃疡型食管癌，癌块大小不等，外形不整，周边隆起，底部不平，出血、坏死，形成溃疡（图14-20）；④缩窄型食管癌，少见，癌组织在管壁内浸润生长，因纤维组织增生形成环形狭窄，近端食管扩张，出现梗阻较早，出血和转移较晚。镜下观，鳞状细胞癌最常见，约占90%，腺癌和腺鳞癌次之，各占3%～5%。

（三）扩散和转移

1. 直接蔓延 癌组织可穿透食管壁直接累及邻近组织和器官，食管上段癌可侵及喉、气管和颈部软组织；中段癌可侵及支气管、肺；下段癌可侵及贲门、膈肌和心包等处。

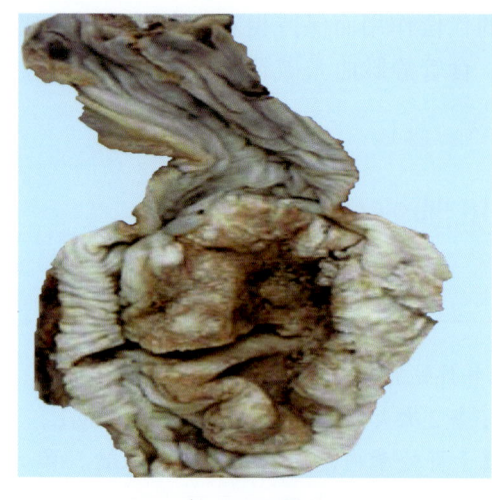

图14-20 溃疡型食管癌（肉眼观）

2. 淋巴道转移 是食管癌常见的转移方式，转移部位与食管淋巴引流途径一致。上、中段癌可转移至食管旁、纵隔淋巴结和肺门淋巴结；下段癌可转移至食管旁、胃左动脉旁和腹腔上部淋巴结等。

3. 血行转移 主要见于晚期患者，可转移至肝、肺等处。

（四）临床病理联系

早期食管癌症状不明显，可表现为哽噎感、胸骨后和剑突下疼痛、食物滞留感和异物感。中、晚期患者表现为进行性吞咽困难及食物反流，如累及相邻组织、器官可出现相应表现，如压迫喉返神经出现声音嘶哑，侵及气管或支气管出现呛咳、呼吸困难等。

二、胃 癌

胃癌（gastric carcinoma）是起源于胃黏膜上皮和腺上皮的恶性肿瘤，是消化系统常见的恶性肿瘤之一，发病年龄为40～60岁，男性多于女性，好发于胃窦部，尤以胃小弯处多见。

（一）病因及发病机制

1. 幽门螺杆菌感染 幽门螺杆菌是胃癌发生的重要危险因素之一。幽门螺杆菌感染致黏膜损伤，腺体萎缩，胃酸分泌减少，诱发慢性萎缩性胃炎、胃息肉、胃溃疡伴异型增生等与胃癌相关疾病的发生。

2. 食品及环境因素 胃癌发病可能与土壤地质因素、饮食习惯和食物构成成分的差异有密切关系。高盐饮食、好食熏制鱼肉食品、霉菌感染食物及环境和体内N-亚硝基化合物的前体成分如亚硝酸盐等增多，均与胃癌发生呈不同程度相关。

（二）病理变化和类型

依据癌组织侵及深度，将其分为早期胃癌和进展期胃癌两类。

1. 早期胃癌 是指癌组织仅局限于黏膜层或黏膜下层，未达肌层，称为早期胃癌。早期胃癌预后良好，其术后5年生存率＞90%，微小癌和小胃癌术后5年生存率达100%。

肉眼观早期胃癌可分三类。

（1）隆起型（Ⅰ型）：较少见，病变隆起高出黏膜，如息肉状，有蒂或无蒂。

（2）表浅型（Ⅱ型）：病变较平坦，无明显隆起和凹陷，局部黏膜变化轻微。此型又可分为三个亚型：①表浅隆起型（Ⅱa型），稍隆起，似白齿状隆起或半球状隆起；②表浅平坦型（Ⅱb型），肿瘤表面略高于周围黏膜；③表浅凹陷型（Ⅱc型），肿瘤表面较周围黏膜稍凹陷伴糜烂。

(3)凹陷型（Ⅲ型）：有溃疡形成，但限于黏膜下层，较多见。

组织学分型，以管状腺癌最为多见，乳头状腺癌及印戒细胞癌次之，未分化癌最少。

2. 进展期胃癌 癌组织侵达黏膜下层或更深者，不论其是否有淋巴结转移，均称为进展期胃癌，或称中、晚期癌。癌组织浸润越深，预后越差，转移可能性越大。

肉眼形态分为以下三类。

（1）息肉型或蕈伞型 癌组织向黏膜表面生长，呈息肉状或蕈伞状。

（2）溃疡型 部分癌组织脱落坏死形成溃疡。底部常浸润性生长，边缘隆起呈火山口状，质脆，易出血（图14-21），需与慢性消化性溃疡相鉴别（表14-2）。

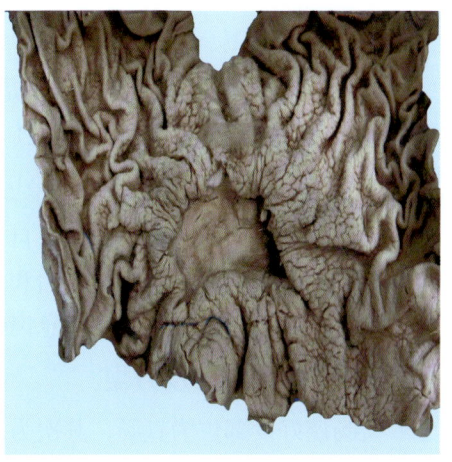

图14-21 溃疡型胃癌（肉眼观）

表14-2 消化性溃疡与溃疡型胃癌的肉眼区别

特征	消化性溃疡（良性）	溃疡型胃癌（恶性）
外观	圆形或椭圆形	不规则、火山口状
大小	直径常＜2cm	直径常＞2cm
深度	较深，常低于周围黏膜	较浅，常高于周围黏膜
边缘	平整、少隆起	不规则、常隆起
底部	平坦、清洁	不平、易出血、坏死
周围黏膜	皱襞向溃疡集中	皱襞中断、增粗，呈结节状

（3）浸润型 癌组织在胃壁内局限性或弥漫性浸润生长，与周围组织无明显界限，弥漫浸润时胃壁增厚、变硬、皱襞大多消失、弹性减退、胃腔缩小，形状如同皮革制成的囊袋，有"革囊胃"之称。

组织学类型按分化程度分为乳头状腺癌或管状腺癌、黏液腺癌、印戒细胞癌和未分化癌等。

（三）扩散途径

1. 直接蔓延 癌组织浸润到浆膜层后可直接蔓延至邻近器官和组织，如向食管、大网膜、肝和胰腺等处转移。

2. 淋巴道转移 为胃癌主要转移途径。首先转移到局部淋巴结，以胃小弯侧的胃冠状静脉旁淋巴结及幽门下淋巴结最为多见，晚期癌组织可经胸导管转移到锁骨上淋巴结，以左侧多见。

3. 血行转移 晚期常经门静脉转移到肝，其次为肺、骨及脑。

4. 种植性转移 胃癌，尤其是胃黏液腺癌或印戒细胞癌浸透浆膜后脱落，似播种样种植于大网膜、直肠膀胱陷凹及盆腔器官的腹膜等处。最常种植部位为卵巢，多双侧，称为卵巢克鲁肯贝格（Krukenberg）瘤，即卵巢印戒细胞癌。

（四）临床病理联系

早期胃癌多无明显临床症状。随着病情的进展，患者可出现食欲不振、消瘦、无力、贫血等。上腹部疼痛逐渐加重，且与进食无明确关系或进食后加重。此外，癌变侵及血管可见出血、呕血或便血，甚至大出血。扩散或转移可引起如腹水、黄疸等相应症状。

三、大 肠 癌

大肠癌（colorectal carcinoma）是起源于大肠黏膜上皮和腺体的恶性肿瘤，又可称结直肠癌。发病年龄多在40～60岁，男性多于女性，近年来有年轻化趋势。

（一）病因及发病机制

大肠癌的病因尚未完全阐明，目前认为与下列因素有关。

1. 饮食因素 高脂肪、高蛋白和低纤维饮食与大肠癌的发生密切相关。

2. 遗传因素 家族性腺瘤性息肉病与大肠癌的发生密切相关。

（二）病理变化及分型

大肠癌好发部位为直肠，其次为乙状结肠、盲肠和升结肠，再次为降结肠和横结肠。

肉眼观，可分为4型：①浸润型，肿瘤在肠壁各层浸润性生长，伴纤维组织增生，致肠壁增厚、狭窄。②溃疡型，本型较为多见，肿瘤表面形成溃疡，可深达肌层，外形如火山口状，底部高低不平伴坏死（图14-22）。③隆起型，肿瘤向腔内外生性生长，呈息肉状或菜花状，常继发出血感染。④胶样型，此型少见，肿瘤表面及切面均呈半透明胶冻状，预后较差。

镜下观，以腺癌（图14-23）最多见。其次为低分化腺癌、黏液腺癌和印戒细胞癌，未分化癌、类癌和鳞状细胞癌少见。

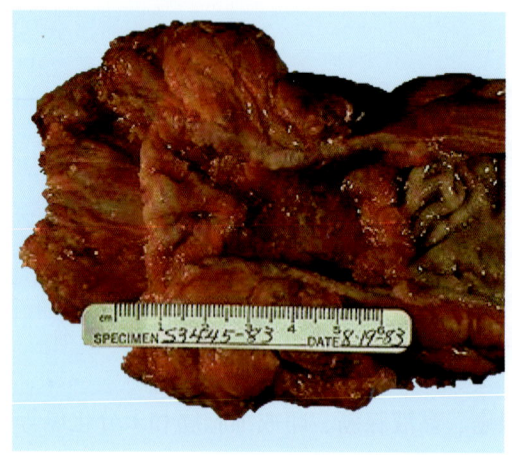

图14-22 直肠癌溃疡型（肉眼观）

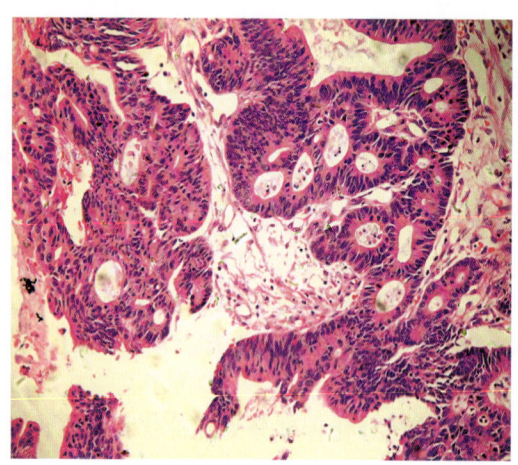

图14-23 直肠腺癌（镜下观，低倍镜，HE染色）

（三）扩散和转移

1. 局部蔓延 肿瘤侵犯浆膜后可直接累及相邻组织和器官，如前列腺、膀胱、子宫、腹膜及腹后壁等。

2. 淋巴道转移 先转移至肠旁淋巴结，再至肠系膜周围及根部淋巴结，晚期可转移到腹股沟、直肠前凹及锁骨上淋巴结。

3. 血行转移 晚期易通过门静脉转移至肝，也可经体循环到肺、脑、骨骼等处。

4. 种植性转移 癌组织穿透肠壁浆膜后可脱落形成种植性转移，常见部位为直肠膀胱陷凹和直肠子宫陷凹。

（四）临床病理联系

早期多无明症状，随肿瘤增大和并发症而出现排便习惯与粪便形状的变化，如便秘和腹泻交替、腹部疼痛及腹部肿块，后期出现贫血、消瘦、腹水及恶病质。各种症状中以便血最为多见。

四、原发性肝癌

原发性肝癌（primary carcinoma of liver）是由肝细胞或肝内胆管上皮细胞发生的恶性肿瘤，简称肝癌。在我国常见，发病率较高，发病年龄多在中年以上，男性多于女性。肝癌起病隐匿，发现时多已是晚期，病死率较高。

 链 接　甲胎蛋白与肝癌的早期诊断

广泛应用血中甲胎蛋白（AFP）测定和影像学检查可提高早期肝癌的检出率。因肝癌患者甲胎蛋白阳性率占70%～98%。当肝细胞癌变时，AFP出现且逐渐增高，在患者的血清、腹水或肝癌组织提取液中均可测出AFP。此外，睾丸或卵巢畸胎瘤和少数其他肿瘤（如胃癌、肺癌等）患者血清中也可检出AFP；孕妇及部分急性肝炎、肝硬化患者血清AFP含量也可轻度升高。但在分娩后及肝炎病情好转后可恢复正常。我国肝癌患者中，有60%～70%患者AFP高于正常值，如AFP 400ng/ml持续1个月，或200ng/ml持续2个月，无活动性肝炎证据，并排除妊娠和生殖腺胚胎癌，即可做出肝癌的诊断，假阳性率约为2%。

（一）病因及发病机制

肝癌的发生与以下因素有关。

1. 病毒性肝炎　主要是乙型、丙型肝炎病毒感染，尤其是乙肝患者与乙肝病毒携带者，肝癌病例中HBsAg阳性率高达81.82%。

2. 肝硬化　与肝癌之间有密切关系，其中以坏死后性肝硬化为最多，门脉性肝硬化次之。

3. 真菌及其毒素　黄曲霉菌、青霉菌、杂色曲霉菌等都可引起实验性肝癌，其中以黄曲霉菌最为重要。

4. 亚硝胺类化合物　以N-亚硝基化合物为主，如N-亚硝胺和N-亚硝酰胺等。

（二）病理变化及病理类型

1. 大体类型可分为以下几种。

（1）早期肝癌　也称小肝癌，是指单个癌结节直径在3cm以下或结节数目不超过2个，其直径的总和在3cm以下，患者常无临床症状。肉眼观，结节呈球形或分叶状，灰白色质较软，切面无出血坏死，与周围组织界限清楚。

（2）中、晚期肝癌　晚期肝癌可分为3型：①巨块型，肿瘤为实体巨块，圆形，直径常大于15cm，多位于肝右叶，质地较软，中心部常有出血坏死，瘤体周边常有散在的卫星状瘤结节。②多结节型，最多见，常合并肝硬化，瘤结节多个散在，呈圆形或椭圆形，大小不等，有的相互融合形成较大的结节（图14-24）。③弥漫型，少见。癌组织弥漫分布在肝内，无明显结节。常发生在肝硬化基础上，形态上易与肝硬化混淆。

2. 组织发生可分为三大类。

（1）肝细胞癌　最多见，是由肝细胞起源。分化程度差异较大，分化好者癌细胞类似肝细胞，可排列成巢状，血管多，间质少；分化差者癌细胞异型性明显，癌细胞大小不一。常有巨核及多核瘤细胞。有的癌细胞排列成条索状，有的可呈腺管样，有时组织中有大量纤维组织分割（图14-25）。

（2）胆管上皮癌　较少见，是由肝内胆管上皮起源。癌细胞呈腺管样排列，癌组织间质成分较多。其组织结构多为腺癌或单纯癌。一般不合并肝硬化。

（3）混合性肝癌　具有肝细胞癌及胆管上皮癌两种结构，最少见。

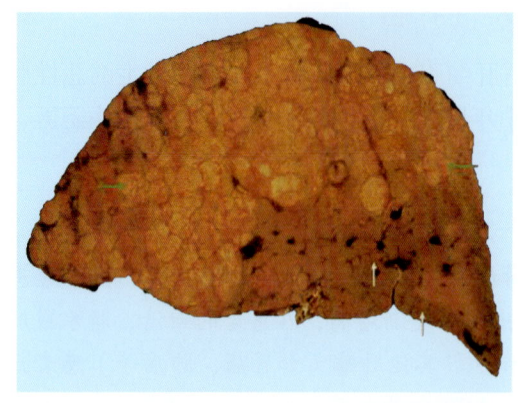
图14-24 肝硬化合并多结节性肝癌（肉眼观）

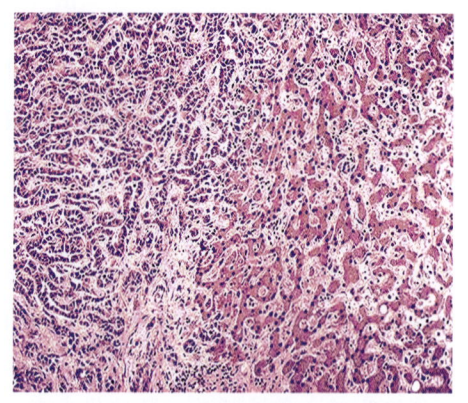
图14-25 肝细胞癌（镜下观，低倍镜，HE染色）

（三）蔓延和转移

肝癌首先在肝内蔓延和转移，在肝内形成转移癌结节，还可逆行蔓延至肝外通过淋巴道转移至肝门淋巴结、上腹部淋巴结和腹膜后淋巴结。晚期可转移到肺、肾上腺、脑及骨等处。有时肝癌细胞可直接种植到腹膜和卵巢表面，形成种植性转移。

（四）临床病理联系

肝癌早期临床表现多不明显。随着病情的进展，患者多有进行性消瘦、肝区疼痛、肝迅速增大、黄疸及腹水等表现。血清甲胎蛋白含量增高是临床诊断肝癌的重要依据之一。晚期肝癌临床经过较迅速，预后较差，患者常因肝癌全身转移而出现肝衰竭、大出血等死亡。

五、胰 腺 癌

胰腺癌（pancreatic cancer）为较少见的消化系统恶性肿瘤。患者多在60～80岁，吸烟可使风险加倍，男性多于女性。约90%的患者出现 *K-ras* 基因点突变，也可有 *c-myc* 过度表达和 *p53* 基因突变。

（一）病理变化

胰腺癌发生于胰腺的头部（60%）、体部（15%）、尾部（5%）或累及整个胰腺。

肿块大小和形态各异，肿瘤呈硬性结节突出于胰腺表面，或瘤结节埋藏于胰腺内，不进行深部取材难以确诊。癌周组织常见硬化，使全腺变硬，甚至剖腹探查时都很难与慢性胰腺炎相鉴别。常见组织学类型有导管腺癌（占病例85%以上）、囊腺癌、黏液癌及实性癌，还有未分化癌或多形性癌，少见类型有鳞状细胞癌或腺鳞癌。

（二）扩散及转移

胰头癌早期可直接蔓延至邻近组织和器官，如胆管、十二指肠。稍后转移至胰头旁及胆总管旁淋巴结。经门静脉肝内转移最为常见，尤以体尾部癌为甚，进而侵入腹腔神经丛周淋巴间隙，远处转移至肺和骨等。体尾部癌常伴有多发性静脉血栓形成。

（三）临床病理联系

胰头癌的主要症状为无痛性黄疸。体尾部癌的主要症状是因癌侵入腹腔神经丛而发生的深部刺痛，癌侵入门静脉发生腹水，癌压迫脾静脉出现脾大、贫血、呕血及便秘等症状，但常无黄疸。如不能早期确诊，患者多在1年内死亡。

第6节 肝性脑病

案例 14-6

王先生，36岁。患慢性乙肝10余年，肝硬化伴腹水。近日出现呕血、柏油样便，随后出现烦躁不安，睡眠障碍等神经精神症状，遂入院。

问题：1. 该患者患何种疾病？该病可能的发病机制是什么？
2. 分析患者进食高蛋白饮食发生昏迷的原因。

肝性脑病（hepatic encephalopathy，HE）是指在排除其他已知脑疾病的前提下，继发于肝功能障碍的一系列严重的神经精神综合征。临床上，肝性脑病按神经精神症状的轻重分为四期：①一期（前驱期），轻微的神经精神症状，可表现为轻度知觉障碍、欣快或焦虑、精神集中时间缩短等，轻微扑翼样震颤（asterixis）。②二期（昏迷前期），一期症状加重，出现嗜睡、淡漠、时间及空间轻度感知障碍、言语不清、明显的人格障碍及行为异常，明显的扑翼样震颤。③三期（昏睡期），有明显的精神错乱、时间感知及空间定向障碍、健忘、言语混乱等症状，可昏睡但能唤醒。④四期（昏迷期），昏迷且不能唤醒，对疼痛刺激无反应，无扑翼样震颤。

一、病　因

肝性脑病常由严重肝脏疾病引起，以晚期肝硬化最常见；其次为急性重型病毒性肝炎；也可见于晚期肝癌、严重急性肝中毒及门-体静脉分流术后。

二、发病机制

肝性脑病发病机制尚不完全清楚，尸检尚未发现其脑内特异性的病理形态改变。目前认为，肝性脑病主要是由脑组织的功能和代谢障碍所致。关于肝性脑病的发生机制有多种学说，如氨中毒学说、假性神经递质学说、血浆氨基酸代谢失衡学说和γ-氨基丁酸学说。

（一）氨中毒学说

临床观察证实，80%的肝性脑病患者有血氨升高，肝硬化患者在摄入高蛋白饮食或口服较多含氮物质后血氨升高，因非离子型氨（NH_3）为脂溶性，易于通过血脑屏障，使脑组织内氨浓度升高，易发生肝性脑病；限制蛋白质饮食后，病情可见好转。说明血氨升高与肝性脑病有密切关系。

1. 血氨升高的原因　正常情况下，血氨浓度不超过59μmol/L，血氨的生成和清除处于动态平衡，若氨清除不足或生成过多，血氨水平就会升高。

（1）氨清除不足　正常人体内生成的氨绝大部分要在肝内经鸟氨酸循环合成尿素，并经肾排出体外。通常每合成1mol的尿素能清除2mol的氨，同时消耗3mol的ATP。肝衰竭时，由于肝内酶系统受损，ATP供给不足，鸟氨酸循环发生障碍，尿素合成减少而致氨清除不足。此外，已建立门-体侧支循环或门-体静脉分流术后的肝硬化患者，由于来自肠道的氨部分未经肝清除而直接进入体循环，引起血氨升高。

（2）产氨增加　血氨主要来源于肠道含氮物质的分解，小部分来自肾、肌肉及脑。正常人每天肠道产氨约4g，经门静脉入肝，通过鸟氨酸循环合成尿素而被解毒。肝功能障碍时有诸多因素使产氨增加：①严重肝病常伴有食物消化、吸收障碍，肠内未经消化的蛋白质等食物成分较多，使肠内细菌生长活跃，产氨增多。②肝衰竭患者常并发上消化道出血，血液蛋白质在肠内细菌作用下可产生大量氨。③肝硬化晚期常并发功能性肾衰竭，引起氮质血症，大量尿素弥散至胃肠道，经肠内细菌尿素酶作用可产生大量氨。④肝性脑病患者常有躁动不安等神经精神症状而致肌肉活动增强，使肌肉中腺苷酸分解代谢增强而致产氨增多。此外，肠道中氨的吸收率也影响血氨浓度。肠道中氨的吸收率与肠道pH有密切关系，当肠道处于酸性环境时，NH_3与H^+结合成不易吸收的NH_4^+而随粪便排出体外。反之，当肠道处于碱性环境时，肠道吸收氨增多，促使血氨浓度升高。临床上常采用酸化肠道的措施，以协助降低血氨。一般而言，仅在肝清除氨功能发生障碍时血氨水平才会升高。

2. 血氨增高对中枢神经系统的毒性作用机制

（1）干扰脑细胞的能量代谢　NH_3进入脑组织后与α-酮戊二酸结合生成谷氨酸，一方面使α-酮戊二酸耗竭，三羧酸循环受阻，ATP生成减少；另一方面又消耗大量还原型辅酶Ⅰ（NADH），妨碍呼吸链中递氢过程，影响高能磷酸键的形成；NH_3还可抑制丙酮酸脱羧酶的活性，丙酮酸氧化脱羧障碍，使乙酰辅酶A生成减少，影响三羧酸循环的正常进行，使ATP生成减少。另外，NH_3进一步与谷氨酸结合形成谷氨酰胺，消耗大量ATP（图14-26）。

（2）影响脑内神经递质的平衡　血氨增高可引起脑内谷氨酸、乙酰胆碱等兴奋性神经递质减少，而谷氨酰胺、γ-氨基丁酸等抑制性神经递质增多，从而造成中枢神经系统功能障碍。肝性脑病患者初期的狂躁、精神错乱及抽搐等症状和晚期的嗜睡及昏迷等表现，与抑制性递质γ-氨基丁酸先少后多有关。

（3）对神经细胞膜有抑制作用　血氨增高干扰神经细胞膜上的钠钾ATP酶的活性，使复极后膜的离子转运障碍，导致膜电位改变和兴奋性异常；与K^+有竞争作用，以致影响Na^+、K^+在神经细胞膜上的正常分布，从而干扰神经传导活动。

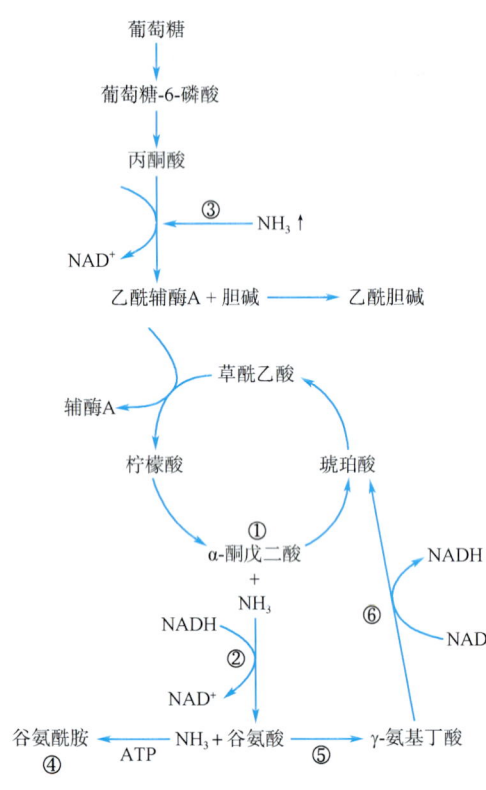

图14-26　大脑氨中毒的生化过程

①NH_3与α-酮戊二酸结合生成谷氨酸，消耗α-酮戊二酸，使ATP生成减少；②抑制还原型辅酶Ⅰ（NADH）的生成，妨碍呼吸链中的电子传递过程，使ATP生成减少；③NH_3抑制丙酮酸脱羧酶活性，使乙酰辅酶A生成减少，导致乙酰胆碱减少；④NH_3与谷氨酸结合生成谷氨酰胺，消耗大量ATP；⑤NH_3与α-酮戊二酸结合生成谷氨酸，使γ-氨基丁酸生成增加；⑥NH_3抑制γ-氨基丁酸转氨酶，使γ-氨基丁酸分解减少、含量增加

（二）假性神经递质学说

正常时蛋白质在肠内分解成氨基酸，其中芳香族氨基酸如苯丙氨酸、酪氨酸经肠道细菌的脱羧酶作用生成苯乙胺和酪胺，这些胺类在肝脏单胺氧化酶作用下，被氧化分解而解毒。

当肝衰竭时，由于肝脏解毒功能严重降低，或经侧支循环绕过肝脏，这些来自肠道的苯乙胺和酪胺直接经体循环进入脑组织。尤其是门静脉高压时，胃肠淤血致消化功能降低，肠内蛋白质腐败分解过程增强，产生大量苯乙胺和酪胺入血。

在脑干网状结构的神经细胞内，苯乙胺和酪胺分别在β-羟化酶作用下生成苯乙醇胺和羟苯乙醇胺。两者化学结构与正常神经递质去甲肾上腺素和多巴胺极为相似，因此可被脑干网状结构中的肾上腺能神经元所摄取，并储存在突触小体的囊泡中，但其释放后的生理效应远较正常神经递质弱，故称为假性神经递质（false neurotransmitter）。

脑内假性神经递质增多，可竞争性占据正常神经递质的受体，从而阻断正常神经递质的功能，致使脑干网状结构中的上行激动系统功能失常，传至大脑皮质的兴奋冲动受阻，大脑功能发生抑制，出现意识障碍乃至昏迷。

（三）血浆氨基酸代谢失衡学说

肝衰竭时血浆氨基酸间的比值发生改变，表现为支链氨基酸（如亮氨酸、异亮氨酸、缬氨酸）减少而芳香族氨基酸（如酪氨酸、苯丙氨酸、色氨酸）增多。主要原因为肝衰竭对胰岛素和胰高血糖素灭活减少，使两者血中浓度均增高。增多的胰岛素能促进肌肉和脂肪组织对支链氨基酸的利用与分解，使血中支链氨基酸含量下降。增多的胰高血糖素，使组织的蛋白质分解代谢增强，致使大量芳香族氨基酸释放入血。芳香族氨基酸只在肝内进行分解，肝衰竭时，血浆中芳香族氨基酸的水平就会升高。当脑内酪氨酸和苯丙氨酸增多时，在芳香族氨基酸脱羧酶的作用下，分别生成羟苯乙醇胺和苯乙醇胺，两者系假性神经递质。

色氨酸在脑内可生成5-羟色胺，它是中枢神经系统上行投射神经元的抑制性递质，同时5-羟色胺可被儿茶酚胺神经元摄取而取代储存的去甲肾上腺素成为假性神经递质。苯丙氨酸、酪氨酸、色氨酸大量进入脑细胞，使假性神经递质生成增多，导致肝性脑病的发生。氨基酸失衡学说实际上是假性神经递质学说的补充和发展。

（四）γ-氨基丁酸学说

γ-氨基丁酸（γ-amino butyric acid，GABA）是哺乳动物最主要的抑制性神经递质。正常情况下，脑内的GABA系突触前神经元利用谷氨酸经谷氨酸脱羧酶脱羧后的产物，储存于突触前神经元的细胞质囊泡内。中枢神经系统以外的GABA系肠道细菌的分解产物，在肝内代谢清除。肝衰竭时肝细胞对来自肠道GABA的摄取和代谢降低，使血中GABA浓度增高，经通透性增强的血脑屏障进入中枢神经系统。当突触前神经元兴奋时，从储存囊泡释放到突触间隙，与突触后神经元GABA受体结合，使细胞膜对Cl^-通透性增高，由于细胞外的Cl^-浓度比细胞内高，因而使细胞外Cl^-大量内流，神经元处于超极化状态，发挥突触后的抑制作用。同时GABA也具有突触前抑制作用，这是因为当GABA作用于突触前的轴突末梢时，也可使轴突膜对Cl^-的通透性增高，但由于轴突内的Cl^-浓度高于轴突外，造成Cl^-外流，导致神经元去极化，当神经冲动到达神经末梢时，神经递质减少，产生突触前抑制。

因此，GABA既是突触后抑制递质，又是突触前抑制递质，其脑内浓度增高，造成中枢神经系统功能抑制。

三、诱发因素

1. 消化道出血 是肝硬化患者发生肝性脑病最常见的诱因，多由食管下段静脉曲张破裂所致。流入肠道的血液蛋白质在细菌作用下大量分解为氨，引起血氨升高。此外，血容量减少，血压降低，组织缺血缺氧，均可促进肝性脑病的发生。

2. 电解质和酸碱平衡紊乱 肝硬化伴腹水患者常用利尿剂治疗，使钾丢失过多，导致低钾性碱中毒。碱中毒可使NH_4^+转变为NH_3，同时，碱中毒时肾小管上皮细胞产生的氨以铵盐形式排出减少，而以NH_3的形式弥散入血增多，使血氨升高。

3. 感染 肝病患者抵抗力较低，易发生感染。细菌、毒素可直接损害肝功能，使氨合成尿素减少；感染引起发热使组织分解代谢增强，非蛋白氮增多，也可使血氨升高。

4. 氮质血症 肝性脑病的患者，大多数有肾功能不全，致使尿素等非蛋白氮排出减少，血中非蛋白氮升高，大量尿素渗入肠腔并生成氨，使血氨升高。

5. 其他 镇静剂、麻醉剂使用不当、放腹水过多过快、酒精中毒、便秘等均可作为肝性脑病的诱因，值得注意。

四、肝性脑病的预后

轻微型肝性脑病，患者常常无明显异常，经积极治疗多能好转，重型肝性脑病可能会由于中枢抑制而危及生命；反复发作或治疗依赖性肝性脑病的预后较差，肝性脑病严重时造成意识丧失的状态称为肝昏迷，肝昏迷程度越深，预后越差，病死率越高。

五、肝性脑病防治的病理生理学基础

1. 消除诱因 酌情减少或停止进食蛋白质；预防消化道出血及感染；慎用麻醉、镇静剂及利尿药；保持大便通畅；放腹水宜慎重；正确记录出入液量，注意水、电解质平衡等。

2. 降低血氨 口服抗生素以抑制肠道细菌，减少氨的生成；口服乳果糖或高位弱酸液体灌肠以降低肠道pH，减少氨的生成与吸收；应用谷氨酸、精氨酸等药物以降低血氨。

3. 恢复神经传导功能 补充正常神经递质，使其与脑内假性神经递质竞争，有利于恢复神经传导功能，目前多采用左旋多巴，因为它易于通过血脑屏障进入中枢神经系统，并转变为正常神经递质而发挥生理效应。动物实验证明，左旋多巴还有降低血氨的作用。

4. 恢复血浆氨基酸的平衡 应用含有高支链氨基酸、低芳香族氨基酸及精氨酸的复方氨基酸溶液，有利于恢复血浆氨基酸的平衡，能获得较好疗效。

5. 其他 近年来人工肝辅助装置与肝移植方面的研究取得了一些进展，但仍存在不少问题，有待进一步解决。

总之，肝性脑病的发病机制比较复杂，应结合患者具体情况，采取针对性的综合治疗措施才能取得较满意的疗效。

张孝骞——中国消化病学的奠基人

张孝骞（1897—1987），男，内科专家、医学教育家、中国消化病学奠基人。毕生致力于医学研究和医学教育工作。对胃分泌功能、消化性溃疡、腹腔结核、阿米巴痢疾和溃疡性结肠炎等有较深入的研究。20世纪20年代末，张孝骞首次证明血浆蛋白低时，血容量也下降，即低蛋白血症不是血液稀释、血容量增加，而是因为血液胶体渗透压降低，血容量减少，这一观点纠正了过去错误的认识。20世纪30年代初，他为中国创建了第一个消化专业组，并对胃的分泌功能进行多方面的研究，发表了一系列重要论文。他首次在临床上使用组胺法化验胃液分泌，并提出发热对胃分泌功能有抑制作用的观点，从病理生理上阐述了发热患者不愿进食的机制。

自测题

单选题

1. 慢性浅表性胃炎多发生在（　　）
 A. 胃窦　　B. 胃大弯　　C. 胃小弯
 D. 贲门　　E. 胃底部
2. 下列病变中，较容易发生癌变的是（　　）
 A. 慢性萎缩性胃炎　　B. 急性出血性胃炎
 C. 慢性浅表性胃炎　　D. 慢性肥厚性胃炎
 E. 急性腐蚀性胃炎
3. 我国肝硬化的常见原因是
 A. 慢性酒精中毒　　B. 营养缺乏
 C. 毒物中毒　　D. 病毒性肝炎

 E. 药物中毒
4. 胃溃疡病变部位最常见于（　　）
 A. 胃前壁　　B. 胃后壁
 C. 胃大弯及胃底　　D. 胃小弯近贲门处
 E. 胃小弯近幽门处
5. 下述哪一项不是引起肝性脑病发病机制的学说（　　）
 A. 氨中毒学说
 B. 假性神经递质学说
 C. 血浆氨基酸代谢失衡学说
 D. GABA学说
 E. 矫枉失衡学说

6. 肝硬化患者肝功能不全不包括（　　）
   A. 肝性脑病　　　　　B. 蜘蛛痣
   C. 肝掌　　　　　　　D. 侧支循环形成
   E. 黄疸
7. 肝性脑病时的假性神经递质是（　　）
   A. 苯乙胺　　　　　　B. 酪氨酸
   C. 羟苯乙醇胺　　　　D. 血氨
   E. 5-羟色胺
8. 十二指肠溃疡主要表现为（　　）
   A. 溃疡位置多在十二指肠球部
   B. 溃疡大小多为1cm以上
   C. 前壁之溃疡易出血
   D. 后壁之溃疡易穿孔
   E. 易癌变
9. 肝性脑病最常见的诱因（　　）
   A. 上消化道出血　　　B. 酸中毒
   C. 便秘　　　　　　　D. 感染
   E. 酗酒
10. 胃溃疡病的合并症最常见的是（　　）
    A. 梗阻　　B. 穿孔　　　C. 出血
    D. 癌变　　E. 粘连
11. 患者，男性，常感上腹部不适，出现消化不良。实验室检查：抗壁细胞抗体（+）、内因子抗体（+），血红蛋白85g/L，初步诊断为（　　）
    A. 胃癌　　　　　　　B. 胃溃疡
    C. A型萎缩性胃炎　　D. B型萎缩性胃炎
    E. 慢性浅表性胃炎
12. 某患者食欲不振，消化不良，有腹水，呕血，腹壁浅静脉曲张出现海蛇头。形成此症状的原因是（　　）
    A. 胃出血　　　　　　B. 肠出血
    C. 肺淤血　　　　　　D. 肝炎
    E. 门静脉高压
13. 患者，男性，患肝硬化多年，食管吞钡X线显示食管下段静脉曲张。患者突然出现面色苍白，血压90/40mmHg，检查时双手出现扑翼样震颤，大便为柏油样便。随后发生昏迷，血氨106.7μmol/L。则该患者发生肝性脑病的诱因是（　　）
    A. 上消化道出血　　　B. 酸中毒
    C. 高脂饮食　　　　　D. 感染
    E. 酗酒
14. 引起肝硬化腹水，下列哪项叙述是错误的（　　）
    A. 肝窦内压升高
    B. 血浆白蛋白降低
    C. 肝动脉和肝静脉异常吻合
    D. 醛固酮增多
    E. 小叶下静脉受压
15. 上腹部周期性疼痛，胃酸多一年余，胃小弯近幽门处有深达肌层的溃疡，诊断为（　　）
    A. 早期胃癌　　　　　B. 进展期胃癌
    C. 急性消化性溃疡　　D. 慢性消化性溃疡
    E. 应激性溃疡

（金　雯）

第15章 泌尿系统疾病

第1节 肾小球疾病

肾小球疾病（glomerular disease）是以肾小球损伤和病变为主的一组疾病。临床表现主要有血尿、蛋白尿、水肿、高血压、肾功能损害等，病变常累及双侧肾小球。早期症状常不明显，易被忽略，发展到晚期可引起肾衰竭，严重威胁患者的健康和生命。

根据病因分为原发性肾小球疾病、继发性肾小球疾病和遗传性肾小球疾病。原发性肾小球疾病是指病因不明者，原发于肾脏的独立性疾病；继发性肾小球疾病是指继发于全身性疾病的肾小球损害，如狼疮性肾炎、糖尿病肾病等，肾脏病变是系统性疾病的组成部分；遗传性肾小球疾病是基因突变所致的肾小球疾病，如奥尔波特（Alport）综合征（遗传性肾炎）等。本章主要介绍原发性肾小球疾病。

一、病因和发病机制

原发性肾小球疾病的病因和发病机制尚未完全阐明，但近年来的大量实验和临床研究证明大多数肾小球疾病是免疫介导性炎症疾病。抗原-抗体反应是肾小球疾病最主要的发病原因。

（一）肾小球疾病的病因

引起肾小球疾病的抗原物质可分为内源性和外源性两大类。

1. 外源性抗原 包括细菌、病毒、寄生虫、真菌等生物性病原体的成分，某些药物，异种血清等。

2. 内源性抗原 包括肾小球性抗原（如肾小球基膜抗原、足细胞、内皮细胞和系膜细胞的细胞膜抗原等）和非肾小球性抗原（如核抗原、DNA、肿瘤抗原、免疫球蛋白、甲状腺球蛋白等）。

（二）肾小球肾炎的发病机制

抗原-抗体反应是肾小球损伤的主要原因。与抗体有关的损伤主要通过以下几种机制：①循环免疫复合物沉积，某些外源性抗原或内源性抗原刺激机体产生抗体，在血液循环中形成免疫复合物，随着血流在肾小球内沉积，与补体结合，激活相关炎症介质，引起肾小球损伤。②原位免疫复合物沉积，血液循环中游离抗体与肾小球性抗原或种植于肾小球的外源性抗原相结合，在肾脏局部形成免疫复合物，引起肾小球损伤。③细胞免疫，细胞免疫产生致敏T淋巴细胞可致肾小球损伤，引起细胞介导的免疫性肾小球肾炎。

二、基本病理变化

1. 细胞增多 肾小球细胞数量增多，系膜细胞和内皮细胞增生或肥大，并可伴有中性粒细胞、单核细胞及淋巴细胞浸润；壁层上皮细胞增生可导致肾小球球囊内新月体形成。

2. 基膜增厚 基膜增厚可以是基膜本身的改变，也可为内皮下、基膜内或上皮下免疫复合物沉积。增厚的基膜由于理化性状发生了改变，通透性升高。

3. 炎性渗出和坏死 急性肾炎时，肾小球内可见中性粒细胞等炎症细胞浸润和纤维素渗出，毛细血管壁可发生纤维素样坏死，并伴有血栓形成。

4. 玻璃样变性和硬化 光镜下HE染色见病变的肾小球发生玻璃样变性和纤维化。严重时，肾小球内细胞减少甚至消失，毛细血管管腔狭窄或闭塞，胶原纤维增加，最终发展为肾小球硬化。肾小球玻璃样变性和硬化是各种肾小球疾病发展的最终结果。

5. 肾小管和间质的改变 由于肾小球血流和滤过性状的改变，肾小管上皮细胞常发生变性，管腔内可出现由蛋白质、细胞或细胞碎片聚集而成的管型。肾间质充血、水肿，可见少量炎症细胞浸润。患有慢性肾小球疾病时，肾小管可发生萎缩或消失，间质发生纤维化。

三、临床病理联系

由于肾小球疾病的病变及病理类型比较复杂，因此不同患者的临床表现也不尽相同，主要有以下几种类型。

1. 急性肾炎综合征 起病急，常表现为明显的血尿，轻至中度蛋白尿，常有水肿和高血压。严重者出现氮质血症。

2. 快速进行性肾炎综合征 起病急，进展快，出现水肿、血尿和蛋白尿等改变后，迅速发展为少尿甚至无尿，伴氮质血症，常发展为急性肾衰竭。

3. 肾病综合征 主要表现为大量蛋白尿（尿蛋白大于3.5g/d）、重度水肿、低蛋白血症、高脂血症和脂尿。

4. 慢性肾炎综合征 主要表现为多尿、夜尿、低比重尿、高血压、贫血、氮质血症等，后期出现慢性肾衰竭，甚至尿毒症，见于各型肾炎的终末阶段。

5. 无症状性血尿或蛋白尿 表现为持续或反复发作的肉眼或镜下血尿，或轻度蛋白尿，也可两者同时发生。

四、类型与病理特点

> **案例 15-1**
>
> 小雪，女，8岁，两周前患有上呼吸道感染，口服感冒药后症状缓解。近5日突然出现尿量减少，尿液呈洗肉水样（肉眼血尿），检查发现尿蛋白阳性，临床诊断为急性肾小球肾炎。
>
> 问题：1. 正常人尿液中会不会出现红细胞、蛋白质？
> 　　　2. 根据肾的病理变化，解释该患儿出现少尿、血尿和蛋白尿的原因。

肾小球肾炎的病理分类对临床治疗和判断预后有很大帮助，常见的肾小球肾炎有下列几种类型。

（一）毛细血管内增生性肾小球肾炎

毛细血管内增生性肾小球肾炎（endocapillary proliferative glomerulonephritis）又称急性弥漫增生性肾小球肾炎（acute diffuse proliferative glomerulonephritis），临床简称急性肾炎，主要病变特点是弥漫性毛细血管内皮细胞和系膜细胞增生，伴中性粒细胞和巨噬细胞浸润。此型病变由免疫复合物引起，免疫荧光检查可呈颗粒状荧光。大多数患者常发生于感染1～4周之后，如扁桃体炎、猩红热等，又称为感染后肾小球肾炎。最常见的病原体是A族乙型溶血性链球菌致肾炎菌株，患者血清中的抗链球菌溶血素"O"的抗体滴度升高。

肉眼观，双侧肾脏轻、中度肿大，表面充血，颜色较红，被膜紧张，称大红肾（图15-1）。有的肾脏表面有散在粟粒大小的出血点，故又称蚤咬肾。切面见肾皮质增厚。镜下观，病变累及双肾的绝大多数肾小球。肾小球体积增大，肾小球内细胞数量增多，增生的细胞主要为内皮细胞和系膜细胞，并伴有中性粒细胞和单核细胞浸润；毛细血管腔狭窄或闭塞（图15-2）；肾小管上皮细胞变性，肾小管管腔内出现红细胞管型、蛋白管型或白细胞管型及颗粒管型；肾间质充血、水肿并有炎症细胞浸润。

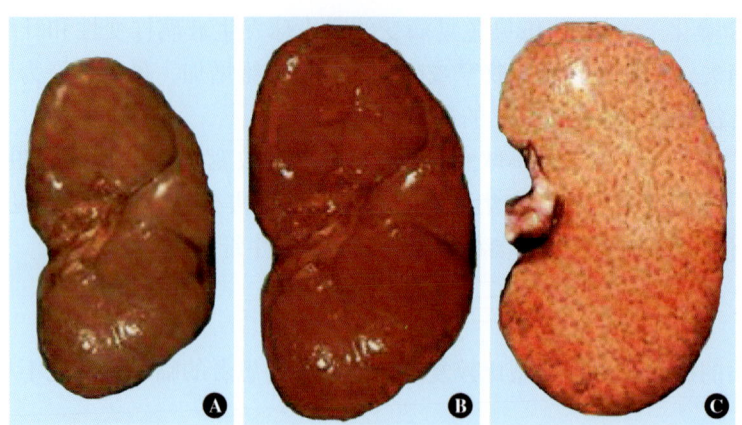

图 15-1　急性肾炎（肉眼观）
A. 正常肾；B. 大红肾；C. 蚤咬肾

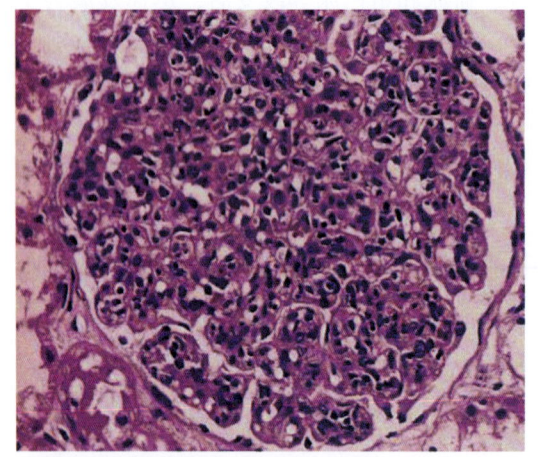

图 15-2　急性肾炎（镜下观，高倍镜，HE 染色）

1. 病理临床联系　临床主要表现为急性肾炎综合征。

（1）尿的改变　主要表现为少尿或无尿、血尿、蛋白尿和管型尿。由于肾小球内皮细胞及系膜细胞的增生、肿胀，压迫肾小球毛细血管，使小球的血流量减少，滤过率降低，而肾小管的重吸收功能基本正常，出现少尿或无尿。少数严重患者，因氮的代谢产物在血液中潴留形成氮质血症。肾小球毛细血管壁损伤，滤过膜通透性增强，可出现血尿、蛋白尿和管型尿，血尿为常见症状。滤出的蛋白质、细胞或细胞碎片可在肾小管中凝集形成管型，随尿液排出，称为管型尿。

（2）水肿　因肾小球滤过率降低，而肾小管的重吸收功能相对正常，引起水钠潴留；此外，由于变态反应使全身毛细血管的通透性增强，导致患者出现轻或中度的水肿。首先出现在组织疏松部位如眼睑水肿，严重时可遍及全身。

（3）高血压　由于水钠潴留，引起血容量增加，多数患者表现为轻度或中度高血压。

2. 结局　儿童链球菌感染后肾小球肾炎的预后很好，95% 以上可在数周或数月内症状消失，完全恢复；少数患者逐渐发展为慢性硬化性肾小球肾炎；极少数转为新月体性肾小球肾炎。成人患者预后较差，仅 60% 可以治愈。

（二）新月体性肾小球肾炎

新月体性肾小球肾炎（crescentic glomerulonephritis）又称急进性肾小球肾炎（rapidly progressive glomerulonephritis，RPGN），临床上简称急进性肾炎，本病以肾小球囊壁层上皮细胞增生，形成新月体为主要病变特点。病因和发病机制尚未完全清楚，本型肾炎大部分考虑由免疫机制引起，根据免疫学和病理学检查分为三型：Ⅰ型又称抗肾小球基膜型，免疫荧光检查可呈连续线性荧光；Ⅱ型又称免疫复合物型，免疫荧光检查可呈颗粒状荧光；Ⅲ型又称免疫反应缺乏型，免疫荧光检查阴性。

1. 病理变化　肉眼观，双肾体积增大，颜色苍白，表面可见点状出血。镜下观，病变呈弥漫分布，大部分肾小球球囊内形成具有特征性的新月体（图 15-3）。新月体主要由增生的肾小囊壁层上皮细胞和渗出的单核细胞构成，可见中性粒细胞和淋巴细胞浸润。早期的新月体以细胞成分为主，称其为细胞性新月体；随着病变的发展，纤维成分逐渐增多，称其为纤维-细胞性新月体；最后新月体纤维化，称为纤维性新月体。新月体形成后，肾小球囊腔狭窄或闭塞，导致毛细血管丛受压、缺血，最后肾小球发生纤维化及玻璃样变性，肾小管上皮细胞萎缩、消失。肾间质可发生水肿、炎症细胞浸润和纤维组织增生。

2. 病理临床联系　临床主要表现为急进性肾炎综合征。电镜下可见肾小球基膜缺损和断裂，肾小球毛细血管通透性增加，引起血尿和蛋白尿。大量新月体形成后，阻塞肾小球囊腔，迅速发展为少尿甚至无尿。如不及时治疗，代谢废物不能排出，在体内潴留引起氮质血症，血清尿素氮、肌酐等持续升高，酸碱失衡和水、电解质代谢紊乱，最后发展为肾衰竭。由于大量肾单位纤维化、玻璃样变性，肾组织缺血，引起肾素-血管紧张素升高，导致血压升高。

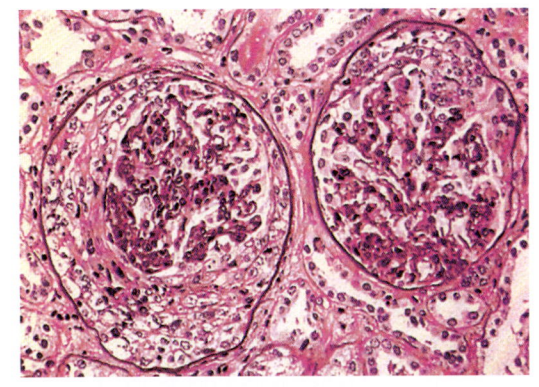

图 15-3　急进性肾小球肾炎（镜下观，高倍镜，HE染色）

3. 结局　由于病变广泛，本型肾炎发展迅速，预后较差，多数患者于数周至数月内死于尿毒症。血液透析或肾移植为临床主要采取的治疗措施。

（三）膜性肾小球肾炎

膜性肾小球肾炎（membranoproliferative glomerulonephritis）是以肾小球毛细血管基膜弥漫性增厚为特征，多见于30～50岁，临床上是引起成人肾病综合征的最常见病理类型。由于肾小球无明显炎症性反应，故又称为膜性肾病（membranous nephropathy）。此型病变大多由免疫复合物引起，免疫荧光检查呈颗粒状荧光。

1. 病理变化　肉眼观，双侧肾脏肿大，色苍白，故称大白肾。镜下观，早期病变不明显，随后肾小球毛细血管壁弥漫性增厚。过碘酸希夫（PAS）染色使增厚的基膜明显易见。电镜观，上皮细胞肿胀，足突消失，基膜与上皮之间有大量的电子致密沉积物。六胺银染色显示基膜增厚，有许多与基膜表面垂直的钉状突起，形如梳齿。其中的沉积物可逐渐溶解吸收，形成虫蛀状空隙。增厚的基膜使毛细血管腔缩小，最终可导致肾小球硬化。

2. 病理临床联系　临床表现为肾病综合征。由于肾小球基膜严重损伤，通透性显著增加，大量血浆蛋白滤出，严重时大分子蛋白也可滤出而表现为非选择性蛋白尿；因大量血浆蛋白随尿排出导致低蛋白血症；低蛋白血症使血浆胶体渗透压降低，同时因组织间液增多，继发血容量减少，刺激醛固酮和抗利尿激素分泌增多，导致水钠潴留进而加重水肿，故患者有严重的水肿，且常为全身性的，以眼睑和身体低垂部位最为明显；可能原因为低蛋白血症刺激肝脏合成脂蛋白增多，从而出现高脂血症，血脂过高可使血浆脂蛋白由肾小球滤出而继发脂尿。

3. 结局　膜性肾小球肾炎是一种慢性进行性疾病，起病缓慢，病程较长。早期病情可缓解，晚期则难以缓解。

（四）微小病变性肾小球病

微小病变性肾小球病（minimal change glomerulopathy）是引起儿童肾病综合征的最常见病理类型。光镜下肾小球基本正常，肾小管内有脂质沉积，故又称脂性肾病。电镜下特征性改变是弥漫性肾小球脏层上皮细胞足突消失，无电子致密物沉积。免疫荧光检查阴性，无免疫球蛋白沉积。临床上多表现为肾病综合征。约40%患者可在发病后数月自行缓解，90%患者对糖皮质激素治疗敏感，有明显疗效，但60%患者可复发。

（五）IgA肾病

IgA肾病（IgA nephropathy）是目前世界范围内最常见的原发性肾小球疾病，也是我国最常见的肾小球疾病，是终末期肾病的重要病因。本病发生于任何年龄，多发生于儿童及青年，病因和发病机制目前尚不完全清楚，发病前常有上呼吸道感染，少数有胃肠或尿路感染，可能与循环免疫复合物沉积有关。病理变化多种多样，可表现为轻微病变性肾小球肾炎、毛细血管内皮增生肾小球肾炎、系膜增生性肾小球肾炎、膜性增生性肾小球肾炎、新月体性肾小球肾炎等多种类型，其中以系膜增生性肾小球肾炎最为常见。免疫荧光显示系膜区有IgA沉积，是诊断本病的必要依据。临床主要表现为反复发作的血尿。本病预后与病变类型有关，肾小球硬化、肾小球系膜弥漫而严重增生及较多新月体形成者，预后较差。

（六）硬化性肾小球肾炎

硬化性肾小球肾炎（sclerosing glomerulonephritis）是各型肾小球肾炎发展到晚期的终末阶段。以多数肾小球纤维化及玻璃样变性等硬化性病变为特征，又称慢性肾小球肾炎（chronic glomerulonephritis）。起始病变的类型多不能辨认，多见于成人，是引起慢性肾衰竭的最常见病理类型。

1. 病理变化　肉眼观，两侧肾脏对称性缩小，苍白，质地变硬，表面呈较均匀的细颗粒状，称为颗粒性固缩肾（图15-4）。切面见肾皮质萎缩变薄，纹理模糊不清。肾盂周围脂肪组织增多。小动脉壁硬化、增厚，切面呈哆开状。

镜下观，病变弥漫分布于双侧肾脏。多数肾小球纤维化、玻璃样变性，相应肾小管萎缩消失；间质的纤维组织增生、收缩使病变肾小球相互集中；残存的相对正常的肾小球代偿性肥大，肾小管扩张，腔内有各种管型；肾间质内有淋巴细胞、浆细胞浸润（图15-5）。

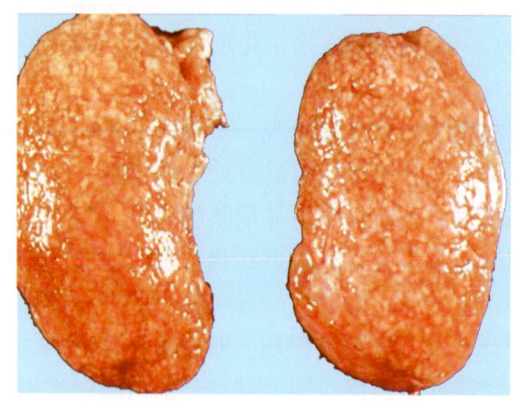

图15-4　颗粒性固缩肾（肉眼观）

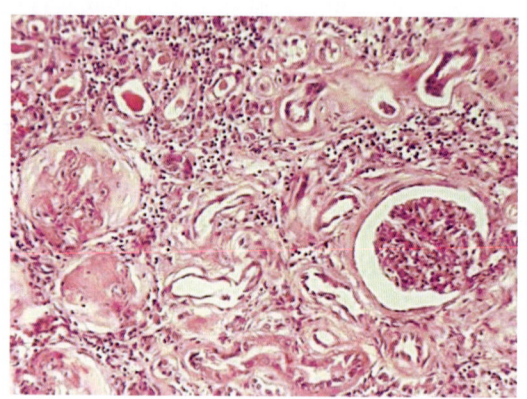

图15-5　硬化性肾小球肾炎（镜下观，低倍镜，HE染色）

2. 病理临床联系　临床主要表现为慢性肾炎综合征。

（1）尿的变化　主要为多尿、夜尿、低比重尿。因大量肾单位结构破坏，功能丧失，血液只能通过少数残存的肾小球滤过，原尿通过肾小管的速度加快，肾小管来不及重吸收，肾浓缩功能减弱，出现多尿、低比重尿。此外，由于残留肾单位相对正常，因此血尿、蛋白尿和管型尿不明显，水肿也较轻。

（2）高血压　由于大量肾单位纤维化，肾组织严重缺血，肾素分泌增加，激活肾素-血管紧张素系统，患者出现严重的高血压。长期高血压可引起左心室肥大，甚至导致左心衰竭，还可引起脑出血。

（3）氮质血症和尿毒症　由于大量肾单位破坏，残留的相对正常的肾单位逐渐减少，体内代谢废物不能排出，引起尿素氮、肌酐等非蛋白氮（NPN）在血液中含量增高，导致氮质血症，以及水、电解质紊乱和酸碱失衡，严重者可发展为尿毒症。

（4）贫血　由于肾组织大量破坏，肾促红细胞生成素分泌减少，加之毒性代谢产物在体内积聚，抑制骨髓造血功能，患者常出现贫血。

3. 结局　早期进行合理治疗控制疾病发展，可取得较好的治疗效果。病变发展到晚期，常因肾衰竭、心力衰竭、高血压脑出血或继发感染而死亡。

第 2 节 肾盂肾炎

> **案例 15-2**
>
> 王女士，42 岁，1 周前出现发热和左侧腰痛，伴尿频、尿急、尿痛。体温 38.5℃，左肾区叩击痛。血液检查：白细胞 $13.5×10^9$/L、中性粒细胞 0.898、淋巴细胞 0.07。尿液检查：红细胞（＋）、白细胞（＋＋＋）。
>
> **问题**：1. 该患者的主要诊断是什么，确诊依据是什么？
> 2. 根据肾的病理变化，分析出现血尿、发热的原因。

肾盂肾炎（pyelonephritis）是由细菌感染引起的肾盂、肾间质和肾小管的炎症性疾病，是肾脏最常见的感染性疾病，可发生于任何年龄，多见于女性，女性发病率为男性的 9～10 倍，原因为女性尿道短，尿道括约肌作用弱，细菌容易入侵，且女性激素水平的变化有利于细菌对尿道黏膜的黏附等。

一、病因及发病机制

肾盂肾炎是细菌直接感染引起的，感染途径主要有以下两种。

1. 上行性感染 是最主要的感染途径，指病原菌从尿道或膀胱通过输尿管管腔或输尿管周围的淋巴管上行到肾盂、肾盏及肾间质引起的炎症，病变可单侧或双侧。主要的致病菌是大肠埃希菌，多见于女性。

2. 血行感染 较为少见。指病原菌从体内某感染灶侵入血流，并随血流到达肾组织引起的炎症，逐渐可蔓延到肾盏、肾盂等，又称为下行性感染。病原菌以葡萄球菌为多见，病变常累及双侧肾脏。

细菌能否引起肾盂肾炎还取决于机体的防御能力及是否存在诱因。常见诱因：①尿路完全或不完全阻塞，是肾盂肾炎的主要诱发因素。如尿路感染结石、肿瘤压迫、前列腺增生等均可引起尿路的阻塞，细菌不易被冲洗清除，在局部大量繁殖引起感染，诱发肾盂肾炎。②医源性因素，如导尿、膀胱镜检查和其他尿道手术有时可将细菌带入膀胱，并易损伤尿路黏膜，导致细菌感染诱发肾盂肾炎。③膀胱输尿管反流，儿童主要见于先天性输尿管开口异常及输尿管插入膀胱的部分缺失或变短，成人常见于脊髓损伤出现膀胱弛缓，使尿液从膀胱逆流到输尿管甚至肾盂，导致细菌繁殖，引起感染。

二、肾盂肾炎的类型

（一）急性肾盂肾炎

急性肾盂肾炎（acute pyelonephritis）指肾盂、肾间质和肾小管的化脓性炎，病原体主要为革兰氏阴性菌，以大肠埃希菌最常见，占 60%～80%。

1. 病理变化 肉眼观，肾脏体积增大、充血，表面散在多数大小不等的黄白色脓肿灶，周围有暗红色的充血出血带，多个脓肿病灶可互相融合形成较大脓肿。切面髓质内可见黄色条纹向皮质伸展。肾盂黏膜充血、水肿，表面可见脓性渗出物及散在小出血点。

镜下观，肾间质内有大量中性粒细胞浸润，或形成大小不等的脓肿（图 15-6）。肾小管坏死，管腔内见大量中性粒细胞聚集，或可见中性粒细胞管型。肾盂黏膜充血、水肿，大量中性粒细胞浸润。

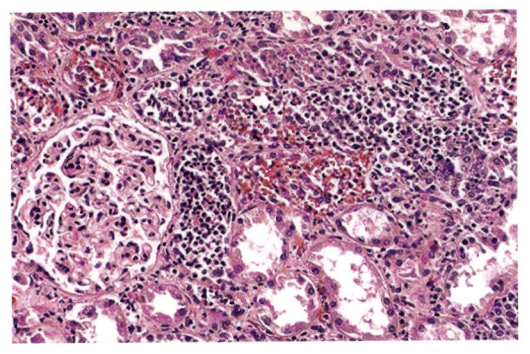

图 15-6 急性肾盂肾炎（镜下观，低倍镜，HE 染色）
灶状肾间质化脓性炎及肾小管坏死

2. 临床病理联系 急性肾盂肾炎属于急性化脓性炎，

故起病急,患者出现发热、寒战、白细胞增多等全身急性感染症状,尿检查显示脓尿、菌尿、管型尿,也可出现血尿,其中白细胞管型对于急性肾盂肾炎的诊断有临床意义;肾肿大使肾包膜紧张,刺激神经末梢,可出现腰部酸痛和肾区叩击痛;病变累及膀胱、尿道,引起尿频、尿急、尿痛等膀胱刺激征的症状。

3. 结局 急性肾盂肾炎如能及时彻底治疗,大多数可在短期内治愈;如治疗不彻底或尿路梗阻等诱因未消除,则易反复发作而转为慢性肾盂肾炎。

(二) 慢性肾盂肾炎

慢性肾盂肾炎是慢性肾小管-间质性炎症,特点是慢性间质性炎症、纤维化和瘢痕形成,常伴有肾盂和肾盏的纤维化及变形。可因急性肾盂肾炎未得到及时彻底治疗转变而来,也可因尿路梗阻未解除、膀胱输尿管反流等原因使感染反复发作。

1. 病理变化 肉眼观,病变累及一侧肾或双侧肾。病变肾体积缩小,质地变硬,表面高低不平,有不规则的瘢痕。切面见皮髓质界限不清,肾乳头萎缩,肾盂和肾盏因瘢痕收缩而变形,肾盂黏膜粗糙(图15-7)。

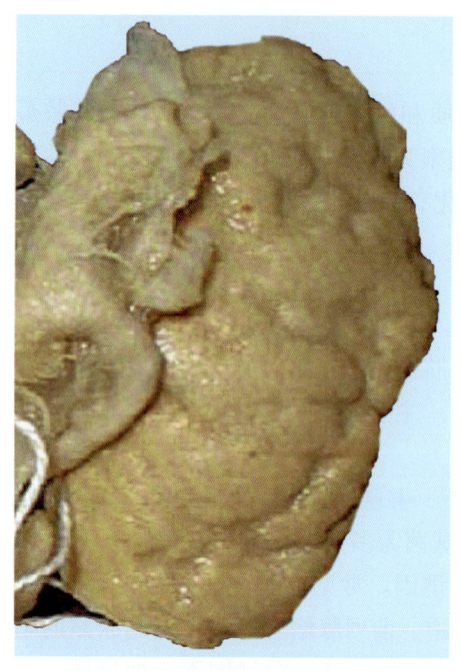

图15-7 慢性肾盂肾炎(肉眼观)

镜下观,病变呈不规则灶性分布,肾间质大量淋巴细胞和巨噬细胞浸润,淋巴滤泡形成,间质纤维化。部分区域肾小管萎缩,进而肾小管坏死、消失;部分肾单位代偿性肥大,肾小管扩张,管腔内充满均质红染的胶样管型,形似甲状腺滤泡。肾盂和肾盏黏膜及黏膜下组织出现慢性炎症细胞浸润及纤维化。肾内细动脉和小动脉因继发性高血压发生玻璃样变性和纤维化。活动期可见中性粒细胞浸润及脓肿。

2. 临床病理联系 慢性肾盂肾炎常缓慢发病,可表现为无症状性菌尿或急性肾盂肾炎的反复发作。由于肾小管病变严重,尿浓缩功能下降,患者可出现多尿和夜尿。肾小管重吸收功能降低,可导致低钠、低钾及代谢性酸中毒。肾组织纤维化和小血管硬化,导致肾组织缺血,肾素分泌增加,引起高血压。晚期因大量肾组织破坏,出现氮质血症和尿毒症。X线肾盂造影检查显示肾脏不对称性缩小,伴有局灶性瘢痕和肾盂变形,对临床诊断有一定价值。

3. 结局 慢性肾盂肾炎病程长,常反复发作,及时去除诱因,尽早彻底治疗可控制病变的发展。如病变广泛且频繁发作,晚期可引起高血压、心力衰竭和尿毒症等严重后果。

第3节 肾细胞癌

案例15-3

王先生,79岁,体检时B超发现左肾实质内有2.3cm×2cm的肿块,随后在B超引导下行穿刺。病理报告:肿瘤细胞体积较大,呈圆形或多边形,胞质丰富,透明状,间质具有丰富的毛细血管和血窦。

问题:1. 该患者可能的诊断是什么?依据是什么?
      2. 如不及时治疗,该患者可能出现的症状有哪些?

肾细胞癌（renal cell carcinoma），简称肾癌，多发生于40岁以后，男性发病多于女性，是肾脏最常见的恶性肿瘤。

一、病因和发病机制

肾细胞癌的病因和发病机制尚未完全阐明。流行病学调查显示，吸烟是引起肾癌的最重要因素；其他如肥胖、高血压及接触石棉、石油产品和重金属等也是引起肾癌的危险因素；有的肾细胞癌与遗传有关，如家族性肾细胞癌为常染色体显性遗传，发病年龄较小，且多为双侧发病。

二、分类和病理变化

近年来，基于对家族性和散发性肾细胞癌的细胞遗传学和组织病理学的综合研究，目前认为肾细胞癌主要类型为肾透明细胞癌、乳头状癌、肾嫌色细胞癌。

肉眼观，肾细胞癌多见于肾的两极，常见于肾的上极。肿瘤表现为实质性圆形肿物，直径在3～15cm。切面因瘤细胞富含脂质和糖原，常伴有灶状出血、坏死、软化或钙化，因此表现出红、棕、黄、灰、白等多种颜色交错的多彩的特征；肿瘤界限清楚，可形成假性包膜；肿瘤可蔓延到肾盏、肾盂及输尿管，并常侵犯肾静脉（图15-8）。

肾癌的组织学类型以肾透明细胞癌最为常见。镜下观，肿瘤细胞体积较大，呈圆形或多边形，胞质丰富，透明或颗粒状，间质具有丰富的毛细血管和血窦。

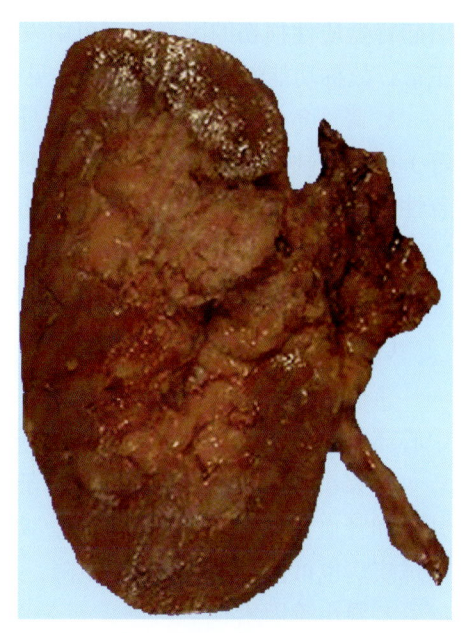

图15-8 肾细胞癌（肉眼观）

三、临床病理联系

肾癌早期症状不明显，常到肿瘤体积很大时才被发现。临床上典型表现为血尿、腰痛和肾区肿块，即肾癌三联症。最有意义的症状是无痛性血尿，多为首发症状。肿瘤可产生异位激素和激素样物质，患者可出现多种副肿瘤综合征，如红细胞增多症、高钙血症、高血压等。肾细胞癌容易转移，最常发生于肺和骨，也可发生于局部淋巴结、肝、肾上腺和脑。

第4节 肾 衰 竭

当各种病因引起肾功能严重障碍时，可出现多种代谢产物、药物和毒物在体内蓄积，水、电解质紊乱和酸碱失衡，以及肾脏内分泌功能障碍，并引起一系列症状和体征，这种临床综合征称为肾衰竭（renal failure）。根据病因和发病进程肾衰竭可分为急性肾衰竭和慢性肾衰竭，无论是急性肾衰竭还是慢性肾衰竭，发展到严重阶段，最终表现为尿毒症（uremia）。

案例15-4

李女士，45岁。为了明目自服10余斤重鲤鱼的鱼胆1枚，随后出现恶心、呕吐、腹痛、腹泻，伴腰痛5日入院。实验室检查：血钾5.0mmol/L，血尿素氮（BUN）18.4mmol/L，血肌酐（Cr）158.6μmol/L。诊断：鱼胆中毒，急性肾衰竭。

问题：1. 请解释鱼胆为什么会引起急性肾衰竭。
2. 诊断急性肾衰竭的依据是什么？

一、急性肾衰竭

急性肾衰竭（acute renal failure，ARF）是各种原因引起双肾泌尿功能在短期内急剧障碍，导致代谢产物在体内迅速积聚，水、电解质紊乱和酸碱失衡，出现氮质血症、高钾血症和代谢性酸中毒，致使机体内环境严重紊乱的临床综合征。多数患者伴有少尿或无尿，少数患者尿量并未减少，但肾排泄功能障碍。

（一）急性肾衰竭的原因与分类

根据发病原因可将急性肾衰竭分为肾前性、肾性和肾后性三类。

1. 肾前性急性肾衰竭　凡能引起肾脏血液灌流量急剧减少，致使肾小球滤过率显著下降，但尚未引起肾器质性损伤的因素，都可引发肾前性急性肾衰竭。当肾灌流量恢复正常时，肾功能也随即恢复正常，故称功能性急性肾衰竭。常见于各型休克的早期。

2. 肾性急性肾衰竭　由肾脏本身的病变（如急性肾小球肾炎、急性间质性肾炎和肾动脉粥样硬化等）或由肾缺血、肾毒物（如氨基糖苷类抗生素、甲醇、汞、鱼胆、血红蛋白和肌红蛋白等）所致的急性肾小管坏死等肾实质性病变所引起，又称器质性肾衰竭。

3. 肾后性急性肾衰竭　从肾盂到尿道口任何部位的尿路梗阻，都有可能引起肾后性急性肾衰竭，主要见于双侧输尿管结石、前列腺增生、前列腺癌、泌尿道及其周围肿瘤。

（二）急性肾衰竭的发病机制

急性肾衰竭机制目前尚不清楚。不同原因引起的急性肾衰竭机制不尽相同，但急性肾衰竭发生的中心环节均为肾小球滤过率降低，主要发生机制如下。

1. 肾小球因素　休克早期，由于血容量减少、心脏泵功能障碍或血管床容积增大，引起循环血量减少和肾血管收缩，肾血液灌流量减少，导致肾小球滤过率显著降低，出现少尿和氮质血症。急性肾小球疾病也可使肾小球滤过率下降，导致少尿或无尿。

2. 肾小管因素

（1）肾小管阻塞　肾缺血、肾毒物引起肾小管坏死时的细胞脱落碎片，异型输血时的血红蛋白，挤压综合征的肌红蛋白，均可在肾小管内形成各种管型，阻塞肾小管管腔，使原尿不易通过；同时引起肾小囊内压增加，使肾小球滤过率降低，引起少尿。

（2）原尿回漏至肾间质　在持续肾缺血和肾毒物作用下，肾小管上皮细胞变性、坏死、脱落，原尿可经受损的肾小管壁处回漏入周围肾间质，除直接造成尿量减少外，还可引起肾间质水肿，压迫肾小管，造成肾小囊内压升高，使肾小球滤过率降低，出现少尿。

（三）急性肾衰竭时机体的功能和代谢变化

急性肾衰竭按发病时尿量减少与否可分为少尿型和非少尿型两种。少尿型急性肾衰竭和非少尿型急性肾衰竭可相互转化，少尿型经及时治疗可转化为非少尿型，预后良好；非少尿型如漏诊或治疗不当，可转变为少尿型，预后不良。

1. 少尿型急性肾衰竭　根据发生过程可分为少尿期、移行期、多尿期和恢复期4个阶段。

（1）少尿期　是病理过程中最危险的阶段，内环境紊乱严重，表现为少尿，甚至无尿，继而出现水、电解质紊乱和酸碱失衡，代谢产物和毒物的蓄积。持续时间越长，预后越差。

1）尿变化：①少尿或无尿，出现少尿（<400ml/24h）或无尿（<100ml/24h）。②低比重尿，常固定于1.010～1.015，是由于肾小管损伤引起肾脏对尿液浓缩稀释功能障碍所致。③尿钠高，肾小管对钠的重吸收障碍，导致尿钠含量高。④血尿、蛋白尿、管型尿，由于肾小球滤过障碍和肾小管受损，尿中可出现红细胞、白细胞、蛋白质等；尿沉渣检查可见透明、颗粒和细胞管型。

2）水中毒：急性肾衰竭时，因少尿、分解代谢增强导致内生水增多、摄入水过多等原因，导致体内水潴留、稀释性低钠血症和细胞水肿。严重时可出现心功能不全、肺水肿和脑水肿。

3）高钾血症：是急性肾衰竭患者最危险的变化，也是最常见的死亡原因。其主要发生机制为：①尿量减少使钾随尿排出减少。②组织损伤和分解代谢增强，使钾大量释放到细胞外液。③酸中毒时，细胞内钾离子外流。④低钠血症时远曲小管的钠-钾交换减少。⑤输入库存血或食入含钾量高的食物或药物等。

4）代谢性酸中毒：十分常见，并且具有进行性、不易纠正的特点。其发生机制：①肾小球滤过率降低导致酸性代谢产物在体内蓄积；②肾小管分泌H^+和NH_3能力降低，使碳酸氢钠重吸收减少；③分解代谢增强，体内固定酸产生增多。

5）氮质血症：血中尿素、肌酐、尿酸等非蛋白氮含量显著升高，称为氮质血症。其主要是由于肾脏排泄功能障碍和体内蛋白质分解增加所致。在该期，氮质血症进行性加重，严重时可出现尿毒症。

（2）移行期　尿量增加到每日大于400ml以上时，标志患者已度过危险的少尿期进入移行期，提示肾小管上皮细胞已开始再生修复，肾功能开始好转。但肾脏排泄能力仍低于正常，故仍存在氮质血症、高钾血症和酸中毒等。

（3）多尿期　每日尿量可达每日3000ml或以上。

发生多尿的机制：①肾血流量和肾小球滤过功能渐恢复正常；②新生肾小管上皮细胞功能尚不成熟，钠水重吸收功能仍低下；③肾间质水肿消退，肾小管内管型被冲走，阻塞解除；④少尿期中潴留在血中的尿素等代谢产物经肾小球大量滤出，增加原尿渗透压，产生渗透性利尿。

多尿期早期，由于肾功能尚未恢复正常，氮质血症、高钾血症和酸中毒并不能立即得到改善。后期，由于水、电解质大量排出，易发生脱水、低钾血症和低钠血症。多尿期持续1~2周，可进入恢复期。

（4）恢复期　尿量开始减少并逐渐恢复正常，血中非蛋白氮含量下降，水、电解质紊乱和酸碱失衡得到纠正。但肾小管功能需要数月甚至更长时间才能完全恢复。少数患者由于肾小管上皮细胞和基膜破坏严重，出现肾组织纤维化而转变为慢性肾衰竭。

2. 非少尿型急性肾衰竭　临床上还有一些患者的尿量无明显减少，为非少尿型急性肾衰竭。肾脏泌尿功能障碍比少尿型急性肾衰竭轻，以尿浓缩功能障碍为主，故尿量较多，尿比重和尿钠含量低。但肾小球滤过率明显减少，可引起氮质血症。非少尿型急性肾衰竭的临床表现较轻，病程较短，预后较好。

二、慢性肾衰竭

慢性肾衰竭（chronic renal failure，CRF）指各种慢性肾脏疾病引起肾单位慢性进行性、不可逆性破坏，以致残存的肾单位不足以充分排出代谢废物及维持内环境稳定，机体出现水、电解质紊乱和酸碱失衡，代谢产物及毒性物质在体内潴留及肾内分泌功能障碍，并伴有一系列临床症状的病理过程。

（一）慢性肾衰竭的病因和发病机制

引起慢性肾衰竭的疾病以慢性肾小球肾炎最为常见，其他的有慢性肾盂肾炎、高血压性肾硬化、多囊肾、肾肿瘤等。

其发生机制目前不甚清楚，可能与储存肾单位逐步减少、矫枉失衡、肾小球过度滤过及肾小管-肾间质损伤有关。

（二）慢性肾衰竭的发展过程

慢性肾脏病临床上以肾小球滤过率的指标为依据分为5期，见表15-1。进展到第3期以后患者将逐步出现肾衰竭的临床表现，第5期是尿毒症期。

表 15-1 慢性肾脏病临床分期

分期	描述	GFR[ml/(min·1.73m²)]
1	肾损伤（蛋白尿、镜下血尿），GFR正常或增加	≥90
2	肾损伤（蛋白尿、镜下血尿），GFR轻度降低	60～89
3	肾功能不全，GFR中度降低	30～59
4	肾衰竭，GFR严重降低	15～29
5	肾衰竭及尿毒症	<15或透析

注：GFR. 肾小球滤过率

（三）慢性肾衰竭时机体的功能和代谢变化

1. 尿的变化

（1）夜尿　慢性肾衰竭患者，早期即有夜间尿量增多的表现，夜间尿量和白天尿量相近，甚至超过白天尿量，这种情况称为夜尿。

（2）多尿　成人24小时尿量超过2000ml称为多尿。其机制可能是：①原尿流速增快，大量肾单位破坏后，残存肾单位血流量增多，其肾小球滤过和原尿形成增多，流进肾小管速度增快，使肾小管未能充分重吸收。②渗透性利尿，原尿中原尿中溶质（尿素）增多。③尿浓缩功能障碍，慢性肾小球肾炎、慢性肾盂肾炎等患者髓袢主动重吸收 Cl^- 的功能减弱，髓质不能形成高渗环境，因而尿的浓缩功能降低。

（3）低渗尿或等渗尿　慢性肾衰竭早期，肾小管浓缩功能降低，稀释功能正常，出现低渗尿。随着病情进展，肾小管浓缩功能及稀释功能均减退，尿比重固定在1.008～1.012，尿渗透压为260～300mmol/L，与血浆晶体渗透压相近，称为等渗尿。

（4）尿成分改变　肾小球滤过膜通透性增强或肾小管上皮细胞受损，患者还可出现蛋白尿、血尿和管型尿等。

2. 氮质血症　慢性肾衰竭晚期，肾小球滤过率逐渐降低，过多的含氮代谢终末产物在体内蓄积，血中非蛋白氮（尿素、尿酸、肌酐等）的含量增加，出现氮质血症。因内生肌酐清除率（尿中肌酐浓度×每分钟尿量/血浆肌酐浓度）与肾小球滤过率的变化呈平行关系，可反映具有功能的肾单位数目，临床上常用来判断病情的严重程度。血尿素氮、肌酐改变早期不明显，晚期才升高。

3. 水、电解质紊乱及酸碱失衡

（1）水钠代谢障碍　慢性肾衰竭时，肾脏对水钠负荷的调节能力减退。水摄入增加时，可发生水潴留；严格限制水摄入时发生脱水；过多限制钠的摄入，易引起低钠血症，导致细胞外液和血浆容量减少；当钠摄入过多时，易造成水钠潴留，使血压升高，加重心脏负荷。

（2）钾代谢障碍　慢性肾衰竭早期，由于多尿，血钾浓度多正常。低钾血症见于厌食而摄食不足、呕吐、腹泻使钾丢失过多等。晚期也可发生高钾血症，机制：①晚期因尿量减少而排钾减少；②长期应用保钾类利尿剂；③酸中毒；④感染等使分解代谢增强；⑤溶血；⑥含钾饮食或药物摄入过多。

（3）钙磷代谢障碍

1）高磷血症：慢性肾衰竭早期，由于肾小球滤过率降低，肾脏排磷减少，血磷暂时性升高并引起低钙血症，低血钙刺激甲状旁腺分泌甲状旁腺素增多，甲状旁腺素可抑制健存肾单位的肾小管对磷的重吸收，使肾脏排磷增多，血磷可恢复正常。但随着病情的进展，健存肾单位太少不能维持磷的充分排出，导致血磷显著升高；甲状旁腺素分泌增多又加强了溶骨过程，使血磷进一步升高，从而引起肾性骨营养不良。

2）低钙血症：其原因有以下几点：①血液中钙磷浓度之间有一定关系，当血磷浓度升高时，血钙浓度就会降低。②由于肾实质破坏，1, 25-(OH)$_2$D$_3$，肠钙吸收减少。③血磷升高时，磷酸根可在肠内与食物中的钙结合形成难溶解的磷酸钙，从而妨碍肠钙的吸收。④肾毒物损伤肠道，影响肠道钙磷吸收。

（4）代谢性酸中毒　慢性肾衰竭晚期因受损单位增多，可出现代谢性酸中毒，其原因有以下几点：①肾小球滤过率严重下降，使硫酸、磷酸等酸性产物滤过排出减少。②继发性甲状旁腺素分泌增多，抑制近曲小管上皮细胞碳酸酐酶活性，使近曲小管排氢和重吸收碳酸氢盐减少。③肾小管上皮细胞产NH$_3$减少，可致H$^+$排出障碍。

4. 肾性营养不良　是慢性肾衰竭，尤其是尿毒症的严重并发症，亦称为肾性骨病。儿童为肾性佝偻病，成人为骨质软化、纤维性骨炎、骨质疏松、骨囊性纤维化等，其发病机制如下。

（1）继发性甲状旁腺功能亢进　慢性肾衰竭时，高血磷、低血钙可继发甲状旁腺功能亢进，血中甲状旁腺素分泌增加，促进骨基质和骨盐溶解，导致骨质疏松及纤维性骨盐。

（2）维生素D$_3$活化障碍　1, 25-(OH)$_2$D$_3$具有促进肠钙吸收和骨盐沉积等作用。慢性肾衰竭时，由于25-(OH)D$_3$活化形成1, 25-(OH)$_2$D$_3$能力降低，使活性维生素D$_3$生成减少，导致肠钙吸收减少，胶原蛋白合成减少，导致肾性佝偻病和成人骨质软化的发生。

（3）酸中毒　慢性肾衰竭时多伴有持续的代谢性酸中毒。酸中毒可使骨动员加强，促进骨盐溶解，引起骨质脱钙。同时，酸中毒可干扰正的1, 25-(OH)$_2$D$_3$合成，抑制肠对钙的吸收。

5. 肾性贫血　慢性肾衰竭患者大多伴有贫血，且贫血程度与肾功能损害程度往往一致。肾性贫血的发生机制为：①促红细胞生成素生成减少，导致骨髓红细胞生成减少。②体内蓄积的毒性物质对骨髓造血功能的抑制。③毒性物质抑制血小板功能所致的出血。④毒性物质使红细胞破坏增加引起溶血。⑤肾毒性物质可引起肠道对铁和蛋白等造血原料的吸收减少或利用障碍。

三、尿毒症

急性肾衰竭和慢性肾衰竭发展到最严重阶段，肾单位大量破坏、使代谢终末产物和毒性物质在体内大量蓄积，伴有水、电解质紊乱及酸碱失衡以及肾内分泌功能失调，从而引起一系列自体中毒症状的综合征，称为尿毒症（uremia）。

（一）尿毒症毒素

研究发现，尿毒症患者血浆中有二百多种代谢产物或毒性物质，其中很多可引起尿毒症症状，称为尿毒症毒素。尿毒症毒素来源：①正常代谢产物在体内蓄积，如尿素、胍、多胺等。②外源性毒物未经机体解毒、排泄，如铝的潴留等。③毒性物质经机体代谢又产生新的毒性物质。④正常生理活性物质浓度持续升高，如甲状旁腺素等。

（二）尿毒症时机体的功能和代谢变化

尿毒症期，除上述水、电解质紊乱，酸碱失衡，贫血，出血倾向，高血压等进一步加重外，还可出现各器官系统功能障碍及代谢障碍所引起的临床表现。

1. 神经系统　中枢神经系统功能紊乱是尿毒症的主要表现，有头痛、头昏、烦躁不安、理解力和记忆力减退等，严重时出现神经抑郁、嗜睡甚至昏迷等，称为尿毒症脑病。周围神经病变的表现有乏力、足部发麻、足反射减弱或消失，最后可发生麻痹。神经系统功能障碍的机制有：①某些毒性物质的蓄积引起神经细胞变性；②水电解质紊乱和酸碱失衡；③肾性高血压所致的脑血管痉挛，缺氧和毛细血管通透性增高，可引起脑神经细胞变性和脑水肿。

2. 消化系统　症状出现最早，有食欲不振、厌食、恶心、呕吐或腹泻。这些症状与肠道细菌的尿素酶分解尿素、产氨增多和促胃液素灭活减少，导致胃肠道黏膜发生溃疡有关。恶心、呕吐也与中枢神经系统的功能障碍有关。

3. 心血管系统　主要表现为充血性心力衰竭和心律失常，晚期可出现尿毒症心包炎。心血管功能障碍是由于肾性高血压、酸中毒、高钾血症、水钠潴留、贫血及毒性物质等作用的结果。尿毒症心包炎多为纤维性心包炎。

4. 呼吸系统　可出现酸中毒固有的深大呼吸。由于尿素经唾液酶分解生成氨，故呼出气可有氨味。患者严重时可发生尿毒症肺炎、肺水肿、纤维素性胸膜炎或肺钙化等病变。肺水肿与心力衰竭、低蛋白血症、水钠潴留等有关。

5. 免疫系统　常并发免疫功能障碍，以细胞免疫异常为主，可能与毒性物质对淋巴细胞的分化和成熟有抑制作用，或者对淋巴细胞有毒性作用等有关。

6. 皮肤变化　患者常出现皮肤瘙痒、干燥、脱屑和颜色改变等，其中瘙痒可能与毒性物质刺激皮肤感觉神经末梢及继发性甲状旁腺功能亢进所致皮肤钙沉积有关。

7. 代谢障碍

（1）糖代谢　伴有葡萄糖耐量降低，原因可能是尿素、肌酐和中分子量毒物等的毒性作用。

（2）蛋白质代谢　患者常出现消瘦、恶病质、低蛋白血症等负氮平衡的体征。为维持尿毒血症患者的氮平衡，其蛋白质摄入量应与正常人没有明显差异。

（3）脂肪代谢　患者血中三酰甘油含量增高，出现高脂血症。这是由于胰岛素拮抗物使肝脏合成三酰甘油增加，周围组织蛋白酶活性降低而清除三酰甘油减少所致。

（三）尿毒症防治的病理生理基础

1. 积极治疗原发疾病，防止肾实质的继续破坏，进而改善肾功能。

2. 消除诱因，避免肾功能的进一步恶化。如控制感染、减轻高血压、注意饮食等。

3. 对症治疗，纠正水、电解质紊乱和酸碱失衡，以维持内环境的稳定。透析疗法包括腹膜透析、血液透析等，可延长患者生命。

4. 肾移植是目前治疗尿毒症最根本的方法。

吴 阶 平

吴阶平，名泰然，号阶平，生于江苏常州，我国著名的医学科学家、医学教育家、泌尿外科专家、社会活动家，中国科学院、中国工程院资深院士。幼年时便受父辈"不为良相，便为良医"的训教，吴阶平作为中国泌尿外科开拓者之一，在泌尿外科，男性计划生育等方面做出了突出贡献——对"肾结核对侧肾积水"的研究帮助肾结核患者得以痊愈，并在国内外医疗实践中得到了证实；对肾切除后留存肾代偿性增长的研究，纠正了长期存在的一种不全面的认识。自吴阶平教授于1960年实行首例肾移植以来，我国在肾、肝、心脏、肺、胰岛、睾丸、骨髓等临床器官组织移植方面，在种类和数量及移植的成功率方面，都达到或接近国际先进水平。

自 测 题

单选题

1. 肾小球肾炎属于（　　）
   A. 化脓性炎　　　B. 纤维素炎
   C. 肉芽肿性炎　　D. 出血性炎
   E. 非化脓性变态反应性炎

2. 与肾小球肾炎描述不符的是（　　）
   A. 可由循环免疫复合物引起
   B. 可由原位免疫复合物引起
   C. 可由肾小球固有抗原引起
   D. 可由肾小球植入抗原引起
   E. 仅仅是细菌直接感染引起

3. 与毛细血管内增生性肾小球肾炎不符的描述是（　　）

A. 可引起大红肾

B. 双肾弥漫受累

C. 发生于链球菌感染后

D. 表现为急性肾炎综合征

E. 预后差

4. 新月体性肾小球肾炎中新月体的细胞是（　　）

A. 肾小球内皮细胞

B. 肾小囊壁层上皮细胞

C. 肾小囊脏层上皮细胞

D. 肾小球系膜细胞和内皮细胞

E. 肾小球系膜细胞

5. 新月体性肾小球肾炎常见的临床症状是（　　）

A. 肾病综合征　　B. 急性肾炎综合征

C. 慢性肾炎综合征　D. 隐匿性肾炎综合征

E. 急进性肾炎综合征

6. 不属于肾病综合征的临床表现是（　　）

A. 高度水肿　　　B. 血尿

C. 低蛋白血症　　D. 高脂血症

E. 大量蛋白尿

7. 硬化性肾小球肾炎特征性的尿变化是（　　）

A. 蛋白尿　　　　B. 少尿、无尿

C. 多尿、夜尿　　D. 管型尿

E. 血尿

8. 硬化性肾小球肾炎的肾脏表现为（　　）

A. 大红肾　　　　B. 颗粒性固缩肾

C. 大白肾　　　　D. 蚤咬肾

E. 大瘢痕性固缩肾

9. 肾盂肾炎的基本病变是（　　）

A. 化脓性炎　　　B. 变态反应性炎

C. 增生性炎　　　D. 变质性炎

E. 纤维素性炎

10. 肾盂肾炎主要累及（　　）

A. 肾小球　　　　B. 肾小管

C. 肾间质　　　　D. 肾盂

E. 肾小管、肾间质和肾盂

11. 肾盂肾炎最常见的病原体是（　　）

A. 变形杆菌　　　B. 产气杆菌

C. 大肠埃希菌　　D. 葡萄球菌

E. 链球菌

12. 不符合肾盂肾炎的病因发病是（　　）

A. 多为上行性感染

B. 多为血源性感染

C. 多为大肠埃希菌感染

D. 与尿路阻塞有关

E. 多发生于女性

13. 急性肾盂肾炎一般不引起（　　）

A. 发热、寒战、白细胞增高

B. 腰痛

C. 脓尿、菌尿、蛋白尿

D. 尿频、尿急、尿痛

E. 尿毒症

14. 慢性肾盂肾炎的肾脏呈（　　）

A. 不规则凹陷性瘢痕　B. 颗粒性固缩肾

C. 大白肾　　　　D. 蚤咬肾

E. 大红肾

15. 肾衰竭是指（　　）

A. 持续少尿或无尿的病理过程

B. 引起氮质血症的各种疾病

C. 尿中出现蛋白尿、管型、红细胞和白细胞的病理过程

D. 大量蛋白尿

E. 因肾功能障碍导致代谢产物蓄积，以及肾内分泌和酸碱失衡的综合征

（袁云川）

第 16 章
内分泌系统疾病

第 1 节 糖 尿 病

糖尿病（diabetes mellitus）是由体内胰岛素绝对或相对不足，或靶细胞对胰岛素敏感性降低而引起的糖、脂肪和蛋白质代谢紊乱的一种慢性疾病。其主要特征是高血糖、糖尿，临床上常表现为多饮、多食、多尿和体重减轻，即"三多一少"，可并发组织或器官发生形态结构改变和功能障碍。本病发病率呈日益增高趋势。

> **案例 16-1**
>
> 王女士，53 岁，10 年前因口干、多饮、多尿，在外院检查血糖高，诊断为糖尿病。患者未规律用药，间断口服药物降糖治疗，未监测血糖。近 1 年来出现视物模糊，双下肢麻木不适。
> 问题：1. 分析患者引起糖尿病的可能原因。
> 　　　2. 患者为什么会出现视物模糊和双下肢麻木不适？

一、病因和发病机制

糖尿病根据病因分为原发性糖尿病和继发性糖尿病两大类。继发性糖尿病是指有明确病因造成胰岛内分泌功能不足所致的糖尿病，如胰腺炎、肿瘤、手术损伤或某些内分泌疾病（如肢端肥大症、皮质醇增多症、甲状腺功能亢进症、嗜铬细胞瘤）等。

原发性糖尿病分为 1 型糖尿病和 2 型糖尿病两种。

1. 1 型糖尿病 又称胰岛素依赖型糖尿病或幼年型糖尿病，约占糖尿病的 10%。青少年发病，起病急，病情重，发展快。胰岛 β 细胞严重损伤，细胞明显减少，胰岛素分泌绝对不足，血中胰岛素降低，易出现酮症，治疗需依赖胰岛素。目前认为本型是在遗传易感性的基础上由病毒感染等诱发的针对 β 细胞的一种自身免疫性疾病，引起选择性胰岛 β 细胞破坏和功能衰竭。

2. 2 型糖尿病 又称非胰岛依赖型糖尿病或成年型糖尿病，约占糖尿病的 90%，常成年发病，多见于肥胖者，起病缓慢，病情较轻，发展较慢。胰岛数目正常或轻度减少，血中胰岛素可正常、增多或降低，不易出现酮症，一般可以不依赖胰岛素治疗。本型病因、发病机制不清楚，认为是与肥胖有关的胰岛素相对不足及组织对胰岛素抵抗所致。

> **医者仁心**
>
> **邹承鲁：人工合成牛胰岛素第一人**
>
> 1951 年，28 岁的邹承鲁获英国剑桥大学生物化学博士学位。怀着一颗报效祖国的赤子之心，邹承鲁在获得博士学位后回国，于中国科学院上海生理生化研究所工作。1965 年 9 月 17 日，邹承鲁参与研发的世界上第一个人工合成的蛋白质——牛胰岛素在中国研制成功。这是世界上第一次人工合成与天然胰岛素分子相同化学结构并具有完整生物活性的蛋白质，标志着人类在揭示生命本质的征途上实现了里程碑式的飞跃，被誉为我国"前沿研究的典范"。

二、病理变化

不同类型糖尿病在不同时期，其胰岛病变特点不同。1型糖尿病早期为非特异性胰岛炎，以后胰岛变小、数目减少，胰岛β细胞颗粒脱失、空泡变性、坏死、消失，间质纤维组织增生。2型糖尿病早期病变不明显，后期β细胞减少，胰岛淀粉样变性多见，病变发展缓慢。

三、临床病理联系

临床上常表现为多饮、多食、多尿和体重减轻，即"三多一少"。由于胰岛损伤，胰岛素绝对或相对分泌减少，引起血糖增高，使肾小管内葡萄糖浓度升高，出现渗透性泌尿，导致多尿；当肾小管内葡萄糖浓度超过肾糖阈时，尿中排出糖，出现糖尿。血糖增高时，血浆渗透压随之增高，可刺激口渴中枢，出现多饮。血糖增高，但是难以进入到细胞内被利用，这时糖尿病患者会处于能量相对匮乏的状态，为了补偿损失，维持人体的生理活动，患者经常有饥饿感，食量大增而形成多食；体内能量不足，继而分解脂肪和蛋白质，故患者多食，但体重却在下降。

严重糖尿病患者可并发组织或器官形态结构改变和功能障碍。常见并发症如下。

1. 血管病变 累及各型动脉，可出现血管壁增厚、玻璃样变性及硬化；血管壁通透性增强；有的可见血栓形成或管腔狭窄，引起组织器官缺血缺氧和功能障碍。动脉粥样硬化较非糖尿病患者出现早且更严重。

2. 肾脏病变 是糖尿病严重的并发症。主要表现为结节性肾小球硬化和弥漫性肾小球硬化。

（1）结节性肾小球硬化　肾小球系膜内有圆形或卵圆形均质嗜伊红的玻璃样物质沉积，结节增大可使毛细血管阻塞；毛细血管基膜增厚。

（2）弥漫性肾小球硬化　系膜基质弥漫性增多，基膜弥漫性增厚；毛细血管管腔狭窄或闭塞；肾小球玻璃样变性。此外，可引起肾细动脉硬化、肾乳头坏死。

3. 视网膜病变 早期可表现为微小动脉瘤和视网膜小静脉扩张，继而出现渗出、水肿、微血栓形成、出血等非增生性视网膜病变；也可因血管病变引起缺氧，刺激纤维组织增生、新生血管形成等增生性视网膜病变。视网膜病变易引起失明或合并白内障。

4. 神经系统病变 周围神经因血管病变引起缺血性损伤，出现肢体疼痛、肌肉麻痹、麻木和感觉丧失等症状。脑细胞也可发生广泛变性。

5. 糖尿病足 糖尿病患者因下肢远端神经异常和不同程度的血管病变易导致足部感染、溃疡和（或）深层组织破坏，可出现患肢皮肤干而无汗、肢端刺痛、灼痛、麻木、感觉减退或缺失，呈袜套样改变，间歇性跛行等。随着病变的进展，可出现静息痛，趾端出现坏疽等。

第2节　甲状腺疾病

案例 16-2

张女士，55岁，1周前受凉感冒后出现左侧颈前区疼痛不适，无咳嗽、咳痰，无胸闷气短，入院检查提示甲状腺功能异常，甲状腺彩超提示甲状腺低回声，血常规正常，门诊考虑甲状腺炎可能。

问题：1. 如何进一步明确患者诊断？
　　　2. 若需进一步确诊，需完善哪种类型的相关检查？

一、甲状腺炎

甲状腺炎一般分为急性、亚急性和慢性三种。急性甲状腺炎是由细菌感染引起的化脓性炎，较少见；亚急性甲状腺炎一般认为是与病毒感染有关的一种炎症。慢性甲状腺炎包括：①慢性淋巴细胞性甲状腺炎，是一种自身免疫性疾病；②木样甲状腺炎，目前病因不明。本节主要介绍亚急性和慢性甲状腺炎。

（一）亚急性甲状腺炎

亚急性甲状腺炎（subacute thyroiditis）又称肉芽肿性甲状腺炎，是一种与病毒感染有关的肉芽肿性炎。女性发病多于男性，以中青年多见。临床上起病急，发热不适，颈部有压痛，可有短暂性甲状腺功能异常，病程短，常在数月内恢复正常。

肉眼观，甲状腺呈不均匀结节状，轻中度增大，质实，橡皮样。切面病变呈灰白或淡黄色，可见坏死或瘢痕，常与周围组织有粘连。镜下观，病变呈灶性分布，部分滤泡被破坏，胶质外溢，引起类似结核结节的肉芽肿形成，但无干酪样坏死，并有多量的中性粒细胞及不等量的嗜酸性粒细胞、淋巴细胞和浆细胞浸润，可形成微小脓肿，伴异物巨细胞反应。

（二）慢性甲状腺炎

1. 慢性淋巴细胞性甲状腺炎（chronic lymphocytic thyroiditis） 又称桥本甲状腺炎，是一种自身免疫性疾病，较常见于中年女性，临床上常表现为甲状腺无痛性弥漫性肿大，晚期一般有甲状腺功能低下的表现。

肉眼观，甲状腺弥漫性对称性肿大，稍呈结节状，质较韧，重量一般为60～200g，被膜轻度增厚，但与周围组织无粘连，切面呈分叶状，色灰白或灰黄。镜下观，甲状腺实质组织广泛破坏、萎缩，大量淋巴细胞及不等量的嗜酸性粒细胞浸润、淋巴滤泡形成、纤维组织增生。

2. 木样甲状腺炎（Riedel thyroiditis） 又称慢性纤维性甲状腺炎（chronic fibrous thyroiditis）或慢性木样甲状腺炎，原因不明，罕见。男女之比为1∶3，年龄为30～60岁，临床上早期症状不明显，晚期甲状腺功能低下，增生的纤维瘢痕组织压迫可出现声音嘶哑、呼吸及吞咽困难等。

肉眼观，甲状腺中度肿大，病变呈结节状，质硬似木样，与周围组织明显粘连，切面灰白。镜下观，甲状腺滤泡萎缩，大量纤维组织增生、玻璃样变性，有淋巴细胞浸润。

本病与淋巴细胞性甲状腺炎的主要区别是：①本病向周围组织蔓延，引起粘连；后者局限于甲状腺内；②本病虽有淋巴细胞浸润，但不形成淋巴滤泡；③本病有显著的纤维化及玻璃样变性，质硬。

二、甲状腺功能亢进

甲状腺功能亢进（hyperthyroidism）简称甲亢，是指甲状腺腺体本身产生甲状腺激素过多，引起以神经系统、循环系统、消化系统等兴奋性增高和代谢亢进为主要表现的一组临床综合征。其病因包括格雷夫斯病（Graves disease，又称毒性弥漫性甲状腺肿）、结节性毒性甲状腺肿和甲状腺自主高功能腺瘤等。最常见的病因是弥漫性毒性甲状腺肿，是一种自身免疫性疾病，多见于女性，以20～40岁多见。

（一）病因及发病机制

目前认为弥漫性毒性甲状腺肿主要与自身免疫有关，是一种自身免疫性疾病，其依据：一是血中球蛋白增高，并有多种抗甲状腺的自身抗体，且常与一些自身免疫性疾病并存；二是血中存在与促甲状腺激素（TSH）受体结合的抗体，具有类似促甲状腺激素的作用，刺激甲状腺滤泡上皮细胞增生，分泌甲状腺激素。此外，还与遗传和精神创伤有关。

（二）病理变化

弥漫性毒性甲状腺肿主要引起甲状腺病变。肉眼观，甲状腺对称性弥漫性肿大，为正常甲状腺的2～4倍，质地软，表面光滑、充血，切面灰红，胶质含量较少，无结节（图16-1）。镜下观，滤泡上皮增生呈高柱状，常向腔内突起形成乳头状，并有小滤泡形成；滤泡腔内胶质稀薄，滤泡周边部的胶质在靠近上皮细胞处出现大小不等的吸收空泡；间质中血管丰富，有显著充血，有大量淋巴细胞浸润和淋巴滤泡形成（图16-2）。

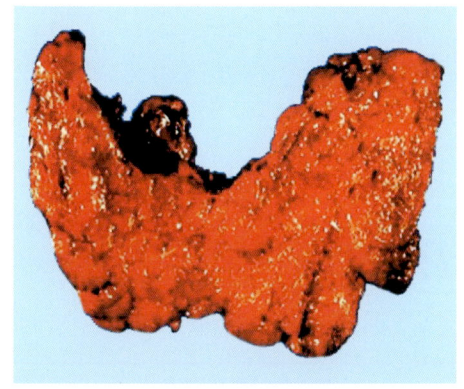

图16-1　弥漫性毒性甲状腺肿（肉眼观）

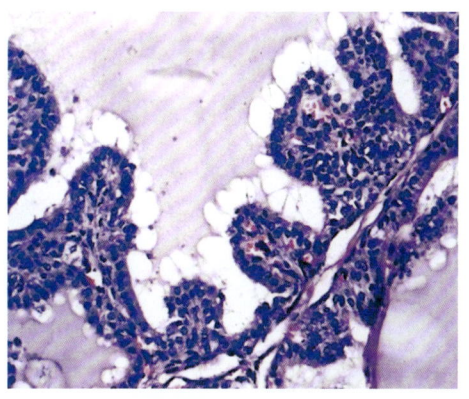

图16-2　弥漫性毒性甲状腺肿（镜下观，高倍镜，HE染色）

由于碘能阻断甲状腺素胶质的分解和促进胶质储存，故经碘治疗的患者其胶质增多变浓，滤泡腔扩大，上皮增生受抑制；间质充血减少，淋巴细胞数量减少。与此相反，经硫脲类药物治疗的患者，由于其阻断甲状腺素的合成，血中促甲状腺激素代偿性增多，故滤泡增生更加明显，上皮呈高柱状，胶质更稀少甚至消失。

（三）临床病理联系

临床上主要表现为甲状腺肿大、基础代谢率升高和神经兴奋性升高三大症状。由于甲状腺素分泌过多，基础代谢率增高，产热增多，患者多表现为怕热、多汗、乏力、多食易饥、消瘦等症状；交感神经兴奋性增高，患者常有心悸、心搏加快、易激动、手颤等；眼球外肌水肿，球后纤维脂肪组织增生，淋巴细胞浸润和黏液水肿使眼球突起，约1/3患者有眼球突出，又称为突眼性甲状腺肿。

自 测 题

单选题

1. 能引起血中甲状腺素过多，导致甲状腺功能亢进最常见的疾病是（　　）
   A. 亚急性甲状腺炎
   B. 毒性弥漫性甲状腺肿
   C. 结节性毒性甲状腺肿
   D. 甲状腺自主高功能腺瘤
   E. 垂体促甲状腺素细胞腺瘤

2. 下列有关毒性弥漫性甲状腺肿病变的描述，错误的是（　　）
   A. 间质血管丰富，显著充血
   B. 滤泡腔内胶质浓厚
   C. 甲状腺滤泡增生，以小滤泡为主
   D. 滤泡上皮呈立方，向滤泡腔内形成乳头状突起
   E. 间质淋巴细胞浸润及淋巴滤泡形成

3. 糖尿病时胰岛中常有（　　）
   A. 脂肪变性　　　　B. 颗粒变性
   C. 淀粉样变性　　　D. 纤维蛋白样坏死
   E. 黏液样变性

4. 下列哪项是1型糖尿病的特点（　　）
   A. 患者年龄在40岁以上
   B. 早期就有胰岛细胞破坏和减少，血中胰岛素降低
   C. 无自身免疫反应的表现
   D. 肥胖与本型发病有重要关系
   E. 常见胰岛淀粉样变性

5. 糖尿病的主要临床表现是（　　）
   A. 血糖降低，尿糖增高
   B. 血糖升高，尿糖增高
   C. 血糖降低，尿糖正常
   D. 血糖正常，尿糖增高
   E. 血糖升高，尿糖正常

（袁云川）

第17章 生殖系统和乳腺疾病

第1节 子宫颈疾病

> **案例 17-1**
>
> 赵女士，39岁，因阴道分泌物多来妇科门诊就诊。诉白带中带有血丝，伴腰酸及下腹部不适。妇科检查见子宫颈红肿，宫颈黏膜外翻，宫颈有触痛，接触性出血明显。病理诊断为慢性宫颈炎。
>
> 问题：1. 慢性宫颈炎常见的病因有哪些？
> 2. 该病变的病理类型有哪些？

一、慢性子宫颈炎

慢性子宫颈炎（chronic cervicitis）是病原微生物感染引起的子宫颈慢性非特异性炎症，是育龄期妇女最常见的妇科疾病。

（一）病因及发病机制

病原微生物感染是引起慢性宫颈炎的关键，主要由链球菌、葡萄球菌、肠球菌、单纯疱疹病毒和人乳头状瘤病毒（HPV）等感染引起。分娩、机械性因素造成宫颈黏膜损伤、阴道酸性环境的破坏是慢性子宫颈炎的主要诱发因素。

（二）病理变化

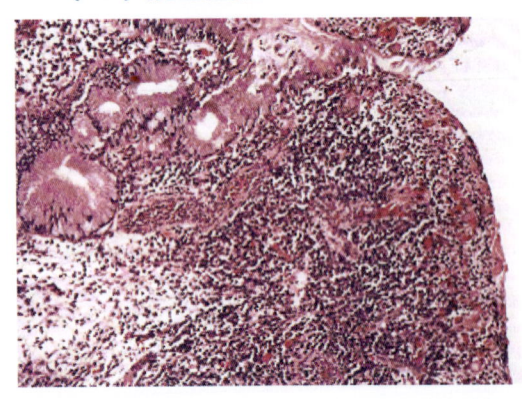

图17-1 慢性子宫颈炎（镜下观，低倍镜，HE染色）

镜下观，宫颈黏膜充血、水肿，淋巴细胞、浆细胞和单核细胞浸润，间质纤维组织增生；子宫颈柱状上皮及腺体增生，可发生鳞状上皮化生（图17-1）。常见类型如下。

1. 子宫颈腺囊肿 慢性子宫颈炎时，如果增生的鳞状上皮覆盖和阻塞子宫颈管腺体的开口，使黏液潴留，腺体逐渐扩大成囊，形成子宫颈腺囊肿（Naboth cyst）。

2. 子宫颈息肉（cervical polyp） 由子宫颈黏膜上皮、腺体和间质结缔组织局限性增生形成的息肉状物。常为单个，质软，呈粉白色或粉红色，常有蒂。镜下观，息肉主要由腺体、血管和纤维组织构成，表面覆以单层柱状上皮或鳞状上皮，间质充血、水肿，慢性炎症细胞浸润。

3. 子宫颈肥大（cervical hypertrophy） 由于长期慢性炎症刺激，子宫颈腺体和纤维组织增生，导致整个子宫颈均匀性增大。

临床上常见的子宫颈糜烂实际不是真性糜烂，是子宫颈损伤的鳞状上皮被子宫颈管黏膜柱状上皮增生下移取代。由于柱状上皮较薄，上皮下充血的血管被暴露呈红色，黏膜呈边界清楚的红色糜烂区。

（三）临床病理联系

临床表现为白带增多，为乳白色黏液状或淡黄色脓性、白带带血，可伴有腹坠、腰酸等症状。

二、子宫颈癌

子宫颈癌（cervical carcinoma）是女性生殖系统最常见的恶性肿瘤，发病率仅次于乳腺癌。

（一）病因和发病机制

目前已经明确高危型人乳头状瘤病毒持续感染是宫颈癌及癌前病变发生的必要因素，尤其是HPV16型、18型与子宫颈癌的关系最为密切。此外，还与行为性危险因素，如早婚、早育、多产、性生活紊乱、宫颈裂伤、包皮垢刺激等因素有关。

（二）病理变化

子宫颈癌大部分发生于子宫颈管的鳞状上皮与柱状上皮交界处。

1. 大体类型

（1）糜烂型　为较早期的表现，病变处黏膜潮红、粗糙或呈颗粒状，质脆，触之易出血，组织学上多为原位癌或早期浸润癌。

（2）外生菜花型　癌组织呈乳头状或菜花状，向子宫颈表面生长，表面常有坏死和浅表溃疡形成。

（3）内生浸润型　癌组织向子宫颈深部组织浸润性生长，子宫颈肥大，表面常光滑或仅有浅表溃疡，临床检查易漏诊（图17-2）。

（4）溃疡型　组织除向深部浸润外，表面发生坏死脱落，形成溃疡，溃疡边缘隆起，底部凹凸不平，易发生出血和感染。

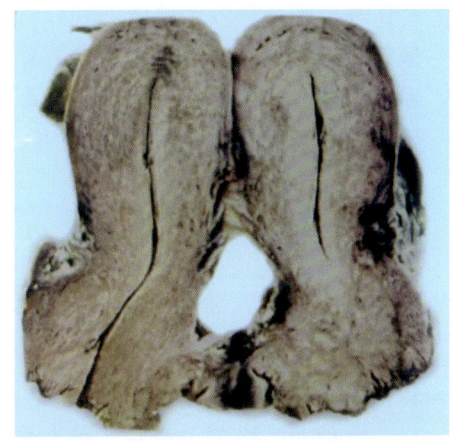

图17-2　子宫颈癌（内生浸润型，肉眼观）

2. 组织学类型

（1）鳞状细胞癌　占子宫颈癌的90%以上。早期浸润癌是指癌细胞突破基膜向间质浸润，但浸润深度不超过基膜下5mm。癌组织浸润深度超过基膜下5mm，并伴有临床症状者，即为浸润癌。

（2）腺癌　较少见，主要起源于子宫颈管黏膜的柱状上皮和腺上皮。

（三）扩散

子宫颈癌的扩散途径主要为直接蔓延和淋巴道转移，少数也可经血行转移。

1. 直接蔓延　癌组织浸润性生长，直接侵犯邻近组织。向上侵犯破坏整个子宫颈；向下侵及阴道壁；向两侧侵及子宫旁和盆壁组织，晚期还可侵犯和压迫输尿管导致尿路梗阻；向前、向后分别侵及膀胱、直肠。

2. 淋巴道转移　是子宫颈癌最常见的转移途径，且发生较早。首先转移至子宫旁淋巴结，然后依次至闭孔、髂内和髂外、髂总、腹股沟及骶前淋巴结，晚期可转移至锁骨上淋巴结。

3. 血行转移　较少见，晚期可经血行转移至肺、骨、肝等处。

（四）临床病理联系

早期常无明显症状，随着病变的进展，癌组织破坏血管，患者可出现阴道不规则流血及接触性出血；癌组织刺激子宫颈腺体分泌亢进，阴道分泌物增多；若癌组织坏死继发感染，白带似淘米水样或伴有特殊腥臭味；晚期癌组织浸润或压迫盆腔神经，可出现下腹部及腰骶部疼痛；当癌组织侵犯膀胱及直肠时，可引起尿路梗阻、膀胱子宫瘘或子宫直肠瘘等。

链接　宫颈/阴道细胞学涂片检查及人乳头状瘤病毒检测

宫颈/阴道细胞学涂片检查及人乳头状瘤病毒检测是现阶段发现早期宫颈癌及癌前病变（CIN）的初筛手段，特别是对临床体征不明显的早期病变的诊断。取材应在宫颈上皮的移行带处，即新旧鳞-柱上皮交界间的区域。目前主要采用宫颈液基薄层细胞学检测（TCT）。人乳头状瘤病毒检测可以作为TCT的有效补充，两者联合有利于提高筛查效率。对于HPV16型及18型阳性的患者建议直接转诊阴道镜，进行组织学活检。

 医者仁心

金哲：以人为本，以德为先

金哲，67岁，北京中医药大学东方医院妇科主任，主任医师，教授，博士生导师。获得"全国卫生系统先进工作者""妇产科好医生·林巧稚杯""首都名中医"荣誉称号等。身为妇科医生，金哲为人所熟知的是她通过自己精湛的医术为无数患者治愈了疾病，但金哲的贡献远不止于此：在中医药防治宫颈疾病研究中，金哲首次提出宫颈人乳头状瘤病毒感染及其宫颈病变的病因病机为"毒邪结聚于子门"，以"攻毒散结、清热除湿"为治法，研制中药清毒栓，获省部级科技进步奖二等奖，填补了中医药治疗宫颈人乳头状瘤病毒感染的空白。

第2节　子宫体病

 案例17-2

杨女士，28岁，婚后5年未孕，平素月经规律，近3年出现经期腹痛，并渐进性加重。男方精液检查未见明显异常。妇科检查：子宫大小正常，后壁颈峡部可触及触痛性结节；右侧附件区可触及一囊肿，约8cm×5cm，活动差。左侧附件未触及明显异常。超声提示：右侧卵巢巧克力囊肿可能性大。

问题：1. 该患者不孕的原因是什么？
　　　2. 何为巧克力囊肿？

一、子宫内膜异位症

子宫内膜异位症（endometriosis）是指子宫内膜腺体和间质出现在子宫腔被覆内膜及子宫以外的部位。80%见于卵巢，其余依次为子宫肌层、子宫阔韧带、子宫直肠窝、直肠、腹部手术瘢痕、脐部、阴道、外阴和阑尾等处。子宫内膜异位症是生育年龄妇女的多发病、常见病。

（一）病因和发病机制

子宫内膜异位症的发生与性激素、免疫、炎症、遗传等因素有关，但其发病机制尚不明确，有以下几种学说：月经期子宫内膜经输卵管反流至腹腔器官；子宫内膜因手术种植在手术切口；子宫内膜经淋巴及静脉播散至远方器官；异位的内膜由体腔上皮化生而来等。

（二）病理变化

异位的子宫内膜受卵巢分泌激素的影响，出现周期性反复出血，病灶周围组织纤维化、粘连，最终形成结节或包块。肉眼观，呈点状紫红或棕黄色结节，质软似桑葚。如发生于卵巢，由于反复出血导致卵巢体积增大,形成内有咖啡色黏稠液体的囊肿,称为巧克力囊肿。若子宫内膜腺体及间质异位于子宫肌层中(距子宫内膜基底层2mm以上),称为子宫腺肌病(图17-3)。镜下观,异位处子宫内膜的组织结构与正常内膜基本相同,病程较长时,可见增生的纤维组织和吞噬含铁血黄素的巨噬细胞。

(三)临床病理联系

子宫内膜异位症是一种良性病变,常因发生部位不同而出现不同的临床症状和体征。主要表现为痛经或月经紊乱等。

二、子宫内膜增生症

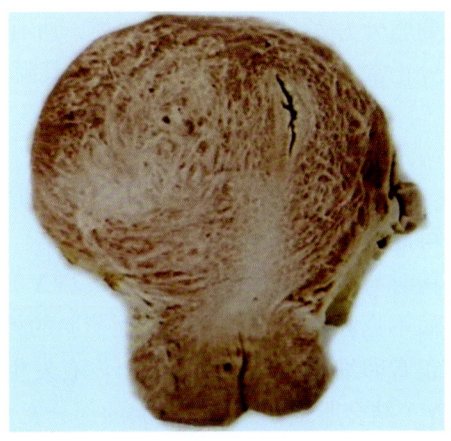

图17-3 子宫腺肌病(肉眼观)

子宫内膜增生症(endometrial hyperplasia)是由于内源性或外源性雌激素增高引起的子宫内膜腺体或间质增生,临床主要表现为功能性子宫出血,育龄期和更年期妇女均可发病。

(一)病因和发病机制

子宫内膜增生的确切原因尚不清楚,可能与各种因素引起患者体内的雌激素和孕激素水平失衡有关。卵巢持续分泌雌激素一方面引起子宫内膜增生,另一方面抑制垂体前叶卵泡刺激素的分泌,终致卵泡因失去卵泡刺激素的支持而发生退化,雌激素分泌因而急剧下降,增生的子宫内膜由于雌激素突然不足而发生坏死脱落,引起子宫出血。

(二)病理变化

肉眼观,子宫内膜弥漫性或局灶性增厚,可达1cm以上,表面光滑,也可伴有息肉形成,质地柔软。子宫内膜增生、非典型增生和子宫内膜癌,无论是形态学还是生物学,都为一连续的演变过程。依据增生腺体与间质的比例、腺体的分化程度不同,分为单纯性增生、复杂性增生和非典型增生三种类型。约1%的单纯性增生可进展为子宫内膜腺癌,约3%的复杂性增生可发展为腺癌,1/3的非典型增生患者在5年内可发展为腺癌。

(三)临床病理联系

临床上主要表现为功能性子宫出血,即月经不规则、经期延长和月经量过多,长期子宫出血可引起贫血。子宫出血与卵巢雌激素分泌过多而致孕酮缺乏有关。

第3节 葡萄胎

案例17-3

张女士,26岁,停经12周,不规则阴道出血3天就诊。在家自测尿妊娠实验阳性,未行彩超检查,于3天前突然出现不规则阴道出血,伴恶心、呕吐,来就诊。妇科检查:子宫体积明显增大,宫底高度平脐,未闻及胎心。B超示宫内不规则暗区。血人绒毛膜促性腺激素4849mIU/ml。

问题:1. 张女士可能患有什么疾病?
2. 该病变的病理变化特点有哪些?

葡萄胎(hydatidiform mole)又称水泡状胎块,是胎盘绒毛的一种良性病变,以绒毛间质水肿和滋养层细胞增生为主要特征,形成许多串状水泡,状如葡萄,多见于20岁以下和40岁以上妊娠妇女。葡萄胎分为完全性和部分性两类，所有绒毛均呈葡萄状为完全性葡萄胎；部分绒毛呈葡萄状，仍保留部分正常绒毛，伴或不伴有胎儿或其附属器官者为部分性葡萄胎。

一、病因和发病因素

葡萄胎的确切病因尚不清楚，近年来对葡萄胎染色体研究表明，80%以上完全性葡萄胎为46XX，可能是单倍体精子23X与空卵子结合并自我复制形成的纯合子；剩余10%的完全性葡萄胎为空卵在受精时与两个精子结合（23 X和23 Y），染色体核型为46XY，提示完全性葡萄胎均为男性遗传起源，因而不见胚胎发育。部分性葡萄胎的核型常是三倍体，80%为69XXX或69XXY，由带有母方染色体的正常卵细胞（23 X）与一个没有发生减数分裂的双倍体精子（46XY）或两个单倍体精子（23 X或23 Y）结合所致，能见到胚胎的部分发育。

二、病理变化

绝大多数葡萄胎发生于子宫内，局限于子宫腔，致使子宫增大，不侵入肌层。个别可发生在异位妊娠的所在部位。

肉眼观，胎盘绒毛高度水肿，形成透明或半透明的薄壁水泡，内含清亮液体，有蒂相连，形似葡萄（图17-4）。

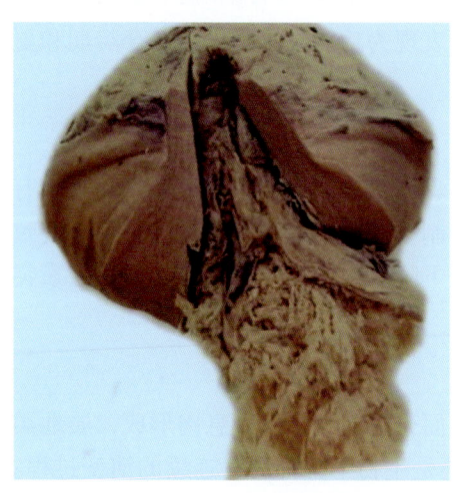

图17-4　葡萄胎（肉眼观）

镜下观，葡萄胎有三个特点：①滋养层细胞（合体滋养层细胞和细胞滋养层细胞）不同程度地增生可有轻度异型性。②绒毛因间质高度疏松水肿而增大。③绒毛间质血管消失或见少量没有红细胞的无功能血管。以滋养层细胞增生为最重要特征。

三、临床病理联系

患者多半在妊娠的第11～25周出现症状，由于胎盘绒毛水肿导致子宫体积明显增大，超出相应月份正常妊娠子宫体积。因胚胎早期死亡，虽然子宫体积超过正常5个月妊娠但听不到胎心，亦无胎动。由于滋养层细胞增生，患者血和尿中人绒毛膜促性腺激素明显增高，是协助诊断葡萄胎的重要指标。滋养层细胞侵袭血管能力很强，故子宫反复不规则流血，偶有葡萄状物流出。大多数患者可经超声检查确诊。

四、预　　后

葡萄胎一经确诊应立即予刮宫术彻底清除，绝大多数即可痊愈；10%～15%可发展为侵蚀性葡萄胎，2%～3%可恶变为绒毛膜癌。临床上应注意葡萄胎患者刮宫后的出血情况，并连续观察血、尿的人绒毛膜促性腺激素水平。

 链　接　葡萄胎、侵蚀性葡萄胎和绒毛膜癌的区别

葡萄胎、侵蚀性葡萄胎、绒毛膜癌属于滋养层细胞疾病，主要表现为胎盘绒毛滋养层细胞的异常增生。葡萄胎又称水泡状胎块，是以绒毛高度水肿、滋养层细胞不同程度增生为特征的妊娠期胎盘绒毛的良性病变。侵蚀性葡萄胎的病变特征是水泡状绒毛侵入子宫肌层。绒毛膜癌简称绒癌，是绒毛滋养层细胞异常增生所形成的高度恶性肿瘤，由细胞滋养层细胞、合体滋养层细胞两种癌细胞组成，绒癌不形成绒毛结构，绒癌组织中无间质及血管。

第4节 乳腺癌

> **案例 17-4**
>
> 患者，女，45岁，发现右侧乳腺内无痛性肿块3月余。查体：右侧乳房外上象限可扪及一个直径约为3cm的肿块，质地硬，边界不清，活动度差；局部乳腺皮肤凹陷呈橘皮状，同侧腋窝可扪及2个肿大的淋巴结，可被推动。初步诊断为乳腺癌。
>
> 问题：1. 分析该患者乳腺皮肤凹陷呈橘皮状的原因。
> 2. 分析该患者腋窝淋巴结肿大的原因。

乳腺癌（breast carcinoma）是来源于乳腺终末导管小叶单位上皮的恶性肿瘤。其发病率居我国女性恶性肿瘤首位，常发生于40～60岁的妇女，半数以上发生于乳腺外上象限。男性乳腺癌占全部乳腺癌的1%左右。

一、病因和发病机制

乳腺癌的病因和发病机制尚未完全阐明，一般认为，乳腺癌与雌激素长期作用、家族遗传倾向、环境因素、生育方式及长时间大剂量接触放射线关系密切。

二、病理变化

乳腺癌组织形态复杂，类型较多，大致上分为非浸润性癌和浸润性癌两大类，还有一些特殊类型的浸润型癌，如髓样癌、乳腺小管癌、黏液癌、乳腺分泌性癌、炎性乳腺癌等。

（一）非浸润性癌（原位癌）

1. 导管原位癌 也称导管内癌，来源于乳腺小叶的终末导管。癌细胞局限于扩张的导管内，导管基膜完整。根据组织学改变分为粉刺型癌和非粉刺型癌。有些癌细胞团的中央可发生大片坏死，称为粉刺型导管原位癌（图17-5）。

2. 小叶原位癌 发生于乳腺小叶的末梢导管和腺泡。癌细胞局限于小叶末梢导管和腺泡内，癌细胞较导管内癌的癌细胞小，形状较为一致，核分裂象罕见。增生的癌细胞未突破基膜，小叶结构尚存。一般无癌细胞破坏，亦无间质的炎症反应和纤维组织增生。

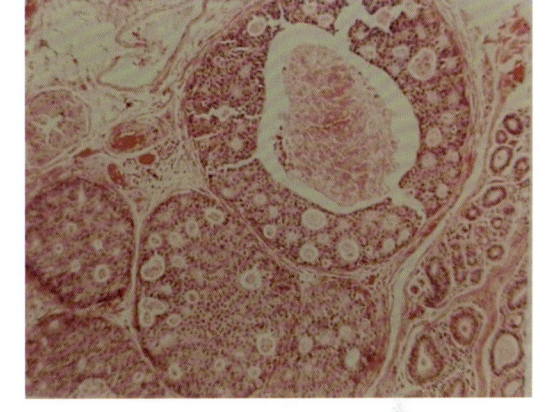

图17-5　粉刺型导管原位癌（镜下观，低倍镜，HE染色）

（二）浸润性癌

1. 浸润性导管癌 由导管内原位癌发展而来，是最常见的乳腺癌类型。肉眼观，灰白色，结节状，大小不等，质硬，与周围组织界限不清，呈蟹足状侵入邻近组织。镜下观，癌细胞呈团索状、簇状或腺样结构，细胞异型性明显，核分裂象多见。间质可见纤维组织增生及明显的淋巴细胞浸润（图17-6）。

2. 浸润性小叶癌 由小叶原位癌突破基膜向间质内浸润所致。大约20%的浸润性小叶癌累及双侧乳腺，在同一乳腺中呈弥漫性多灶性分布，因此不容易被临床检查和影像学检查发现。肉眼观，色灰白柔软，切面呈橡

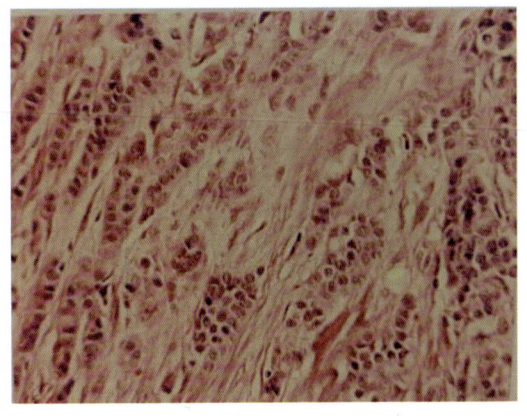

图17-6　乳腺浸润性导管癌（镜下观，高倍镜，HE染色）

皮样，与周围组织无明显界限。镜下观，癌细胞呈单个或单行条索状浸润于纤维组织之间，有时癌细胞呈靶环样排列围绕正常导管。癌细胞小，异型性不明显。有时可见从小叶原位癌向浸润性小叶癌过渡的形态。

三、扩 散

1. 直接蔓延 癌细胞早期沿乳腺导管直接蔓延，继而突破腺上皮的基膜，沿筋膜间隙浸润扩展，可侵犯皮肤、胸大肌及筋膜等。

2. 淋巴道转移 是乳腺癌最常见的转移途径，发生早。最早转移至同侧腋窝淋巴结，晚期可转移至锁骨上、下淋巴结；位于乳腺内上象限的乳腺癌可转移至乳内淋巴结和纵隔淋巴结，甚至对侧锁骨上淋巴结。

3. 血行转移 晚期乳腺癌可沿血行转移至肺、肝、骨、脑等器官。

四、临床病理联系

乳腺癌早期无明显的临床症状，随后为无痛性肿块，乳房肿块常是患者就诊的主要原因，活动度较差。如果肿瘤侵犯皮肤，阻塞真皮淋巴管导致皮肤水肿，而毛囊汗腺处皮肤相对下陷，使皮肤呈橘皮样外观；如侵及乳头，出现乳头下陷；晚期癌组织侵犯周围组织，形成多个卫星结节。如癌组织穿破皮肤，可形成溃疡。

链 接　雌二醇受体、孕酮受体与乳腺癌

乳腺为雌二醇和孕酮的靶器官，在正常乳腺上皮细胞的胞核内含有雌二醇受体（ER）和孕酮受体（PR）。雌激素和孕激素通过 ER 和 PR 对细胞功能进行调节，阻断 ER 和 PR 的作用环节可抑制乳腺癌的生长。目前，ER、PR 等生物学标志物已成为检测乳腺癌的常规手段，可作为乳腺癌内分泌治疗和预后评估的重要指征。

自 测 题

单选题

1. 子宫颈糜烂是指病变处（　　）
   A. 鳞状上皮坏死
   B. 柱状上皮取代鳞状上皮
   C. 鳞状上皮脱落
   D. 鳞状上皮取代柱状上皮
   E. 鳞状上皮异型增生

2. 慢性子宫颈炎的病变不包括子宫颈（　　）
   A. 息肉　　　　B. 糜烂　　　　C. 腺体囊肿
   D. 上皮异型增生　　E. 肥大

3. 与子宫颈癌发生关系密切的病毒是（　　）
   A. EBV　　　B. HPV　　　C. HBV
   D. CMV　　　E. HIV

4. 宫颈早期浸润癌是指（　　）
   A. 癌浸润深度超过基膜下 5mm
   B. 癌浸润深度不超过基膜下 5mm
   C. 癌浸润深度不超过基膜下 3cm
   D. 癌浸润深度超过基膜下 1mm
   E. 癌浸润深度在基膜下 0.5～1.0cm

5. 子宫外子宫内膜异位症最常见于（　　）
   A. 子宫圆韧带　　　B. 卵巢
   C. 直肠子宫陷凹　　D. 阴道壁
   E. 外阴

6. 关于良性葡萄胎下列哪一项是错误的（　　）
   A. 胎盘绒毛间质水肿
   B. 绒毛间质血管消失
   C. 滋养层细胞增生，具有一定的异型性
   D. 可伴有胎儿或其附属物
   E. 绒毛常侵犯子宫壁深层肌

7. 乳腺癌最常发生于乳房的（　　）
   A. 外上象限　　B. 外下象限　　C. 内上象限
   D. 内下象限　　E. 中央部

8. 最常见的乳腺癌是（　　）
   A. 髓样癌　　　B. 单纯癌　　　C. 黏液癌
   D. 浸润性导管癌　　E. 佩吉特病

9. 乳腺橘皮样外观最常见于（　　）
   A. 小叶原位癌　　B. 典型髓样癌
   C. 管内原位癌　　D. 浸润性导管癌
   E. 浸润性小叶癌

（崔 莹）

第 18 章 传 染 病

传染病是由病原微生物经一定的传播途径侵入人体所引起的一类具有传染性的疾病,在一定条件下可造成局部或广泛流行,对人类的健康威胁很大。其中由寄生虫感染机体所致的疾病又称为寄生虫病。由于社会条件的改善、诊断技术的提高和抗生素的有效应用,传染病的诊断和治疗取得了很大进展。目前,我国传染病的发病率和病死率均已明显下降,有的传染病已经消灭,如天花;有些也接近消灭,如麻风、脊髓灰质炎等;而一些原已被控制的传染病,由于种种原因其发生率又呈上升趋势,如结核病、梅毒等,并出现一些新的传染病,如艾滋病、严重急性呼吸综合征等。

 链 接 传染病概述

传染病在人群中发生或流行是一个复杂过程,必须具备传染源、传播途径和易感人群三个基本环节。传染病的发生发展和结局主要取决于病原体的毒力、数量、侵入部位和宿主的反应性。病原体入侵人体常有一定的传播途径和方式,并往往定位于一定的部位,引起炎症性病理改变。病原体损伤宿主细胞的机制主要有三种方式:①病原体接触或进入细胞内,直接引起细胞死亡;②病原体释放内、外毒素杀伤细胞,或释放酶降解组织成分,或损伤血管引起缺血性坏死;③病原体引起的机体免疫反应,虽可抵御入侵的病原体,但也可因变态反应引起组织损伤。

第 1 节 结 核 病

一、概 述

 案例 18-1

患者,男性,32岁,因发热、胸痛、咳嗽、血痰一周入院。近3个月来有低热,午后体温增高,咳嗽,曾在某医院诊断为"感冒",给予抗感冒药物治疗,疗效欠佳。一周来体温增高,咳嗽加剧,痰中带血。半年来有明显厌食,消瘦,夜间盗汗。体格检查:体温38℃,脉搏86次/分,呼吸28次/分,发育正常,营养稍差,消瘦,神志清楚,胸部检查无明显异常。X线检查可见双肺纹理增粗,右肺锁骨下可见边缘模糊的云絮状阴影。结核菌素试验(PPD试验)强阳性。取痰液涂片,抗酸染色阳性。

问题:1. 本案例的患者最可能诊断为何病,诊断依据是什么?
2. 应用所学病理知识解释本案例主要临床表现。

结核病(tuberculosis)是由结核杆菌引起的一种慢性肉芽肿性炎症。全身各器官均可发生,但以肺结核最常见,典型病变为结核结节和干酪样坏死。

全球范围内,结核病是导致死亡的十大原因之一,同时自2007年以来,一直位居单一传染性疾病死因之首。2019年,全球新发结核病患者约996万。中国结核病的感染率为58/10万人,2019年新发结核病患者约为83.3万人,在全球30个结核病高负担国家的新发病患者数量中排名第三。

（一）病因和发病机制

结核病的病原菌是结核分枝杆菌，简称结核杆菌。该菌有四种亚型，其中人型结核杆菌感染的发病率最高，牛型次之。结核病主要经呼吸道传染，也可经消化道感染（食入带菌的食物，包括含菌牛奶），少数经皮肤伤口感染。肺结核患者从呼吸道排出大量带菌微滴，吸入这些带菌微滴即可造成感染。到达肺泡的结核杆菌趋化和吸引巨噬细胞，并为巨噬细胞所吞噬。在有效细胞免疫建立以前，巨噬细胞将其杀灭的能力很有限，结核杆菌在细胞内繁殖，一方面可引起局部炎症，另一方面可发生全身性血源性播散，成为以后肺外结核病发生的根源。结核杆菌是细胞内生长的细菌，既不产生内、外毒素，也无侵袭性酶类。结核杆菌的致病性主要与菌体和细胞壁内的某些成分有关。结核病的发病机制与结核杆菌引起的细胞免疫和Ⅳ型超敏反应有关。结核病的免疫反应和变态反应常同时或相伴出现。免疫反应的出现提示机体已获得免疫力，对病原菌有杀伤作用。然而变态反应除包含免疫力外，常同时伴随干酪样坏死，引起组织结构的破坏。机体对结核杆菌感染所呈现的病理变化决定于机体不同的反应。结核病的基本病变与机体免疫状态的关系见下表（表18-1）。

表18-1 结核病基本病变与机体的免疫状态

病变	结核杆菌		机体状态		病理特征
	菌量	毒力	免疫力	变态反应	
渗出为主	多	强	低	较强	浆液性炎或纤维素性炎
增生为主	少	较低	较强	较弱	结核结节（中央有干酪样坏死）
坏死为主	多	强	低	强	干酪样坏死

（二）基本病理变化

1. 以渗出为主的病变 出现于炎症的早期或机体抵抗力低下，菌量多，毒力强或变态反应较强时，主要表现为浆液性炎或纤维素性炎。在渗出液和巨噬细胞中可查见结核杆菌。此型变化好发于肺、浆膜、滑膜和脑膜等处。渗出物可完全吸收不留痕迹，或转变为以增生为主或以坏死为主的病变。

2. 以增生为主的病变 当菌量少，毒力较低或人体免疫反应较弱时，则发生以增生为主的变化，形成具有诊断价值的结核结节（tubercle）。结核结节是在细胞免疫的基础上形成的，由上皮样细胞、朗汉斯巨细胞加上外周局部集聚的淋巴细胞和少量反应性增生的成纤维细胞构成。典型的结核结节中央有干酪样坏死（图18-1）。吞噬有结核杆菌的巨噬细胞体积增大逐渐转变为上皮样细胞，呈梭形或多角形，胞浆丰富，HE染色呈淡伊红色，境界不清。核呈圆形或卵圆形，染色质甚少，甚至可呈空泡状，核内有1~2个核仁。多数上皮样细胞互相融合，或一个细胞核分裂、胞浆不分裂而形成朗汉斯巨细胞（图18-2）。朗汉斯巨细胞为一种多核巨细胞，直径可达300mm，胞浆丰富。核的数目由十几个到几十个不等。核排列在胞浆周围呈花环状、马蹄形或密集胞体一端。

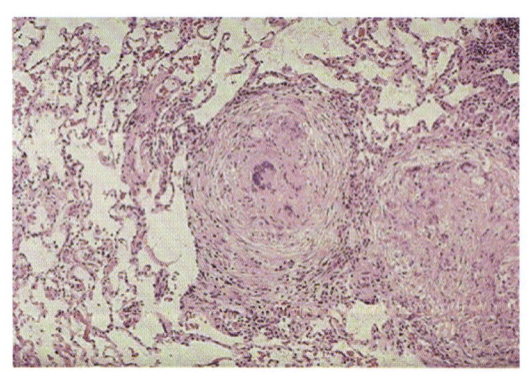

图18-1 结核结节（镜下观，低倍镜，HE染色）
可见干酪样坏死，朗汉斯巨细胞、上皮样细胞、淋巴细胞和成纤维细胞等

单个结核结节直径约0.1mm,肉眼和X线片不易看见。多个结节融合成较大结节时才能见到。这种融合结节边界分明,约粟粒样大小,呈灰白半透明状。有干酪样坏死时略显微黄,可微隆起于器官表面。

3. 以坏死为主的病变 在菌量多、毒力强,机体抵抗力低或变态反应强烈时,上述以渗出为主或以增生为主的病变均可继发干酪样坏死。结核坏死灶由于含脂质较多呈淡黄色、均匀细腻,质地较实,状似奶酪,故称干酪样坏死(图18-3)。镜下为红染无结构的颗粒状物(图18-4)。干酪样坏死对结核病病理诊断具有重要意义。

渗出、增生和坏死三种变化往往同时存在而以某一种改变为主,而且可以互相转化。

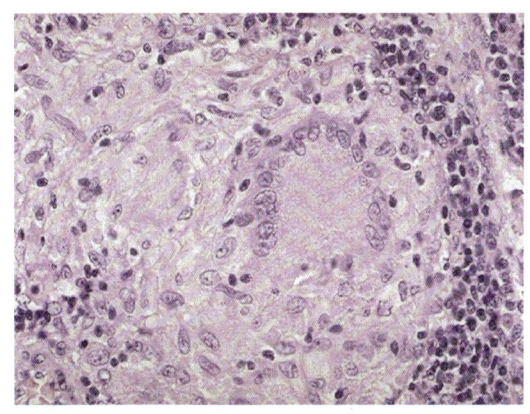

图18-2 上皮样细胞和朗汉斯巨细胞(镜下观,高倍镜,HE染色)

可见马蹄形朗汉斯巨细胞、上皮样细胞,周围淋巴细胞和成纤维细胞

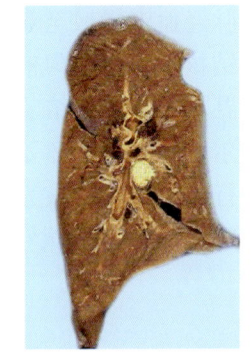

图18-3 干酪样坏死(肉眼观)

肺门淋巴结可见一圆形、呈黄白色干酪样坏死病灶

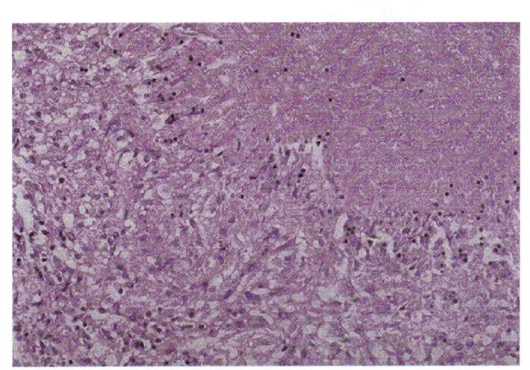

图18-4 干酪样坏死(镜下观,低倍镜,HE染色)

病变部位的组织坏死,变成大片红染无结构的颗粒状物

(三)转归

结核病的发展和结局取决于机体抵抗力和结核杆菌致病力之间的矛盾关系。在机体抵抗力增强时,结核杆菌被抑制、杀灭,病变转向愈合。吸收消散为渗出性病变的主要愈合方式;增生性病变和小的干酪样坏死灶,可逐渐纤维化;较大的干酪样坏死灶难以全部纤维化,由其周围纤维组织增生将坏死物包裹,并有钙盐沉着,此病变属临床愈合,但应注意纤维包裹和钙化病灶内有结核杆菌残留,当抵抗力下降时可复发进展。反之,则转向恶化,病变浸润进展或者溶解播散。

二、肺 结 核

(一)原发性肺结核

原发性肺结核病(primary pulmonary tuberculosis)是指机体第一次感染结核杆菌所引起的肺结核病,多发生于儿童,也偶见于未感染过结核杆菌的青少年或成人。

原发性肺结核病的病理特征是原发综合征的形成。最初在通气较好的上叶下部或下叶上部近胸膜处形成直径1.0~1.5cm的灰白色炎性病灶,绝大多数病灶中央有干酪样坏死。结核杆菌很快侵入淋巴管,循淋巴液引流到局部肺门淋巴结,引起相应结核性淋巴管炎和淋巴结炎,表现为淋巴结肿大和干酪样坏死。肺的原发病灶、淋巴管炎和肺门淋巴结结核称为原发综合

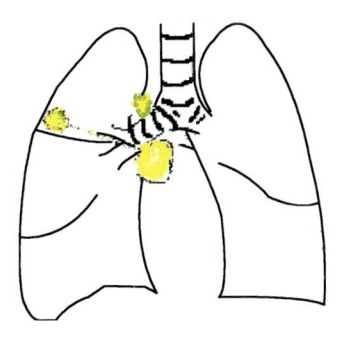

图18-5 肺原发综合征模式图

征（图18-5）。X线检查可见哑铃状阴影。临床上症状和体征多不明显。

原发综合征形成后，在最初几周内有细菌通过血行或淋巴道播散到全身其他器官，由于细胞免疫的建立，大多数患者不再发展，病灶纤维化和钙化。有时肺门淋巴结病变继续发展，形成支气管淋巴结结核。少数营养不良或同时患有其他传染病的患儿，出现病灶扩大、干酪样坏死和空洞形成，有的甚至肺内播散形成粟粒性肺结核病或全身播散形成全身粟粒性结核病（图18-6）。

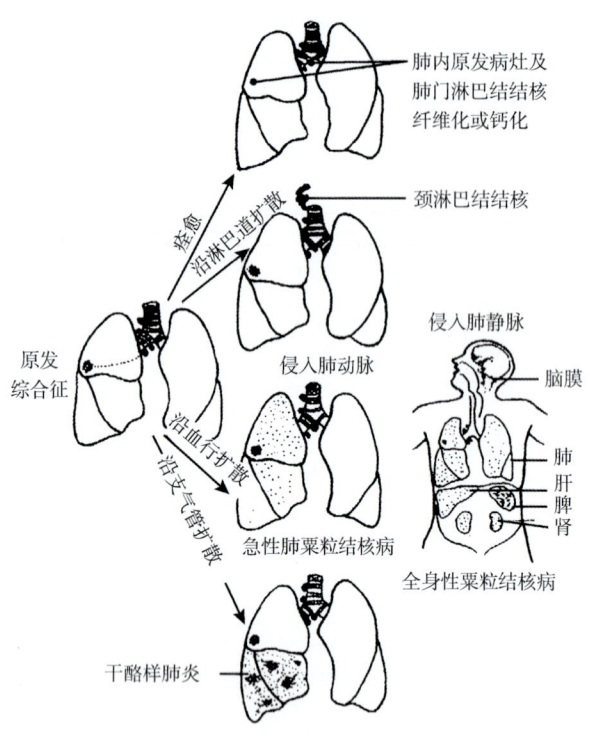

图18-6 原发性肺结核病及其转归示意图

（二）血行播散性肺结核

血行播散性肺结核包括急性、亚急性和慢性三种类型。结核杆菌在短时间内一次或反复多次大量侵入肺静脉经血液播散至双侧肺，引起急性血行播散性肺结核。肺内均匀密布大小一致、灰白色、圆形、界限清楚的小结节。镜下主要为增生性病变，偶尔出现渗出、坏死为主的病变。亚急性和慢性血行播散性肺结核为结核杆菌间歇入血所致。病变弥漫分布于两肺的上中部，病灶大小不一、密度不等，小的如粟粒大小，大的直径可达数厘米，可有融合。

（三）继发性肺结核

继发性肺结核（secondary pulmonary tuberculosis）是指再次感染结核杆菌所引起的肺结核病，多见于成人。大多在初次感染后十年或几十年后由于机体抵抗力下降使暂停活动的原发病灶再活化而形成。其病理变化和临床表现都比较复杂。根据其病变特点和临床经过分为以下几种类型。

1. 局灶性肺结核（focal pulmonary tuberculosis） 是继发性肺结核病的早期病变。X线示肺尖部有单个或多个结节状病灶。病灶常位于肺尖下2～4cm处，直径0.5～1.0cm，界限清楚，有纤维包裹。镜下病变以增生为主，中央为干酪样坏死。患者常无自觉症状，多在体检时发现，属于非活动性结核病。

2. 浸润性肺结核（infiltrative pulmonary tuberculosis） 是临床上最常见的活动性、继发性肺结核，多由局灶型肺结核发展而来。X线可见锁骨下边缘模糊的云絮状阴影。病变以渗出为主，中央有干酪样坏死，病灶周围有炎症包绕。如及早发现治疗，可通过吸收、纤维化和钙化愈合；如病变继续发展，干酪样坏死扩大，经支气管排出，可形成急性空洞或引起干酪样肺炎，合理治疗也可愈合，经久不愈发展为慢性纤维空洞型肺结核。患者常有低热、疲乏、盗汗、咳嗽和咯血等症状。

3. 慢性纤维空洞型肺结核（chronic fibro-cavernous pulmonary tuberculosis） 病变有以下特点：①肺内有一个或多个厚壁空洞。多位于肺上叶，大小不一，不规则。壁厚可达1cm以上（图18-7）。镜下洞壁分三层：内层为干酪样坏死物，其中有大量结核杆菌；中层为结核性肉芽组织；外层为纤维结缔组织。②同侧或对侧肺组织，特别是肺下叶可见由支气管播散引起的很多新旧不一、大小不等、病变类型不同的病灶。③后期肺组织严重破坏，广泛纤维化，使肺功能丧失。病变空洞与支气管相通，成为

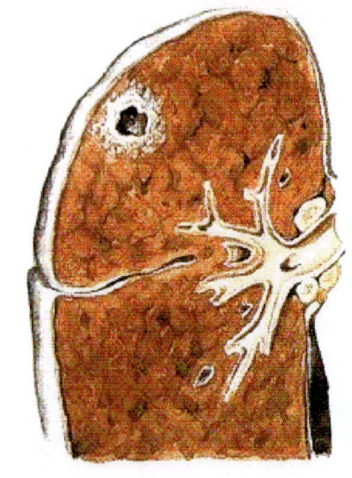

图18-7 慢性纤维空洞型肺结核（肉眼观）

示右肺上叶多个空洞形成

结核病的传染源，又称开放性肺结核。临床上可出现大咯血。经合理治疗，较小空洞可机化收缩闭塞，体积较大空洞可开放性愈合。

4. 干酪性肺炎（caseous pneumonia） 可由浸润型肺结核恶化进展而来，也可由急、慢性空洞内的细菌经支气管播散所致。镜下见广泛的干酪样坏死，肺泡腔内有大量浆液纤维素性渗出物。根据病灶范围的大小分为小叶性干酪性肺炎和大叶性干酪性肺炎（图18-8），病情危重。

5. 结核球 又称结核瘤（tuberculoma），为直径2～5cm，有纤维包裹的孤立的界限分明的干酪样坏死灶（图18-9）。多为单个，常位于肺上叶。X线片上有时较难与周围型肺癌相鉴别。结核球由于其纤维包膜的存在，抗结核药不易发挥作用，且有恶化进展的可能。临床上多采取手术切除。

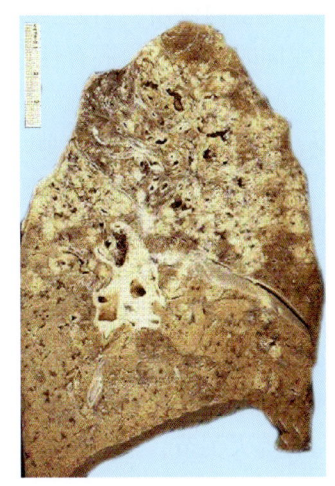

图18-8 大叶性干酪性肺炎（肉眼观）
左肺上、下叶广泛实变，呈黄白色或灰白色
干酪样坏死

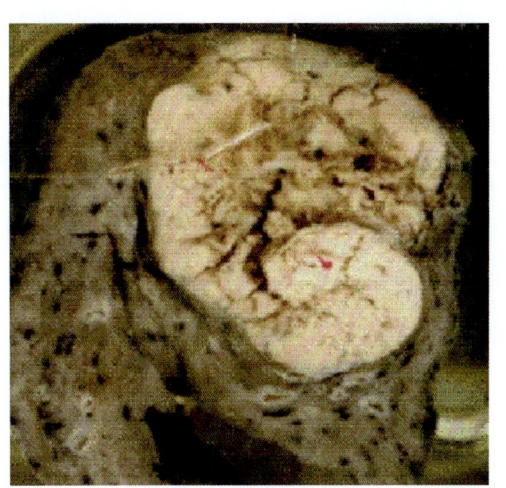

图18-9 肺结核球（肉眼观）
肺上叶有一巨大球形干酪样坏死病灶，周围有纤维组织
包裹，界限分明

（四）结核性胸膜炎

结核性胸膜炎（tuberculous pleuritis）分为干性和湿性两种，以湿性结核性胸膜炎为常见。湿性结核性胸膜炎病变主要为浆液纤维素性炎。干性结核性胸膜炎很少有胸腔积液，常发生于肺尖，病变多为局限性，以增生性改变为主，一般通过纤维化而愈合。

（五）气管、支气管结核

气管、支气管结核指发生在气管、支气管黏膜、黏膜下层、平滑肌、软骨及外膜的结核病，是结核病的特殊临床类型，主要表现为气管或支气管壁不规则增厚、管腔狭窄或阻塞。狭窄支气管远端肺组织可出现继发性肺不张或实变、支气管扩张及其他部位支气管播散病灶等。

三、肺外结核

肺外器官的结核病多为原发性肺结核病的血源播散所致，经若干年潜伏后，当机体免疫力下降时，再度繁殖并产生病变。肺外结核多数不只限于一个器官，常见有肠、腹膜、脑膜、肾、骨关节及生殖系统器官等，多呈慢性经过。

1. 肠结核病 大多数患者继发于肺结核，由咽下大量含结核杆菌的痰引起，常见于儿童。病变多发生于回盲部，因病变特点不同可分为两型。

（1）溃疡型 此型多见。结核杆菌侵入肠淋巴组织并通过淋巴管蔓延，随后形成结核结节，并发生干酪样坏死，坏死组织脱落形成黏膜溃疡（图18-10）。临床上常有腹痛、腹泻、营养不良和结核性中毒症状。

218 病 理 学

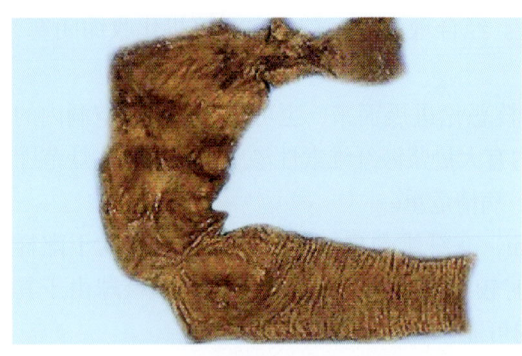

图 18-10 溃疡型肠结核（肉眼观）
黏膜面有多个较大溃疡形成，呈长椭圆形，其长径与肠管长轴垂直

（2）增生型 较少见，其病变特征是回盲部肠壁大量结核性肉芽组织形成和纤维增生，肠壁高度肥厚，肠腔狭窄。临床上表现为慢性不完全性低位肠梗阻。右下腹可触及肿块，需与肠癌相鉴别。

2. 结核性腹膜炎 可分为干性、湿性和混合性，共同的病变特征是腹膜上布满多数结核结节。干性的特点是大量纤维蛋白渗出，机化后引起腹内脏器广泛粘连，患者常出现腹内包块和触诊时腹壁有柔韧感。湿性的特点是大量浆液和纤维蛋白渗出，引起腹水，而肠粘连狭窄少见。两种病变同时存在即为混合性，临床上此型较多见。

3. 结核性脑膜炎 多见于儿童。肉眼观，蛛网膜浑浊增厚，其上可见灰白色结节，蛛网膜下腔内见大量渗出物，呈灰黄色、黏稠。镜下观，渗出物主要为纤维蛋白、巨噬细胞和淋巴细胞。

4. 泌尿系统结核病 多由肾结核开始，含有大量结核杆菌的干酪样坏死物随尿排出，可引起输尿管、膀胱相继发生结核病变；坏死物也可逆行引起对侧输尿管和肾发生结核病变（图 18-11）。

5. 骨与关节结核病 多由血行播散所致，常见于儿童和青少年。骨结核多累及脊椎骨、指骨及长骨骨骺等处，以脊椎骨最多见。脊椎结核多发生于第 10 胸椎至第 2 腰椎，椎体常发生干酪样坏死，破坏椎间盘和邻近椎体，引起椎体塌陷造成驼背，甚至压迫脊髓而引起瘫痪（图 18-12）。骨结核波及附近关节软骨和滑膜时，则形成关节结核，多累及髋、膝、踝和肘等大关节，最终造成关节强直，失去运动功能。

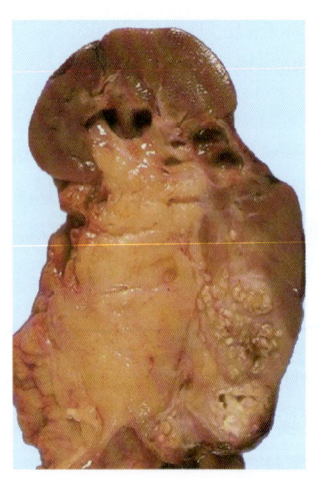

图 18-11 肾结核（肉眼观）
肾脏切面上可见多个较大、不规则的空洞形成

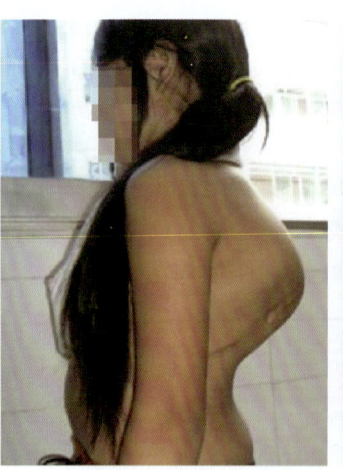

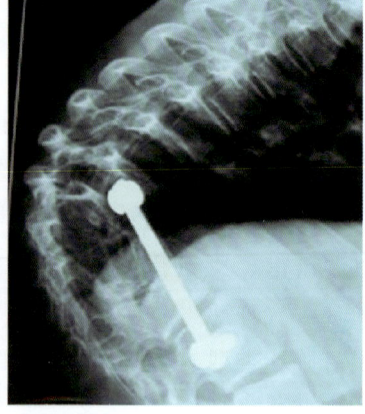

图 18-12 脊椎结核

第 2 节 流行性脑脊髓膜炎

案例 18-2

患者，男性，20 岁，精神发育迟滞，并有长期卧床史。某晚突然出现高热、剧烈头痛、喷射状呕吐及昏迷。经抢救无效死亡。尸检：全身见散在出血性瘀斑，全脑重 1430g，脑组织严重水肿，

双侧小脑扁桃体疝及海马沟回疝形成,大脑表面见弥漫性灰黄色脓性渗出物,以右侧为著,部分区域被渗出物覆盖,脑组织未见挫伤、出血,颅底无骨折。

问题:1. 该患者可能的诊断是什么?
2. 应用所学知识解释该患者的主要临床表现。

流行性脑脊髓膜炎(epidemic cerebrospinal meningitis)是由脑膜炎球菌(脑膜炎奈瑟菌)引起的脑脊髓膜的急性化脓性炎,简称流脑。冬春季多见,多为散发性,好发于儿童及青少年。发病急,传播迅速,易引起流行。临床上表现为寒战、高热、头痛、呕吐、皮肤瘀点和脑膜刺激征等。

一、病因与发病机制

脑膜炎球菌存在于患者或带菌者的鼻咽部,借飞沫经呼吸道传染。细菌进入上呼吸道后,大多数感染者只引起局限性的上呼吸道炎症而不发病,成为带菌者。少数人因抵抗力低下,细菌从上呼吸道黏膜侵入血流并生长繁殖,引起短暂的败血症,继而到达脑脊髓膜引起化脓性炎。

二、病理变化

根据病情进展过程,可分以下三期。

1. 上呼吸道感染期 细菌在鼻咽部黏膜繁殖,出现上呼吸道感染症状。主要病理改变为黏膜充血、水肿、炎症细胞浸润和分泌物增多。

2. 败血症期 细菌从上呼吸道黏膜侵入血流引起败血症。大多数患者的皮肤、黏膜出现瘀点或瘀斑,为细菌栓塞在小血管或细菌毒素对血管壁的损伤所致。

3. 脑脊髓膜炎期 细菌随血流到达脑脊髓膜引起病变。此期的特征性病变是脑脊髓膜的化脓性炎。

肉眼观,病变以大脑额叶、顶叶最为明显。表现为脑脊髓膜血管高度扩张、充血,蛛网膜下腔有脓性渗出物,脑沟内尤为明显。脑沟、脑回因脓性渗出物覆盖而模糊不清,脑底部视神经交叉及邻近各池也可见脓液累积。由于渗出物阻塞,致脑脊液循环障碍,脑室扩张并有混浊液体。

镜下观,蛛网膜下腔增宽,内有大量中性粒细胞、少量单核细胞、淋巴细胞和纤维蛋白渗出,血管高度扩张充血(图18-13)。脑实质一般不受累,邻近的脑皮质可有轻度水肿,且因内毒素的弥散作用可使神经细胞发生不同程度的变性。

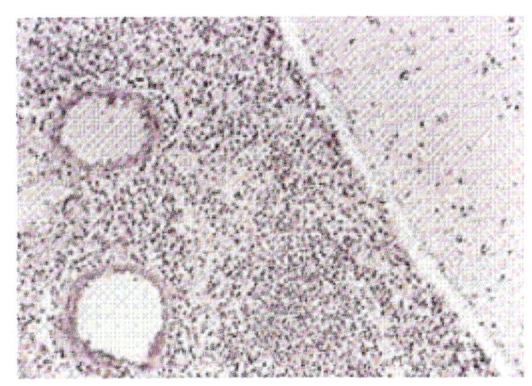

图18-13 化脓性脑膜炎(镜下观,低倍镜,HE染色)

蛛网膜下腔充满脓性渗出物,血管高度扩张充血,邻近的脑皮质轻度水肿

三、病理临床联系

流脑在临床上除了发热等全身感染性症状外,常有以下表现。

1. 颅内压升高 表现为头痛、喷射性呕吐、视神经盘水肿、小儿前囟饱满等。这是由于脑膜血管扩张充血,蛛网膜下腔渗出物堆积,蛛网膜颗粒因脓性渗出物阻塞而影响脑脊液吸收所致。

2. 脑膜刺激征 表现为颈项强直、角弓反张和屈髋伸膝征阳性。由于炎症累及脊髓神经根周围的蛛网膜、软脑膜及软脊膜,使脊神经根在通过椎间孔处受压,当颈部或背部肌肉运动时产生疼痛,因而颈部肌肉发生保护性痉挛而呈僵硬状态,称为颈项强直;婴幼儿患者的腰背部发生保护性痉挛,形成角弓反张;炎症波及压迫腰骶节段脊神经后根,进行屈髋伸膝试验时,坐骨神经会因受到牵引而发生疼痛。

3. 脑神经麻痹 由于大脑基底部脑膜炎累及脑神经，而引起相应的脑神经麻痹症。

4. 脑脊液的变化 压力增高，浑浊或呈脓样，含大量脓细胞，蛋白增多，含糖量减少，涂片或培养可查见脑膜炎球菌。

四、结　　局

若能及时给予抗生素治疗，大多数患者可痊愈。如治疗不当，病变可由急性转为慢性，并发脑积水、脑神经受损、脑梗死等后遗症。少数患者（主要是儿童）起病急，病情危重，称为暴发性流脑，分以下两型：①暴发性脑膜炎球菌败血症，脑膜炎球菌及其释放的内毒素大量入血，引起脓毒症休克和弥散性血管内凝血，脑膜炎症病变较轻。患者临床表现为周围循环衰竭、皮肤黏膜广泛性出血点和瘀斑。②暴发性脑膜脑炎，脑膜炎波及软脑膜下的脑组织，在内毒素作用下，脑循环障碍和脑血管壁通透性增加，引起脑组织淤血和浆液渗出，发生严重脑水肿，颅内压急剧升高，临床上出现突发高热、剧烈头痛、频繁呕吐，严重时形成脑疝，可危及生命。

第3节　流行性乙型脑炎

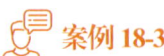

案例 18-3

患者，男，35岁，4天前无明显原因出现发热。查体：体温 39.8℃，心率 112 次/分，浅昏迷，压眶有反应，瞳孔对光反射迟钝，颈抵抗阳性。心率 112 次/分，肺心（−），四肢肌张力增高，左侧巴宾斯基征（+）。血常规：白细胞 $11\times10^9/L$，中性粒细胞 0.8。脑脊液检查：微浑，总细胞 $600\times10^6/L$，白细胞 $500\times10^6/L$。血生化检查：乙脑特异性抗体 IgM（+），其余病毒抗体（−）。颅脑 CT 显示局限性低密度阴影。

问题：1. 该患者最可能的诊断是什么？
　　　2. 该疾病是如何发生的，该如何预防。

流行性乙型脑炎（epidemic encephalitis B），简称乙脑，是由乙型脑炎病毒感染引起的急性传染病，多在夏秋季流行。本病起病急，发展快，病情重，病死率高。患者主要表现为高热、抽搐、嗜睡、昏迷等。

一、病因与发病机制

本病的病原体为乙型脑炎病毒，为 RNA 病毒。传染源为患者和中间宿主（如牛、马、猪等家畜），传播媒介为蚊，我国主要是三带缘库蚊。带病毒的蚊虫叮咬人时，病毒侵入人体，先在局部血管的内皮细胞及全身单核吞噬细胞系统繁殖，然后侵入血流引起短暂的病毒血症。病毒能否进入中枢神经系统，取决于机体免疫反应和血脑屏障功能状态。如机体免疫力强，血脑屏障功能正常，病毒不能进入中枢神经系统，为隐性感染，多见成人；反之，病毒可侵入中枢神经系统而致病。

二、病理变化与临床病理联系

病变广泛累及整个中枢神经系统，主要发生在脑脊髓灰质，以大脑皮质、基底核、视丘最为严重，小脑皮质、脑桥及延髓次之，脊髓病变最轻。

1. 肉眼观 脑膜血管充血，脑水肿明显，脑回宽，脑沟窄。切面见皮质深层、基底核等部位有粟粒大小的软化灶，半透明状，界限清楚，呈弥漫或灶性分布。

2. 镜下观

（1）血管改变和炎症反应 脑内血管明显扩张充血，血管周围间隙增宽，脑组织水肿，炎症细胞以变性坏死的神经细胞为中心，或围绕血管周围间隙呈袖套状浸润。一般将淋巴细胞围绕血管呈袖套状浸润，称为淋巴细胞套（图18-14）。

（2）神经细胞变性、坏死 神经细胞肿胀，尼氏体消失，胞浆出现空泡、核偏位等。严重时神经细胞可发生坏死。在变性、坏死的神经细胞周围，常常有增生的少突胶质细胞围绕，称为神经细胞卫星现象（图18-15）。小胶质细胞、中性粒细胞侵入神经细胞内，称为噬神经细胞现象（图18-16）。

（3）软化灶形成 神经组织发生局灶性坏死、液化，形成染色较浅、质地疏松、边界较清楚的筛网状病灶，称为筛状软化灶（图18-17）。

（4）胶质细胞增生 小胶质细胞增生明显，聚集成团，形成边界清楚的结节状病灶，称为胶质细胞结节，多位于小血管旁或坏死的神经细胞周围（图18-18）。

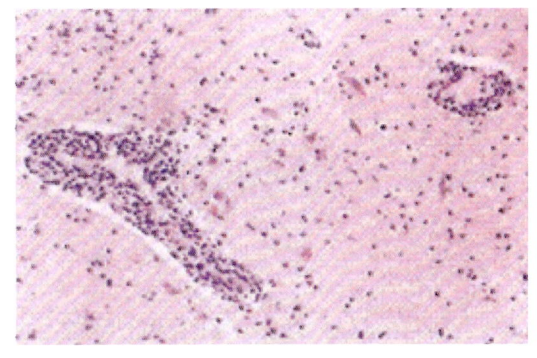

图18-14 淋巴细胞套（镜下观，低倍镜，HE染色）

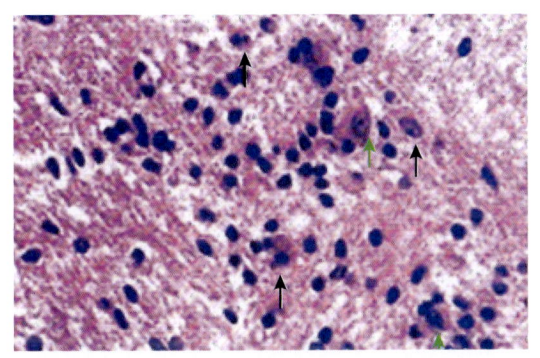

图18-15 神经细胞卫星现象（镜下观，高倍镜，HE染色）

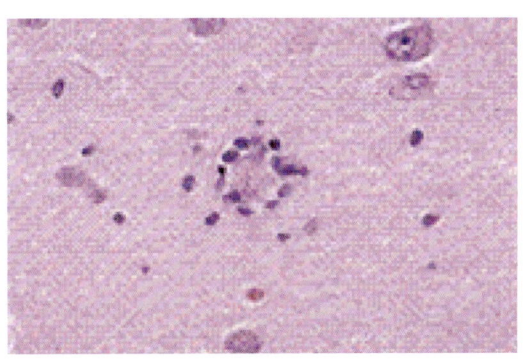

图18-16 噬神经细胞现象（镜下观，高倍镜，HE染色）

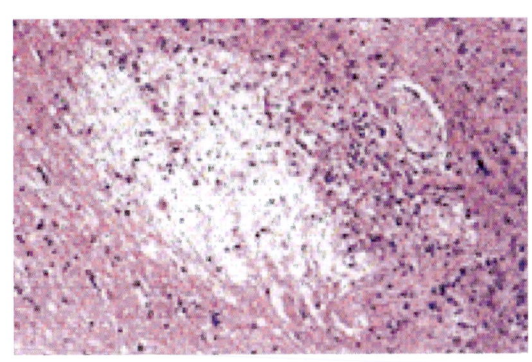

图18-17 筛状软化灶（镜下观，低倍镜，HE染色）

软化灶染色较浅，质地疏松，边界较清楚，呈筛网状

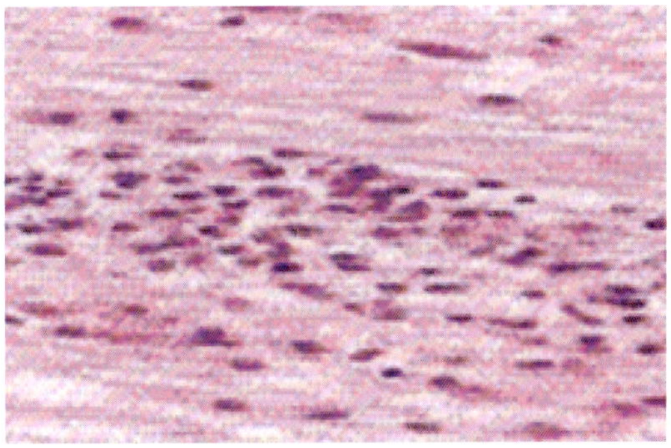

图18-18 胶质细胞结节（镜下观，高倍镜，HE染色）

胶质细胞结节由增生的小胶质细胞聚集而成

流行性乙型脑炎患者早期因病毒血症常出现高热、全身不适等中毒症状，还可出现颅内压增高、嗜睡、昏迷、脑内运动神经元损伤、脑膜炎症等临床表现。

多数患者经过适当治疗，脑部病变逐渐消失，可痊愈。重症患者可出现语言障碍、痴呆、肢体瘫痪或因脑神经损伤导致的吞咽困难、中枢性面瘫等，这些表现经数月之后多能恢复正常。少数患者不能完全恢复而留下后遗症。

流行性乙型脑炎和流行性脑脊髓膜炎的区别见表18-2。

表18-2　流行性乙型脑炎与流行性脑脊髓膜炎比较

比较项	流行性乙型脑炎	流行性脑脊髓膜炎
病原体	乙型脑炎病毒	脑膜炎球菌
传染途径	以蚊虫为媒介	呼吸道飞沫传播
流行季节	夏秋季	冬春季
病变性质	脑实质变质性炎	脑脊髓膜化脓性炎
主要临床症状	脑膜刺激征	神经细胞损伤的症状
预后	预后好	重症患者常有后遗症

第4节　伤　寒

案例18-4

患者，男性，35岁，持续高热3天伴腹泻3～5次/日入院。查体：体温39.8℃，心率72次/分，精神萎靡，前胸部可见散在的玫瑰疹，肝右肋下2cm，脾肋下1.5cm。血常规：白细胞$2.0×10^9$/L，中性粒细胞0.5，淋巴细胞0.4，丙氨酸氨基转移酶200U/L。

问题：1. 该患者最有可能的诊断是什么？还需完善哪些检查确诊？
2. 该病的主要病理变化是什么？

伤寒（typhoid fever）是由伤寒沙门菌（伤寒杆菌）引起的一种急性传染病，病变特点是全身单核吞噬细胞系统增生，形成伤寒肉芽肿。以回肠末端淋巴组织的病变最为突出。临床主要表现为持续高热、相对缓脉、脾大、皮肤玫瑰疹和血中白细胞减少等，以儿童和青壮年多见，夏秋季节多发，感染后可获得较稳固的免疫力，很少再感染。

一、病因与发病机制

伤寒沙门菌是革兰氏阴性杆菌，其菌体"O"抗原、鞭毛"H"抗原及表面"Vi"抗原均能使人体产生相应抗体，尤以"O"和"H"抗原性较强，故可用血清凝集试验（肥达试验）来测定血清中抗体的增高，作为临床诊断伤寒的依据。伤寒患者及健康带菌者为本病的传染源，细菌随粪、尿排出后，污染食物和水源，或以苍蝇为媒介经口入消化道感染。进入消化道的伤寒沙门菌一般被胃酸杀灭，未被杀灭的细菌进入小肠，穿过小肠黏膜上皮细胞侵入肠壁淋巴组织，尤其是回肠末端的集合、孤立淋巴小结。淋巴组织中的伤寒沙门菌被巨噬细胞吞噬并在其中生长繁殖，又可经胸导管进入血液，引起菌血症。血液中的细菌很快被全身单核吞噬细胞系统吞噬，并在其中大量繁殖，致肝、脾、淋巴结肿大。但此时无临床症状，为潜伏期，病程约10天。此后，随着细菌繁殖和内毒素再次入血，患者出现毒血症和败血症症状；胆囊中大量伤寒沙门菌随胆汁再次入肠，侵入已致敏的肠淋巴组织，发生强烈过敏反应导致肠黏膜坏死、脱落及溃疡形成。

二、病理变化与临床病理联系

病变主要累及全身单核吞噬细胞系统，表现为以巨噬细胞增生为特征的急性增生性炎症。增生的巨噬细胞体积大，吞噬功能活跃，胞质内常吞噬有伤寒沙门菌、红细胞和坏死细胞碎片，称为伤寒细胞。伤寒细胞聚集成团形成小结节，称为伤寒肉芽肿，具有诊断意义。

（一）肠道病变

肠道病变主要位于回肠下段集合淋巴小结和孤立淋巴小结，病变发展过程分为四期，每期持续约1周。

1. 髓样肿胀期 发病第1周，回肠下段淋巴小结肿胀，隆起于黏膜表面，色灰红，质软似脑回（图18-19）。

2. 坏死期 发病第2周，肿胀淋巴组织的中心部坏死，并逐渐融合扩大，累及黏膜表面。

3. 溃疡期 发病第3周，坏死组织脱落形成溃疡，其长轴与肠纵轴平行。溃疡一般深及黏膜下层，重者可深达肌层和浆膜层。此期易发生肠出血、肠穿孔等并发症。

4. 愈合期 发病第4周，溃疡处肉芽组织增生将其填平，由黏膜上皮再生覆盖而愈合。

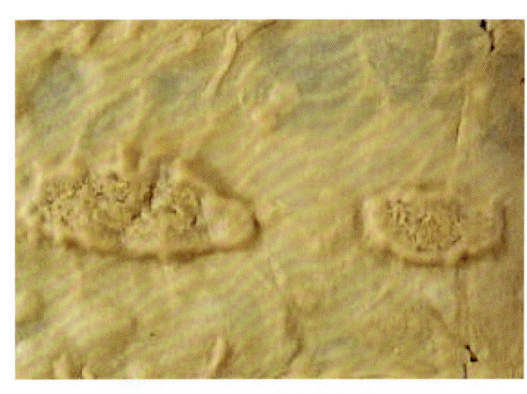

图18-19 肠伤寒（肉眼观）

（二）其他病变

肠系膜淋巴结、肝、脾及骨髓内巨噬细胞增生活跃，镜检可见伤寒肉芽肿及灶性坏死，淋巴结、肝、脾可出现肿大。心肌纤维可水肿，甚至坏死，出现中毒性心肌炎，患者出现相对缓脉；皮肤出现淡红色小丘疹（玫瑰疹）；膈肌、腹直肌、股内收肌常发生凝固性坏死，临床出现肌痛和皮肤知觉过敏；胆囊无明显病变，伤寒沙门菌在胆汁中繁殖并可长期存活，患者临床痊愈后，仍有细菌不断随胆汁经肠道排出，成为重要传染源。

三、结　　局

大多数患者经治疗后4～5周均可痊愈。抗生素的使用可使病程显著缩短，症状减轻，但复发率有所增加。伤寒患者常见并发症有肠穿孔、肠出血、支气管肺炎。

第5节　细菌性痢疾

案例 18-5

2002年7月，某市一学校发生了一起以发热、腹痛、腹泻、里急后重、黏液脓血便等症状为主的传染病疫情，并且在患者粪便中培养检出福氏志贺菌。

问题：案例中患者可能的诊断是什么？应用所学知识解释其主要临床表现。

细菌性痢疾（bacillary dysentery）是由志贺菌（又称痢疾杆菌）引起的一种肠道传染病。四季均可发病，以夏秋季多见。儿童发病率较高。病变主要为结肠的纤维素渗出形成假膜为特征，临床主要表现为腹痛、腹泻、里急后重和黏液脓血便等。

一、病因和发病机制

志贺菌为革兰氏阴性杆菌，病菌产生的内毒素为致病的主要成分。本病的传染源主要是患者和带菌者，病原菌随粪便排出可直接或间接（苍蝇为媒介）经口传染给健康人。

志贺菌进入胃内后，大部分可被胃酸杀灭，仅少数进入肠道，由于肠道有防御功能，故不一定致病。但当受凉、劳累等诱因使机体免疫力降低时，志贺菌则侵入肠黏膜内大量繁殖，释放内毒素引起肠黏膜炎症性病变和全身中毒症状。

二、类型及病理变化

细菌性痢疾主要累及结肠，尤其是乙状结肠和直肠。根据肠道炎症的特征和临床经过，可分为以下三种类型。

（一）急性细菌性痢疾

急性细菌性痢疾病变早期为肠黏膜的急性卡他性炎，表现为黏膜充血、水肿，黏液分泌亢进，中性粒细胞浸润。随着病变发展，黏膜上皮细胞变性、坏死，并有大量纤维蛋白、红细胞、中性粒细胞渗出，渗出物在黏膜表面凝固成一层灰白色假膜（图18-20）。假膜脱落，局部形成大小不等、形状不一的浅表性溃疡，并有出血，溃疡愈合修复后不形成明显瘢痕。

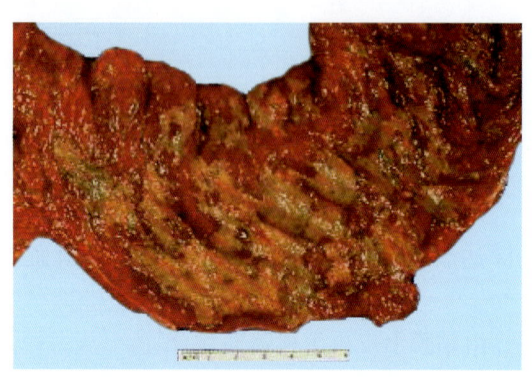

图 18-20　肠黏膜假膜性炎（肉眼观）
假膜形成大小不等，形状不一的"地图状"溃疡

细菌性痢疾早期由于肠黏膜的急性卡他性炎症，出现水样便和黏液便；后因假膜脱落和出血则转为黏液脓血便。由于炎症刺激肠壁内神经末梢及肛门括约肌，患者表现出明显的里急后重和腹痛。由于内毒素吸收入血，患者出现发热、头痛、乏力、食欲减退等全身中毒症状，甚至出现脱水、酸中毒、水电解质代谢紊乱、血压下降，发生休克。急性痢疾的病程为1～2周，经适当治疗，大多数可痊愈，少数发展为慢性细菌性痢疾。

（二）慢性细菌性痢疾

慢性细菌性痢疾多由急性细菌性痢疾转变而来，病程持续在2个月以上。主要病变特征为肠黏膜溃疡形成和组织增生、修复交替进行。慢性溃疡较深较大，其边缘的黏膜常过度增生，并形成息肉。由于肠壁反复病变，肉芽组织和纤维瘢痕的广泛形成使肠壁增厚、变硬，甚至引起肠腔狭窄。

（三）中毒性细菌性痢疾

中毒性细菌性痢疾多见于儿童，起病急骤，肠道病变和症状不明显，但出现严重的全身中毒症状。发病后数小时内可出现感染性休克或呼吸衰竭，多由毒力较低的福氏志贺菌或宋氏志贺菌引起。

第 6 节　性传播疾病

案例 18-6

患者，男性，40岁，尿道口疼痛，尿频、尿急、尿痛1天。尿道口充血、水肿，有脓性渗出物流出。镜下观，黏膜充血、水肿，坏死，大量中性粒细胞浸润。近期有冶游史。

问题：1. 该患者可能的诊断是什么？
　　　2. 该疾病如何预防？

性传播疾病（sexually transmitted disease，STD）是指通过性接触传播为主要途径的一类疾病。本节主要介绍淋病、梅毒、艾滋病和尖锐湿疣。

一、淋病

淋病（gonorrhea）是由淋病奈瑟球菌（又称淋球菌）感染引起的急性化脓性炎，是最常见的性传播疾病。

1. 病因与发病机制　淋病奈瑟球菌为革兰氏阴性双球菌，具有极强的传染性，主要侵犯泌尿生殖系统。传染源为患者和无症状带菌者。成年人主要通过性交直接传染，儿童通过接触患者的衣物传染，新生儿可经阴道感染而患淋球菌眼炎，少数患者可经血行播散引起其他部位的病变。

2. 病理变化及临床病理联系

（1）急性淋病　受感染后2~7天，生殖道、尿道及附属腺体出现急性卡他性化脓性炎。肉眼观，尿道口、外阴阴道口出现充血、水肿，有脓性渗出物流出。镜下观，黏膜充血、水肿、坏死，大量中性粒细胞浸润。临床上患者出现局部疼痛烧灼感，以及尿频、尿急、尿痛症。严重的患者可发生淋球菌性败血症。

（2）慢性淋病　感染后未经治疗或治疗不彻底可转变为慢性，表现为慢性尿道炎、慢性输卵管炎。淋球菌长期潜伏在病灶内，可引起急性反复发作。

3. 结局　急性淋病及时合理治疗，可痊愈。如果治疗不彻底，反复发作，可引起男女不育不孕。

二、梅毒

梅毒（syphilis）是由梅毒螺旋体感染引起的全身性慢性性传播疾病，几乎可侵犯全身各器官，并产生多种多样的症状和体征。

（一）病因及传播途径

病原体为梅毒螺旋体，在体外存活力低，梅毒患者是唯一的传染源，传染途径分为两种：①后天性梅毒，95%以上通过性交传染，少数因输血或接触病变部位感染；②先天性梅毒，为梅毒孕妇血中的梅毒螺旋体经胎盘感染胎儿。

（二）类型及病变特点

1. 后天性梅毒　分为三期：一、二期为早期梅毒，传染性强；三期梅毒为晚期梅毒，一般无传染性，对组织、器官破坏性大，也称内脏梅毒。

（1）一期梅毒　形成硬性下疳。梅毒螺旋体侵入机体约3周，侵入部位发生炎症反应，常为单个，直径约1cm大小，表面发生糜烂，破溃后形成质硬、底部洁净、边缘隆起的溃疡，称为硬性下疳。90%以上的硬性下疳发生在外生殖器官。镜下观，溃疡底部有闭塞性动脉内膜炎和小血管周围炎。小动脉内皮细胞及纤维细胞增生，使管壁增厚、血管腔狭窄闭塞。血管周围单核细胞、淋巴细胞和浆细胞浸润，浆细胞恒定出现是本病的特点，此类病变见于梅毒各期。硬性下疳约1个月自然消退，局部淋巴结肿大也消退。若及时治疗，螺旋体可被彻底杀灭，否则继续发展为二期梅毒。

（2）二期梅毒　出现梅毒疹。硬性下疳发生后7~8周，体内的螺旋体大量繁殖，由于免疫复合物沉积，引起全身皮肤、黏膜广泛梅毒疹和全身非特异性淋巴结肿大。梅毒疹好发于躯干与四肢，常对称分布，呈斑疹和丘疹（图18-21）。镜下观，典型闭塞性动脉内膜炎和小血管周围炎，病灶内可找到螺旋体。此期传染性大。梅毒皮疹可自行消退。

（3）三期梅毒　病变特点是树胶样肿形成。发生于感染后4~5年，病变由皮肤、黏膜、累及到内脏，特别是心血管和中枢神经系统。树胶样肿又称梅毒瘤。肉眼观，病灶呈灰白色，结节

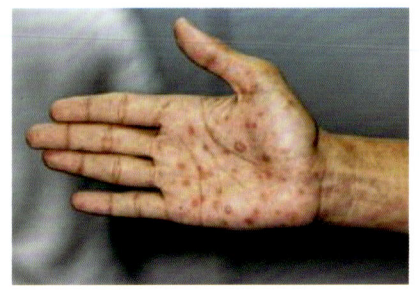

图18-21　梅毒疹

状，大小不一，质韧有弹性，似树胶而得名。镜下观，中央为凝固性坏死，周围肉芽组织中有大量浆细胞和淋巴细胞浸润，上皮样细胞和巨细胞较少。特征性树胶样肿形成后，逐渐纤维化，瘢痕收缩，导致严重的组织结构破坏、变形和功能障碍。梅毒性主动脉瘤病是患者猝死的主要原因。此期病灶内不易查到螺旋体，梅毒血清反应呈阳性，无传染性。

2. 先天性梅毒 胎儿通过胎盘被感染，胎龄2～3个月时胎儿体内已有螺旋体，重者胎儿可死于宫内，发生晚期流产，或胎儿出生不久即死亡。轻度感染者可在儿童期或青年期发病，患儿出现发育不良、智力低下，可有间质性角膜炎、楔形门齿及感觉神经性耳聋，后三种表现构成晚发性先天性梅毒三大特征，具有诊断意义。

（三）结局

机体免疫力的强弱决定感染后的转归，痊愈、隐匿或发展为晚期梅毒。

三、艾 滋 病

艾滋病是获得性免疫缺陷综合征（acquired immunodeficiency syndrome，AIDS）的简称，是由人类免疫缺陷病毒（HIV）感染引起的，以全身性严重免疫缺陷为主要特征的致命性传染病。本病传染性强，尚无有效治疗药物，因此，在全社会大力开展防治艾滋病的健康教育，对防止艾滋病流行至关重要。

（一）病因、传播途径及发病机制

病原体是HIV，属于反转录病毒科，为单链的RNA病毒。已知HIV分为HIV-1和HIV-2两个亚型，患者和无症状病毒携带者是本病的传染源。HIV主要存在于宿主的血液、精液、子宫、阴道的分泌物和乳汁中。

AIDS的传染途径包括性接触传染、经血液及血制品传染、经母婴传染等。发病机制包括两个方面：①HIV感染$CD4^+T$细胞，导致其大量破坏、功能受损，细胞免疫发生缺陷，并发各种严重的机会性感染和肿瘤。②HIV感染组织中的单核巨噬细胞，在病毒扩散中起重要作用，引起中枢神经系统的感染。HIV感染导致机体严重免疫缺陷，构成了AIDS发病的中心环节。

（二）病理变化

AIDS的病理变化可归纳为全身淋巴组织的变化、机会性感染和恶性肿瘤三个方面。

1. 全身淋巴组织的变化 早期淋巴结肿大，镜下淋巴滤泡明显增生，生发中心活跃，有"满天星"现象；晚期淋巴结萎缩，淋巴结结构及淋巴细胞消失，仅残留一些巨噬细胞和浆细胞，呈现一片荒芜景象。

2. 机会性感染 是指在人体免疫功能严重破坏、免疫缺陷的特定条件下引起的感染。感染范围广，累及器官多，为本病主要的死亡原因。其中卡氏肺孢菌感染最常见，也可见弓形虫、新型隐球菌、巨细胞病毒、人乳头状瘤病毒感染所致神经系统病变，以及结核分枝杆菌、假丝酵母菌等所致感染性疾病。

3. 恶性肿瘤 约30%的患者可发生卡波西（Kaposi）肉瘤，非霍奇金淋巴瘤及女性宫颈癌可伴发。

（三）临床病理联系和预后

急性期患者出现咽痛、发热、肌肉酸痛，发生在感染后2～6周，症状持续2～3周自行缓解，进入潜伏期。潜伏期可持续2～10年，无临床症状，仅出现HIV抗体阳性。

AIDS前期，患者出现发热、体重下降、全身淋巴结肿大，Th细胞数下降，Th/Ts比例倒置。AIDS晚期，Th细胞严重缺陷，出现致命性机会感染，发生各种恶性肿瘤。

本病预后差，治疗本病强调综合治疗，包括一般治疗、抗病毒治疗、恢复或改善免疫功能的治疗及机会性感染和恶性肿瘤的治疗。

医者仁心

高耀洁——中国民间防艾第一人

高耀洁，女，生于 1927 年，1954 年毕业于河南大学医学院。河南省第七届人大代表、九三学社成员、河南中医学院退休教授、妇科肿瘤病专家。多年来她花费近百万元自费印刷防艾宣传资料、救助艾滋病患者和艾滋孤儿，被媒体誉为"中国民间防艾第一人"。获得"亚洲的诺贝尔奖"——亚洲拉蒙·麦格赛赛奖公共服务奖、"乔纳森·曼恩世界健康与人权奖"。当选中央电视台"感动中国"2003 年度人物，2005 年被提名诺贝尔和平奖。发现于 2000 年 10 月 23 日，编号为 38980 号小行星被命名为"高耀洁"。

四、尖锐湿疣

尖锐湿疣（condyloma acuminatum）是由人乳头状瘤病毒（HPV）引起的性传播疾病，其主要特征是外生殖器官良性疣状增生性病变，20～40 岁多发，在性传播疾病中发病率居第二位。

1. 病因及传播途径 本病主要由 HPV6 型、11 型引起。HPV 具有高度宿主和组织特异性。传染源为患者和病毒携带者，主要通过性接触传染（约 60%），也可通过污染物（浴巾、浴盆等）间接接触传染。患者发病 3 个月内传染性最强，本病潜伏期为 3 周至 8 个月。

2. 病理变化和临床病理联系 尖锐湿疣好发于潮湿温暖的黏膜和皮肤交界处。男性病变好发于龟头、包皮、包皮系带、冠状沟、尿道口、肛门周围；女性多见于阴唇、阴蒂、阴道、子宫颈、会阴部及肛周。肉眼观，初期为小而尖的突起，逐渐发展为疣状、乳头状甚至菜花状。色暗红或淡红，质软，表面凹凸不平，易发生糜烂、触之易出血。镜下观，表皮角质层轻度增厚，几乎全为角化不全细胞，棘层肥厚，乳头瘤样增生，表皮钉突不规则增宽和延长，偶见核分裂；表皮浅层出现挖空细胞有助于诊断。挖空细胞较正常细胞大，胞质空泡状，细胞边缘常残存带状胞质，核增大居中，呈圆形或椭圆形，染色深，可见双核或多核。真皮浅层水肿、毛细血管扩张、慢性炎症细胞浸润。

3. 结局 多数在数月内自然消退。多年不消退，如不治疗，少数患者可恶变。

第 7 节 血吸虫病

案例 18-7

患者，男性，50 岁，反复腹泻，便秘交替出现 8 年，加重伴腹胀 2 个月。体查：消瘦，皮肤、巩膜无黄染，腹部隆起，肝在剑突下 3cm，脾下缘平脐，移动性浊音（+），肝功能检查：丙氨酸氨基转移酶 54U/L，球蛋白 35g/L，白蛋白/球蛋白 0.7，血清总胆红素 35μmol/L，血清肝炎标志物均为（-），B 超提示肝硬化。生活在疫区。

问题：1. 该患者最有可能的诊断是什么？
2. 该疾病如何预防？

血吸虫病（schistosome）是由日本血吸虫寄生于人体引起的寄生虫病，人经皮肤接触含尾蚴的疫水而感染，特征性病变是肝和肠内形成血吸虫虫卵结节。临床表现为发热、腹泻、肝大，晚期发生肝硬化。在我国长江中下游地区农渔业作业人群中流行。

一、病因及感染途径

我国流行的血吸虫病的病原体主要为日本血吸虫，其生活史分为虫卵、毛蚴、胞蚴、尾蚴、童虫、成虫六个阶段。血吸虫的传播必须具备三个条件：带虫卵的粪便入水，钉螺的滋生，人体接触疫水。当患者和病畜的粪便排出血吸虫卵进入水中，卵内成熟毛蚴孵化而出，钻入钉螺体发育成尾蚴游于水中（疫水），人、畜接触疫水时，尾蚴可借其头腺分泌的溶组织酶和机械性运动钻入皮肤或黏膜，脱去尾部变为童虫；童虫穿入小静脉和淋巴管内到达右心，经肺循环进入体循环播散到全身。但只有抵达肠系膜静脉者才能发育为成虫并大量产卵，虫卵随门静脉入肝，或逆流入肠壁，发育为成熟虫卵，并破坏肠黏膜进入肠腔，随粪便排出体外重复其生活周期。

二、病理变化

血吸虫感染过程中，尾蚴、童虫、成虫和虫卵等均可引起人体的免疫性损伤。尾蚴侵入皮肤引起尾蚴性皮炎；童虫移行至肺部，引起肺内血管炎和血管周围炎；成虫吸附对血管壁造成机械性损伤，其代谢产物、分泌排泄物刺激机体发生Ⅲ型变态反应等，其中以虫卵引起的病变最严重、危害性最大。

虫卵沉着形成特征性虫卵结节（血吸虫性肉芽肿）。按虫卵结节病变发展过程分为以下两种。

1. 急性虫卵结节 是由成熟虫卵引起的急性坏死、渗出性病灶。肉眼可见灰黄色、粟粒大小结节；镜下见结节中央有1~2个成熟虫卵，虫卵表面可有放射状嗜酸性棒状体，虫卵周围是一片坏死物及大量嗜酸性粒细胞浸润，似脓肿，故称嗜酸性脓肿。

2. 慢性虫卵结节 急性虫卵结节经10天左右，虫卵内毛蚴死亡，虫卵及结节内坏死物质逐渐被巨噬细胞清除或钙化，周围出现类上皮细胞和少量异物巨细胞，伴有淋巴细胞浸润、肉芽组织增生，其形态类似结核结节，故称假结核结节（图18-22）。最后结节纤维化玻璃样变性，其中死亡、钙化的虫卵可长期存留，作为病理学诊断血吸虫病的依据。

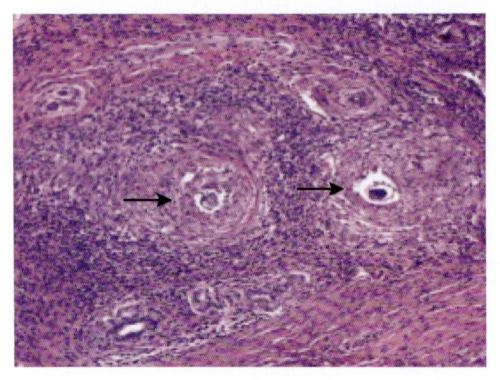

图18-22 慢性虫卵结节（镜下观，低倍镜，HE染色）
结节中央可见数个虫卵

三、主要脏器病理变化及其后果

1. 结肠 病变可累及全部结肠，以直肠、乙状结肠、降结肠最为明显。急性期，肠黏膜充血、水肿，形成褐色稍隆起的斑片状病灶，直径0.5~1.0cm，重者坏死物脱落，形成大小不等的浅表溃疡，虫卵随坏死物落入肠腔，大便检查可查见虫卵。镜下观，肠黏膜及黏膜下层出现急性虫卵结节。临床表现腹痛、腹泻和脓血便等痢疾样症状。随着病变慢性持续发展，肠黏膜反复发生溃疡和纤维化，最终导致肠壁增厚变硬，肠腔狭窄甚至肠梗阻。部分患者肠腔内肠黏膜呈息肉状增生，少数并发结直肠绒毛状腺瘤甚至腺癌。

2. 肝脏 虫卵引起的病变主要在汇管区，以肝左叶明显。急性期，肉眼观，肝轻度增大，肝表面及切面呈粟粒至绿豆大小灰白或灰黄色结节。镜下观，汇管区有大量急性虫卵结节，邻近肝细胞可发生变性、灶性坏死或受压萎缩，肝窦充血，肝巨噬细胞增生，并吞噬血吸虫色素。慢性期，肝内见慢性虫卵结节、汇管区纤维化，肝小叶破坏不严重，形成不典型假小叶。长期重度感染患者，肝脏严重纤维化而变硬、变小、变形导致血吸虫性肝硬化。

3. 脾脏 早期轻度肿大，是成虫代谢产物引起了单核巨噬细胞增生。晚期门静脉高压引起脾淤血和纤维组织增生，导致脾进行性肿大，重量可达1000g以上（正常150g），甚至形成巨脾，重量可达4000g。肉眼观，脾包膜增厚，质地坚韧；切面呈暗红色，散在棕黄色含铁小结，有时可见梗死灶。镜下观，脾窦扩张淤血，窦内皮细胞及网状细胞增生，窦壁纤维增生，导致窦壁明显增宽。脾小体萎缩减少，中央动脉管壁增厚、玻璃样变性。

4. 异位血吸虫病 肺脏是常见的异位部位，通常病变轻微，不导致严重后果。部分重症患者，肺内出现较多急性虫卵结节并伴炎性渗出，X线片类似粟粒性肺结核。脑血吸虫病也较常见，病变在大脑顶叶、额叶和枕叶。镜下表现为不同时期的虫卵结节形成和胶质细胞增生。感染肾脏可引起血吸虫病肾小球肾炎，在儿童，可形成血吸虫侏儒症。

自测题

单选题

1. 典型结核结节的中心部分往往有（　　）
   A. 朗汉斯巨细胞　　B. 类上皮细胞
   C. 干酪样坏死　　　D. 郎格罕细胞
   E. 变性、坏死的中性粒细胞

2. 关于原发性肺结核病的叙述，下列哪项是正确的？（　　）
   A. 易发生于肺尖
   B. 可血行播散引起血源性结核病
   C. 病变在肺内主要经支气管播散
   D. 经积极治疗才能痊愈
   E. 支气管播散可引起全身粟粒性结核病

3. 诊断结核病的特征性病变是（　　）
   A. 浆液渗出　　　　B. 纤维蛋白渗出
   C. 结核结节　　　　D. 坏死
   E. 慢性炎症细胞浸润

4. 以下哪项与继发性肺结核表现不符（　　）
   A. 病变多从肺尖开始
   B. 患者抵抗力较强
   C. 不会发生干酪性肺炎
   D. 粟粒性肺结核极少见
   E. 可发生空洞

5. 男性，28岁，吸烟患者因低热、咳嗽2个月，痰中带血1周来院门诊。查体：体温37.5℃，双侧颈部可触及多个淋巴结，可活动，右上肺可闻及少许湿啰音，胸片示右上肺云雾状阴影。最可能的诊断是（　　）
   A. 原发型肺结核　　B. 小叶性肺炎
   C. 浸润型肺结核　　D. 支气管肺癌
   E. 颈淋巴结炎

6. 下列有关流行性脑脊髓膜炎的叙述，哪项是错误的？（　　）
   A. 属于化脓性炎
   B. 脑膜血管高度充血
   C. 蛛网膜下腔有大量中性粒细胞浸润
   D. 病变以小脑脑膜最严重
   E. 临床上有明显脑膜刺激征

7. 流行性乙型脑炎的病变性质是（　　）
   A. 浆液性炎　　　　B. 化脓性炎
   C. 纤维素性炎　　　D. 变质性炎
   E. 出血性炎

8. 下列哪项不是流行性乙型脑炎的镜下改变（　　）
   A. 淋巴细胞套　　　B. 神经细胞卫星现象
   C. 噬神经细胞现象　D. 筛状软化灶
   E. 蛛网膜下腔增宽

9. 对中毒性细菌性痢疾的描述，下列哪项不符合？（　　）
   A. 多见于小儿　　　B. 起病急骤
   C. 全身中毒症状严重　D. 脓毒症休克
   E. 肠道黏膜形成明显的假膜

10. 患者有畏寒、发热、腹痛、腹泻、脓血便和里急后重，诊断为（　　）
    A. 阿米巴痢疾　　　B. 细菌性食物中毒
    C. 消化不良性腹泻　D. 急性肠炎
    E. 细菌性痢疾

11. 伤寒患者最具有特征性的病理改变是（　　）
    A. 浆液　　　　　　B. 淋巴细胞
    C. 伤寒细胞　　　　D. 中性粒细胞
    E. 肠黏膜细胞坏死

12. 下列哪项不是淋病的临床表现（　　）
    A. 尿道口脓性分泌物　B. 尿频
    C. 尿痛　　　　　　D. 硬下疳
    E. 不孕不育

13. 下列哪项不是梅毒的病理改变（　　）
    A. 闭塞性动脉内膜炎　B. 小血管周围炎
    C. 凝固性坏死　　　D. 肉芽组织形成
    E. 化脓性炎

14. 下列哪项不是艾滋病的病变特点（　　）
    A. 滤泡明显增生
    B. 卡氏肺孢菌感染
    C. 淋巴结萎缩，淋巴结结构及淋巴细胞消失
    D. 卡波西肉瘤
    E. 化脓性炎

15. 血吸虫的病理学特征是（　　）
    A. 出血性炎　　　　B. 化脓性炎
    C. 变质性炎　　　　D. 肉芽肿性炎
    E. 纤维素性炎

（毛　丽）

实验指导

实验一　细胞、组织的适应、损伤与修复

一、实验目的

1. 识别大体标本　肾盂积水、肾细胞水肿、肝脂肪变性、脑液化性坏死、足干性坏疽，描述其形态特点。

2. 观察切片标本　肝细胞水肿、肝脂肪变性、肉芽组织，描述其镜下特点。

二、实验内容

（一）大体标本观察

1. 肾盂积水　肾的外形增大，重量减轻。切面见肾盂肾盏扩张呈囊状，肾实质萎缩、变薄，皮质和髓质分界不清。

2. 肾细胞水肿　肾的体积增大，表面被膜紧张，切面隆起，颜色变苍白，浑浊，像被开水煮过一样。

3. 肝脂肪变性　肝脏的体积增大，黄色，有油腻感，质地变软，被膜紧张，光滑。

4. 足干性坏疽　足趾坏死区皮肤干燥皱缩，呈黑褐色，与正常组织分界清楚。

5. 脑液化性坏死　标本为大脑中部横断面，顶叶白质内有大小不规则形的坏死灶，其中坏死物质已液化吸收而形成囊腔，囊腔内面不光滑，边界较清楚，周围有暗褐色出血区。

（二）组织学观察

1. 肝细胞水肿　低倍镜观察：肝细胞肿大，胞质疏松、淡染。高倍镜观察：肝细胞肿大，胞浆疏松、淡染，细胞质内布满了红染的细颗粒。

2. 肝脂肪变性　低倍镜观察：大部分肝细胞内有大小不等的圆形空泡。高倍镜观察：脂滴为圆形、边界清楚的空泡，位于细胞质内，细胞核可被挤压至细胞的边缘。

3. 肉芽组织　低倍镜观察：大量新生的毛细血管和成纤维细胞，毛细血管彼此相互平行，与创面垂直。高倍镜观察：新生的毛细血管内皮细胞肥大，向腔内突出，有些已形成管腔，有些未形成；成纤维细胞分布在毛细血管周围，细胞体积大，细胞质丰富，呈淡红色，呈卵圆形、梭形或分枝状，细胞核为椭圆形或梭形；肉芽组织中还有数目不等的炎症细胞，如中性粒细胞、淋巴细胞、浆细胞等。

实验二　局部血液循环障碍

一、实验目的

1. 识别大体标本　慢性肝淤血、慢性肺淤血、脾淤血、脑出血、肾贫血性梗死、肺出血性梗死，描述其形态特点。

2. 观察切片标本　慢性肝淤血、慢性肺淤血、混合血栓、肾贫血性梗死，描述其镜下特点。

二、实验内容

（一）大体标本观察

1. 慢性肝淤血 肝的冠状切面，表面光滑，包膜紧张，肝体积较肿大。切面可见均匀而弥漫分布的紫红色小点（肝小叶的中央区），它的周围呈灰黄色（小叶的边缘区），部分区域的紫红色小点相互融合，形成红黄相间的条索状结构，极似槟榔切面，故称槟榔肝。

2. 慢性肺淤血 肺的冠状切面，见表面胸膜大致菲薄、透明，并暴露出其下黑色的斑点及铁锈色的斑点，肺组织切面呈均匀的淡棕黄色，并有散在的铁锈色斑点，肺组织较坚实。

3. 脾淤血 脾脏体积明显增大，包膜增厚，切面见脾组织呈暗红色、灰白色条纹（即脾小梁）增多，并可见散在的铁锈色细小颗粒，脾小体不易看到。

4. 脑出血 出血区可呈暗红色（固定后呈灰黑色），灶内可见深红色血凝块，质软、脆。

5. 肾贫血性梗死 梗死灶灰白色，呈锥形，切面呈扇面形或三角形，其尖端位于血管阻塞处，常指向肾门，底部为器官的表面。

6. 肺出血性梗死 病灶大小不等，质地坚实，暗红色，略向表面隆起，呈锥形，尖端朝向肺门，底部紧靠肺膜，肺膜表面有纤维素性渗出物。部分病灶由于红细胞崩解颜色变浅，梗死灶机化，逐渐形成瘢痕，病灶表面下陷，呈灰白色。

（二）组织学观察

1. 慢性肝淤血 低倍：肝小叶中央静脉及肝窦扩张淤血，相邻的肝细胞萎缩消失。小叶周边肝细胞脂肪变性。高倍：主要观察小叶中央静脉及肝窦内淤血为红细胞，小叶周边肝细胞脂肪变性为空泡。

2. 慢性肺淤血 低倍：肺泡壁增厚，肺泡壁毛细血管扩张充血，纤维组织增生呈红染条索状，肺泡腔内有淡红色水肿液、红细胞及散在成堆的心力衰竭细胞。高倍：心力衰竭细胞的特点为胞体较大、呈圆形或椭圆形，胞浆内充满棕黄色含铁血黄素的颗粒。

3. 混合血栓 低倍：见血管腔内有染成淡红色之小梁，呈不规则状，与血管壁紧密相连，小梁周边可见细胞成分。高倍：淡红色小梁即血小板梁，小梁之间有纤维素呈红染细丝状，交织成网，其中网罗有大量红细胞和少许白细胞。

4. 肾贫血性梗死 低倍：正常区域可见肾小球、肾小管；坏死区肾小球、肾小管组织轮廓隐约可见，但大部分细胞核消失，胞浆呈红染颗粒状；坏死组织与正常组织交界处充满大量红细胞，即充血出血带。高倍：重点观察坏死区的细胞变化。①核固缩：部分细胞核浓缩成深紫蓝色团块。②核碎裂：红染颗粒的细胞浆内散在少数不规则的深紫蓝色碎片。③核溶解：绝大部分细胞消失。

实验三 炎 症

一、实验目的

1. 识别各类炎症的大体标本，描述其病变特点。
2. 观察各类炎症细胞、纤维素性炎、化脓性炎、异物肉芽肿的镜下特点，描述其镜下病变特点。

二、实验内容

（一）大体标本

1. 咽、喉及气管白喉 咽、喉、气管及支气管的黏膜面附有一层白色膜状渗出物（即假膜）。咽喉部的假膜附着紧密。气管及支气管的假膜大部分会剥离或脱落，可堵塞支气管引起窒息，其深部的黏膜粗糙、无光泽。

2. 纤维素性心包炎（绒毛心） 心包脏层表面粗糙，有一层灰黄色渗出物，呈细丝网状或细绒毛状，粗糙、浑浊而无光泽，此渗出物为纤维素。心脏的搏动使其呈绒毛状，故称为"绒毛心"。

3. 假膜性炎（细菌性痢疾） 结肠黏膜表面有一层灰黄色，糠皮样假膜，部分假膜脱落形成大小不一、形状不规则的浅表溃疡。肠壁因充血水肿而增厚。

4. 各型阑尾炎

（1）正常阑尾 注意正常阑尾粗细、光泽及血管情况。

（2）急性单纯性阑尾炎 阑尾呈不同程度的肿胀，浆膜面充血，失去正常光泽。

（3）急性化脓性阑尾炎 阑尾肿胀，浆膜面充血明显，部分区域有出血或附有灰黄色的脓性渗出物。切面：阑尾壁增厚，腔内有脓性渗出物。

（4）急性坏疽性阑尾炎 阑尾显著肿大，呈污秽黑色并附有大量脓性渗出物，易并发穿孔。

5. 脓肿 观察肝、肺或脑脓肿标本。切面见脓肿形成，腔内脓液黏稠，周围有纤维组织包绕，边界清楚，脓液流失后形成囊腔。

6. 慢性胆囊炎 胆囊增大，囊壁增厚，黏膜粗糙，腔内还有数个结石。

7. 急性重型肝炎 肝脏体积明显缩小，包膜皱缩，边缘薄而锐，切面呈土黄色，有些区域呈现红黄相间。

8. 炎性息肉（子宫颈息肉） 子宫颈外口有一个带蒂的肿物，蒂与宫颈内口相连。

9. 肺炎性假瘤 部分肺组织，切面可见一灰白色圆形结节，边界清楚。X线检查及肉眼观察其形态极似肿瘤。

（二）病理切片

1. 各种炎细胞

（1）中性粒细胞 呈球形，直径10～12um，具有分叶状细胞核，胞质淡红色，内含中性颗粒。

（2）单核巨噬细胞 胞体大，直径可达20mm以上，大小不一，胞浆丰富，核呈肾形或马蹄形，胞质内常含有吞噬物。

（3）淋巴细胞和浆细胞 淋巴细胞体积较小，核呈圆形、深染、胞浆极少。浆细胞胞体呈卵圆形，核圆形，位于胞体一侧，染色质呈车轮状分布，胞浆丰富，呈伊红染色。

（4）嗜酸性粒细胞 比中性粒细胞大，核呈分叶状，胞质内含粗大嗜酸性颗粒。

2. 纤维素性心包炎 心外膜大部分可见纤维素及炎性渗出物，纤维素为红染的丝网状或片状物质，网眼内可见渗出的炎症细胞。

3. 支气管白喉 低倍镜：支气管上皮坏死脱落，表面附有假膜。高倍镜：假膜由纤维素、坏死组织及炎症细胞组成。

4. 急性阑尾蜂窝织炎 阑尾尾腔内积聚有大量脓细胞，阑尾的黏膜大部分坏死、脱落，仅残存少量黏膜和腺体。阑尾各层（包括黏膜层、黏膜下层、肌层及浆膜层）均有充血、水肿和中性粒细胞弥漫性浸润，组织坏死不明显（此即为蜂窝织炎的特征）。观察中性粒细胞可见其呈圆形，胞质淡红色，胞核分2～5叶，以3叶多见。

5. 肝脓肿 低倍镜：肝组织内有一个或多个圆形或卵圆形脓肿灶，脓肿灶与周围组织边界分明。高倍镜：脓肿灶内聚集大量中性粒细胞、脓细胞以及溶解、液化的坏死组织。

6. 异物肉芽肿 低倍镜：主要由多核巨细胞、单核巨噬细胞等成分构成，为结节状病变。高倍镜：病变主要由单核巨噬细胞构成，散在分布较多的异物多核巨细胞（体积巨大，多个细胞核散在于细胞内，部分细胞内吞噬有异物），并见数量不等的淋巴细胞及嗜酸性粒细胞，边缘区域可见纤维组织增生。

实验四 肿 瘤

一、实验目的

1. 识别常见良性肿瘤、恶性肿瘤的大体标本，描述其形态特点。
2. 观察切片标本：良性肿瘤、恶性肿瘤（癌、肉瘤），描述其镜下特点。
3. 学会区别良性肿瘤和恶性肿瘤；癌和肉瘤的区别。

二、实验内容

（一）大体标本

1. 甲状腺瘤（示膨胀性生长） 在甲状腺中可见一灰黄色约核桃大小、结节状的肿块，挤压周围正常组织，并因肿瘤周围的纤维组织增生而形成包膜，包膜完整，与周围正常组织分界清楚。切面均质，呈黄色。

2. 乳腺癌（示浸润性生长） 肿块位于乳腺的外上象限，约小儿拳头大小，已向外穿破，皮肤呈结节状突起，质地较硬，切面灰白色，与周围组织分界不清，无包膜。

3. 膀胱乳头状瘤（示外生性生长） 此膀胱腔内有数个呈乳头状肿块，突出于黏膜表面，其根部狭窄形成蒂，与基底部相连，边界清楚。

4. 卵巢囊腺瘤 观察卵巢黏液性和浆液性乳头状囊腺瘤标本。前者肿瘤为多房性、表面光滑，切面有许多大小不等的囊腔，腔内充满了灰白色半透明的黏液（固定后凝固成胶冻状）。后者肿瘤为单房性，囊腔内浆液清亮透明（标本切开时浆液已流失），囊壁内表面可见多个乳头状突起。

（二）病理切片

1. 鳞状细胞癌（Ⅰ级） 低倍：见大小不等的癌细胞团，呈片状或条索状排列，此为癌巢，位于结缔组织间质中。高倍：癌巢由分化较好的鳞状上皮癌细胞构成，癌巢中央有粉红色同心圆排列之角化珠，即癌珠，有的可见细胞间桥。间质中常有浆细胞和淋巴细胞浸润。

2. 结肠息肉状腺瘤 低倍：结肠黏膜层由表面长出（外生性生长）息肉状腺瘤有蒂与黏膜相连（活检取材时只取到腺瘤部分），其腺体与正常结肠的黏膜腺体很相似，异型性小。高倍：腺体的细胞多呈单层排列，未见核分裂象，异型性小。

3. 结肠腺癌 低倍：先分辨结肠的各层与肿瘤位置的关系。癌细胞排列成腺管状，腺腔大小不等，形状不规则，排列紊乱，染色较深，异型性大。有的细胞呈多层排列，且可见癌组织已浸润到黏膜下层和肌层（正常黏膜下层及肌层无腺体）。部分细胞呈乳头状结构。高倍：腺体排列紊乱，细胞形态不一，核分裂象易见，部分细胞向腺腔突出，呈乳头状生长称为乳头状腺癌。

4. 平滑肌瘤 低倍：瘤组织由分化成熟的平滑肌细胞构成，瘤细胞聚集成束，呈编织状、旋涡状排列。高倍：瘤细胞梭形，胞浆红染。核呈棒状、圆形或卵圆形，位于细胞中央，染色较淡，大小一致，无异型，不见核分裂象。

5. 平滑肌肉瘤 低倍：瘤组织主要由大量梭形细胞构成。瘤细胞丰富，密集，呈纵横交错排列或形成旋涡状结构。高倍：瘤细胞呈梭形，胞浆丰富，红染，核较大，棒状，两端钝、深染，大小形状不一，可见核分裂象。

实验五 家兔失血性休克

一、实验目的

1. 复制家兔失血性休克。

2. 观察失血性休克时动物的一般表现及肠系膜微循环变化。
3. 了解失血性休克发病机制及各种急救治疗的不同效果。

二、实验动物、药品与器材

成年家兔，25%乌拉坦溶液或1%普鲁卡因、0.2%肝素生理盐水、654-2注射液、去甲肾上腺素注射液、生理盐水。

实验动物体重秤，手术器械，输液输血装置，测中心静脉压装置，气管导管，动脉和静脉导管，输尿管导管，微循环观察装置，输液装置和水检压计，温度计，1ml、20ml和50ml注射器。

三、观察和测量指标

一般情况，观察皮肤黏膜颜色，测量肛温、血压、呼吸、心率、中心静脉压、尿量，评价肠系膜微循环。

四、方法和步骤

实验装置见附图1。

1. 取成年家兔一只，称重后仰卧固定。

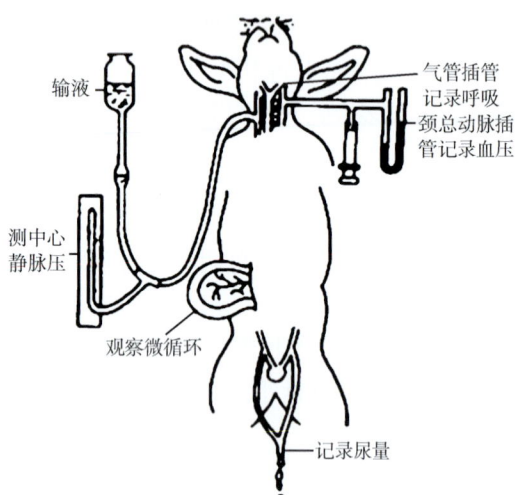

附图1 兔失血性休克实验示意图

2. 颈部剪毛，在1%普鲁卡因局部麻醉下（或从兔耳缘静脉注射1g/kg的25%乌拉坦麻醉），在甲状软骨下正中切开皮肤6cm，分离气管、左侧颈总动脉和右侧颈外静脉。

（1）插入气管插管，描记呼吸。

（2）插入颈动脉导管（连三通管），一侧记录血压，另一侧连上预先含有肝素生理盐水的50ml注射器，并暂时夹闭导管，以备放血用。

（3）从右侧颈外静脉插入5cm长的静脉导管，导管的外端用三通管连上输液装置和水检压计，用来输液和测定中心静脉压，在测压前，阻断检压计侧管，使导管与输液瓶相连，缓慢输入生理盐水（5～10滴/分），保持静脉畅通。

3. 在耻骨联合上剪毛，在局部麻醉下（如果用25%乌拉坦麻醉就不需要局部麻醉）作用下腹部正中切口，长5cm。找出膀胱，排空尿液后，将膀胱从腹腔拉出，在背面膀胱三角区找出双侧输尿管入口，分离双侧输尿管，插入输尿管导管，记录每分钟尿滴数。

4. 在右侧腹直肌旁作6cm长的纵行中腹部切口，钝性分离肌肉，打开腹腔后，找出一段游离度较大的小肠肠袢，轻轻从腹腔内拉出，放置在微循环恒温灌流盒内，在显微镜下观察肠系膜微循环。

5. 放血前观察动物各项指标以作对照。

6. 打开颈总动脉插管与注射器相连的侧管，使血液从颈总动脉流入注射器内，等血压降至40mmHg时，调节注射器内放出的血量，使血压稳定在该水平。

7. 维持血压在40mmHg 20分钟，观察注射器中血量的增减，失血期间动物各项指标改变。如果时间允许则可继续延长时间进行观察。

8. 急救治疗分组

（1）失血量等量的生理盐水+失血全血+去甲肾上腺素0.75mg/kg体重。

（2）2倍失血量生理盐水+失血全血+654-2 1ml/kg体重。

（3）2倍血量生理盐水。

（4）失血。

输液、输血后再观察各项指标变化，是否可恢复正常。

五、注意事项

1. 实验过程中要减少手术性出血，避免实验动物休克。可在同一实验室不同组之间适当分工以减少手术创伤。

2. 麻醉深浅要适度，牵拉肠系要轻。

3. 各导管和注射器要肝素化并注意各导管畅通，随时缓慢推注，以防凝血。

六、讨 论

1. 讨论实验动物失血前、后各项指标变化的机制，说出家兔发生失血性休克的依据，请阐明微循环处于什么阶段及理由。

2. 根据实验所见指标能否完全阐明关于休克发生机制的现代理论？为什么？

3. 在失血性休克中，血压的变化和微循环的变化是否一致？为什么？

4. 抗休克药的作用机制是否相同？

实验六 心血管系统疾病

一、实验目的

1. 观察常见心血管系统疾病的大体标本，描述其病变特点。
2. 观察常见心血管系统疾病的镜下特点，描述其镜下病变特点。

二、实验内容

（一）大体标本

1. 主动脉粥样硬化 主动脉的内膜面可见散在的浅黄色条纹，微微隆起于内膜表面（脂纹和脂肪斑，属于早期病变）；另有形状、大小不等的灰白色或淡黄色块状突起，呈蜡滴样半透明，此即纤维斑块或粥样斑块。有的斑块破溃后形成粥样溃疡，于该溃疡处可继发钙化和血栓形成。动脉分支开口周围处的粥样硬化病变明显。

2. 脑动脉粥样硬化 主要见于脑底动脉。动脉粗细不匀，管壁增厚、僵硬，内膜呈不规则增厚，可见黄白色斑块。血管伸长、弯曲，管腔狭窄甚至闭塞。

3. 冠状动脉粥样硬化 最多见于左前降支，其次为右冠状动脉等。在动脉横切面上见粥样斑块呈半月形隆起，使血管腔狭窄，病变往往在靠近心肌的一侧较重。有时，在硬化的冠状动脉腔内可见血栓形成，使管腔完全阻塞。

4. 心肌梗死合并心脏破裂 梗死部位在左室前壁、近心尖处及室间隔的前2/3。梗死区心壁明显变薄，梗死灶形状不规则。较新鲜的病变，质软，灰黄色无光泽（伴有出血者呈暗红或紫褐色；如为较陈旧的病变，因纤维化而呈灰白色）。前壁近心尖部心脏破裂，破裂口不规则。如梗死波及心外膜，则在外膜面有纤维素渗出。

5. 高血压性心脏病 心脏体积增大，重量增加，左心室肌层明显增厚（达1.5~2.0cm），但心腔不扩张（向心性肥大），乳头肌及肉柱变粗大。

6. 高血压肾 肾脏体积明显缩小，重量减轻，表面呈均匀一致的细颗粒状突起。切面皮质变薄，皮髓质分界不清，于皮髓质交界处可见小动脉因硬化而管口呈哆开状。肾盂黏膜光滑，周围脂肪组织增多。

7. 风湿性心内膜炎 在二尖瓣的闭锁缘上可见到单行排列的粟粒大小的疣状赘生物。如串珠状，呈半透明、微带白色，与瓣膜附着牢固，不易脱落。瓣膜仍甚薄，仅赘生物附着处轻度增厚，腱索很细。

8. 风湿性二尖瓣狭窄 心脏的二尖瓣膜纤维化增厚、变形、变硬、无光泽、无弹性，瓣膜彼此粘连，腱索短粗，乳头肌也增粗，二尖瓣口径变小，即为二尖瓣狭窄。部分标本，从左心房往下看，则见高度狭窄的二尖瓣呈鱼口状。左心房高度扩张，肌壁增厚；右心室和右心房肌壁也增厚，心腔扩张；左心室肌壁无明显增厚，心腔无扩张，甚至缩小。心脏的外形因此如同倒置的梨形（"梨形心"）。

9. 亚急性感染性心内膜炎 二尖瓣及主动脉瓣上有灰白色或淡黄色的赘生物，呈息肉状、菜花状、鸡冠状或扁平状，大小不等，污秽、质脆、易脱落，赘生物附着在瓣膜对向血流的一面。可见瓣膜变形、增厚、缺损或有溃疡形成以及相应的心壁肥厚或心腔扩张。

（二）病理切片

1. 冠状动脉粥样硬化 冠状动脉管腔狭窄，内膜不平，部分向管腔内呈半月形突起。该斑块位于内膜层，表面被覆一层纤维帽，斑块中心为粥样坏死灶，内含有针状或近菱形的空隙；坏死的边缘和底部有肉芽组织生长，或有由组织细胞吞噬低密度脂蛋白和胆固醇后所形成的泡沫细胞；高倍镜见泡沫细胞的胞浆丰富透亮呈泡沫状，核位于细胞中央或偏于一侧。也有少量淋巴细胞浸润，偶见钙盐（蓝染的粗颗粒）沉着（即病理性钙化）。

2. 心肌梗死 低倍镜下见心肌组织内有不同的梗死灶，其分布参差不齐。心肌间质内纤维组织增生，血管壁有不规则增厚。高倍镜观察：坏死的心肌细胞肿胀，断裂，肌浆呈嗜酸性变，肌原纤维纵纹及其横纹结构均消失，胞核浓缩或消失，间质显著水肿、出血并有一些中性粒细胞浸润。部分梗死灶内，心肌轮廓模糊或仅剩网状纤维支架。另一部分则已吸收，代之以新生的肉芽组织，其间有残存的脂褐素。残存的心肌细胞多较大，核深染。

3. 风湿性心肌炎 低倍镜观察：于心肌间质内，特别在小血管周围有椭圆形、梭形或不规则形的阿绍夫小体形成；高倍镜观察：阿绍夫小体中央为粉红色絮状无结构的纤维素样坏死，周围可见风湿细胞。阿绍夫小体胞浆丰富、嗜碱性，核大、卵圆形，空泡状，核染色质集中于核中央，横切面似枭眼状，纵切面似毛虫状。外围可见成纤维细胞、淋巴细胞。

实验七 呼吸系统疾病

一、实验目的

1. 观察大体标本 大叶性肺炎、小叶性肺炎、慢性支气管炎、肺气肿、肺心病和肺癌，并描述其病理特点。

2. 观察病理切片 肺气肿、大叶性肺炎、小叶性肺炎、肺癌，并描述其病理特点。

二、实验内容

大体标本

1. 慢性支气管炎 支气管黏膜充血呈暗褐色，黏膜表面粗糙，并可见许多针尖大小的孔（腺体导管开口增大所致），其余肺组织较疏松（气肿）。

2. 肺气肿 肺组织膨胀，体积增大，边缘变钝，颜色苍白，切面呈海绵状，肺泡壁变薄，有的破裂消失，相互融合成大疱。

3. 支气管扩张 支气管呈筒状或囊状扩张，扩张细支气管及小支气管可呈节段性扩张，并延伸至胸膜下，肺切面呈蜂窝状。扩张的支气管腔内可见脓性渗出物，有时可见血性渗出物。

4. 大叶性肺炎 在红色肝样变期，肺体积增大，部分肺叶实变，表面及切面为红褐色，病变均匀一致，质实如肝。在灰色肝样变期，肺大叶呈弥漫性变实，切面呈灰白色。胸膜表面有纤维素渗出。

5. 小叶性肺炎 肺的切面上，有大量散在分布的小的化脓实变病灶，呈灰黄色或灰白色，病变严重时，常见病灶融合。

6. 肺癌 按照发生部位分为中央型、周围型和弥漫型三种类型。肺鳞状细胞癌，多为中央型；肺腺癌多为周围型。

三、病理切片

1. 肺气肿 肺泡壁变窄，肺泡弥漫性扩张，毛细血管数目减少，部分肺泡壁断裂，相邻肺泡融合形成大泡。

2. 大叶性肺炎 ①红色肝样变期：病变均匀一致，肺泡腔内充满大量纤维蛋白、红细胞及少量中性粒细胞肺泡壁毛细血管扩张充血。②灰色肝样变期：肺泡腔内渗出物主要为中性粒细胞和纤维蛋白，肺泡壁毛细血管受压，红细胞消失，病变肺组织呈贫血状态。

3. 小叶性肺炎 镜下可见实变区细支气管上皮局部坏死脱落，管腔内有炎性渗出物，主要是中性粒细胞。支气管壁扩张充血，有中性粒细胞浸润，支气管周围肺泡腔可见大量中性粒细胞渗出。炎症周围肺泡腔变圆，呈代偿性肺气肿改变。

4. 肺鳞状细胞癌 为肺癌中最常见的类型。肺鳞状细胞癌分为角化型、非角化型和基底细胞样型。角化型癌巢中有角化珠形成，细胞间桥明显。

5. 肺腺癌 多发于细小支气管上皮，多为周围型肺癌。高分化腺癌癌细胞排列为腺腔状，伴有黏液分泌。中分化腺癌癌细胞排列成腺腔状或实体的癌巢，也可伴有乳头形成及黏液的分泌。低分化腺癌排列成实体状，一般不伴有黏液分泌，细胞异型性明显。未分化腺癌，癌细胞高度异型性，可呈现肉瘤样变化。

实验八　消化系统疾病

一、实验目的

1. 识别胃溃疡、肝硬化、胃癌大体标本，描述其形态特点。
2. 观察慢性萎缩性胃炎、胃溃疡、肝硬化、肝癌组织切片，描述其镜下特点。

二、实验内容

（一）大体标本观察

1. 胃溃疡 典型的溃疡呈圆形或卵圆形，边缘整齐，底部平坦，深浅不一。浅者仅累及黏膜下层，深者可达肌层或浆膜层。切面呈漏斗状或潜掘状，溃疡周围黏膜皱襞呈放射状向溃疡处集中。

2. 肝硬化 肝体积缩小，重量减轻，由正常的1500g减至1000g以下。肝硬度增加，表面呈颗粒状或小结节状，大小相仿，最大结节直径不超过1.0cm。切面见小结节周围为纤维组织条索包绕。

3. 胃癌 癌组织坏死脱落形成溃疡。底部常浸润性生长，边缘隆起呈火山口状，质脆，易出血。

（二）组织学观察

1. 慢性萎缩性胃炎 病变黏膜胃小凹变浅，黏膜全层淋巴细胞、浆细胞浸润，病程长者可形成淋巴滤泡；黏膜固有层腺体萎缩、稀疏，腺体变小，部分腺体可呈囊性扩张；在胃体和胃底部壁细胞及主细胞消失，以黏液分泌细胞取代，称为假幽门腺化生。胃窦部幽门腺萎缩或消失出现分泌黏液的杯状细胞、有刷状缘的吸收细胞及帕内特细胞，胃黏膜上皮被肠黏膜上皮取代，形态结构与肠黏膜相似，故称为肠上皮化生。

2. 胃溃疡 溃疡的底部由表面至深层分四层：①渗出层，由不等量的急性炎性渗出物如中性粒细胞和纤维素等构成；②坏死层，由坏死的细胞，组织碎片和纤维蛋白样物质构成的凝固性坏死；③肉芽组织层，大量新生的毛细血管、少量的炎症细胞和成纤维细胞构成；④瘢痕层，瘢痕层内可见中、小动脉管壁增厚，管腔狭窄及血栓形成（增生性动脉炎）。这可造成局部血供不足，妨碍组织再生，使溃疡不易愈合。

3. 肝硬化 正常肝小叶结构被破坏，由广泛增生的纤维组织将肝小叶分割包绕成大小不等、圆形或椭圆形肝细胞团，称为假小叶。假小叶内肝细胞排列紊乱，可有变性、坏死及再生现象。再生的肝细胞体积较大，核大染色较深，常出现双核肝细胞；中央静脉缺如、偏位或有两个以上。

4. 肝癌 是由肝细胞发生的肝癌。分化好者癌细胞类似肝细胞，可排列成巢状，血管多，间质少。分化差者癌细胞异型性明显，癌细胞大小不一。常有巨核及多核的瘤巨细胞。有的癌细胞排列成条索状，有的可呈腺管样，有时癌组织中有大量纤维组织分割。

实验九　泌尿系统疾病

一、实验目的

1. 识别肾小球肾炎、肾癌的标本，描述其形态特点。
2. 观察肾小球肾炎、慢性肾盂肾炎组织切片，描述其镜下特点。

二、实验内容

（一）大体标本

1. 大红肾 肾脏体积增大，表面光滑，呈暗红色。

2. 肾转移癌 肾脏表面、切面可见多数大小不等、灰白色圆形的癌结节。

3. 颗粒性固缩肾 肾脏体积明显缩小，重量减轻，质地变硬，颜色苍白，表面呈细颗粒状。切面：皮质萎缩变薄，皮髓质分界不清。

4. 肾癌 肾脏体积明显增大，可见多个大小不等癌结节，结节边缘尚清楚，有假包膜形成，颜色灰白、黑褐、灰红色，呈多彩性外观。

（二）病理切片

1. 急性肾小球肾炎 低倍镜观察：①认识肾脏组织，区别肾皮质（有肾小球）肾髓质（无肾小球，主要为集合管），重点观察皮质部分。②大部分肾小球体积增大，细胞成分增多。③少数肾小球细胞增生不明显，毛细血管扩张充血。④肾小管上皮细胞肿胀，少数管腔内有蛋白颗粒，少数含有红细胞。高倍镜观察：①增生肿大的肾小球细胞成分增多（不好区分间质细胞和毛细血管内皮细胞），毛细血管管腔变窄或完全闭塞，肾球囊相对变小，部分肾球囊内有少数血细胞和浆液渗出。②肾小管上皮细胞内充满大量红色颗粒，有些细胞甚至破裂，颗粒进入管腔内。③间质充血，少数白细胞浸润。

2. 新月体性肾小球肾炎 认识并找到新月体，即在大部分肾小球毛细血管丛的周围，可见由肾球囊壁层上皮细胞增生，成层堆积而形成新月状的结构为新月体。部分肾小球体积缩小，纤维化，玻璃样变性，所属肾小管萎缩。部分肾小管管腔内可见红染管型。肾间质水肿，炎症细胞浸润。

3. 慢性肾小球肾炎 部分肾小球体积缩小，玻璃样变性，相互靠拢（肾小球集中）、所属肾小管萎缩。部分肾小球体积代偿性肥大，相应肾小管代偿性扩张，管腔内可见红染的透明管型。间质纤维组织增生，淋巴细胞浸润，以肾小球、肾小管萎缩处最为明显，部分细小动脉硬化。

4. 慢性肾盂肾炎　肾盂黏膜、肾间质内有大量淋巴细胞及少量中性粒细胞浸润，并见纤维组织增生。肾小管萎缩、坏死、消失，并被纤维组织取代，部分肾小管呈代偿性扩张。腔内含有红染蛋白物质。部分肾小球纤维化、玻璃样变性、囊壁增厚，少数肾小球呈代偿性肥大。

实验十　生殖系统和乳腺疾病

一、实验目的

1. 观察女性生殖系统疾病和乳腺疾病大体标本，描述其形态特点。
2. 观察女性生殖系统疾病和乳腺疾病病理切片标本，描述其镜下病变特点。

二、实验内容

（一）大体标本

1. 子宫颈癌（外生菜花型）　宫颈外口癌组织呈菜花状突起，局部见出血坏死，并向子宫颈管内浸润。

2. 葡萄胎　胎盘绒毛高度水肿，形成透明或半透明的薄壁水泡，内含清亮液体，有蒂相连，形似葡萄。

3. 乳腺癌　肿瘤呈灰白色，质硬，切面有砂砾感，无包膜，与周围组织分界不清，活动度差。乳头下陷，皮肤水肿，呈橘皮样外观。

（二）病理切片

1. 宫颈鳞癌（高分化）　癌细胞呈巢状分布，与间质边界清楚。在癌巢中央可出现层状的角化物。

2. 乳腺浸润性导管癌　癌细胞排列成巢状、团索状，细胞异型性明显，核分裂象多见。间质可见纤维组织增生及明显的淋巴细胞浸润。

实验十一　传　染　病

一、实验目的

1. 观察传染病大体标本的形态，描述其病变特点。
2. 观察传染病病理切片的形态特点，描述其镜下病变特点。

二、实验内容

（一）大体标本

1. 粟粒性肺结核　肺表面和切面可见大量散在、均匀分布、大小一致、边界清楚、灰白色、圆形的粟粒大小的结节状病灶。

2. 浸润性肺结核　病灶多位于肺上部（相当于锁骨下区域），病变中央为干酪样坏死，色灰黄，周围边界模糊为渗出性炎症（肉眼不易分辨）。干酪样坏死物液化经支气管排出后可形成急性空洞。

3. 慢性纤维空洞型肺结核　可见一个或多个厚壁空洞，大小不一，形状不规则，空洞内壁有干酪样坏死物，外层为较厚的、增生的纤维结缔组织。空洞附近肺组织有显著的纤维组织增生，胸膜增厚。

有时在空洞肺下叶可见新旧病灶交织存在。

4. 干酪样肺炎　肺切面散在分布大小不一、灰黄色的不规则形干酪样坏死灶，根据病变大小，可有小叶性干酪样肺炎或大叶性干酪样肺炎之分，肉眼形态与细菌性小叶性肺炎或大叶性肺炎相似。大叶性干酪样肺炎的病变为肺肿大，切面呈黄色干酪样，坏死物液化排出后可形成急性空洞。小叶性干酪样肺炎的病灶弥散分布于一叶肺或肺叶一侧，大小比较一致，色灰黄。

5. 肾结核　肾脏体积增大，切面皮髓质分界不清，肾实质内有大小不一的干酪样坏死灶，将肾脏结构大部分破坏，部分坏死物质液化破溃入肾盂、肾盏而形成大小不等的空洞，空洞内可见干酪样坏死物。

6. 细菌性痢疾　结肠黏膜皱襞消失，表面被覆一层灰黄色或灰褐色、干燥似糠皮状假膜。有的区域假膜脱落形成大小不一、形状不规则的浅表性地图样溃疡。

7. 结肠慢性血吸虫病　肠壁增厚、变硬，肠腔狭窄，黏膜皱襞大部分消失，其上有多个大小不等的表浅溃疡，部分肠黏膜增生，有小息肉形成。

（二）病理切片

1. 干酪样肺炎　部分肺泡腔中充满大量渗出物，主要为巨噬细胞、纤维素和浆液等。部分肺组织广泛干酪样坏死，肺组织结构破坏，呈一片红染无结构的颗粒状物质。坏死物质边缘可见少数结核结节。

2. 细菌性痢疾　整个肠黏膜有假膜覆盖，黏膜上皮及腺体大片消失。假膜主要为纤维素、坏死的肠黏膜、细菌、中性粒细胞及红细胞等，部分有脱落。黏膜下层、肌层、浆膜层有明显的炎症反应。

3. 结核结节　典型的结核结节中央常见干酪样坏死，HE染色呈一片红染的细颗粒状无结构的物质，周围绕以成放射状排列的类上皮细胞和朗汉斯巨细胞，再外周为成纤维细胞、淋巴细胞。朗汉斯巨细胞体积大，胞质丰富，细胞核多个，常排列成环状或马蹄形。

4. 血吸虫的慢性虫卵结节（假结核结节）　病灶内的巨噬细胞变为上皮细胞和少量异物巨细胞，病灶周围淋巴细胞浸润和肉芽组织增生，形态上似结核样肉芽肿。结节中央可见虫卵。

主要参考文献

步宏，李一雷，2018. 病理学. 9版. 北京：人民卫生出版社

陈莉，周士东，2010. 病理学（双语版）. 2版. 北京：科学出版社

崔进，张雅洁，2007. 病理学（案例版）. 北京：科学出版社

丁凤云，孙志军，2018. 病理学与病理生理学. 北京：中国医药科技出版社

黄宁，李著华，2013. 病理生理学. 北京：科学出版社

刘红，钟学仪，2010. 病理学（案例版）. 北京：科学出版社

任玉波，茅幼霞，2008. 病理学. 2版. 北京：科学出版社

唐建武，2011. 病理学（案例版）. 北京：科学出版社

田晓露，张俊会，2019. 病理学与病理生理学. 北京：人民卫生出版社

王建枝，钱睿哲，2018. 病理生理学. 9版. 北京：人民卫生出版社

王建中，黄光明，2012. 病理学基础. 3版. 北京：科学出版社

徐晓艳，2016. 病理学基础. 北京：科学出版社

张忠，王化修，2021. 病理学与病理生理学. 8版. 北京：人民卫生出版社

赵其辉，魏昕，2019. 病理学与病理生理学. 北京：北京大学医学出版社

周洁，2015. 病理学与病理生理学. 北京：科学出版社

周洁，2017. 病理学. 北京：科学出版社

参考答案

绪论
1. D 2. B 3. A 4. B

第1章　疾病概论
1. D 2. E 3. A 4. C 5. B 6. E 7. A 8. C
9. B

第2章　细胞、组织的适应、损伤与修复
1. C 2. E 3. D 4. D 5. A 6. B 7. D 8. A
9. E 10. D 11. A 12. A 13. E 14. D 15. E

第3章　局部血液循环障碍
1. C 2. B 3. B 4. C 5. A 6. E 7. A 8. C
9. B 10. D 11. C 12. A 13. D 14. A 15. C

第4章　炎症
1. C 2. C 3. C 4. D 5. A 6. B 7. D 8. B
9. C 10. A 11. B 12. B 13. C 14. C

第5章　肿瘤
1. E 2. B 3. E 4. A 5. E 6. B 7. C 8. D
9. D 10. C 11. B 12. C 13. D

第6章　水、电解质代谢紊乱
1. A 2. A 3. A 4. A 5. C 6. D 7. C 8. B
9. D

第7章　酸碱平衡紊乱
1. B 2. D 3. E 4. D 5. B 6. C 7. A 8. E
9. C 10. E 11. B

第8章　缺氧
1. A 2. C 3. A 4. B 5. A 6. B 7. C 8. D
9. B

第9章　发热
1. D 2. A 3. C 4. B 5. B 6. C 7. B 8. D
9. B 10. C

第10章　弥散性血管内凝血
1. C 2. C 3. E 4. D 5. D 6. B 7. E 8. B

第11章　休克
1. C 2. B 3. C 4. C 5. E 6. D 7. C 8. E
9. A 10. B 11. C 12. B 13. E 14. A 15. A

第12章　心血管系统疾病
1. C 2. A 3. A 4. A 5. E 6. D 7. B 8. B
9. C 10. C 11. A 12. A 13. E 14. C 15. B

第13章　呼吸系统疾病
1. C 2. C 3. A 4. D 5. C 6. D 7. E 8. D
9. D 10. A 11. B 12. B 13. B 14. A 15. D

第14章　消化系统疾病
1. C 2. A 3. D 4. E 5. E 6. D 7. C 8. A
9. A 10. C 11. C 12. E 13. A 14. C 15. D

第15章　泌尿系统疾病
1. E 2. E 3. E 4. B 5. E 6. B 7. C 8. B
9. A 10. E 11. C 12. E 13. E 14. A 15. E

第16章　内分泌系统疾病
1. B 2. B 3. C 4. B 5. B

第17章　生殖系统和乳腺疾病
1. B 2. D 3. B 4. B 5. B 6. E 7. A 8. D
9. D

第18章　传染病
1. C 2. B 3. C 4. C 5. C 6. B 7. D 8. E
9. E 10. E 11. C 12. D 13. E 14. E 15. D